U0741731

住院医师规范化培训考试用书

住院医师规范化培训考试通关必做2000题

儿　科

主　编　李　冬

副主编　张　莉　冀　红　王晓浪

编　委　王晓晴　孔　琦　田聪亮　刘　张　杨晓云

李成瑶　张　璐　金　辉　郝晓冬　侯　蔷

徐　军　康晶晶　隋红阳　靳姗姗　窦立平

中国健康传媒集团

中国医药科技出版社

内容提要

本书根据国家卫健委颁布的《住院医师规范化培训结业理论考核大纲》，精选2000余道试题，题型全面，并对较难和易错题做出详细解析，以帮助住院医师了解规培考试形式和内容，融会贯通地掌握相关考点，顺利通过考核。书末附赠一套模拟试卷及其答案与解析，以供考生实战演练，有效检验复习效果。

本书主要适用于儿科住院医师规范化培训基地学员和相关带教老师，也可供相关专业本科生、研究生及专科医师参考使用。

图书在版编目（CIP）数据

儿科住院医师规范化培训考试通关必做2000题/李冬主编．—北京：中国医药科技出版社，2023.4

住院医师规范化培训考试用书

ISBN 978-7-5214-3833-8

Ⅰ.①儿…　Ⅱ.①李…　Ⅲ.①小儿疾病-诊疗-岗位培训-习题集　Ⅳ.①R72-44

中国国家版本馆CIP数据核字（2023）第047793号

美术编辑　陈君杞

责任编辑　高一鹭　孟　垚

版式设计　友全图文

出版　**中国健康传媒集团**｜中国医药科技出版社

地址　北京市海淀区文慧园北路甲22号

邮编　100082

电话　发行：010-62227427　邮购：010-62236938

网址　www.cmstp.com

规格　787mm×1092mm $^{1}/_{16}$

印张　25 $^{1}/_{4}$

字数　568千字

版次　2023年4月第1版

印次　2023年4月第1次印刷

印刷　三河市万龙印装有限公司

经销　全国各地新华书店

书号　ISBN 978-7-5214-3833-8

定价　88.00元

版权所有　盗版必究

举报电话：010-62228771

本社图书如存在印装质量问题请与本社联系调换

获取新书信息、投稿、为图书纠错，请扫码联系我们。

◉前 言◉

根据国家卫健委、国家人力资源和社会保障部等联合发布的《关于建立住院医师规范化培训制度的指导意见》，住院医师规范化培训（简称“住培”）是近年来中国医疗卫生健康领域的一项重要工作。目前，中国医师协会已基本完成住院医师规范化培训基地标准、培训内容与统一标准的确立，参加规培对全国各地的住院医师而言已是势在必行。对于临床医学专业硕士研究生而言，必须取得住院医师规范化培训合格证书才能申请硕士专业学位。我国住培考核主要分为两个部分：第一部分是专业理论考核，试题来自国家设立的理论考核题库，题型为选择题；第二部分为临床实践能力考核，在培训基地进行，根据临床病例及模拟操作进行面试。为了能帮助住院医师更好地学习儿科专业知识，顺利通过国家结业考核，特编写此书。

《儿科住院医师规范化培训考试通关必做2000题》力求实现“三大转化”——基本理论转化为临床实践、基本知识转化为临床思维、基本技能转化为临床能力；完成“两大提升”——从执业医师到住院医师的提升，从住院医师到专科医师的提升。

《儿科住院医师规范化培训考试通关必做2000题》由具有丰富教学和临床实践经验的老师编写而成，根据国家卫健委颁布的《住院医师规范化培训结业理论考核大纲》，精选2000余道试题，题型全面，并对较难和易错题做出详细解析，以帮助住院医师了解规培考试形式和内容，融会贯通地掌握相关考点，顺利通过考核，并逐步提高疾病诊断能力和解决实际问题的能力。书末附赠一套模拟试卷及其答案与解析，以供考生实战演练，有效检验复习效果。

本书内容具有实用性、权威性和先进性，主要适用于儿科住院医师规范化培训基地学员和相关带教老师培训学习，也可供相关专业本科生、研究生及专科医师参考使用。

由于编者经验水平有限，书中错误和疏漏之处在所难免，恳请广大师生和读者批评指正。

题型说明

A1 型题：单句型最佳选择题

每道试题由一个题干和 A、B、C、D、E 五个备选答案组成。备选答案中只有一个答案为正确答案，其余四个均为干扰答案。

例：不属于风湿热诊断标准中的主要表现的是

A. 心脏炎

B. 舞蹈病

C. 皮下小结

D. 环形红斑

E. 关节痛

正确答案：E

【解析】风湿热诊断标准中的主要表现包括：①心脏炎（杂音、心脏增大、心包炎、充血性心力衰竭）；②多发性关节炎；③舞蹈病；④环形红斑；⑤皮下小结。

A2 型题：病历摘要型最佳选择题

每道试题由一个简要病历作为题干，一个引导性问题和 A、B、C、D、E 五个备选答案组成。备选答案中只有一个答案为正确答案，其余四个均为干扰答案。

例：患儿，11 岁，因严重挤压伤 5 天，无尿 1 天入院。心电图示：T 波高尖，P 波扁平，PR 间期延长，QRS 波增宽。该患儿可能为

A. 低钙血症

B. 低钾血症

C. 低钠血症

D. 高钾血症

E. 低血糖症

正确答案：D

【解析】T 波高尖为高钾血症的特征性心电图表现。

A3 型题：病例组型最佳选择题

每道试题先叙述一个以患者为中心的临床场景，然后提出若干个相关问题，每个问题均与开始叙述的临床场景有关，但测试要点不同，且问题之间相互独立。每个问题下面都有 A、B、C、D、E 五个备选答案，备选答案中只有一个答案为正确答案，其余四个均为干扰答案。

例：（1 ~2 题共用题干）

患儿，6 个月，因便秘、食欲差、嗜睡、反应迟钝来诊。查体：体温 35. 5℃，脉搏 100 次/分，呼吸 30 次/分，皮肤粗糙、干燥，头大，颈短，眼距宽，鼻梁宽平，腹胀，脐疝。

1. 考虑该患儿的诊断是

A. 苯丙酮尿症

B. 21－三体综合征

C. 先天性甲状腺功能减退症

D. 黏多糖贮积病

E. 佝偻病

正确答案：C

【**解析**】先天性甲状腺功能减退症主要临床表现为体格和智能发育障碍，是小儿最常见的内分泌疾病。典型病例出现特殊面容和体态，表现为头大，颈短，皮肤粗糙，面色苍黄，头发稀少而干枯，眼睑浮肿，眼距宽，鼻梁宽平，舌大而宽厚、常伸出口外，形成特殊面容。患儿身材矮小，四肢短而躯干长，囟门关闭迟，出牙迟。神经系统方面表现为动作发育迟缓，智能发育低下，表情呆板。生理功能低下表现为精神、食欲差，嗜睡、少哭、少动，低体温，脉搏与呼吸均缓慢，心音低钝，腹胀，便秘，第二性征出现迟等。该患儿典型临床表现符合该病诊断。

2. 为明确诊断，应做哪项检查

A. 三氯化铁试验

B. T_4、TSH

C. 染色体检查

D. 血气分析

E. 代谢病筛查

正确答案：B

【**解析**】任何新生儿筛查结果可疑或临床有可疑症状的小儿都应检测血清 T_4 和 TSH 浓度，如 T_4 降低、TSH 明显升高时即可确诊。

A4 型题：病例串型最佳选择题

每道试题先叙述一个以患者为中心的临床场景，然后提出若干个相关问题。当病情逐渐展开时，可以逐步增加新的信息。每个问题均与开始叙述的临床场景有关，也与新增加的信息有关，但测试要点不同，且问题之间相互独立。每个问题下面都有 A、B、C、D、E 五个备选答案，备选答案中只有一个答案为正确答案，其余四个均为干扰答案。

例：（1～3 题共用题干）

患儿，男，7 岁，水肿、尿色变红 2 天入院。查体：颜面、眼睑水肿，心肺听诊无异常。尿常规：红细胞（＋＋＋），蛋白（＋）。半个月前患过扁桃体炎。

1. 首先考虑的诊断是

A. 急性泌尿系统感染

B. 急性肾小球肾炎

C. 急进性肾小球肾炎

D. 单纯型肾病综合征

E. 肾病综合征（肾炎型）

正确答案：B

【解析】患儿为学龄期儿童，有前期链球菌感染史，急性起病，具备血尿、蛋白尿、水肿等特点，考虑诊断为急性肾小球肾炎。

2. 若患儿在病程中出现精神萎靡，水肿加重，尿量减少，氮质血症，血钾增高和代谢性酸中毒，血压120/80mmHg，应首先考虑发生了

A. 急性肺炎

B. 严重循环充血

C. 急性肾衰竭

D. 高血压脑病

E. 急性肝功能不全

正确答案：C

【解析】患儿出现氮质血症，水肿加重，尿量减少，血钾增高和代谢性酸中毒，考虑发生了急性肾衰竭。

3. 发生上述情况，应首先采取的治疗措施是

A. 使用降压药物

B. 加强抗生素的应用

C. 补充电解质

D. 血液透析

E. 使用强心剂

正确答案：D

【解析】高血钾、代谢性酸中毒、容量负荷过重等都是血液透析的指征。

B1 型题：配伍题

每组试题由若干道题和 A、B、C、D、E 五个备选答案组成。所有试题共用备选答案，每个备选答案可能被选择一次、多次或不被选择。

例：（1 ~4 题共用备选答案）

A. 失水量占体重的6%，血清钠155mmol/L

B. 失水量占体重的3%，血清钠135mmol/L

C. 失水量占体重的7%，血清钠120mmol/L

D. 失水量占体重的8%，血清钠140mmol/L

E. 失水量占体重的11%，血清钠140mmol/L

1. 符合小儿中度等渗性脱水的是

2. 符合小儿轻度等渗性脱水的是

3. 符合小儿中度低渗性脱水的是

4. 符合小儿重度等渗性脱水的是

正确答案：D、B、C、E

【解析】轻度脱水指失水量占体重的3% ~5%，或相当于体液丢失30 ~50ml/kg。中度脱水

指失水量占体重的5% ~10%。重度脱水指失水量占体重的10%以上，或相当于体液丢失100 ~ 120ml/kg。等渗性脱水时，血清钠在正常范围内（130 ~150mmol/L），低渗性脱水时血清钠低于130mmol/L。

X型题：多项选择题

每道试题由一个题干和A、B、C、D、E五个备选答案组成。备选答案中有两个或两个以上的正确答案。多选、少选、错选均不得分。

例：以下属于隐匿型维生素D缺乏性手足搐搦症表现的是

A. 面神经征

B. Kernig征

C. 腓反射

D. 陶瑟征

E. Brudzinski征

正确答案：ACD

【解析】维生素D缺乏性手足搐搦症隐匿型没有典型发作，但可通过刺激神经、肌肉而引出下列体征：①面神经征；②腓反射；③陶瑟征。

◉目 录◉

上篇　通关试题

下篇　试题答案与解析

01

上篇　通关试题

第一章　总　论

一、A1 型题

1. 前囟测量的方法是
A. 对边中点的连线
B. 对角连线
C. 邻边中点连线
D. 邻角连线
E. 周径长度

2. 女孩进入青春期较男孩约
A. 晚 1 年　B. 晚 2 年
C. 相同年龄　D. 早 1 年
E. 早 2 年

3. 小儿消化系统解剖生理特点，不正确的是
A. 颊部脂肪垫利于吸吮
B. 早产儿食管下段括约肌张力低
C. 肝血管丰富，肝细胞再生能力强
D. 足月儿肠屏障功能已成熟
E. 胃呈水平位易溢乳

4. 小儿年龄分期，幼儿期是
A. 出生后至足 28 天
B. 出生后至满 1 周岁
C. 1 周岁后至满 3 周岁
D. 3 周岁后至 6～7 周岁
E. 6～7 周岁至青春期前

5. 儿童时期哪个系统发育最迟
A. 淋巴系统　B. 生殖系统
C. 神经系统　D. 呼吸系统
E. 循环系统

6. 右心室和左心室重量接近的时期是
A. 出生时　B. 1 岁
C. 2 岁　D. 3 岁
E. 5 岁

7. 呼吸系统分为上下呼吸道，其分界处为
A. 喉部　B. 声带
C. 环状软骨　D. 总气管分叉部
E. 会厌软骨

8. 小儿正常心界位于左锁骨中线上或其内侧的年龄是
A. 新生儿　B. 1 岁
C. 2 岁　D. 5 岁
E. 8 岁

9. 易发生各种感染和传染性疾病的时期是
A. 新生儿期　B. 婴儿期
C. 幼儿期　D. 学龄前期
E. 青春期

10. 儿童时期哪个系统发育最早
A. 呼吸系统　B. 循环系统
C. 淋巴系统　D. 生殖系统
E. 神经系统

11. 小儿病死率最高的时期是
A. 新生儿期　B. 婴儿期
C. 幼儿期　D. 学龄前期
E. 学龄期

12. 在体内酸碱平衡紊乱中，最常见的类型为
A. 呼吸性酸中毒　B. 呼吸性碱中毒
C. 代谢性酸中毒　D. 代谢性碱中毒
E. 混合型酸碱平衡紊乱

13. 1 岁小儿总体液量占体重的比例约为
A. 65%　B. 70%
C. 75%　D. 80%

E. 75%～80%

14. 以下有关液体治疗补钾的叙述，不正确的是

A. 在纠正脱水的过程中，见尿补钾

B. 静脉补钾的液体浓度小于0.3%

C. 静脉补钾时间不宜短于8小时

D. 血钾浓度恢复正常即可停止补钾

E. 口服补钾安全、有效

15. 以下哪项是婴儿期的发育特点

A. 对营养需求不高

B. 免疫功能发育成熟

C. 智能、语言发育迅速

D. 消化道功能紊乱多见

E. 消化系统发育成熟

16. 婴儿期体重、身长的增长规律为

A. 前3个月的增长约等于后9个月的增长

B. 前6个月的增长约等于后6个月的增长

C. 前6个月平均每月增长0.7kg，3cm；后6个月平均每月增长0.25kg，1cm

D. 平均每月增长0.5kg，2cm

E. 前9个月的增长约等于后3个月的增长

17. 乙肝疫苗的避光储存和运输，温度要求在

A. －20℃　　B. 0～40℃

C. 2～8℃　　D. 常温

E. 没有温度要求

18. 关于急性支气管肺炎的病理生理改变，最主要的是

A. 低氧血症与低碳酸血症

B. 低氧血症与高碳酸血症

C. 低氧血症与中枢性呼吸衰竭

D. 低氧血症与肺动脉高压

E. 高碳酸血症与肺动脉高压

19. 最常见的引起脓胸的病原菌是

A. 肠球菌

B. 肺炎链球菌

C. 溶血性链球菌

D. 流感嗜血杆菌

E. 金黄色葡萄球菌

20. 以下哪种疾病，无升主动脉扩张表现

A. 动脉导管未闭

B. 主动脉瓣狭窄

C. 继发孔型房间隔缺损

D. Marfan综合征

E. 梅毒性主动脉炎

21. 肺泡壁破裂融合致含气腔隙大于多少毫米时称为肺大疱

A. 5mm　　B. 10mm

C. 3mm　　D. 30mm

E. 20mm

22. 小儿腹部平片出现“双气泡”征应诊断

A. 十二指肠闭锁

B. 正常变异

C. 幽门肌肥大

D. 胃扭转

E. 小肠旋转不良

23. 关于临床上通过呕吐物的性质来判断胃肠道病变的部位，以下叙述不正确的是

A. 呕吐物有乳凝块而无胆汁者，提示病变在幽门或十二指肠上段

B. 呕吐原奶者，提示病变在胃

C. 呕吐物含胆汁者，提示病变在十二指肠壶腹以下

D. 呕吐物含粪便者，提示低位肠梗阻

E. 呕吐物带血者，提示胃黏膜脱垂或食管裂孔疝等

24. 以下关于小儿急性肠套叠的叙述，正确的是

A. 病因为先天性幽门肌间神经节数量增加

B. 80%患儿大于2岁

C. 营养不良儿多见

D. 继发性占95%

E. 排果酱样黏液血便

25. 用于鉴别血尿与血红蛋白尿的主要方法是

A. 尿隐血试验　B. 尿三杯试验

C. 尿沉渣检查　D. 血尿颜色

E. 尿胆原

26. 促进婴儿感知觉发展的主要目的是

A. 促进消化吸收功能

B. 促进神经精神发育

C. 促进代谢功能

D. 促进内分泌功能

E. 促进体格发育

27. 复苏中抬高下巴的目的是

A. 提起舌体

B. 改善咽喉成角

C. 保护咽部

D. 防止颈椎损伤

E. 防止牙齿咬伤舌

28. 以下选项不属于呼气末正压通气（PEEP）作用的是

A. 防止呼气末肺泡萎陷

B. 改善通气/血流比值，减少肺内分流

C. 增加潮气量

D. 增加呼气末肺泡功能残气量

E. 纠正严重的低氧血症

29. 鼻导管吸氧可达到的吸入氧浓度为

A. 30%　B. 40%

C. 50%　D. 60%

E. 70%

30. 长骨生长的部位是

A. 干骺端　B. 中段

C. 髓质　D. 皮质

E. 中下段

31. 配置2∶1等张含钠液120ml需

A. 0.9% NaCl 80ml，5% $NaHCO_3$ 40ml

B. 0.9% NaCl 80ml，1.8% $NaHCO_3$ 40ml

C. 0.9% NaCl 80ml，10% 葡萄糖 40ml

D. 0.9% NaCl 40ml，5% $NaHCO_3$ 80ml

E. 0.9% NaCl 80ml，1.4% $NaHCO_3$ 40ml

32. 关于持续性正压通气（CPAP）与PEEP的叙述，不正确的是

A. 两者本质上是一样的，均为呼气末正压

B. CPAP在患儿有自主呼吸的条件下实施

C. PEEP是在间歇正压通气（IPPV）的前提下实施

D. 在CPAP的情况下，吸气是正压；在实施PEEP情况下，吸气是负压

E. CPAP是氧疗的一种特殊方式，可解决一般吸氧不能解决的低氧血症

33. 单人对1个2岁的小孩进行现场心肺复苏，心脏按压与人工呼吸的比率是

A. 5∶1　B. 5∶2

C. 15∶1　D. 15∶2

E. 30∶2

34. 胎儿与胎盘进行气体交换时，含氧高的血液进入胎儿下腔静脉是经过

A. 脐动脉　B. 脐静脉

C. 门静脉　D. 肝动脉

E. 肾静脉

35. 心电图右心前导联T波转为倒置，左心前导联T波转为直立是在

A. 生后3～4天　B. 生后7～14天

C. 生后14～21天　D. 生后1个月

E. 生后2个月

36. 关于胎儿正常血液循环特点的叙述，不正确的是

A. 营养代谢与气体交换通过胎盘与脐血

管完成

B. 只有体循环，几乎无肺循环

C. 体内绝大部分是动脉血

D. 静脉导管、卵圆孔及动脉导管是特殊通道

E. 肝血含氧量最高

37. 易发生先天性心血管畸形的胎龄主要是

A. 妊娠头3个月　B. 妊娠头5个月

C. 妊娠头6个月　D. 妊娠头8个月

E. 妊娠最后3个月

38. 关于小儿心率随年龄增长而逐渐减慢，不正确的是

A. 新生儿平均90~160次/分

B. <1岁平均110~130次/分

C. 1~3岁平均100~120次/分

D. 4~7岁平均80~100次/分

E. 8~14岁平均60~70次/分

二、A2型题

39. 患儿，男，11岁，因严重挤压伤5天，无尿1天入院。心电图示：T波高尖，P波扁平，PR间期延长，QRS波增宽。该患儿可能为

A. 低钙血症　B. 低钾血症

C. 低钠血症　D. 高钾血症

E. 低血糖症

40. 患儿，女，9岁，因“发热伴咽痛3天，皮疹2天”就诊。体格检查：精神好，耳后、颈部及胸、背部点状充血性红疹，压之褪色，有杨梅舌，双侧扁桃体Ⅱ度肿大，可见黄色渗出物。初步诊断：猩红热。进行网络报告应在诊断后

A. 1周　B. 12小时

C. 24小时　D. 48小时

E. 72小时

41. 患儿，1岁，因“发热3天伴皮疹1天”就诊。体格检查：精神好，头面部、躯干散在红色斑丘疹，双侧颊黏膜可见直径约1.0mm的灰白色小点。追问病史，既往未接种过麻疹疫苗。初步诊断：麻疹。负责该患儿传染病报告卡填写的是

A. 院感部门医生

B. 预防保健科医生

C. 感染科主任

D. 感染科专科医生

E. 首诊医生

42. 患儿，男，1岁，因急性肠套叠、肠坏死行肠切除、肠吻合术，术后禁食、胃肠减压。术后第3天患儿出现反应差，四肢小抽动，查血钠为116mmol/L。为纠正低血钠，以下处理最恰当的是

A. 补1/2张液，缓慢纠正低钠

B. 补等张生理盐水，缓慢纠正低钠

C. 迅速升高血钠，补2/3张氯化钠使血钠升高到125mmol/L

D. 限水、利尿，而不通过补钠的方法升高血钠

E. 腹膜透析

43. 患儿，3岁，查血气：pH 7.28，$PaCO_2$ 30mmHg，HCO_3^- 13mmol/L。该患儿的酸碱失衡类型为

A. 代谢性酸中毒

B. 失代偿性代谢性酸中毒

C. 代谢性酸中毒合并呼吸性酸中毒

D. 呼吸性酸中毒

E. 呼吸性碱中毒

44. 患儿，男，1岁，体重10kg，重度脱水。在补液初期给予的液体性质、量及速度为

A. 等张含钠液，1200ml，8~12小时静脉输入

B. 2/3张含钠液，1200ml，8~12小时静

脉输入

C. 1/2 张含钠液，1200ml，8 ~ 12 小时静脉输入

D. 1/3 张含钠液，1200ml，8 ~ 12 小时静脉输入

E. 等张含钠液，200ml，0.5 ~ 1 小时静脉输入

45. 患儿，7 个月女婴。因腹泻 4 天入院，查体：精神稍差，略有烦躁不安，皮肤稍干燥，弹性好，眼眶稍凹陷。入院查血钠为 137mmol/L。该患儿脱水为

A. 轻度等渗性脱水

B. 中度等渗性脱水

C. 重度等渗性脱水

D. 高渗性脱水

E. 轻度高渗性脱水

三、A3/A4 型题

（46 ~ 47 题共用题干）

心脏各部位的厚度不同，正常人心脏左心室壁最厚，右心室壁次之，心房壁最薄。

46. 左心室壁厚度大约是

A. 17 ~ 19mm　　B. 15 ~ 17mm

C. 13 ~ 15mm　　D. 11 ~ 13mm

E. 8 ~ 11mm

47. 右心室壁厚度大约是

A. 左心室壁厚度的 3/4

B. 左心室壁厚度的 1/2

C. 左心室壁厚度的 1/3

D. 左心室壁厚度的 1/4

E. 左心室壁厚度的 1/5

四、B1 型题

（48 ~ 49 题共用备选答案）

A. 40%　　B. 50%

C. 55%　　D. 60%

E. 65%

48. 年长儿胸部 X 线检查时，心胸比值应小于

49. 婴儿胸部 X 线检查时，心胸比值应小于

（50 ~ 52 题共用备选答案）

A. 法洛四联症

B. 肺动脉瓣狭窄

C. 房间隔缺损

D. 主动脉弓等血管病变

E. 完全性大动脉转位

50. 球囊房间隔造口术适用于

51. 介入性封堵手术常用于

52. 不宜选择介入治疗进行根治的疾病是

五、X 型题

53. 下列属于学龄前期儿童的特点的是

A. 体格发育稳步增长，但较前减慢

B. 智能发育更加成熟

C. 智能发育更加迅速

D. 意外伤害发生率高

E. 发病率高，死亡率高

54. 下列属于幼儿期主要特点的是

A. 体格生长发育速度较前稍减慢

B. 易患各种传染病

C. 易发生意外伤害事故

D. 智能发育迅速

E. 接触社会事物渐多

55. 儿童肾脏的生理功能包括

A. 浓缩和稀释功能

B. 肾小管的重吸收和分泌功能

C. 肾小球的滤过功能

D. 酸碱平衡的调节功能

E. 产生抗利尿激素（ADH）

56. 胎儿出生后血液循环发生哪些重大变化

A. 肺血管阻力降低

B. 卵圆孔功能性关闭

C. 动脉导管功能性关闭

D. 脐带结扎，脐血管阻断

E. 肺动脉压增高

57. 心导管检查的适应证包括

A. 室间隔缺损的诊断

B. 复杂型先天性心脏病外科修补术

C. 经导管射频消融术

D. 介入性心导管术

E. 电生理检查

第二章　生长发育

一、A1 型题

1. 小儿体格发育的两个高峰期是

A. 青春期、学龄期

B. 学龄期、学龄前期

C. 青春期、幼儿期

D. 青春期、婴儿期

E. 学龄期、新生儿期

2. 关于视觉发育，以下选项错误的是

A. 出生时 15～20cm 距离视物最清楚

B. 第 2 个月开始有头眼协调

C. 开始出现深度视觉的时间是 5 个月

D. 18 个月时已能区别各种形状

E. 6 岁时视觉发育成熟

3. 青春期发育最突出的特点是

A. 神经发育成熟

B. 免疫功能进一步增强

C. 生殖系统迅速发育，并趋向成熟

D. 体格发育加速

E. 内分泌调节尚不稳定

4. 新生儿期的突出特点是

A. 患病率高，死亡率高

B. 智能发育进一步完善，好奇心强

C. 语言、思维和交往能力增强，但对各种危险的识别能力不足

D. 生长迅速，对营养物质需求量相对较大，易发生消化系统疾病

E. 生长速度减慢，智能发育更趋完善，好奇多问，模仿性强

5. 评价体格生长的常用方法有

A. 均值离差法

B. 百分位法

C. 均值离差法和百分位法

D. 均值离差法和界值点

E. 百分位法和界值点

6. 关于感知觉发育的特点，下列说法正确的是

A. 出生时视觉已发育成熟

B. 出生时对热的刺激比对冷的刺激敏感

C. 生后 3～7 天听觉已相当良好

D. 7～8 个月为味觉敏感期

E. 2 岁时能分辨上下方位

7. 婴儿独坐稳的年龄是

A. 3 个月　　B. 4～5 个月

C. 5～6 个月　　D. 6～7 个月

E. 7～8 个月

8. 用拇、示指取物的年龄是

A. 6 个月　　B. 4 个月

C. 5 个月　　D. 9 个月

E. 11 个月

9. 爬的年龄是

A. 6 个月　　B. 4 个月

C. 7 个月　　D. 9 个月

E. 8 个月

10. 以下选项不属于青春期发育特点的是

A. 淋巴系统发育迅速

B. 生殖系统发育迅速

C. 体格发育迅速

D. 一过性甲状腺肿

E. 心理失调多见

11. 下列选项不符合儿童身长的正常发育增长规律的是

A. 出生时约50cm

B. 3个月时61～63cm

C. 1岁时约75cm

D. 2岁时约80cm

E. 4岁时约100cm

12. 萌牙延迟（>12个月）可能是

A. 佝偻病

B. 钙缺乏

C. 甲状腺功能减退症

D. 先天愚型

E. 以上都是

13. 2岁以内的小儿，乳牙数目约为

A. 月龄减1～2　　B. 月龄减2～4

C. 月龄减4～6　　D. 月龄减2～3

E. 月龄减3～4

14. 5岁小儿按公式计算身高、体重及头围约是

A. 90cm、12kg、44cm

B. 95cm、14kg、46cm

C. 100cm、16kg、48cm

D. 105cm、18kg、50cm

E. 110cm、18kg、50cm

15. 下列选项可能属于语言发育异常的是

A. 1.5岁能有意识使用10～15个词汇

B. 2岁词汇量40个

C. 2岁不能模仿说单词或动作

D. 2岁可说动宾短语

E. 3岁可说短句

16. 婴儿期摄X线片测定骨龄时，应摄的部位是

A. 左腕　　B. 右腕

C. 左膝　　D. 右腕、左膝

E. 以上都不是

17. 关于儿童运动发育的规律，正确的是

A. 由下而上

B. 由不协调到协调

C. 由远而近

D. 由精到粗

E. 先反向运动后正向动作

18. 女性的第二性征发育是指

A. 卵巢、子宫、输卵管、乳房的变化

B. 卵巢、子宫、输卵管、阴道的变化

C. 输卵管、乳房、声调的变化

D. 卵巢、子宫、输卵管、声调的变化

E. 卵巢、子宫、乳房的变化

19. 身材匀称度反映的是

A. 体重与身高的比值

B. 体重与身高两项指标间的关系

C. 坐高与身高的比值

D. 上肢的发育

E. 躯干的发育

20. 儿童体格发育，说法正确的是

A. 前囟最晚闭合的年龄为1岁

B. 后囟闭合的年龄为生后2周

C. 颅缝闭合的年龄为1个月

D. 腕部骨化中心1岁半出现

E. 上、下部量相等的年龄为12岁

21. 儿童会说2～3个字的句子，自己上楼，最可能的年龄是

A. 1岁　　B. 3岁

C. 4岁　　D. 2岁

E. 5岁

22. 对于2岁幼儿，下列哪项提示行为发育异常

A. 告诉别人要排便

B. 一页一页地翻书

C. 抓住扶手上楼梯

D. 不会叫爸爸、妈妈

E. 能双脚跳

23. 关于遗传对小儿生长发育影响的叙述，错误的是

A. 遗传影响儿童性成熟的迟早
B. 遗传决定了儿童生长发育的潜力
C. 儿童最终的身高与遗传有密切关系
D. 遗传对生长发育的作用显著大于环境因素
E. 人的肤色、身体的比例受种族遗传的影响

24. 婴儿第一个原始反射是

A. 拥抱反射　B. 吸吮反射
C. 吞咽反射　D. 觅食反射
E. 握持反射

25. 韦氏学前及初小儿童智能量表适用年龄为

A. 5～8 岁　B. 6～9 岁
C. 4～6.5 岁　D. 3～6 岁
E. 0～2 岁

26. 盖塞尔发育量表适用年龄为

A. 5～7 岁　B. 6～9 岁
C. 4～9 岁　D. 4～6 岁
E. 4～8 岁

27. 贝莉婴儿发育量表适用年龄为

A. 6～10 个月　B. 4～8 个月
C. 7～13 个月　D. 2～30 个月
E. 8～17 个月

28. 12 个月时小儿的体重约为出生体重的

A. 2 倍　B. 2.5 倍
C. 3 倍　D. 3.5 倍
E. 4 倍

29. 小儿 5 岁，体格发育正常，营养中等，其上臂围应该为

A. 9.5～10.5cm　B. 10.5～11.5cm
C. 11.5～12.5cm　D. 12.5～13.5cm
E. 13.5～14.5cm

30. 生理性体重下降一般在什么时候恢复到出生体重

A. 出生 2～4 天　B. 出生 4～7 天
C. 出生 7～10 天　D. 出生 10～12 天
E. 出生 12～14 天

31. 正常人的指距值

A. 等于身高值
B. 略小于身高值
C. 略大于身高值
D. 明显小于身高值
E. 明显大于身高值

32. 1 岁和 2 岁时的头围分别为

A. 45cm，47cm　B. 45cm，48cm
C. 46cm，48cm　D. 46cm，49cm
E. 47cm，49cm

33. 出生时的胸围比头围

A. 小 1～2cm　B. 小 2～3cm
C. 相等　D. 大 1～2cm
E. 大 2～3cm

34. 头围的测量方法为

A. 枕后结节到眉间绕头一周
B. 枕后到额部中央绕头一周
C. 枕后结节到眉弓上方最突出处绕头一周
D. 枕后到耳边到眉间绕头一周
E. 经眉弓上缘、枕骨结节左右对称环绕头一周

35. 2 岁小儿身材矮小、匀称，下列诊断不太可能的是

A. 生长迟缓　B. 营养不良
C. 克汀病　D. 慢性腹泻
E. 垂体性侏儒症

36. 人体各系统发育不平衡，有先后之分，发

育最晚的是

A. 淋巴系统　　B. 神经系统

C. 一般体格发育　　D. 生殖系统

E. 呼吸系统

37. 小儿前囟最大的时间为

A. 出生时　　B. 2个月

C. 6个月　　D. 8个月

E. 12个月

38. 小儿腕骨骨化中心出全的数目是

A. 4　　B. 6

C. 8　　D. 10

E. 12

39. 婴儿期体重、身长的增长规律为

A. 前3个月的增长约等于后9个月的增长

B. 前6个月的增长约等于后6个月的增长

C. 前6个月平均每月增长0.7kg，3cm；后6个月平均每月增长0.25kg，1cm

D. 平均每月增长0.5kg，2cm

E. 前8~9个月的增长约等于后3~4个月的增长

40. 丹佛发育筛查量表主要用于多少岁的儿童

A. <1岁　　B. <2岁

C. <3岁　　D. <4岁

E. <6岁

41. 关于头围的描述，正确的是

A. 出生时头围平均32cm，前半年增长6~8cm，后半年增长1~2cm

B. 2岁时头围44cm，15岁时接近于成人50cm

C. 2岁时头围44cm，5岁时46cm，15岁时接近于成人54cm

D. 出生时头围平均30cm，每年增长10~14cm，2岁时48cm

E. 出生时头围平均33~34cm，1岁时46cm

42. 评价儿童体格生长，不规定“正常标准”而是用参照值范围，这是因为

A. 各系统发育不平衡

B. 体格生长呈非匀速生长

C. 体格测量时允许误差

D. 体格生长的个体差异

E. 以上都不是

43. 下列关于小儿骨骼发育的说法，错误的是

A. 头状骨、钩骨骨化中心于3个月左右出现

B. 脊柱的第二个生理弯曲即胸椎后凸于6个月后形成

C. 腕部骨化中心出全的数目是10个

D. 小儿生长过程中四肢的生长速度快于脊柱的增长

E. 小儿后囟最晚于生后6~8周闭合

44. 儿童时期发育最早的系统是

A. 淋巴系统　　B. 生殖系统

C. 神经系统　　D. 呼吸系统

E. 循环系统

45. 有关新生儿消化系统的特点，以下叙述不正确的是

A. 食管下括约肌压力低

B. 幽门括约肌较发达

C. 胃底发育差，呈水平位

D. 贲门括约肌发达

E. 肠壁较薄，通透性高

46. 婴儿出生时坐高占身高的比例是

A. 47%　　B. 53%

C. 67%　　D. 77%

E. 87%

47. 关于小儿牙齿的发育，描述有误的是

A. 恒牙的骨化从新生儿期开始

B. 6~12个月时第三恒臼齿已骨化

C. 出生时乳牙已骨化

D. 乳牙萌出顺序一般为下颌先于上颌
E. 乳牙大多于3岁前出齐

48. 小儿味觉发育的关键时期是
A. 2~3个月　　B. 3~4个月
C. 4~5个月　　D. 5~6个月
E. 6~7个月

49. 多数儿童青春期生长加速第二个高峰期出现的年龄为
A. 男童9~11岁，女童8~10岁
B. 男童11~13岁，女童11~13岁
C. 男童11~13岁，女童9~11岁
D. 男童14~16岁，女童12~14岁
E. 男童14~16岁，女童8~10岁

50. 小儿3个月，其语言的能力有
A. 咿呀发音
B. 发2个字的重复音节，如“爸爸”、“妈妈”
C. 发单音词，如“爸”、“妈”
D. 能哭喊，无其他语声
E. 能哭喊，逗引不太会笑

51. 关于注意缺陷多动障碍，以下描述错误的是
A. 该障碍是一种神经发育障碍
B. 该障碍呈长期慢性病程
C. 该障碍男性更为常见
D. 该障碍到青春期多自行痊愈
E. 该障碍常常需要长期治疗干预

52. 反映上肢长骨生长指标的是
A. 头围　　B. 牙齿数
C. 指距　　D. 胸围
E. 脊柱

53. 注意缺陷多动障碍的患病率一般报告为
A. <1%　　B. 0.1%~1%
C. 3%~5%　　D. >10%
E. >20%

54. 组成前囟的颅骨是
A. 一块额骨和两块顶骨
B. 两块额骨和两块顶骨
C. 一块顶骨和一块枕骨
D. 两块顶骨和一块枕骨
E. 一块枕骨和两块额骨

55. 注意缺陷多动障碍的核心症状包括
A. 注意缺陷、多动
B. 注意缺陷、多动、冲动
C. 注意缺陷、多动、情绪不稳、冲动
D. 注意缺陷、多动、冲动、学习困难
E. 注意缺陷、多动、冲动、情绪不稳、学习困难

56. 出生时头长占身长的比例为
A. 1/4　　B. 1/3
C. 1/5　　D. 1/6
E. 1/8

57. 儿童1岁时头围与胸围的增长曲线形成交叉，这说明儿童生长发育
A. 正常　　B. 低体重
C. 肥胖　　D. 消瘦
E. 以上都不是

58. 对于共患抽动障碍的注意缺陷多动障碍，应优先考虑的药物是
A. 哌甲酯
B. 抗抑郁药
C. 可乐定
D. 托莫西汀或可乐定
E. 托莫西汀

59. 体格生长评价中，生长水平反映儿童
A. 过去存在的问题
B. 生长趋势
C. 在某一年龄时点的体格生长达到的水平
D. 个体差异

E. 两项指标间的比例关系

60. 4 月龄儿童，以下神经心理活动可以出现的是

A. 有视深度感觉

B. 会向前爬行

C. 认生

D. 头可转向声源，听到悦耳声音会笑

E. 喜撕纸

61. 乳牙出齐的时间为

A. 1.5 岁　B. 1～2 岁

C. 2.5 岁　D. 3 岁

E. 3.5 岁

62. 体格生长评价中体重/身高用来评价

A. 生长水平　B. 生长速度

C. 体型匀称度　D. 消瘦

E. 肥胖

63. 青春期发育的标志是

A. 体格生长加速

B. 神经发育成熟

C. 内分泌调节稳定

D. 第二性征出现

E. 水和蛋白质的需要量最大

64. 小儿特异性体液免疫的正确认识是

A. B 细胞免疫的发育较 T 细胞免疫早

B. IgG 类抗体应答需在出生 1 年后出现

C. IgM 类抗体在胎儿期即可产生

D. 足月新生儿 B 细胞量低于成人

E. 免疫球蛋白均不能通过胎盘

65. 足月新生儿睡眠时的平均心率是

A. 100 次/分　B. 110 次/分

C. 120 次/分　D. 130 次/分

E. 140 次/分

二、A2 型题

66. 正常婴儿，体重 6.2kg，身长 61cm，大笑出声，抬头 90°，能玩手。最可能的月龄是

A. 28 天内　B. 1～2 个月

C. 4 个月　D. 6 个月

E. 8～9 个月

67. 2 岁女孩，身长 78cm，体重 11kg，智力正常。最首要的检查是

A. 头颅 CT　B. 头颅 MRI

C. 骨龄　D. 生长激素测定

E. 甲状腺激素测定

68. 3 岁小儿身高 94cm，体重 14kg，牙 20 个。可考虑

A. 体重、身高略低

B. 营养不良

C. 肥胖

D. 正常

E. 身材高大

69. 小儿体检时摄腕部 X 线片，示腕部骨化中心有钩骨、头状骨、三角骨。该小儿应属于

A. 婴儿期　B. 幼儿期 2 岁

C. 幼儿期 1 岁　D. 幼儿期 3 岁

E. 学龄期

70. 1 岁男孩，发育正常，如测得其头围为 46cm，则其胸围最可能为

A. 46cm　B. 40cm

C. 42cm　D. 48cm

E. 56cm

71. 小儿身高（长）测量 65cm 时，推测该小儿的年龄为

A. 5～6 个月　B. 8～9 个月

C. 10～11 个月　D. 12～13 个月

E. 无法推测

72. 小儿，男，体重 7kg，身高 65cm，头围 42cm，乳牙 2 颗，能独坐一会儿。该小儿

的年龄最可能是

A. 9 个月　　B. 8 个月

C. 7 个月　　D. 6 个月

E. 5 个月

73. 3 岁男童，可以说出“爸爸”“妈妈”“饭饭”等 20 个词汇，尚无短句表达。神经心理测试盖塞尔发育商数（DQ）为 79。可能考虑为

A. 正常儿童

B. 语言发育迟缓

C. 全面发育迟缓

D. 智力障碍

E. 注意缺陷多动障碍

74. 健康婴儿，能大笑，开始能发出“baba”、“mama”，脊柱出现了第二个弯曲，对“再见”还不懂。其年龄可能是

A. 3 ~ 4 个月　　B. 4 ~ 5 个月

C. 7 ~ 8 个月　　D. 9 ~ 10 个月

E. 11 ~ 12 个月

75. 一女孩出生体重 3. 4kg，5 个月 6. 5kg，用什么方法评价该女孩的体格发育

A. 生长速度　　B. 生长水平

C. 体重公式　　D. 匀称度

E. 生长速度和生长水平

76. 患儿，女，7 周岁，现在上小学 1 年级，身高为 123cm，现因学习成绩波动，最好 100 分，最差 60 ~ 70 分，上学期间易丢文具，做作业速度慢，上课时爱讲话，易受外界影响等原因就诊。最可能的诊断是

A. 抽动 – 秽语综合征

B. 智力低下

C. 孤独症

D. 侏儒症

E. 注意缺陷多动障碍

77. 小儿女，身高 90cm，前囟已闭，乳牙 20 颗。该小儿的年龄可能是

A. 1 岁半　　B. 2 岁

C. 3 岁　　D. 4 岁

E. 5 岁

78. 小儿男，身高 95cm，前囟已闭，乳牙 20 颗，血压是 86/57mmHg。此小儿的年龄最大可能是

A. 1 岁半　　B. 2 岁

C. 3 岁　　D. 4 岁

E. 5 岁

79. 患儿，女，9 岁，好动，性格冲动，难管教，上课注意力不集中。明确诊断 ADHD 后，下列药物不适合的是

A. 哌甲酯　　B. 托莫西汀

C. 可乐定　　D. 胍法辛

E. 利培酮

80. 11 个月女婴，独自坐不稳，能抓物，不能换手，能叫“爸爸”“妈妈”，但无意识，能认生。应首选以下哪项评估工具

A. DDST

B. 绘人测试

C. 图片词汇测试

D. 盖塞尔发育诊断量表

E. 韦氏智能量表

81. 婴儿体重 4kg，前囟 1. 5cm，头不能竖立，不能俯卧掌支撑。最可能的月龄是

A. 7 ~ 8 个月　　B. 1 ~ 2 个月

C. 3 ~ 4 个月　　D. 4 ~ 5 个月

E. 5 ~ 6 个月

82. 患儿，8 岁，因“学习成绩差，注意力不集中”就诊。应进行的检查和评估不包括

A. 身高体重等的一般检查

B. 检查性交谈

C. Conners 父母问卷

D. Achen – bach 儿童行为评定量表

E. 头颅 CT

83. 一小儿能够交替单足上楼梯，会骑三轮车，能从 40cm 的高处跳下，并且可以将球举过头顶扔出，准确地将球扔向目标。估计该小儿最可能的年龄是

A. 1～1.5 岁　　B. 1.5～2 岁

C. 2～2.5 岁　　D. 2.5～3 岁

E. 3～4 岁

84. 4 岁儿童怀疑发育迟缓，要对其进行发育水平诊断，可选择的方法应该是

A. Gesell　　B. DDST

C. Wechsler　　D. PPVT

E. CBCL

85. 患儿，女，11 岁，因“身材矮”就诊，身高 132cm，学习成绩好。其父亲身高 170cm，母亲 160cm。该女孩 6～7 岁时身高增长 5.1cm，7～8 岁增长 5.0cm，9～10 岁增长 5.3cm（11 岁身高参数下限为 131.0cm），11 岁时骨龄为 10.8 岁，第二性征未出现。可能的原因是

A. 正常生长

B. 营养不良

C. 先天卵巢发育不全

D. 遗传性矮小

E. 甲状腺功能减退症

86. 患儿，男，6 岁，注意力不能集中，经常分不清左右，绘画、写字时经常左右颠倒，平时容易发怒，有时还有攻击性行为。该患儿最可能的诊断是

A. 孤独症谱系障碍

B. 抽动障碍

C. 注意缺陷多动障碍

D. 抑郁障碍

E. 焦虑障碍

三、A3/A4 型题

（87～89 题共用题干）

一家长带小孩来医院进行体格检查，该小儿体格检查结果如下：体重 10kg，身长 80cm，前囟已闭，出牙 12 颗，胸围大于头围。患儿父母体健，双亲无遗传病史，患儿出生后正常，母乳喂养至 6 个月后改人工喂养，按时添加辅食。既往体健，无创伤及惊厥史。经一系列检查，患儿无遗传代谢、内分泌疾病，智力正常。

87. 该小儿最可能的年龄是

A. 9 个月　　B. 12 个月

C. 18 个月　　D. 24 个月

E. 30 个月

88. 该小儿营养状况的最佳衡量指标是

A. 体重　　B. 身长

C. 上、下部量　　D. 坐高

E. 头围

89. 以下哪项动作该小儿可能做不到

A. 独走　　B. 弯腰拾东西

C. 能爬台阶　　D. 能蹲着玩

E. 能跑

（90～91 题共用题干）

小儿，女，营养状况良好，能独坐，见生人即哭，但还不会扶站，前囟 1cm×1cm，下中切牙正在萌出。

90. 该小儿最可能的月龄为

A. 4 个月　　B. 5 个月

C. 6～7 个月　　D. 9 个月

E. 12 个月

91. 该小儿的身长约为

A. 50cm　　B. 65cm

C. 75cm　　D. 80cm

E. 85cm

（92～93 题共用题干）

婴儿，男，独坐稳，头围 43cm，前囟 0.5cm×1.0cm，乳牙 2 只。

92. 根据以上资料，判断该男婴的可能年龄为

A. 3 个月　B. 5 个月
C. 8 个月　D. 12 个月
E. 15 个月

93. 他所具备的动作、应物、语言能力，哪项是不可能的

A. 能发出“妈妈”等语音
B. 能听懂自己的名字
C. 会扶着栏杆站起来
D. 会拍手
E. 能认识和指出身体的几个部分

（94～96 题共用题干）

患儿，男，2 岁，体重 15kg，身长 86cm。

94. 该小儿应诊断为

A. 体重超重　B. 正常
C. 身长异常　D. 体重异常
E. 身材不匀称

95. 体检重点之一应是

A. 皮下脂肪分布情况
B. 皮下肌肉分布情况
C. 皮肤弹性
D. 肌肉弹性
E. 以上均不是

96. 应常规检查

A. 血钙　B. 血脂
C. 血磷　D. 染色体
E. 骨龄

四、B1 型题

（97～101 题共用备选答案）

A. 10 岁　B. 6～8 周
C. 6 岁　D. 13 个月
E. 2 岁

97. 腕部骨化中心出全的年龄为
98. 后囟闭合的时间为
99. 可确定乳牙萌出延迟的时间为
100. 第一颗恒牙通常萌出的时间为
101. 前囟最迟闭合的时间为

（102～105 题共用备选答案）

A. 2～3 个月　B. 3～4 个月
C. 7～8 个月　D. 9～12 个月
E. 12～13 个月

102. 小儿开始出现社会反应性的大笑，其年龄约为
103. 小儿以眼神和发音表示认识父母，其年龄约为
104. 小儿对发声玩具感兴趣，其年龄约为
105. 小儿出现认生的高峰，其年龄约为

（106～108 题共用备选答案）

A. 矮小、延迟、落后、落后、不匀称
B. 正常、延迟、正常、正常、匀称
C. 正常、延迟、落后、正常、匀称
D. 矮小、正常、正常、正常、匀称
E. 矮小、正常、正常、落后、匀称

以下疾病对应的患儿身高、运动发育、智力、骨龄和身材特点分别是

106. 生长激素缺乏的特点为
107. 甲状腺功能减退症的特点为
108. 脑积水的特点为

五、X 型题

109. 下列哪几项是体格生长的总规律

A. 正反规律
B. 生长发育是连续的，有阶段性的过程
C. 生长发育的一般规律：由上到下、由近到远、由粗到细、由低级到高级，由简单到复杂
D. 生长发育的个体差异
E. 各系统、器官生长发育不平衡

110. 常用的儿童神经心理发育诊断性评价方法是

A. 丹佛发育筛查试验

B. 绘人测试

C. 贝莉婴儿发育量表

D. 图片词汇测试

E. 格里菲斯发育评估量表

111. 下列关于小儿脊柱发育的叙述，正确的是

A. 2 个月出现颈椎前凸

B. 3 个月出现颈椎前凸

C. 1 岁出现腰椎前凸

D. 6 个月出现胸椎后凸

E. 7 个月出现胸椎后凸

112. 关于小儿发育的论述中，下列选项正确的是

A. 正常婴幼儿肝脏可在肋缘下 1 ~ 2cm 处扪及，柔软无压痛

B. 小婴儿偶可触及脾脏边缘

C. 正常小儿心尖搏动范围直径约 2.0 ~ 2.5cm

D. 2 岁以内小儿 Babinski 征阳性有病理意义

E. 出生后运动发育的规律是先抬头，后抬胸

113. 关于心理行为发展，下列叙述中有误的是

A. 婴儿期以无意注意为主

B. 以前感知的事物在眼前重现时能被认识，称重现

C. 以前感知的事物虽不在眼前出现，但可在脑中重现，称再认

D. 1 岁内婴儿只有再认而无重现

E. 3 岁以后的儿童开始产生思维

114. 注意缺陷多动障碍的常见共患病包括

A. 对立违抗障碍和品性障碍

B. 抽动障碍

C. 焦虑障碍和心境障碍

D. 孤独症谱系障碍

E. 进食障碍

115. 小儿体重增长变化的过程中，说法正确的是

A. 体重在体格生长指标中最易波动

B. 体重是最易获得的反映儿童生长与营养状况的指标

C. 出生后体重增长应为胎儿宫内体重生长曲线的延续

D. 随年龄的增加，儿童体重的增长逐渐减慢

E. 2 岁至青春前期体重增长较快

116. 下列关于新生儿的皮肤感觉，正确的是

A. 新生儿的痛觉较灵敏

B. 新生儿的触觉在眼、口周、手掌、足底等部位很灵敏

C. 新生儿的温度觉较灵敏

D. 新生儿大腿、前臂、躯干的触觉较迟钝

E. 皮肤感觉包括触觉、痛觉、温度觉及深感觉等

第三章　儿童保健

一、A1 型题

1. 新生儿保健的重点时间是

A. 生后 2 小时内　　B. 生后 1 天内

C. 生后 3 天内　　D. 生后 1 周内

E. 生后 2 周内

2. 10 个月的健康男婴，母乳喂养。以下粪便中的细菌为优势菌的是

A. 大肠埃希菌　　B. 肠球菌

C. 乳酸杆菌　　D. 产气肠杆菌

E. 变形杆菌

3. 婴儿开始添加辅食及完全断奶的时间为

A. 4 个月添加辅食，12 个月断奶

B. 5 个月添加辅食，10 个月断奶

C. 6 个月添加辅食，18 个月断奶

D. 6 个月添加辅食，24 个月断奶

E. 1~2 个月添加辅食，18 个月断奶

4. 体格发育最快的时期是

A. 新生儿期　　B. 婴儿期

C. 幼儿期　　D. 学龄前期

E. 学龄期

5. 小儿容易发生意外伤害和中毒的时期是

A. 新生儿期　　B. 婴儿期

C. 幼儿期　　D. 学龄前期

E. 学龄期

6. 新生儿期的突出特点是

A. 发病率高，死亡率高

B. 智能发育进一步完善，好奇心强

C. 语言、思维和交往能力增强，但对各种危险的识别能力不足

D. 生长迅速，对营养物质需求量相对较大，易发生消化系统疾病

E. 生长速度减慢，智能发育更趋完善，好奇多问，模仿性强

7. 儿童年龄划分为

A. 婴儿期、学龄期、青春期

B. 新生儿期、婴儿期、幼儿期、学龄期

C. 新生儿期、婴儿期、幼儿期、学龄前期、学龄期

D. 胎儿期、新生儿期、婴儿期、学龄前期、学龄期

E. 胎儿期、新生儿期、婴儿期、幼儿期、学龄前期、学龄期、青春期

8. 母乳喂养，大便次数增多，大便实验室检查有较多的脂肪球。母亲自己应

A. 减少蛋白质摄入

B. 减少水分摄入

C. 减少脂肪摄入

D. 减少碳水化合物的摄入

E. 一天进食量比平时少 1/3

9. 以下选项不属于母乳特点的是

A. 白蛋白多而酪蛋白少，在胃内的凝块小

B. 含钙、磷比牛乳高，较少发生低钙血症

C. 含较多的消化酶，有利于消化

D. 含乳糖量多，且乙型乳糖为主

E. 三大营养素蛋白质、脂肪、糖比例适宜（1∶3∶6）

10. 关于婴儿期计划免疫，以下不正确的是

A. 8 个月接种麻疹疫苗

B. 2 天 ~3 个月接种卡介苗

C. 2 个月接种脊髓灰质炎灭活疫苗

D. 3、4 个月口服脊髓灰质炎减毒活疫苗
E. 3、4、5 个月接种百白破疫苗

11. 接种麻疹疫苗后，机体产生抗体水平最高的时间是接种后
A. 2 周　B. 1 个月
C. 2 个月　D. 3 个月
E. 4 个月

12. 麻疹疫苗的初种时间是
A. 5 个月　B. 6 个月
C. 7 个月　D. 8 个月
E. 9 个月

13. 小儿出生后环境温度应保持在
A. 16℃ ~18℃　B. 20℃ ~22℃
C. 22℃ ~24℃　D. 20℃ ~26℃
E. 28℃

14. 以下各种计划免疫制剂按类毒素 – 灭活疫苗 – 减毒活疫苗的顺序排列，正确的是
A. 白喉 – 破伤风 – 麻疹
B. 百日咳 – 麻疹 – 流行性脑脊髓膜炎
C. 白喉 – 百日咳 – 卡介苗
D. 破伤风 – 流行性脑脊髓膜炎 – 乙型脑炎
E. 破伤风 – 麻疹 – 脊髓灰质炎

15. 在我国，1 岁内小儿需完成的基础计划免疫中不包括
A. 卡介苗
B. 脊髓灰质炎疫苗
C. 麻疹疫苗
D. 百日咳 – 白喉 – 破伤风混合疫苗
E. 乙型脑炎疫苗

二、A2 型题

16. 3 个月婴儿，每日供给的热量为 100kcal/kg，需要的蛋白质、脂肪、碳水化合物分别占总热量为
A. 蛋白质 35%，脂肪 50%，碳水化合物 15%
B. 蛋白质 15%，脂肪 35%，碳水化合物 50%
C. 蛋白质 15%，脂肪 50%，碳水化合物 35%
D. 蛋白质 50%，脂肪 15%，碳水化合物 35%
E. 蛋白质 35%，脂肪 15%，碳水化合物 50%

17. 男婴，出生后 5 天，发现乳腺有一鸽子蛋大小肿块，应该如何处理
A. 挤压肿块　B. 局部热敷
C. 无需处理　D. 局部用药
E. 手术切除

18. 3 个月婴儿，母乳喂养，大便次数增多，首先进行的实验室检查为
A. 血常规　B. 尿常规
C. 血沉　D. 便常规
E. 粪便细菌培养

三、X 型题

19. 关于皮肤锻炼，正确的是
A. 擦浴的水温为 32 ~33℃
B. 婴儿皮肤按摩时可用少量婴儿润肤霜使之润滑
C. 7 ~8 个月以后的婴儿可进行身体擦浴
D. 温水浴可提高皮肤适应冷热变化的能力
E. 2 岁以上的儿童可用淋浴，开始每次冲淋身体 24 分钟

20. 关于幼儿期保健特点，描述正确的是
A. 提供丰富、平衡的膳食，保证儿童体格发育
B. 早期发现发育异常等疾病并及时干预和治疗

C. 培养独立生活能力及良好生活习惯
D. 培养儿童的想象、思维能力和良好的心理素质
E. 培养儿童良好的进食行为和卫生习惯

21. 接种卡介苗的反应及处理，下列正确的是
A. 个别患儿腋下淋巴结肿大
B. 个别患儿锁骨下淋巴结肿大
C. 接种后4～6周局部有小溃疡，应保护创口不受感染
D. 肿大淋巴结破溃，涂5%异烟肼软膏
E. 切开引流

22. 婴儿期保健要点，正确的是
A. 2个月以后婴儿应逐渐定时进食，4～6个月后逐渐夜间不再进食
B. 6个月以内的婴儿应每3个月健康检查一次
C. 应开始培养婴儿良好的生活能力
D. 乳牙萌出后开始用指套牙刷或小牙刷给婴儿刷牙
E. 推荐婴儿每天户外活动1小时

23. 1岁以上婴儿应完成以下预防接种中的
A. 卡介苗
B. 麻疹疫苗
C. 乙肝疫苗
D. 百日咳、白喉、破伤风类毒素混合疫苗
E. 脊髓灰质炎疫苗

第四章　营养和营养障碍疾病

一、A1 型题

1. 与牛奶相比较，母乳的优点是

A. 蛋白质含量高

B. 饱和脂肪酸较多

C. 乳糖量多

D. 缓冲力大，对胃酸中和作用强

E. 含钙、磷高

2. 疑为维生素 D 缺乏性手足搐搦症做陶瑟征检查时，袖带的压力应维持在

A. 舒张压以下

B. 收缩压与舒张压之间

C. 收缩压以下

D. 舒张压以上

E. 收缩压以上

3. 人体中维生素 D 的主要来源是

A. 皮肤中的 7 – 脱氢胆骨化醇

B. 植物油中的维生素 D

C. 猪肝中的维生素 D

D. 蛋黄中的维生素 D

E. 牛奶中的维生素 D

4. 3 ~ 6 个月的佝偻病患儿多见的骨骼系统改变是

A. 方颅　　B. 胸廓畸形

C. 下肢畸形　　D. 颅骨软化

E. 手镯、足镯征

5. 每 100ml 母乳提供的能量大约为

A. 58kcal　　B. 80kcal

C. 85kcal　　D. 67kcal

E. 55kcal

6. 关于佝偻病早期的描述，下列选项不正确的是

A. 血钙正常或轻度降低

B. 血磷降低

C. 碱性磷酸酶正常或稍增高

D. 甲状旁腺激素轻度增加

E. 骨骼明显改变

7. 营养不良患儿皮下脂肪消耗的顺序是

A. 面颊 – 胸背 – 腹部 – 臀部 – 四肢

B. 胸背 – 腹部 – 臀部 – 四肢 – 面颊

C. 腹部 – 躯干 – 臀部 – 四肢 – 面颊

D. 腹部 – 胸背 – 四肢 – 面颊 – 臀部

E. 臀部 – 四肢 – 面颊 – 胸背 – 腹部

8. 体内维生素 D 的首次羟化是在哪里进行的

A. 皮肤　　B. 肾脏

C. 骨骼　　D. 肝脏

E. 小肠

9. 关于营养不良的人体测量指标是

A. 体重，身高，体重/身高

B. 体重，身高，头围

C. 体重，身高，胸围

D. 体重

E. 身高

10. 哺乳期母亲患何种疾病可不影响继续哺乳

A. 活动性肺结核　　B. HIV

C. 急性胃炎　　D. 严重精神病

E. 糖尿病

11. 营养不良的最初症状是

A. 智力发育停滞

B. 肌肉张力低下

C. 身长低于正常

D. 体重生长速度不增

E. 运动功能发育迟缓

12. 肾的1－α羟化酶缺乏是下述何种疾病的病因

A. 维生素D依赖性佝偻病

B. 先天性佝偻病

C. 肾性佝偻病

D. 远端肾小管酸中毒

E. 低血磷抗维生素D佝偻病

13. 6个月以内的婴儿人工喂养时，奶量每天约需

A. 牛奶100ml/kg

B. 配方奶粉100ml/kg

C. 配方奶粉30g/kg

D. 配方奶粉18g/kg

E. 8%加糖牛奶67ml/kg

14. 关于维生素D缺乏性手足搐搦症的治疗步骤，正确的是

A. 止惊－补钙－维生素D

B. 补钙－止惊－维生素D

C. 维生素D－补钙－止惊

D. 维生素D－止惊－补钙

E. 止惊－维生素D－补钙

15. 下列关于骨骼畸形好发年龄，说法错误的是

A. 颅骨软化多见于3～6个月儿童

B. 肋骨串珠，多见于1岁左右儿童

C. 手镯足镯多见于3～4个月儿童

D. O形腿或X形腿见于1岁以后儿童

E. 鸡胸、漏斗胸，多见于1岁左右儿童

16. 下列关于母乳能增进婴儿的免疫力的说法，不正确的是

A. 母乳中含有少量的IgG、IgM

B. 母乳中不含有SIgA

C. 母乳中含有T、B淋巴细胞

D. 含有较多的乳铁蛋白

E. 含有双歧因子

17. 儿童肥胖症常见于

A. 婴儿期、5～6岁和青春期

B. 婴儿期、幼儿期

C. 幼儿期、学龄期

D. 学龄期、青春期

E. 5～6岁、学龄期

18. 维生素D缺乏性手足搐搦症的发病机制主要是

A. 甲状腺反应迟钝

B. 甲状旁腺反应迟钝

C. 垂体反应迟钝

D. 肾上腺皮质反应迟钝

E. 肾上腺髓质反应迟钝

19. 婴儿期佝偻病激期骨骼X线常见的改变，下列说法错误的是

A. 骨骺软骨盘增宽

B. 干骺端呈毛刷样、杯口状改变

C. 骨质稀疏

D. 骨骼干骺端病变消失

E. 骨皮质变薄

20. 蛋白质营养不良患儿皮下脂肪逐渐减少直至消耗完全，最先累及的部位是

A. 腹部　　B. 胸部

C. 面颊部　　D. 四肢

E. 臀部

21. 下列选项不符合婴儿辅食添加的原则的是

A. 从少到多

B. 从一种到多种

C. 注意进食技能培养

D. 由稠到稀

E. 由细到粗

22. 反映近期人体锌营养水平的最佳指标是

A. 发锌　　B. 血清锌

C. 尿锌　D. 碱性磷酸酶
E. 全血锌

23. 维生素 D 缺乏性佝偻病后遗症期的临床特征是
A. 骨骼畸形
B. 长骨干骺端异常
C. 血磷、血钙降低
D. 血碱性磷酸酶升高
E. 易激惹、烦闹、多汗

24. 蛋白质－能量营养不良的实验室检查，最早改变的指标是
A. 血浆前白蛋白浓度降低
B. 血浆白蛋白浓度降低
C. 血浆牛磺酸浓度降低
D. 血浆胆固醇浓度降低
E. 血浆必需氨基酸浓度降低

25. 维生素 D 缺乏性手足搐搦症发生惊厥时，除给氧和保持呼吸道通畅外，应立即采取的措施是
A. 肌内注射维生素 D_3
B. 静脉补充钙剂
C. 肌内注射硫酸镁
D. 静脉注射或肌内注射地西泮
E. 静脉滴注甘露醇

26. 维生素 D 缺乏性佝偻病骨样组织堆积于干骺端的最主要的表现是
A. 颅骨乒乓球感
B. 郝氏沟
C. X 形腿
D. 佝偻病串珠、手足镯
E. 脊柱后突畸形

27. 维生素 D 缺乏性手足搐搦症发生惊厥是由于血清中
A. 钾离子浓度降低
B. 钠离子浓度降低
C. 氯离子浓度降低
D. 钙离子浓度降低
E. 磷离子浓度降低

28. 婴儿喂养，每天水的需要量是
A. 150～170ml/kg
B. 110～155ml/kg
C. 100～120ml/kg
D. 80～100ml/kg
E. 80～90ml/kg

29. 维生素 D 缺乏性佝偻病激期，血生化的特点是
A. 血清钙正常，血清磷降低，碱性磷酸酶降低
B. 血清钙降低，血清磷降低，碱性磷酸酶升高
C. 血清钙降低，血清磷正常，碱性磷酸酶升高
D. 血清钙降低，血清磷增高，碱性磷酸酶降低
E. 血清钙正常，血清磷降低，碱性磷酸酶升高

30. 维生素 D 缺乏性佝偻病时，由骨样组织增生所致的骨骼改变为
A. 方颅
B. 肋膈沟（郝氏沟）
C. 鸡胸或漏斗胸
D. O 形腿或 X 形腿
E. 脊柱后突或侧弯

31. 佝偻病的颅骨软化多发生于
A. 3～6 个月　B. 6～9 个月
C. 9～12 个月　D. 12～18 个月
E. 18 个月以上

32. 蛋白质－热能营养不良并发症中，可造成患儿突然死亡的是
A. 营养性贫血

B. 各种维生素缺乏

C. 呼吸道感染

D. 肠道感染

E. 自发性低血糖

33. 小儿每天所需热量与营养素较成人相对高，主要是由于小儿

A. 基础代谢所需较高

B. 生长发育所需较高

C. 活动最大所需较高

D. 食物特殊动力作用所需较高

E. 消化吸收功能差，丢失较多

34. 儿童生长发育迟缓，食欲缺乏或有异嗜癖，最可能缺乏的营养素是

A. 蛋白质和热能

B. 维生素 B_1

C. 维生素 D

D. 锌

E. 钙

35. 1 岁以内小儿每日基础代谢所需的能量为

A. 55kcal/kg　　B. 70kcal/kg

C. 80kcal/kg　　D. 30kcal/kg

E. 44kcal/kg

36. 小儿重度蛋白质 - 能量营养不良进行饮食调整治疗，热量开始给予的水平是

A. 40 ~ 60kcal/（kg · d）

B. 60 ~ 80kcal/（kg · d）

C. 120 ~ 150kcal/（kg · d）

D. 80 ~ 100kcal/（kg · d）

E. 100 ~ 120kcal/（kg · d）

37. 以下不属于锌缺乏的主要临床表现的是

A. 厌食

B. 身材矮小

C. 复发性口腔溃疡

D. 性发育延迟

E. 腹部绞痛

38. 关于维生素 D 缺乏性手足搐搦症，说法错误的是

A. 缺乏维生素 D

B. 血中钙离子水平降低

C. 神经肌肉兴奋性增高

D. 多见于 4 个月 ~3 岁的婴幼儿

E. 出现全身惊厥、手足搐搦症

39. 营养不良患儿应用苯丙酸诺龙的主要作用是

A. 促进消化功能

B. 降低食欲

C. 促进糖原合成

D. 促进蛋白质合成

E. 增强机体免疫功能

40. 儿童蛋白质 - 能量营养不良的诱发因素中，最常见的疾病是

A. 长期发热

B. 急、慢性传染病

C. 恶性肿瘤

D. 肠道寄生虫病

E. 消化系统疾病或先天畸形

41. 维生素 D 缺乏性佝偻病可靠的早期诊断指标是

A. 干骺端钙化带消失

B. 血清钙、磷浓度降低

C. 血清活性维生素 D 水平明显降低

D. 方颅、鸡胸或漏斗胸

E. 多汗、夜惊、烦躁

42. 小儿所特有的维持机体新陈代谢所必需的能量为

A. 基础代谢

B. 生长发育所需

C. 食物特殊动力作用

D. 活动所需

E. 排泄损失能量

43. 下列不能为机体提供能量的营养素是

A. 糖类　　B. 淀粉类

C. 蛋白质类　　D. 维生素类

E. 脂肪类

44. 可导致严重缺锌的遗传病是

A. 苯丙酮尿症

B. 糖原贮积症

C. 黏多糖贮积病

D. 肠病性肢端皮炎

E. 假膜性小肠结肠炎

45. 婴儿对蛋白质的需要量比成人相对多是因为

A. 婴儿以乳制品为主要食品

B. 氨基酸在体内并非全部吸收

C. 生长发育需要正氮平衡

D. 婴儿对蛋白质的消化吸收功能差

E. 婴儿利用蛋白质的能力差

46. 婴儿生后多少天胰蛋白酶活性增加

A. 3～4天　　B. 1～2天

C. 1周　　D. 2周

E. 3周

47. 正常足月儿生后可抱至母亲处给予吸吮的时间是

A. 生后15分钟～2小时内

B. 生后3小时以后

C. 生后4小时以后

D. 生后5小时以后

E. 生后8小时以后

48. 母乳具有增进婴儿免疫力的作用，下列哪种物质可抑制白念珠菌的生长

A. 分泌型IgA　　B. 双歧因子

C. 溶酶菌　　D. 乳铁蛋白

E. 补体

49. 2个月以内的婴儿每天哺喂母乳的次数是

A. 每0.5小时哺喂1次

B. 每天多次，按需哺喂

C. 每2～3小时哺喂1次

D. 每3～4小时哺喂1次

E. 每1～2小时哺喂1次

50. 中度营养不良患儿腹部皮下脂肪的厚度是

A. 0.4cm以下　　B. 0.8cm以下

C. 0.4～0.8cm　　D. 0.2～0.4cm

E. 完全消失

51. 维生素D代谢中，生物活性最强的是

A. 7－脱氢胆骨化醇

B. 25－羟胆骨化醇

C. 7－脱氢麦角醇

D. 1，25－二羟胆骨化醇

E. 25－二羟胆骨化醇

52. 关于初乳的特点，下列错误的是

A. 初乳量少，淡黄色，碱性

B. 初乳含蛋白质较少而脂质较多

C. 含乳糖较少

D. 维生素A、牛磺酸和矿物质的含量丰富

E. 含初乳小球

53. 小儿各年龄分期中，钙沉积最高的时期是

A. 新生儿期　　B. 婴儿期

C. 幼儿期　　D. 学龄前期

E. 学龄期

54. 1岁内婴儿蛋白质的推荐摄入量，每天为多少

A. 0.5～1.0g/kg

B. 1.5～2.0g/kg

C. 1.5～3.0g/kg

D. 2.0～3.0g/kg

E. 2.5～4.0g/kg

55. 维生素D在体内进行第二次羟化的脏器（器官）是

A. 肠　　B. 肝

C. 肾　　D. 皮肤

E. 骨

56. 牛乳中所含的糖类主要是

A. 甲型乳糖　　B. 乙型乳糖
C. 麦芽糖　　D. 葡萄糖
E. 蔗糖

57. 0～6 月龄婴儿，脂肪供能占总能量的百分比为

A. 30%～35%　　B. 35%～40%
C. 25%～30%　　D. 45%～50%
E. 55%～60%

58. 母乳营养丰富、易消化吸收的原因中，下列哪一项是错误的

A. 含酪蛋白为 β-酪蛋白，含磷少，凝块小
B. 脂肪酶使脂肪颗粒易于消化吸收
C. 酪蛋白与乳清蛋白的比例适合，易被消化吸收
D. 钙、磷比例适当为 1∶2
E. 含铁与牛乳相似，但吸收率高

59. 以下不是锌缺乏的高危因素的是

A. 肠病性肢端皮炎
B. 长期厌食、偏食儿童
C. 反复出血、大面积烧伤后
D. 慢性腹泻
E. 母乳喂养的婴儿

60. 母乳喂养儿童，粪便中主要的细菌是

A. 变形杆菌　　B. 双歧杆菌
C. 大肠埃希菌　　D. 嗜酸杆菌
E. 肠链球菌

61. 佝偻病激期的主要临床表现是

A. 睡眠不安、易惊
B. 全身肌肉松弛
C. 多汗
D. 骨骼系统改变
E. 动作和语言发育迟缓

62. 营养不良患儿的饮食选择原则是

A. 高蛋白，高碳水化合物，低脂肪的食物
B. 高脂肪，高碳水化合物，低蛋白的食物
C. 高蛋白，高脂肪，高碳水化合物的食物
D. 高蛋白，高脂肪，足量微量营养素的食物
E. 高蛋白，高热量，足量微量营养素的食物

63. 引起隐匿型维生素 D 缺乏性手足搐搦症的血钙水平为

A. 1.4mmol/L（5.5mg/dl）
B. 1.5mmol/L（6.0mg/dl）
C. 1.6mmol/L（6.5mg/dl）
D. 2mmol/L（8mg/dl）
E. 1.75～1.88mmol/L（7.0～7.5mg/dl）

64. 营养不良性水肿主要是由于缺乏

A. 蛋白质　　B. 糖
C. 维生素　　D. 脂肪
E. 矿物质

65. 以下关于佝偻病肋骨串珠的特点，不正确的是

A. 好发于 1 岁左右小儿
B. 部位在肋骨与肋软骨交界处
C. 以胸骨旁最明显
D. 骨样组织堆积所致
E. 可看到或触及钝圆形隆起

二、A2 型题

66. 1 岁 2 个月男婴，因食欲差来门诊。母乳少，长期以米糊、稀饭喂养，未添加其他辅食，诊断为轻度营养不良。在下列临床表现中，最先出现的是

A. 皮肤干燥

B. 肌张力低下

C. 身长低于正常

D. 皮下脂肪减少

E. 体重不增或减轻

67. 6月龄小儿，足月产，出生体重3.5kg，母乳喂养，现需添加辅食。以下食物最符合该月龄儿可摄入食物种类的是

A. 配方米粉、配方奶、菜泥

B. 配方米粉、水果泥、豆制品

C. 配方米粉、鸡蛋、猪瘦肉

D. 配方米粉、肉末、豆腐

E. 菜泥、水果泥、鱼泥

68. 患儿，5个月，出生体重2kg，牛乳喂养，未添加辅食，经常感冒，近一个月来多汗、哭叫，颅骨软化，触之乒乓球样感。导致上述症状，最可能是缺乏

A. 维生素A　　B. 维生素B

C. 维生素C　　D. 维生素D

E. 维生素E

69. 患儿，5岁，平素挑食、偏食，体格检查发育情况示轻度营养不良，查血清微量元素，锌元素稍低于正常值。作为儿保医生给予家长及儿童的建议，不正确的是

A. 建议平衡膳食，避免挑食、偏食

B. 平时多食动物性食物

C. 适当补充锌剂

D. 以素食为主

E. 监测生长发育情况

70. 患儿，男，8个月，间断抽搐1天，不伴发热，无咳嗽。查体：方颅，心肺无异常。查血糖3.3mmol/L，血钙1.5mmol/L，血镁0.64mmol/L，血磷2.5mmol/L。最可能的诊断是

A. 低血糖症

B. 低镁血症

C. 婴儿痉挛症

D. 维生素D缺乏性佝偻病

E. 维生素D缺乏性手足搐搦症

71. 患儿，2岁，出生在冬季，出生后母乳喂养，较少进行户外活动，近来常有双手腕屈曲，手指伸直，拇指内收贴近掌心，足踝关节伸直，足趾强直下屈，足底弓状，手足搐搦样表现，发生时意识清楚。该患儿可能诊断为

A. 甲状旁腺功能低下

B. 低血糖症

C. 维生素D缺乏性手足搐搦症

D. 低钠血症

E. 以上均不是

72. 患儿，男，4岁，15kg，临床诊断为锌缺乏。建议补充锌剂的适宜量为

A. 每天15mg元素锌

B. 每天5mg元素锌

C. 每天20mg元素锌

D. 每天30mg元素锌

E. 每天50mg元素锌

73. 患儿，女，4岁，身高90cm，体重8kg，皮肤松弛，皮下脂肪菲薄，面颊消瘦。近期发生腹泻，皮肤干燥，哭时泪少，眼球结膜可见毕脱斑。其诊断应是

A. 重度营养不良并发维生素A缺乏

B. 重度营养不良并发维生素D缺乏

C. 中度营养不良并发维生素A缺乏

D. 中度营养不良并发维生素B缺乏

E. 中度营养不良并发维生素D缺乏

74. 患儿，男，7个月，头围增大，从上向下看，可见“方盒样”头型。X线显示长骨钙化带消失，呈毛刷样改变，骺盘增宽；血清钙、磷降低，碱性磷酸酶明显升高。此时该患儿可诊断为

A. 佝偻病初期
B. 佝偻病活动期
C. 佝偻病恢复期
D. 佝偻病后遗症期
E. 以上均不正确

75. 男孩，1 岁 6 个月，自幼营养状况欠佳，身材瘦小，明显方颅，肋膈沟，下肢可见 O 形腿。实验室检查示：血钙稍低，血磷降低。X 线摄片示长骨干骺端呈毛刷样，并有杯口状改变。该患儿确切的诊断是
A. 营养不良
B. 维生素 D 缺乏性佝偻病
C. 维生素 D 缺乏性手足搐搦症
D. 抗维生素 D 性佝偻病
E. 软骨营养不良

76. 患儿，男，6 个月，平时多汗，有夜惊。检查：枕秃明显，无颅骨软化症，前囟 2.0cm，无方颅及鸡胸、肋外翻、四肢肌肉松弛，心肺检查无异常。早期诊断最可能的依据是
A. 血碱性磷酸酶升高
B. 病史与临床症状
C. 血钙、磷降低
D. 长骨 X 线异常
E. 血清 25 -（OH）D_3下降

77. 男婴，6 个月，咳嗽 2 天，2 小时前突然惊厥 1 次。查体：体温 38℃，神志清，咽充血，心、肺无异常，无脑膜刺激征。白细胞 6.5×10^9/L，血清钙 1.60mmol/L。最可能的诊断是
A. 低血糖症
B. 维生素 D 缺乏性手足搐搦症
C. 上呼吸道感染伴高热惊厥
D. 化脓性脑膜炎
E. 中毒性脑病

78. 患儿，男，7 个月，出生后一直牛奶喂养，未添加辅食。近一周来，患儿每天腹泻 5～6次，质稀，伴吵闹不安，睡眠差，出汗多，未出牙。诊断为维生素 D 缺乏性佝偻病。最可能出现的体征是
A. 鸡胸
B. 肌张力正常
C. 颅骨软化
D. 方颅及前囟增大
E. O 形腿

79. 男婴，4 个月，冬季出生，足月顺产，单纯牛奶喂养，未添加辅食。近半个月来较烦躁，夜间哭闹不安，多汗。体检：体重 6kg，有颅骨软化。最可能的诊断是
A. 营养不良
B. 亚临床维生素 A 缺乏症
C. 维生素 D 缺乏性佝偻病
D. 婴儿肠痉挛
E. 以上都不是

80. 患儿，女，9 月龄，经常出现夜啼，近来加重，多汗，烦闹。该患儿出生后一直牛乳喂养，尚未添加辅食，此患儿到门诊就诊时诊断为营养性维生素 D 缺乏性佝偻病。以下选项不是该病病因的是
A. 日光照射不足
B. 生长发育过快导致维生素 D 的需要量增加
C. 食物中维生素 D 摄入不足
D. 甲状旁腺功能不足
E. 以上均是

81. 患儿，6 岁，平素挑食、偏食，有吃零食习惯，不喜荤菜，社区诊断轻度营养不良前来就诊。体格检查：体型消瘦，地图舌，皮下脂肪少，心肺无特殊。该儿童最可能的诊断为
A. 维生素 D 缺乏　　B. 锌缺乏

C. 碘缺乏　　　　　D. 铅中毒

E. 维生素A缺乏

82. 女婴，1岁，因发热1天入院。查体：T 39℃，体重减轻15%，面红而光滑，唇红不干，咽充血，轻度肋外翻，心肺（-），腹壁皮下脂肪0.7cm，弹性好。此患儿除上呼吸道感染外，伴有的疾病是

A. 中度脱水

B. 活动性佝偻病

C. 营养不良

D. 酸中毒

E. 先天性甲状腺功能减退症

83. 患儿，11个月，多汗，方颅，胸骨肋膈沟，血钙正常，血磷低，X线可见骨骺软骨增宽，干骺端钙化带模糊，并呈毛刷状改变。最可能的诊断是

A. 先天性佝偻病

B. 佝偻病初期

C. 佝偻病后遗症期

D. 佝偻病恢复期

E. 佝偻病激期

84. 患儿，女，11个月，多汗，烦躁，睡眠不安，可见肋膈沟，下肢轻度O形腿。血清钙稍低，血磷降低，碱性磷酸酶增高。其佝偻病应处于

A. 前驱期　　　　　B. 初期

C. 激期　　　　　D. 恢复期

E. 后遗症期

85. 患儿，10月龄，因肋骨与肋软骨交界处串珠样突起就诊，门诊诊断为营养性维生素D缺乏性佝偻病。应采用的治疗方案是

A. 每天口服维生素D 50~100μg，持续1个月后，改为预防量10μg/d

B. 每天口服维生素D 125~150μg，连用2~3个月，改为预防量10μg/d

C. 每天口服维生素D 150~175μg，连用2个月，改为预防量10μg/d

D. 每天口服维生素D 175~200μg，持续用2~3个月

E. 每天口服维生素D 200~250μg，连用3~6个月

86. 患儿，男，4个月，哭闹烦躁，易激惹，夜惊多汗，不发热，体温正常。查体：神志清，面色可，有枕秃，前囟平，颅骨按压有乒乓球样感，心肺正常，神经系统检查无异常。诊断首先考虑

A. 佝偻病

B. 软骨营养不良

C. 化脓性脑膜炎

D. 先天性甲状腺功能减退症

E. 颅内出血

87. 患儿，10个月男婴，突发惊厥，无热，反复发作3次，惊厥后神志清楚，活泼如常。患儿为人工喂养，极少户外活动，未服鱼肝油。查体：出牙延迟，郝氏沟明显，方颅，血钙1.0mmol/L。最确切的诊断为

A. 佝偻病早期

B. 佝偻病活动期

C. 低镁血症

D. 低血糖症

E. 维生素D缺乏性手足搐搦症

88. 男婴，8个月，自幼人工喂养，未补充维生素D制剂。近来出现多汗、烦躁、夜惊，查体：方颅、出牙延迟，诊断为佝偻病活动期。关于其发病机制，下列哪项是错误的

A. 甲状腺代偿功能不足

B. 血中钙、磷乘积降低

C. 维生素D缺乏

D. 钙、磷在肠道吸收减少

E. 碱性磷酸酶分泌增加

89. 患儿，男，4岁，平素易感冒，以“反复口腔溃疡”就诊。体格检查：体格矮小，地图舌，查血清微量元素提示血清锌低于正常值。首先考虑的诊断是

A. 免疫缺陷病　B. 锌缺乏

C. 碘缺乏　D. 铅中毒

E. 维生素A缺乏

90. 患儿，5个月，出生后牛乳喂养，未加辅食，时有夜啼，近来常反复突发惊厥，发作时间长短不等，短至数秒钟，长可达数分钟，发作停止后，意识恢复，精神萎靡而入睡，醒后活泼如常。患儿无发热，神经系统查体正常，无癫痫家族史，测血清总钙1.71mmol/L，离子钙0.9mmol/L，血清镁正常。可诊断为

A. 低血糖症

B. 婴儿痉挛症

C. 原发性甲状旁腺功能减退症

D. 脑炎

E. 维生素D缺乏性手足搐搦症

91. 1名2岁男童，身高90cm，体重9.5kg。可能考虑为

A. 正常　B. 消瘦

C. 生长迟缓　D. 超重

E. 肥胖

92. 患儿，男，1岁，足月顺产，生后母乳喂养，未添加辅食。平时体质弱，常反复患肺炎、气管炎、腹泻等疾病。近日来，呕吐2次/天，呕吐物为胃内容物。查体：精神萎靡，营养差，体重5kg，前囟已闭，心肺无异常，皮肤弹性差，皮下脂肪消失，四肢肌张力低下。该患儿初步诊断是

A. 营养不良Ⅰ度，伴重度脱水

B. 营养不良Ⅰ度

C. 营养不良Ⅱ度

D. 营养不良Ⅲ度

E. 营养不良Ⅲ度，伴重度脱水

三、A3/A4型题

（93～95题共用题干）

患儿，女，3个月，母乳喂养，最近大便次数增多。

93. 应首先进行的化验检查为

A. 血常规　B. 尿常规

C. 血沉　D. 大便常规

E. 大便细菌培养

94. 如大便化验有较多的脂肪球，母亲自己应

A. 减少蛋白质摄入

B. 减少水分摄入

C. 减少脂肪摄入

D. 减少碳水化合物的摄入

E. 一天进食量比平时少1/3

95. 该患儿如需继续哺母乳，此时应

A. 先停哺两顿，以后继续哺母乳

B. 仅吸吮最初一部分乳汁

C. 仅吸吮最后一部分乳汁

D. 仅吸吮中间一部分乳汁

E. 仅吸吮第一及中间一部分乳汁

（96～100题共用题干）

患儿，男，1岁6个月，因间断咳嗽1周就诊，每天呕吐1～2次胃内容物。患儿是第一胎足月顺产儿，生后母乳喂养至今，未添加辅食。平时易患肺炎、肠炎。查体：精神萎靡，营养差，体重5.9kg，身长75cm，前囟已闭合，心、肺（－），皮肤弹性差，皮下脂肪消失，四肢肌张力低下，活动尚可，神志尚清。

96. 此患儿可诊断为

A. 营养不良轻度

B. 营养不良中度

C. 营养不良重度

D. 营养不良中度伴重度脱水

E. 营养不良轻度伴重度脱水

97. 此患儿不会出现的现象是

A. 糖代谢异常，发生低血糖症

B. 脂肪代谢异常，出现高胆固醇血症

C. 伴维生素 A 缺乏症

D. 免疫功能低下

E. 肾浓缩功能降低

98. 下列起始治疗措施，哪项不妥当

A. 10% 葡萄糖每天 100ml/kg

B. 开始供给热量每天 167～250kJ/kg

C. 口服胃蛋白酶、胰酶以助消化

D. 口服各种维生素

E. 用苯丙酸诺龙促进同化作用

99. 此患儿在治疗过程中最常见的并发症是

A. 低钙惊厥

B. 高渗性脱水

C. 心力衰竭

D. 肾小管性酸中毒

E. 胃肠功能紊乱

100. 患儿住院过程中，晨起突然意识不清，面色苍白，脉搏细弱，呼吸浅表，多汗。首先应采取哪项紧急措施

A. 静脉注射洛贝林

B. 静脉注射毛花苷丙

C. 静脉注射氨茶碱

D. 静脉注射甘露醇

E. 静脉注射高渗葡萄糖

（101～104 题共用题干）

患儿，男，3 岁，自幼人工喂养，食欲极差，有时腹泻。身高 85cm，体重 7500g。皮肤干燥、苍白，腹部皮下脂肪厚度约 0.3cm。脉搏缓慢，心音较低钝。

101. 其主要诊断应是

A. 心功能不全　　B. 营养性贫血

C. 婴幼儿腹泻　　D. 营养不良

E. 先天性甲状腺功能减退症

102. 假设此患儿出现哭而少泪，眼球结膜有毕脱斑，则有

A. 维生素 A 缺乏

B. 维生素 B 缺乏

C. 维生素 C 缺乏

D. 维生素 D 缺乏

E. 维生素 E 缺乏

103. 假设此患儿清晨突然面色苍白、神志不清、体温不升、呼吸暂停，首先应考虑最可能的原因是

A. 急性心力衰竭

B. 低钙血症引起喉痉挛

C. 低钾血症引起呼吸肌麻痹

D. 自发性低血糖

E. 脱水引起休克

104. 上述情况发生，除立即给氧外，首先应采取的措施为

A. 给予强心剂

B. 测血糖，静脉注射高渗葡萄糖

C. 测血钙，静脉补充钙剂

D. 给予呼吸兴奋剂

E. 输液纠正脱水

（105～108 题共用题干）

患儿，男，7 个月，体重 5kg，母乳喂养，未加辅食。

105. 可能的诊断是

A. 正常儿　　B. 营养不良

C. 佝偻病　　D. 贫血

E. 以上都不是

106. 体检重点应是

A. 精神、面色、皮下脂肪、肌肉的情况

B. 心、肺情况

C. 肝、脾情况
D. 四肢情况
E. 以上都不是

107. 最有价值的判断标准是
A. 体格评价指标
B. 血常规
C. 血钙、血磷、碱性磷酸酶
D. 腕部X线片
E. 以上都不是

108. 最严重的并发症是
A. 贫血
B. 钙缺乏
C. 锌缺乏
D. 自发性低血糖
E. 骨骼畸形

（109～110题共用题干）

患儿，4个月，人工喂养，平时易惊，多汗，睡眠少。近2天来咳嗽、低热，今晨突然双眼凝视，手足抽动。查体：枕后有乒乓球感。

109. 最可能的诊断是
A. 热性惊厥　　B. 低血糖症
C. 颅内感染　　D. 低钠血症
E. 维生素D缺乏性手足搐搦症

110. 止痉后的处理措施是
A. 静脉滴注钙剂
B. 供给氧气
C. 肌内注射呋塞米
D. 肌内注射维生素B_{12}
E. 静脉滴注葡萄糖液

四、X型题

111. 下列属于隐匿型维生素D缺乏性手足搐搦症表现的是
A. 面神经征　　B. Kernig征
C. 腓反射　　D. 陶瑟征
E. Brudzinski征

112. 下列选项属于锌缺乏对婴儿影响的是
A. 食欲缺乏、味觉敏感度下降、生长迟缓
B. 出现体格矮小、性发育延迟
C. 可导致异嗜癖，如吃土、吃纸等习惯
D. 引起地方性甲状腺肿
E. 伤口愈合延迟

113. 关于母乳所含营养素的特点，下列正确的是
A. 母乳所含酪蛋白为β-酪蛋白
B. 不饱和脂肪酸较多
C. 乙型乳糖含量丰富
D. 维生素K含量较低
E. 含矿物质锌、铜、碘较低

114. 有关锌缺乏，下列选项正确的是
A. 动物性食物和坚果类含锌较高，素食者容易缺锌
B. 缺锌主要表现为食欲缺乏、生长发育减慢、免疫功能低下、味觉减退和夜盲
C. 发锌能够准确反映近期体内的锌营养状况
D. 空腹血清锌浓度测定和餐后血清锌浓度反应试验有助于锌缺乏诊断
E. 提倡母乳喂养、坚持平衡膳食是预防缺锌的主要措施

115. 下列有关维生素D的作用，说法正确的是
A. 促进肠道对钙、磷的吸收
B. 抑制肾小管对磷的重吸收
C. 有利于骨的矿化作用
D. 使破骨细胞成熟，促进骨重吸收
E. 刺激成骨细胞促进骨样组织成熟和钙盐沉积

116. 维生素 D 缺乏性佝偻病正确的预防措施有
A. 适当多晒太阳
B. 提倡母乳喂养
C. 孕母补充维生素 D 及钙剂
D. 母乳喂养或部分母乳喂养婴儿，应从出生数天即开始补充维生素 D
E. 早产儿 2 个月开始补充维生素 D

117. 关于母乳成分，正确的是
A. 初乳指孕后期与分娩 4～5 天以内的乳汁，量少，含脂肪较少而蛋白质较多
B. 产后 5～14 天的乳汁为过渡乳，含脂肪最高，蛋白质与矿物质减少
C. 15 天以后的乳汁为成熟乳，其铁含量可满足婴儿生长的需要
D. 各期乳汁中乳糖的含量较恒定
E. 每次哺乳过程，人乳汁的成分随时间而变化

118. 婴儿总热量分配包括
A. 基础代谢
B. 生长发育
C. 食物特殊动力作用
D. 思维活动
E. 排泄损失

119. 下列属于脂溶性维生素的是
A. 维生素 A　B. 维生素 D
C. 维生素 E　D. 维生素 PP
E. 维生素 K

120. 下列属于锌的生理功能的是
A. 参与酶的结构和功能
B. 调节细胞的分化和基因表达
C. 维持正常味觉和食欲
D. 免疫活性作用
E. 促进维生素 D 代谢

121. 以下符合预防锌缺乏措施的是
A. 母乳喂养
B. 人工喂养
C. 按时添加辅食，补充瘦肉、鱼、坚果类食物
D. 长期腹泻时补锌
E. 人工喂养儿应适当补锌

122. 下列关于母乳的说法，正确的是
A. 初乳含脂肪较少而蛋白质较多（主要为免疫球蛋白）
B. 含有大量免疫活性细胞
C. 对婴儿肾脏溶质负荷小
D. 乙型乳糖（β－双糖）含量丰富，有利于脑发育
E. 先分泌的乳汁蛋白含量低，而脂肪含量高

123. 母乳包含免疫成分，下列说法正确的是
A. 初乳含丰富的 SIgA，早产儿母亲乳汁的 SIgA 低于足月儿
B. 人乳中的催乳素可促进新生儿免疫功能的成熟
C. 以淋巴细胞为主
D. 乳铁蛋白含量丰富
E. 人乳中的溶菌酶能增强抗体的杀菌效能

124. 下列哪些属于母乳中的免疫成分
A. 淋巴细胞　B. 溶菌酶
C. 乳铁蛋白　D. 牛磺酸
E. 免疫球蛋白

125. 关于确定锌缺乏给予补锌治疗，正确的是
A. 口服锌剂（按元素锌计）0.5～1.0mg/kg
B. 疗程一般为 2～3 个月

C. 早产儿每日锌用量为0.3mg/kg

D. 多进食富含锌的动物性食物

E. 长期少量补锌治疗安全，不会造成锌中毒

126. 蛋白质－能量营养不良的常见并发症包括

A. 维生素A缺乏症

B. 呼吸道感染

C. 腹泻病

D. 佝偻病

E. 缺铁性贫血

第五章　新生儿与新生儿疾病

一、A1 型题

1. 正常出生体重儿是指

A. 出生体重不足 1000g 的新生儿

B. 出生体重不足 1500g 的新生儿

C. 出生体重不足 2000g 的新生儿

D. 出生体重不足 2500g 的新生儿

E. 出生体重为 2500 ~ 4000g 的新生儿

2. 超低出生体重儿（ELBW）是指

A. 出生体重不足 1000g 的新生儿

B. 出生体重不足 1500g 的新生儿

C. 出生体重不足 2000g 的新生儿

D. 出生体重不足 2500g 的新生儿

E. 出生体重为 2500 ~ 4000g 的新生儿

3. 巨大儿是指

A. 出生体重超过 2000g 的新生儿

B. 出生体重为 2000 ~ 3000g 的新生儿

C. 出生体重超过 3500g 的新生儿

D. 出生体重超过 4500g 的新生儿

E. 出生体重超过 4000g 的新生儿

4. 新生儿体内产热主要依靠

A. 肢体肌肉的运动

B. 皮肤脂肪的作用

C. 棕色脂肪的作用

D. 保证足够的奶量

E. 尽量减少能量的消耗

5. 在新生儿窒息复苏方案中，应首先采取哪一步骤

A. 建立呼吸，增加通气

B. 尽量吸净呼吸道黏液，保持气道通畅

C. 给予肾上腺素

D. 维持正常循环，保证足够心输出量

E. 以上都不是

6. 新生儿败血症的感染途径最常见的是

A. 羊水穿刺

B. 母孕期经胎盘血行感染胎儿

C. 产时胎儿通过产道时吸入

D. 产后感染

E. 胎膜早破

7. 新生儿生后 2 ~ 3 天出现的黄疸最常见的是

A. 新生儿肝炎　　B. 母乳性黄疸

C. 胆道闭锁　　D. 生理性黄疸

E. 败血症

8. 足月儿是指

A. 胎龄 >20 周至第 37 周的新生儿

B. 胎龄 >28 周至 <37 足周的新生儿

C. 胎龄 >28 周至 <40 周的新生儿

D. 胎龄 >37 周至 <40 周的新生儿

E. 胎龄 ≥37 周至 <42 足周的新生儿

9. 新生儿缺氧缺血性脑病时发生惊厥，首选的药物是

A. 甘露醇　　B. 地塞米松

C. 苯巴比妥　　D. 苯妥英钠

E. 呋塞米

10. 轻度新生儿缺氧缺血性脑病症状最明显的时间是

A. 出生 6 小时内

B. 出生 12 小时内

C. 出生 24 小时内

D. 出生 36 小时内

E. 出生 48 小时内

11. 新生儿消化与进食特点中，下列不正确的是
A. 出生时已有较好的吸吮能力
B. 出生时胃蛋白酶活性低，18 月龄达成人水平
C. 新生儿可表现喜欢甜味、不喜欢苦味或酸味的表情
D. 食管较短且下端贲门括约肌控制能力较好，胃幽门括约肌发育较差
E. 新生儿食管长度为 8～10cm

12. 有关新生儿生理性黄疸的特点，以下不符合的是
A. 一般情况好，不伴有其他症状
B. 多于生后 2～3 天出现
C. 足月儿在 2 周内消退
D. 血清结合胆红素 >26μmol/L
E. 每天血清胆红素升高 <85μmol/L

13. 有关新生儿病理性黄疸的特点，以下不符合的是
A. 血清结合胆红素 >34μmol/L
B. 黄疸在生后 24 小时内出现
C. 黄疸持续时间不超过 10 天
D. 黄疸进展快，每天上升超过 85μmol/L
E. 黄疸退而复现

14. 新生儿缺氧缺血性脑病伴有颅内出血者多见于
A. 适龄儿　B. 过期产儿
C. 巨大儿　D. 早产儿
E. 足月儿

15. 新生儿是指
A. 从出生到生后 14 天内的婴儿
B. 从出生到生后 28 天内的婴儿
C. 从出生到生后 30 天内的婴儿
D. 从出生到生后 32 天内的婴儿
E. 从出生到生后 60 天内的婴儿

16. 新生儿出生 4 天后出现黄疸，首先不考虑
A. 败血症
B. 新生儿溶血病
C. 胆道闭锁
D. 新生儿肝炎
E. 母乳性黄疸

17. 生后 24 小时内出现的黄疸，首先应考虑
A. 母乳性黄疸　B. 胆道闭锁
C. 新生儿溶血病　D. 新生儿肝炎
E. 败血症

18. 新生儿寒冷损伤综合征首先出现硬肿的部位是
A. 面颊部
B. 肩部
C. 上肢
D. 小腿及大腿外侧
E. 臀部

19. 新生儿败血症，产后感染常见的致病菌为
A. 葡萄球菌　B. 大肠埃希菌
C. 铜绿假单胞菌　D. 肺炎链球菌
E. 以上都不是

20. 新生儿溶血病发生胆红素脑病（核黄疸）一般在生后几天出现症状
A. 1 天内　B. 1～2 天
C. 2～3 天　D. 2～5 天
E. 4～7 天

21. 新生儿缺氧缺血性脑病控制惊厥首选苯巴比妥，其负荷量是
A. 5mg/kg　B. 10mg/kg
C. 15mg/kg　D. 20mg/kg
E. 25mg/kg

22. 新生儿易出现溢乳的原因不包括
A. 食管下部括约肌控制能力差
B. 食管下部括约肌压力低
C. 幽门括约肌较发达

D. 胃扭转

E. 胃呈水平位

23. 新生儿的原始反射不包括

A. 觅食反射　　B. 吸吮反射

C. 握持反射　　D. 拥抱反射

E. 腹壁反射

24. 新生儿轻度窒息的 Apgar 评分是

A. 1～3 分　　B. 3～5 分

C. 4～7 分　　D. 7～10 分

E. 10～15 分

25. 新生儿接种卡介苗的时间是

A. 出生后 24 小时　　B. 出生后 3 天

C. 出生后 5 天　　D. 出生后 7 天

E. 出生后 10 天

26. 小儿乙肝疫苗接种的程序是

A. 生后 24 小时内，满月时，生后 6 个月

B. 新生儿期，满月时

C. 新生儿期，满月时，生后 6 个月

D. 新生儿期，满月时，生后 12 个月

E. 新生儿期

27. 母亲为乙肝病毒携带者，新生儿应在何时注射高价乙肝免疫球蛋白

A. 生后 6 小时内

B. 生后 48 小时内

C. 生后 72 小时内

D. 生后 7 天内

E. 生后 1 个月

28. 过期产儿定义为

A. 胎龄≥28 周至＜37 足周的新生儿

B. 胎龄＞37 周至＜40 周的新生儿

C. 胎龄＞37 周至＜42 周的新生儿

D. 胎龄≥42 周（≥294 天）的新生儿

E. 胎龄＜28 周的新生儿

29. 下列关于新生儿体温调节的描述，正确的是

A. 产热主要依靠葡萄糖分解产热

B. 早产儿棕色脂肪多，低体温较多见

C. 中性温度是指机体维持体温正常所需的代谢率和耗氧量最低时的环境温度

D. 中性温度与体重和出生日龄密切相关，相对湿度应保持在 30% ～40%

E. 体表面积相对较大，皮下脂肪多

30. 新生儿缺氧缺血性脑病的治疗中，正确的是

A. 都需要供氧

B. 控制输液量 60～80ml/（kg·d）

C. 都需要用多巴胺

D. 都需要纠正酸中毒

E. 都需要用脱水剂

31. 新生儿败血症在病原体未明之前，宜选用的抗生素为

A. 苯唑类青霉素＋第三代头孢菌素

B. 氨苄西林

C. 苯唑类青霉素＋阿米卡星

D. 阿米卡星

E. 万古霉素

32. 新生儿早发型败血症是指

A. 生后 1 天内起病

B. 生后 7 天内起病

C. 生后 3～7 天发病

D. 出生 7 天后发病

E. 出生 10 天发病

33. 新生儿巨细胞病毒感染最常见的后遗症是

A. 智力低下

B. 运动障碍

C. 癫痫

D. 感觉性神经性耳聋

E. 牙釉质钙化不全

34. 目前采用的新生儿低血糖的诊断标准是

A. 血糖＜2.2mmol/L

B. 足月儿 3 天以内血糖低于 1.7mmol/L
C. 足月儿 3 天以内血糖低于 2.2mmol/L
D. 早产儿 3 天以后血糖低于 2.2mmol/L
E. 早产儿 3 天以内血糖低于 1.1mmol/L

35. 下列腹部 X 线检查结果可作为确诊新生儿坏死性小肠结肠炎依据的是
A. 肠曲形态不规则及肠壁僵硬
B. 门静脉充气征及肠壁积气
C. 肠间隙增宽明显
D. 立位片见较多液平面及腹胀
E. 钙化点

36. 下列关于新生儿坏死性小肠结肠炎确诊病例禁食时间的处理，正确的是
A. 3 天
B. 3～6 天
C. 14～21 天
D. 禁食到腹胀缓解为止
E. Ⅰ期 72 小时，Ⅱ期 7～10 天，Ⅲ期 14 天或更长

37. 下列关于新生儿低血糖的临床表现，正确的是
A. 有症状者多见
B. 可表现为前囟凹陷，脱水表现
C. 不会出现昏迷
D. 可表现为抽搐
E. 可表现为呕吐

38. 有关新生儿坏死性小肠结肠炎肠管黏膜损伤机制的说法，正确的是
A. 低氧血症导致肠黏膜血管防御性收缩，致肠管缺血性损伤
B. 动脉导管未闭导致体循环血流量增加
C. 红细胞刺激肠黏膜微循环
D. 母乳喂养
E. 服用渗透压较低的药物

39. 新生儿高血糖的诊断标准为
A. 全血血糖 > 5.5mmol/L
B. 血清糖 > 6.5mmol/L
C. 全血血糖 > 7.0mmol/L
D. 血清糖 > 7.0mmol/L
E. 全血血糖 > 11.2mmol/L

40. 新生儿易患呼吸道和消化道感染的主要原因是
A. 细胞免疫功能低下
B. 咳嗽反射差
C. 分泌型 IgA 低下
D. 纤毛运动功能差
E. IgM 低下

41. 以下不是新生儿窒息的病因的是
A. 脐带血流受阻
B. 胎粪吸入
C. 分娩时用麻醉剂过量
D. 脐带绕颈
E. 孕母患妊娠期高血压

42. 新生儿败血症最有助于诊断的检查是
A. 血常规　　B. 血培养
C. 脑脊液检查　　D. 血气分析
E. 外周血细胞形态

43. 新生儿出血症是由哪种凝血因子缺乏所致
A. Ⅶ、Ⅷ、Ⅸ、Ⅺ
B. Ⅴ、Ⅶ、Ⅷ、Ⅸ
C. Ⅱ、Ⅶ、Ⅸ、Ⅹ
D. Ⅱ、Ⅶ、Ⅸ、Ⅺ
E. Ⅱ、Ⅴ、Ⅶ、Ⅸ

44. 新生儿缺氧缺血性脑病最主要的治疗是
A. 早期运动功能训练
B. 早期维持正常血糖、血气，维持良好血液循环
C. 新生儿期后治疗
D. 早期应用脱水剂减轻脑水肿
E. 早期应用神经细胞营养药物

45. 小儿何时中性粒细胞与淋巴细胞所占比例相等

A. 4～6 天，4～6 周

B. 4～6 周，4～6 个月

C. 4～6 个月，4～6 岁

D. 4～6 周，4～6 岁

E. 4～6 天，4～6 岁

46. 卡介苗接种后所致结核菌素阳性反应是指硬结直径

A. <5mm

B. 5～9mm，2～3 天后反应消失

C. 10～15mm，1 周后留有色素

D. 15～20mm

E. >20mm

47. 足月儿每天钠的需要量是

A. 0.1～0.5mmol/kg

B. 1～2mmol/kg

C. 3.5～4mmol/kg

D. 5.5～6mmol/kg

E. 7.5～8mmol/kg

48. 足月儿觉醒时间一昼夜仅为 2～3 小时，且肌张力较高，常出现不自主和不协调动作，是因为

A. 皮质上中枢兴奋性低

B. 皮质上中枢兴奋性高

C. 皮质下中枢兴奋性低

D. 大脑皮层兴奋性低，大脑对下级中枢抑制较弱

E. 皮质下中枢兴奋性高

49. 导致新生儿胆红素生成过多的疾病是

A. 新生儿败血症

B. 先天性甲状腺功能减退症

C. 先天性胆道闭锁

D. 新生儿窒息

E. 胆汁黏稠综合征

50. 新生儿各种吞噬细胞的功能

A. 成熟　B. 增强

C. 暂时增强　D. 暂时减低

E. 低下

51. 革兰阴性杆菌败血症的最主要临床特点是

A. 高热持续不退

B. 多伴有尿路及肠道感染

C. 血常规白细胞减少

D. 主要发生于婴幼儿

E. 易引起感染性休克

52. 新生儿寒冷损伤综合征治疗的关键为

A. 正确复温

B. 改善器官功能障碍

C. 早期积极提供热量

D. 积极防治脑损伤

E. 早期积极控制感染

53. 新生儿坏死性小肠结肠炎发病机制的主要因素不包括

A. 缺氧、缺血致肠壁血流灌注减少

B. 肠黏膜微循环障碍

C. 肠道微生态环境的失调

D. 感染

E. 低渗乳汁损伤肠黏膜

54. 新生儿坏死性小肠结肠炎腹部 X 线平片最具有特征性的表现是

A. 结肠充气　B. 肠壁积气

C. 肠腔液平段　D. 肠间隙模糊

E. 腹腔游离气体

55. 新生儿及婴儿容易发生溢奶及呕吐的原因，错误的是

A. 胃呈水平位

B. 幽门括约肌较发达

C. 贲门肌弱

D. 常吸入空气

E. 幽门口细小

56. 新生儿常见的特殊生理状态，以下不符合的是

A. 生理性黄疸　　B. 假月经
C. 新生儿粟粒疹　　D. 新生儿湿肺
E. 乳腺肿大

57. 严重新生儿溶血患儿的处理措施，不正确的是

A. 纠正代谢性酸中毒
B. 换血疗法
C. 多输白蛋白，以预防胆红素脑病
D. 光照疗法
E. 防止低血糖、低体温

二、A2 型题

58. 一足月新生儿生后第 6 天，因少吃、少哭、少动 2 天入院。体检：肛门温度 38.2℃，精神萎，前囟饱满，皮肤黄染。呼吸 50 次/分，心、肺听诊正常，腹稍胀，肝肋下 2cm，脾肋下刚及，拥抱反射迟钝。已抽血送培养。进一步检查应先考虑

A. 胸部 X 线摄片
B. 腰椎穿刺、脑脊液常规及培养
C. 颅脑 CT 检查
D. 膀胱穿刺、尿液培养
E. 血清胆红素测定

59. 患儿，男，出生时 Apgar 评分 3 分。生后 2 天，嗜睡，肌张力减退，时有惊厥，头颅 CT 扫描可见右叶有低密度影。诊断为新生儿缺氧缺血性脑病。为控制惊厥，应首选的药物是

A. 地西泮肌内注射
B. 利尿剂
C. 水合氯醛灌肠
D. 苯巴比妥
E. 甘露醇

60. 足月新生儿出生体重 3.2kg，生后 48 小时血清总胆红素 297.5μmol/L，未结合胆红素 289μmol/L。在检查黄疸原因时，首选治疗方法是

A. 光照疗法　　B. 白蛋白输注
C. 口服苯巴比妥　　D. 换血疗法
E. 应用利尿剂

61. 7 天足月新生儿，生后 3 天出现黄疸，吃奶及精神好。血红蛋白 155g/L，血清总胆红素 170μmol/L，结合胆红素 3.5μmol/L。可能的诊断为

A. 新生儿溶血病
B. 新生儿肝炎
C. 新生儿败血症
D. 生理性黄疸
E. 先天性甲状腺功能减退症

62. 一足月新生儿，有宫内窘迫史，羊水为黄绿色，经产钳助产娩出。生后 1 分钟四肢发绀，心率 95 次/分，刺激时皱眉，呼吸浅弱，肌张力低。下列措施中不正确的是

A. 擦干、保暖
B. 吸出污染的羊水，保持气道通畅
C. 给氧
D. 注射洛贝林刺激呼吸
E. 若心率持续 <60 次/分，进行胸外心脏按压

63. 一足月新生儿因脐带绕颈引起胎儿窘迫，娩出时 1 分钟、5 分钟、10 分钟 Apgar 评分分别为 2 分、5 分、7 分。窒息可致下述病理状态，除外

A. 缺氧缺血性脑病
B. 肺出血
C. 溶血性贫血
D. 坏死性小肠结肠炎
E. 心源性休克

64. 一胎龄 33 周早产儿，顺产。生后 2 小时出现呼吸困难、发绀，进行性加重，伴呼气性呻吟。经头罩吸氧无效，诊断为新生儿肺透明膜病。关于该病的发病机制，不正确的是

A. 肺表面活性物质缺乏，肺泡萎陷

B. 在肺组织缺氧及酸中毒情况下，毛细血管和肺泡壁通透性增加，纤维蛋白沉着

C. 肺泡表面肺透明膜形成

D. 肺内液体吸收转运障碍，肺组织水肿，使小气道狭窄

E. 肺顺应性下降，气道阻力增加，通气/血流降低

65. 出生时有窒息史，羊水Ⅲ度污染，生后 1 小时出现气促、发绀、呻吟，三凹征阳性，双肺可闻及粗湿啰音。生后 12 小时病情恶化，听诊左肺呼吸音降低。考虑为

A. 胎粪吸入性肺炎伴气胸

B. 胎粪吸入性肺炎伴新生儿持续性肺动脉高压

C. 胎粪吸入性肺炎伴肺不张

D. 胎粪吸入性肺炎伴心力衰竭

E. 胎粪吸入性肺炎伴肺出血

66. 足月顺产新生儿，女性，出生体重 3. 4kg，生后 3 天发现巩膜、皮肤明显黄染，食欲缺乏。体检：体温不升，前囟平，全身皮肤黄染，心率 140 次/分，规则，两肺呼吸音正常，腹稍胀，肝肋下 2. 5cm。下列检查不必要的是

A. 血培养

B. 血常规

C. 母婴血型检查

D. 血清胆红素测定

E. 粪便常规

67. 早产儿（胎龄 33 周），于冬季急产于家中。生后 12 小时小儿体温不升，第 2 天小儿两下肢及面颊皮肤硬肿，诊断为新生儿硬肿症。该病的发生与下列哪项无关

A. 棕色脂肪组织产热代偿能力有限

B. 体表面积相对较大易散热

C. 寒冷损伤

D. 免疫功能低下

E. 皮下脂肪中饱和脂肪酸含量较多

68. 男婴，3 天，第一胎，足月顺产，出生 18 小时发现皮肤黄染，吃奶好。体检：反应好，皮肤巩膜中度黄染，肝肋下 2cm，子血型 B，母血型 O，血清胆红素 257μmol/L (15mg/dl)。最可能的诊断为

A. 新生儿肝炎

B. 新生儿败血症

C. 新生儿 ABO 溶血病

D. 新生儿 Rh 溶血病

E. 胆道闭锁

69. 新生儿生后 1 分钟检查，皮肤苍白，肌张力松弛，弹足底无反应，没有呼吸和心跳。其 Apgar 评分是

A. 0 分　　B. 1 分

C. 2 分　　D. 3 分

E. 4 分

70. 足月新生儿，生后 6 天出现皮肤黄染，血清胆红素 205μmol/L，母乳喂养，吃奶好。首先应采用何种治疗方法

A. 光照疗法

B. 口服苯巴比妥

C. 输血浆

D. 暂停母乳，24 ~ 72 小时后复查血清胆红素

E. 换血疗法

71. 患儿，生后母乳喂养，23 天时因发热去医院就诊，体检发现头面部及胸腹部皮肤黄

染，肝肋下3cm，质中。以下选项与以上临床表现无关的是

A. 新生儿母乳性黄疸

B. 新生儿生理性黄疸

C. 婴儿肝炎综合征

D. 新生儿尿路感染

E. 新生儿败血症

72. 患儿，男，孕37周出生，生后1小时，吸引器助产。出生时羊水被胎粪污染，皮肤苍白，心率90次/分，呼吸20次/分，肌张力松弛，拍打足底有皱眉动作。该患儿最可能发生

A. 新生儿败血症

B. 新生儿寒冷损伤综合征

C. 新生儿破伤风

D. 新生儿窒息

E. 新生儿低血糖

73. 胎龄为39周的新生儿，出生体重为3899g，其体重位于同胎龄平均出生体重的第97百分位。下列诊断最准确的是

A. 过期产儿，巨大儿

B. 足月儿，大于胎龄儿

C. 足月儿，巨大儿

D. 过期产儿，大于胎龄儿

E. 足月儿，适于胎龄儿

74. 男婴，胎龄291天，出生体重3850g，其体重位于同胎龄平均出生体重的第80百分位。以下诊断正确的是

A. 过期产儿，巨大儿

B. 过期产儿

C. 足月儿

D. 足月儿，低出生体重儿

E. 足月儿，巨大儿

75. 胎龄为32周的新生儿，出生体重为1299g，其体重位于同胎龄平均出生体重的第3百分位。下列诊断最准确的是

A. 早产儿，小于胎龄儿，低出生体重儿

B. 早产儿，大于胎龄儿

C. 早产儿，适于胎龄儿

D. 早产儿，小于胎龄儿，极低出生体重儿

E. 超低出生体重儿

76. 出生后6天女婴，反应好，阴道流出少量血性液体，未处理，2天后自止。考虑诊断为

A. 假月经

B. 新生儿出血症

C. 外伤出血

D. 血友病

E. 凝血因子缺乏

77. 患儿生后74小时，足月顺产。生后7小时发现颜面黄染，呈进行性加重。1小时前黄疸显著加深，小儿嗜睡、吐奶、少吃。查体见肌张力减弱，吸吮反射变弱。诊断应首先考虑新生儿溶血病合并

A. 败血症

B. 化脓性脑膜炎

C. 胆红素脑病

D. 低血糖

E. 缺氧缺血性脑病

78. 29周早产新生儿，生后第2天出现双目凝视、前囟张力增高，头颅B超检查提示生发基质区出血，脑室内出血面积为30%。出血范围分级为

A. Ⅰ级　　B. Ⅱ级

C. Ⅲ级　　D. Ⅳ级

E. Ⅴ级

79. 足月顺产分娩的新生儿，生后6小时开始母乳喂养，12小时排胎粪，24小时发现其头面、胸腹及下肢有黄染。最可能的诊

断是

A. 新生儿败血症

B. 新生儿胎粪延迟排出

C. 新生儿溶血病

D. 新生儿母乳性黄疸

E. 新生儿 TORCH 感染

80. 患儿，G_2P_1，生后母乳喂养，吃奶好，体重增长满意，大便黄色，41 天时因黄疸不退去医院就诊。体检：反应好，面色红黄，头面部及胸腹部皮肤黄染，肝肋下 1cm，质软。以下诊断可能性最大的是

A. 新生儿 ABO 溶血病

B. 婴儿肝炎综合征

C. 新生儿胆道闭锁

D. 母乳性黄疸

E. 新生儿败血症

81. 小儿生后 4 天因“不吃、不哭、体温不升 2 天”入院。查体发现：患儿反应差，气促，皮肤较红，躯干、四肢近端黄染，脐部红肿，有脓性分泌物。出现黄疸最可能的原因是

A. 新生儿肺炎

B. 红细胞增多症

C. 葡萄糖 –6 磷酸脱氢酶缺陷症

D. 败血症

E. 新生儿溶血病

82. 足月顺产儿，出生后 12 小时来儿科门诊，2 小时前开始呼吸急促，口唇发绀，双肺有粗湿啰音，胸片示肺纹理粗，叶间胸膜积液。追问出生时无窒息史，经观察 1 天后症状明显好转。下列诊断可能性最大的是

A. 新生儿窒息

B. 新生儿湿肺

C. 新生儿感染性肺炎

D. 新生儿吸入性肺炎

E. 新生儿肺透明膜病

83. 新生儿日龄 4 天，在家出生，近 1 天来拒奶，面灰，手足凉，黄疸迅速加重。白细胞 $20 \times 10^9/L$，中性粒细胞 75%，淋巴细胞 25%，血清总胆红素 222.3μmol/L。最可能的诊断是

A. 新生儿败血症

B. 新生儿低血糖症

C. 新生儿硬肿症

D. 胆红素脑病

E. 新生儿破伤风

84. 足月儿，有窒息史，生后第 2 天嗜睡，面色微绀，呼吸频率 32 次/分，心率 95 次/分，前囟紧张，心音较低钝，四肢肌张力差，拥抱反射消失。最可能的诊断是

A. 新生儿胎粪吸入综合征

B. 新生儿湿肺

C. 新生儿肺透明膜病

D. 新生儿缺氧缺血性脑病

E. 新生儿低血糖

85. 患儿，男，出生时 Apgar 评分 4 分。生后第 2 天，嗜睡，肌张力低下，瞳孔缩小，时有惊厥出现。头颅 CT 扫描可见右叶有低密度影。该患儿的支持疗法，以下不适宜的是

A. 供氧　　B. 补液

C. 纠正低血糖　　D. 纠正酸中毒

E. 静脉滴注地塞米松

86. 一足月新生儿，生后 4 天因不吃、不哭、黄疸而入院。查体发现：患儿全身黄染，反应差，呼吸急促，面色灰，双肺闻及细湿啰音，心率 160 次/分，肝肋下 4cm，脾肋下 1cm，质硬，两下肢有硬肿，诊断为新生儿败血症。给予抗生素治疗，在治疗过程中患儿病情加重，皮肤有出血点，双

眼凝视，前囟隆起。最可能的诊断是

A. 低钙血症

B. 低血糖症

C. 化脓性脑膜炎

D. 缺氧缺血性脑病

E. 颅内出血

87. 足月女婴，生后 6 天，气促、口吐泡沫 1 天来急诊。查体：口周发绀，呼吸快，偶有不规则，心音有力，肺部听诊未见异常。以下除了哪一项外，应立即进行

A. 吸氧

B. 应用强心剂

C. 做血气分析

D. 注意保温

E. 监护生命体征

88. 患儿日龄 3 天，足月顺产，生后 2 天出现黄疸，迅速加重，一般状态尚好。血清总胆红素 298μmol/L，母血型 O 型，子血型 A 型，抗体释放试验阳性。下列治疗措施哪一项应先考虑

A. 光照疗法　　B. 换血疗法

C. 输血浆　　D. 纠正酸中毒

E. 苯巴比妥

89. 患儿，女，2 岁半，落日眼，耳聋，牙齿深褐色，流涎，对外界反应迟钝，伴手足徐动。最可能的诊断为

A. 苯丙酮尿症

B. 继发性癫痫

C. 核黄疸后遗症

D. 甲状腺功能减退症

E. 21 - 三体综合征

90. 足月儿，母乳喂养。2 天来食欲减退、烦躁、呕吐 2 次，于生后 7 天住院。体检：较烦躁，皮肤黄染，呼吸 45 次/分，心率 160 次/分，血压 68/47mmHg，血红蛋白 140g/L，总胆红素 223μmol/L，结合胆红素 60μmol/L，尿糖阴性。最可能的诊断是

A. 宫内感染

B. 败血症

C. 母婴血型不合溶血病

D. 母乳性黄疸

E. 甲状腺功能减退症

91. 男婴，1 天，生后 1 分钟 Apgar 评分 5 分。查体：易激惹，心率 150 次/分，肌张力稍增强，拥抱反射增强，余阴性。最可能的诊断是

A. 低钙惊厥

B. 缺氧缺血性脑病

C. 中枢神经系统感染

D. 胆红素脑病

E. 以上都不是

92. 患儿，女，早产，人工喂养。生后第 14 天出现频繁呕吐，时有胆汁样物，不思饮食，腹渐胀，腹泻伴有血丝。查体：腹膨隆，尚软，肠鸣音弱，未及包块。X 线腹部检查未见肠梗阻。最有可能的诊断是

A. 胎粪性腹膜炎

B. 肠旋转不良

C. 新生儿坏死性小肠结肠炎

D. 细菌性痢疾

E. 原发性腹膜炎

93. 患儿，女，胎龄 30 周出生，体重 1200g。生后 2 小时出现反应差，呻吟，口吐泡沫，面色发绀，三凹征阳性，并进行性加重，四肢肌张力低。考虑最可能的诊断是

A. 新生儿败血症

B. 新生儿低血糖症

C. 新生儿呼吸窘迫综合征

D. 新生儿颅内出血

E. 先天性心脏病

三、A3/A4 型题

（94～97 题共用题干）

新生儿生后 5 天，家中接生，母乳喂养，生后第 3 天出现皮肤黄染、拒乳、精神差。查体：体温不升，面色灰暗，四肢稍凉，脐轮红，有脓性分泌物，肝肋下 3cm，脾肋下 2cm。

94. 最可能的诊断是
A. 新生儿脐炎，母乳性黄疸
B. 新生儿脐炎，新生儿溶血病
C. 新生儿脐炎，生理性黄疸
D. 新生儿脐炎，新生儿败血症
E. 新生儿脐炎，新生儿肝炎

95. 为明确诊断，首选的检查是
A. 网织红细胞计数
B. 粪便常规
C. 血 ALT 测定
D. 血气分析
E. 血培养

96. 该患儿最可能的并发症是
A. 脑膜炎　B. 胆红素脑病
C. 肝硬化　D. 骨髓炎
E. 腹膜炎

97. 以下治疗不恰当的是
A. 维持血糖在正常水平
B. 抗生素
C. 保暖
D. 禁食母乳
E. 纠正酸中毒

（98～100 题共用题干）

早产儿，34 周出生，出生时困难，Apgar 评分 7 分，生后 5 小时出现进行性呼吸困难及发绀，两肺呼吸音低，深吸气末可闻及少量湿啰音。

98. 该患儿呼吸困难最可能的原因是
A. 胎粪阻塞支气管
B. 大量羊水吸入
C. 肺泡表面活性物质缺乏
D. 肺液潴留过多
E. 肺部细菌感染

99. 最可能的诊断是
A. 羊水吸入综合征
B. 感染性肺炎
C. 持续性肺动脉高压
D. 新生儿湿肺
E. 新生儿呼吸窘迫综合征

100. 最紧急的处理是
A. 保湿　B. 抗生素治疗
C. 纠正酸中毒　D. 激素治疗
E. 正压给氧

（101～103 题共用题干）

足月新生儿，女，第 1 胎第 1 产。娩出经过顺利，无窒息，母乳喂养。生后 18 小时出现黄疸并加重，胎粪已排空，生后第 3 天住院。体检：皮肤、巩膜中至重度黄染，心、肺听诊正常，肝肋下 2.5cm，脾未及。血红蛋白 125g/L，网织红细胞 0.07，白细胞数 11×10^9/L，中性粒细胞 0.7，血型 A，血清总胆红素 255μmol/L（15mg/dl），1 分钟胆红素 8μmol/L。

101. 该患儿诊断首先考虑
A. 新生儿败血症
B. 新生儿溶血病
C. 新生儿肝炎综合征
D. 母乳性黄疸
E. 先天性胆道畸形

102. 为明确诊断，应选哪种检查项目
A. 血培养
B. 红细胞 G－6－PD 活性测定
C. 肝功能、乙型肝炎两对半
D. 血型抗体检查

E. 肝胆超声检查

103. 治疗措施为

A. 输血浆　B. 换血疗法

C. 输注白蛋白　D. 光照疗法

E. 氨苄西林 + 庆大霉素静脉滴注

（104 ~ 106 题共用题干）

足月儿，母乳喂养，生后 3 天因黄疸住院。血清总胆红素 289μmol/L，母亲血型为 O 型，Rh 阳性，父亲血型为 AB 型，Rh 阳性。

104. 首先应做的检查是

A. 血培养

B. 肝功能

C. 血涂片找球形红细胞

D. 测定血型

E. 测定血型和抗人球蛋白试验

105. 该患儿最可能的诊断是

A. 新生儿败血症

B. 新生儿肝炎

C. 新生儿 ABO 溶血病

D. 新生儿 Rh 溶血病

E. 新生儿母乳性黄疸

106. 首先应采取的治疗措施是

A. 光疗　B. 抗生素应用

C. 换血疗法　D. 输注白蛋白

E. 口服苯巴比妥

（107 ~ 111 题共用题干）

患儿，女，36 小时，足月顺产。生后 16 小时出现黄疸，肝脾略肿大，血清总胆红素 256μmol/L，直接胆红素 12μmol/L。患儿血型为 A，Rh CcDee，其母亲血型为 O，Rh CcDEe，直接抗人球蛋白试验弱阳性。

107. 该病儿最可能的诊断是

A. 新生儿巨细胞病毒感染

B. 新生儿 ABO 血型不合溶血病

C. 新生儿 Rh 溶血病

D. 新生儿败血症

E. 新生儿 G－6－PD 缺乏症

108. 对本病最有诊断价值而阳性率又高的检查是

A. 血红蛋白测定及网织红细胞计数

B. 直接抗人球蛋白试验

C. 间接抗人球蛋白试验

D. 抗体释放试验

E. 游离抗体试验

109. 为降低血清胆红素，首选的治疗措施是

A. 换血疗法　B. 光疗

C. 输白蛋白　D. 输碳酸氢钠

E. 口服苯巴比妥

110. 为防止患儿发生胆红素脑病，下列治疗没有意义的是

A. 光疗

B. 输白蛋白

C. 维持血 pH 在正常范围

D. 加强喂养，防止低血糖

E. 应用抗生素防止感染

111. 若需要换血治疗，最适宜的血源是

A. A 型血

B. O 型血

C. A 型，Rh CcDee

D. AB 型血浆，O 型红细胞

E. O 型，Rh CcDee

（112 ~ 116 题共用题干）

患儿，男，足月，因脐带绕颈，宫内窘迫剖宫产娩出。羊水清，生后无呼吸，皮肤苍白，四肢松弛，心率 40 次/分。经清理呼吸道后仍无呼吸，心率为 60 次/分。清理呼吸道时有轻微反应。

112. 该病儿的 Apgar 评分应为

A. 1 分　B. 2 分

C. 3 分　D. 0 分

E. 4 分

113. 清理呼吸道后，有喘息样呼吸，则应立即进行

A. 复苏气囊面罩加压给氧

B. 肌注肾上腺素

C. 胸外心脏按压

D. 补充碳酸氢钠

E. 气管插管，机械通气

114. 若经过上述处理后 30 秒，呼吸 10 ~ 15 次/分，心率 50 次/分，应立即进行

A. 气管插管加压给氧，并胸外心脏按压

B. 继续复苏气囊面罩加压给氧

C. 肌注肾上腺素

D. 补充碳酸氢钠

E. 补液维持正常循环

115. 若经过上述处理后 30 秒，呼吸 20 ~ 30 次/分，呼吸不规则，心率 106 次/分。血气分析示：pH 7.2，PaO_2 45mmHg，$PaCO_2$ 65mmHg，BE －6mmol/L。应给予的处理是

A. 持续气道正压通气

B. 机械通气

C. 头罩吸氧

D. 碳酸氢钠纠正酸中毒

E. 多巴胺改善微循环

116. 若经上述处理后约 1 小时，查血气分析示 pH 7.25，PaO_2 75mmHg，$PaCO_2$ 40mmHg，BE －7mmol/L。应给予

A. 输血浆扩充血容量

B. 甘露醇减轻脑细胞水肿

C. 碳酸氢钠纠正酸中毒

D. 多巴胺强心，改善循环

E. 苯巴比妥防抽搐

（117 ~ 121 题共用题干）

孕 42^{+3} 周分娩男婴，出生体重 4500g，羊水Ⅲ度污染，生后 Apgar 评分 1 分钟为 3 分，窒息复苏时气管内吸出胎粪。

117. 对该患儿，最恰当的评价是

A. 足月儿　　B. 过期产儿

C. 高危儿　　D. 早产儿

E. 巨大儿

118. 该患儿分别根据胎龄、出生体重分类，以下诊断正确的是

A. 足月儿，正常体重儿

B. 过期产儿，正常体重儿

C. 过期产儿，大于胎龄儿

D. 足月儿，适于胎龄儿

E. 过期产儿，巨大儿

119. 该患儿于生后 1 小时出现气促、发绀、呻吟、三凹征，双肺可闻及粗湿啰音，听诊左肺呼吸音较右肺降低。考虑诊断为

A. 胎粪吸入综合征

B. 新生儿肺出血

C. 新生儿湿肺

D. 新生儿呼吸窘迫综合征

E. 宫内感染性肺炎

120. 该患儿胸部 X 线检查特征，一般情况下可能性小的是

A. 弥漫性浸润影

B. 可并发气胸

C. 支气管充气征

D. 可并发纵隔气肿

E. 两肺透亮度增强伴有节段性肺不张

121. 呼吸机辅助呼吸后，给氧浓度为 100%，患儿发绀不能改善。血气分析提示右桡动脉 PaO_2 高于股动脉 PaO_2 18mmHg，提示

A. 心力衰竭

B. 新生儿持续性肺动脉高压

C. 肺水肿

D. 气胸

E. 严重先天性心脏病

（122～128题共用题干）

患儿胎龄33周，生后6小时出现呼吸困难、呻吟，进行性加重。体检有吸气性三凹征，两肺呼吸音减低。

122. 最可能的诊断为

A. 肺出血

B. 湿肺

C. 严重的先天性心脏病

D. 新生儿呼吸窘迫综合征

E. 宫内感染性肺炎

123. 该患儿摄胸片，可表现为

A. 胸片可见斑片状、面纱或云雾状密度增高或有叶间积液，多伴有肺气肿，心胸比例增大

B. 胸片可见肺大疱、脓胸或脓气胸

C. 胸片缺乏特异性改变，初期肺纹理增粗，亦可呈局灶性改变，条索状阴影或大块实变征

D. 胸片显示两肺透亮度增强伴有节段性或小叶性肺不张，也可仅有弥漫性浸润影或并发气胸、纵隔气肿

E. 胸片显示两肺透亮度普遍降低，可见弥漫性均匀网状阴影和支气管充气征，重者呈“白肺”

124. 下列处理最恰当的是

A. 给予头罩吸氧

B. 纠正酸中毒

C. 应用PS替代疗法＋持续气道正压通气（CPAP）

D. 给予高压氧

E. 给予地塞米松

125. 关于患儿用氧，下列说法正确的是

A. 应进行血氧监测，使PaO_2维持在50～80mmHg，$TcSO_2$维持在90%～95%

B. 应进行血氧监测，使PaO_2维持在50～65mmHg，$TcSO_2$维持在88%～92%

C. 应进行血氧监测，使PaO_2维持在60～70mmHg，$TcSO_2$维持在88%～95%

D. 应进行血氧监测，使PaO_2维持在50～80mmHg，$TcSO_2$维持在87%～93%

E. 应进行血氧监测，使PaO_2维持在65～70mmHg，$TcSO_2$维持在90%～95%

126. 若给予该患儿PS替代治疗，首次给药剂量为

A. 50mg/kg

B. 80～100mg/kg

C. 100～150mg/kg

D. 100～200mg/kg

E. 200～250mg/kg

127. 经治疗后病情改善，但第2天患儿又出现呼吸急促、尿量减少、心率增快达180次/分，$TcSO_2$在70%～80%左右。应首先考虑

A. 感染性肺炎

B. 肺动脉高压

C. 气漏

D. 支气管肺发育不良

E. 动脉导管开放

128. 针对上述症状，采取以下哪种治疗可能有效

A. 地塞米松

B. 加强抗感染治疗

C. 硫酸镁

D. 吲哚美辛

E. 前列环素

（129～130题共用题干）

患儿，女，胎龄38周，剖宫产，出生时Apgar评分为8分。出生后3小时出现气促，

呼吸80次/分，唇周微绀，反应好，吃奶可。胸片示两肺纹理增粗，可见广泛斑点状影，少量叶间积液。

129. 该患儿最可能的诊断为

A. 胎粪吸入综合征

B. 新生儿肺出血

C. 湿肺

D. 新生儿呼吸窘迫综合征

E. 宫内感染性肺炎

130. 临床上应如何处理该患儿

A. 高频通气　　B. 机械通气

C. CPAP　　D. PS替代疗法

E. 可不予特殊处理，如发绀明显，可予氧疗

（131～133题共用题干）

新生儿生后3天因高胆红素血症入院。患儿为O型血，入院时Hb 90g/L，血清总胆红素水平为390μmol/L。

131. 首先采用以下哪项措施

A. 立即换血

B. 立即静脉输注白蛋白

C. 立即静脉输血

D. 光疗

E. 静脉输注免疫球蛋白

132. 若患儿发生抽搐，首先考虑为

A. 低血糖

B. 胆红素脑病

C. 低血钙

D. 化脓性脑膜炎

E. 颅内出血

133. 进一步检查能明确诊断的是

A. 血常规

B. 抗体释放试验

C. 脑电图

D. 直接抗人球蛋白试验

E. 母亲的血型抗体

（134～136题共用题干）

40孕周新生儿，产重2900g，出生前胎心减慢、胎动减少，出生时发绀、四肢肌张力低、羊水Ⅲ度污染。

134. 在窒息复苏方案中，应首先采取哪一步骤

A. 建立呼吸，增加通气

B. 尽量吸净呼吸道黏液，保持气道通畅

C. 给予肾上腺素

D. 维持正常循环，保证足够心输出量

E. 给予纳洛酮

135. 以下哪种情况初步复苏后应正压通气

A. 初步复苏后无自主呼吸

B. 四肢发绀

C. 刺激无反应

D. 心率<120次/分

E. 肌张力明显减低

136. 复苏时，该患儿在以下哪种情况下需要气管插管

A. 复苏后心率80次/分

B. 5分钟Apgar评分8分

C. 面罩正压给氧无效

D. 呼吸道有分泌物

E. 呼吸不规则

（137～138题共用题干）

早产儿，胎龄31周，体重1400g，剖宫产。生后无窒息，出生后因诊断为新生儿呼吸窘迫综合征予以CPAP治疗。在治疗过程中，生后28小时突然出现呼吸不规则、面色苍白、前囟饱满。

137. 该患儿最可能的诊断是

A. 并发感染

B. 气胸

C. 坏死性小肠结肠炎

D. 颅内出血

E. 肺动脉高压

138. 下列措施首选的是

A. 使用止血药

B. 输血

C. 继续 CPAP 治疗

D. 大剂量使用脱水剂

E. 肺表面活性物质治疗

（139～142 题共用题干）

某 35 孕周新生儿，因“进行性呼吸困难 25 分钟”入院。胎膜早破 30 小时，出生时 1min、5min、10min Apgar 评分分别为 8 分、9 分、10 分，胃液振荡试验为阴性。入院后立即给予呼吸机辅助呼吸。

139. 目前最需要立即做的检查是

A. 床旁头颅 B 超　　B. 床旁胸片

C. 血培养　　D. 痰培养

E. 电解质

140. 治疗该患儿目前症状，最有效的药物是

A. 第三代头孢菌素

B. 一氧化氮

C. 肺表面活性物质（PS）

D. 巴曲酶

E. 静脉营养

141. 患儿于治疗的第 2 天，监测血糖为 14mmol/L，最有可能的原因为

A. 应激导致

B. 输注葡萄糖过快

C. 存在新生儿糖尿病

D. 使用了特殊药物如纳洛酮等

E. 暂时性高胰岛素血症

142. 患儿出现四肢抖动，双目凝视，可能的原因为

A. 颅内出血　　B. 高血糖症

C. 低钙血症　　D. 低血糖症

E. 低镁血症

（143～145 题共用题干）

某新生儿于冬天出生，在家分娩，出生情况不详，因“生后不吃、不哭 2 天”入院。查体见四肢冰凉，肛温为 29℃，呼吸微弱，心率 98 次/分。

143. 关于患儿的复温，正确的措施是

A. 尽快复温至正常体温，以减轻硬肿症及器官损伤

B. 尽快复温至亚低温（34℃）并保持，以减轻硬肿症及器官损伤

C. 每小时使体温升高 1℃，12～24 小时内恢复正常体温

D. 每小时使体温升高 2℃，6～12 小时内恢复正常体温

E. 每小时使体温升高 3℃，6～12 小时内恢复正常体温

144. 患儿体温恢复正常后，突然出现面色发绀，呕吐血性泡沫样液体。为明确其原因，此时最应当做的检查是

A. 凝血功能　　B. 胸片

C. 头颅 B 超　　D. 血气分析

E. 3P 试验

145. 此时最有效的治疗措施是

A. 气管插管正压通气

B. 静脉使用止血药物

C. 纠正心力衰竭

D. 防止肾衰竭

E. 推注碳酸氢钠，以纠正酸碱失衡

四、X 型题

146. 下列符合足月新生儿特点的有

A. 新生儿呼吸频率较快，安静时约为 40 次/分

B. 生后 24 小时内排出胎便

C. 血压平均为 90/60mmHg

D. 具备拥抱反射

E. 新生儿心率波动范围较大，通常为 90～160 次/分

147. 以下属于新生儿体温调节特点的是

A. 体温调节功能差

B. 体表面积小，不易散热

C. 能通过皮肤蒸发出汗散热

D. 皮下脂肪薄，不易保温

E. 靠棕色脂肪产热

148. 以下哪组母子血型关系可能发生新生儿溶血病

A. 母 A 子 O　　B. 母 O 子 A

C. 母 AB 子 A　　D. 母 B 子 O

E. 母 O 子 B

149. 以下属于新生儿 Apgar 评分内容的是

A. 皮肤颜色

B. 肌张力

C. 心率和呼吸次数

D. 对刺激的反应

E. 胎龄

150. 以下可使新生儿黄疸加重的因素有

A. 缺氧　　B. 脱水

C. 饥饿　　D. 头皮血肿

E. 碱中毒

151. 以下有关新生儿胎便的特点，正确的是

A. 早产儿胎便排出常延迟

B. 由胎儿肠道分泌物、胆汁及咽下的羊水等组成

C. 呈糊状、墨绿色

D. 新生儿 6 小时内排出胎便

E. 2～3 天排完

152. 有关遗传性球形红细胞增多症的描述，下述正确的是

A. 间歇性黄疸

B. 小细胞低色素性贫血

C. 脾肿大明显

D. 易出现急性溶血发作

E. 可出现新生儿高胆红素血症

153. 以下关于新生儿呼吸系统特点的叙述，正确的是

A. 湿肺是由于肺部感染、炎性渗出造成的

B. 早产儿呼吸不规则，甚至出现呼吸暂停

C. 肺表面活性物质是由肺泡Ⅰ型上皮细胞产生的

D. 新生儿呼吸频率较快

E. 肺表面活性物质至 33 周前迅速增加

154. 下列属于高危儿的是

A. 母亲有糖尿病病史

B. 新生儿有在出生时使用镇静和止痛药物史

C. 母亲为 O 型血，父亲为 B 型血

D. 母亲孕期吸烟、吸毒、酗酒

E. 出生时 Apgar 评分为 8 分

155. 新生儿胆红素代谢的特点，正确的是

A. 红细胞寿命长

B. 早产儿血中白蛋白含量高

C. 新生儿出生时肝细胞内 Y 蛋白含量极微

D. 肝脏排泄胆红素能力差

E. 肠腔内 β－葡萄糖醛酸酐酶活性低

156. 关于母乳喂养与黄疸，描述正确的是

A. 所有母乳喂养的新生儿都会产生黄疸

B. 母乳性黄疸表现为非溶血性高未结合胆红素血症

C. 都需要停喂母乳

D. 母乳喂养相关的黄疸常可通过增加母乳喂养量和频率而得到缓解

E. 母乳性黄疸是因为母乳中缺乏 β－葡

葡糖醛酸酐酶

157. 以下关于Rh新生儿溶血病的说法，正确的是

A. Rh溶血病一般不发生在第一胎

B. 当存在ABO血型不符合时，Rh血型不合的溶血常不易发生

C. Rhe溶血病最常见

D. 母亲Rh阳性不会使胎儿发生溶血

E. 既往输过Rh阳性血的Rh阴性母亲，其第一胎可发病

158. 新生儿坏死性小肠结肠炎的首发临床表现常为

A. 腹胀　　B. 呕吐

C. 发绀　　D. 血便

E. 易激惹

159. 某新生儿临床诊断坏死性小肠结肠炎，下列处理正确的是

A. X线片异常征象消失后可逐渐恢复经口喂养

B. 如为厌氧菌首选甲硝唑，肠球菌考虑选用万古霉素

C. 保证每天378～462kJ/kg的能量供给

D. 可直接输注冷冻血浆

E. 出现休克时给予抗休克治疗

160. 新生儿坏死性小肠结肠炎出现下列哪项，应考虑外科治疗

A. 发热不退　　B. 腹壁红斑

C. 酸中毒　　D. 低血压

E. 肠穿孔

161. 下列有关新生儿化脓性脑膜炎的描述，正确的是

A. 新生儿脑膜刺激征多不典型

B. 李斯特菌脑膜炎患儿皮肤可出现典型的红色粟粒样小丘疹

C. 发病早期可见前囟紧张

D. 产前感染较常见

E. 常继发于败血症或为败血症的一部分

162. 关于新生儿肾脏的生理特点，以下说法正确的是

A. 碳酸氢根阈值极低和肾小管排酸能力差

B. 尿液浓缩功能接近成人

C. 尿液稀释功能接近成人

D. 肾糖阈低，易发生糖尿

E. 肾小球滤过率明显较成人低

第六章　免疫性疾病

一、A1 型题

1. 不属于风湿热诊断标准中主要表现的是

A. 心脏炎　　B. 舞蹈病

C. 皮下小结　　D. 环形红斑

E. 关节痛

2. 风湿热患儿的热型一般为

A. 弛张热　　B. 不规则热

C. 稽留热　　D. 间歇热

E. 波状热

3. 急性风湿热患儿心尖区闻及 2/6 级杂音，可能的诊断是

A. 心肌炎　　B. 心包炎

C. 心内膜炎　　D. 无心脏侵犯

E. 上述均可发生

4. 川崎病急性期的最佳治疗药物是

A. 阿司匹林

B. 糖皮质激素

C. 丙种球蛋白

D. 糖皮质激素 + 阿司匹林

E. 丙种球蛋白 + 阿司匹林

5. 系统性红斑狼疮（SLE）中具有该病标志性意义的抗体是

A. 抗 RNP 抗体

B. 抗双链 DNA 抗体

C. 抗 Scl－70 抗体

D. 抗 Sm 抗体

E. 抗 Jo－1 抗体

6. 急性风湿热治疗时，早期使用糖皮质激素的指征是

A. 环形红斑

B. 多发性关节炎

C. 心脏炎

D. 皮下小结

E. 舞蹈病

7. 属于链球菌感染证据的是

A. 瓣膜病

B. 皮下结节

C. 血沉增快，C－反应蛋白阳性

D. ASO（抗链球菌溶血素 O）≥500U/ml

E. 心电图可见 ST 段下移及 T 波平坦或倒置

8. 儿童风湿热的相关发病机制是

A. Ⅰ型变态反应

B. Ⅱ型变态反应

C. Ⅲ型变态反应

D. Ⅳ型变态反应

E. 链球菌直接损害

9. 可导致红细胞沉降速率增快的影响因素是

A. 血细胞比容增大

B. 血浆球蛋白含量增多

C. 红细胞脆性增大

D. 血浆白蛋白含量增多

E. 血浆球蛋白含量降低

10. 在系统性红斑狼疮（SLE）应用激素冲击疗法中，下列哪项一般不是适应证

A. 急性肾衰竭

B. 神经精神性狼疮的癫痫发作

C. 活动性胃肠道出血

D. 严重溶血性贫血

E. 神经精神性狼疮的明显精神症状

11. 下列检查中，系统性红斑狼疮的诊断常用且有价值的是

A. 皮肤狼疮带试验　B. 淋巴结活检
C. 骨髓穿刺　D. 肺穿刺
E. 血清学检查

12. 以下哪项是系统性红斑狼疮的特点

A. Ⅰ型超敏反应
B. Ⅱ型超敏反应
C. Ⅲ型超敏反应
D. Ⅳ型超敏反应
E. Ⅴ型超敏反应

13. 下列基因被认为与类风湿关节炎的发病和发展无关的是

A. *HLA*－*B*27　B. *HLA*－*DR*4
C. *TNF* 基因　D. 性别基因
E. 球蛋白基因

14. 下列属于抗磷脂抗体的是

A. 抗核抗体　B. 类风湿因子
C. 狼疮抗凝物　D. 抗 Sm 抗体
E. 以上均正确

15. 在类风湿关节炎发病中起主要作用的细胞是

A. $CD3^+$T 细胞　B. $CD4^+$T 细胞
C. $CD8^+$T 细胞　D. B 细胞
E. 巨噬细胞

16. 川崎病最常见的死亡原因是

A. 脑栓塞
B. 心肌炎
C. 冠状动脉瘤破裂或心肌梗死
D. 心包炎
E. 以上都是

17. 关于过敏性紫癜的主要症状，不符合的是

A. 皮肤紫癜
B. 关节肿痛
C. 舞蹈病
D. 血尿和蛋白尿
E. 腹痛、便血

18. 过敏性紫癜的临床症状中，需要外科处理的是

A. 关节腔积液
B. 肠套叠
C. 肾炎
D. 皮肤紫癜
E. 心肌炎

19. 下列对鉴别小儿风湿热与类风湿关节炎最有价值的是

A. 发热　B. 关节炎症状
C. 心脏炎　D. 血沉增快
E. X 线示关节面破坏

20. 风湿性心内膜炎最易累及

A. 主动脉瓣　B. 肺动脉瓣
C. 二尖瓣　D. 三尖瓣
E. 以上都是

21. 过敏性紫癜患儿实验室检查中不可能出现的是

A. 白细胞增高
B. 血小板下降
C. 血红蛋白正常
D. 出血时间正常
E. 凝血时间正常

22. 以下选项不属于过敏性紫癜特点的是

A. 粪便隐血试验可呈阳性
B. 毛细血管脆性试验阳性
C. 血小板计数、出凝血时间及血块退缩时间正常
D. 血清 IgA 及补体 C3 降低
E. 尿液检查可有血尿、蛋白尿及管型

23. 血清 IgA 明显增高的疾病是

A. 风湿热
B. 高 IgM 血症

C. 原发免疫性血小板减少症

D. 过敏性紫癜

E. 幼年类风湿关节炎

24. 最容易出现肾炎样临床表现的疾病是

A. 幼年类风湿关节炎

B. 川崎病

C. 风湿热

D. 过敏性紫癜

E. 中毒性休克

25. 目前治疗系统性红斑狼疮的主要药物为

A. 环磷酰胺

B. 羟氯喹

C. 雷公藤多苷

D. 非甾体抗炎药

E. 糖皮质激素

26. 导致风湿热最常见的病原菌是

A. 脑膜炎奈瑟菌

B. A组乙型溶血性链球菌

C. 流感嗜血杆菌

D. 肺炎链球菌

E. 金黄色葡萄球菌

27. 风湿热活动的正确判断指标是

A. 血沉慢

B. 血小板减少

C. 黏蛋白降低

D. C－反应蛋白阳性

E. 血浆白蛋白增高

28. 小儿风湿热急性期有心肌炎者逐渐起床活动需在

A. ASO 正常时

B. 血沉正常时

C. 黏蛋白正常时

D. C－反应蛋白正常时

E. 心电图恢复正常时

29. 川崎病常见的临床表现不包括

A. 高热

B. 草莓舌

C. 颈部淋巴结肿大

D. 多形性红斑

E. 化脓性球结膜炎

30. B细胞免疫功能测定的常用方法是

A. 外周血淋巴细胞计数

B. 免疫球蛋白测定

C. 血清补体测定

D. ASO 试验

E. 嗜异性凝集试验

31. 下列川崎病的治疗中，易发生冠状动脉瘤和影响冠脉修复而不宜单独使用的是

A. 阿司匹林

B. 糖皮质激素

C. 静脉注射丙种球蛋白

D. 双嘧达莫

E. 心脏手术

32. 小儿急性风湿热发生充血性心力衰竭时，使用强心剂治疗宜

A. 用慢速制剂，剂量偏大

B. 用慢速制剂，剂量偏小

C. 用快速制剂，剂量偏大

D. 用快速制剂，剂量偏小

E. 需洋地黄化，维持给药

33. 各种补体成分浓度达到成人水平的年龄是

A. 2个月　　B. 3个月

C. 4个月　　D. 5个月

E. 3～6个月

34. 关于使用糖皮质激素治疗幼年特发性关节炎（JIA），说法正确的是

A. 全身型 JIA 首选

B. 多关节型类风湿因子（RF）阳性者应尽早使用

C. 少关节型 JIA 需全身应用

D. 虹膜睫状体炎需大剂量长期使用

E. 只用于银屑病关节炎

35. SLE 患儿最典型的面部表现是

A. 痤疮　B. 湿疹

C. 蝶形红斑　D. 色素沉着

E. 紫癜

36. 川崎病患儿早期不易发现的是

A. 轻度贫血

B. C－反应蛋白增高

C. 血小板增高

D. 血沉增快

E. 血浆白蛋白水平降低

37. 以下不属于川崎病诊断条件的是

A. 眼结合膜充血，口唇干红、草莓样舌

B. 手足硬肿、掌跖红斑、指趾脱皮及多形性红斑

C. 心电图表现广泛 ST－T 改变

D. 发热 5 天以上

E. 颈部淋巴结肿大

38. 风湿热的持续性器官损害主要发生在

A. 关节

B. 中枢神经系统

C. 皮肤

D. 皮下组织

E. 心脏

39. 儿童系统性红斑狼疮（SLE）的远期预后主要取决于

A. 发热时间长短

B. 皮疹时间长短

C. 肺部损害程度

D. 肾脏受损程度

E. 贫血程度

40. 对儿童 SLE 诊断价值最大的是

A. 均质型 ANA　B. 周边型 ANA

C. 斑点型 ANA　D. 核仁型 ANA

E. 抗 RNP 抗体

41. 下列哪项不符合 SLE 的血液系统改变

A. 缺铁性贫血

B. 类白血病样改变

C. 白细胞减少

D. 血小板减少

E. 自身免疫性溶血性贫血

42. 关于风湿热实验室检查结果的判定，下列说法错误的是

A. ASO 增高，只能说明近期有过链球菌感染

B. 20% 患儿 ASO 不增高

C. 舞蹈病患儿 ASO 一定增高

D. 血沉增快是风湿热活动的重要标志

E. C－反应蛋白可提示风湿热活动

43. 风湿热最常见的皮肤损害是

A. 环形红斑　B. 结节性红斑

C. 多形性红斑　D. 蝶状红斑

E. 圆形红斑

44. 急性风湿热不伴有心脏炎的患儿，阿司匹林治疗的总疗程约为

A. 1～3 周　B. 4～8 周

C. 6～12 周　D. 半年

E. 1 年

45. 在风湿性疾病中，下列哪一种肾脏受累较少见

A. SLE

B. 皮肌炎

C. 干燥综合征

D. 结节性多动脉炎

E. 血管炎

46. 关于类风湿因子（RF），以下叙述不正确的是

A. 以 IgG－RF 为主要类型

B. 高滴度提示病情活动、预后不良

C. 阳性可见于肝炎、结核、感染性心内

膜炎患儿

D. RF 阳性是类风湿关节炎诊断标准之一

E. 干燥综合征患儿可以出现 RF 阳性

47. 急性风湿热的远期预后取决于

A. 发热时间　　B. 环形红斑

C. 心脏炎　　D. 关节炎

E. 舞蹈病

48. 以下哪个器官在急性风湿热时一般不受累

A. 皮肤　　B. 神经系统

C. 关节　　D. 心脏

E. 肾脏

49. 下列疾病无头痛表现的是

A. 鼻旁窦炎　　B. 中枢感染

C. 中暑　　D. 颅脑外伤后

E. 风湿热

50. 下列关于幼年特发性关节炎全身型的特点，表述正确的是

A. 肝、脾、淋巴结肿大，常伴出血

B. 小关节畸形

C. 心包或瓣膜不可受侵犯

D. 发热期罕见皮疹，持续存在

E. 全身症状严重，常呈弛张高热

51. 治疗儿童 SLE 时，使用静脉激素冲击治疗的情况是

A. 严重蝶形红斑

B. 严重关节炎

C. 严重口腔溃疡

D. 神经精神狼疮

E. 尿蛋白（+）~（++）

二、A2 型题

52. 患儿，男，5 岁，因发热 7 天，抗生素治疗无效入院。查体：球结膜充血，口唇皲裂，草莓舌，颈部淋巴结肿大，全身可见多形性红斑。临床治愈出院 2 个月后猝死于家中。死前无明显诱因，其死因可能是

A. 心肌炎　　B. 脑栓塞

C. 脑出血　　D. 心包炎

E. 冠状动脉瘤破裂

53. 患儿，女，13 岁，发热 2 周，胸闷、心慌、双膝关节肿痛 1 周。发热前 1 周，有明显咽痛史。实验室检查：Hb 100g/L，WBC 13.6×10^9/L，N 0.82，L 0.17，ESR 50mm/h，C－反应蛋白阳性，ASO 1200U/ml。心电图示 PR 间期延长，ST－T 改变。首选的治疗药物是

A. 甲氨蝶呤　　B. 阿司匹林

C. 泼尼松　　D. 环磷酰胺

E. 青霉素

54. 患儿，女，12 岁，低热伴关节肿痛 3 个月，轻度贫血，抗核抗体（+），抗双链 DNA 抗体（+），疑诊系统性红斑狼疮（SLE）。治疗首选的药物是

A. 非甾体抗炎药　　B. 免疫抑制剂

C. 抗疟药　　D. 抗生素

E. 糖皮质激素

55. 男孩，1 岁，发热 9 天。查体：T 39℃，眼结膜充血，口唇鲜红、干裂，草莓舌，皮肤有浅红色斑丘疹，右颈部淋巴结蚕豆大小，双肺呼吸音粗，心率 130 次/分，腹软，肝、脾无肿大，指、趾端少许膜状脱皮。实验室检查：血 WBC 19×10^9/L，N 0.72，L 0.28，PLT 420×10^9/L，ESR 120mm/h。最可能的诊断为

A. 猩红热

B. 幼年类风湿关节炎

C. 传染性单核细胞增多症

D. 川崎病

E. 金黄色葡萄球菌败血症

56. 患儿，男，10 岁，发热、关节肿痛，皮肤

出现环形红斑，心率增快出现奔马律，血沉增快。经治疗上述症状、体征消失后，需预防继发性疾病的方法是

A. 避免关节损伤
B. 忌海鲜
C. 减少体育运动
D. 长效青霉素肌内注射
E. 激素吸入维持

57. 患儿，女，13岁，双腕和膝关节疼痛，伴高热2个月，曾有癫痫样发作1次。心脏超声检查示中等量心包积液，X线胸片示右侧少量胸腔积液，血常规检查血红蛋白、白细胞和血小板下降，尿蛋白（++）。多种抗生素治疗无效。最可能的诊断为

A. 肾小球肾炎急性发作
B. 恶性肿瘤颅内转移
C. 系统性红斑狼疮
D. 结核性胸膜炎和心包炎
E. 再生障碍性贫血

58. 患儿，女，6岁，不规则发热2周，伴关节疼痛，轻咳，精神差，食欲欠佳。查体：面色苍白，膝、腕关节明显红肿，心尖部可闻及吹风样收缩期杂音。心电图示ST段下移，T波平坦。首先考虑的诊断是

A. 心肌炎
B. 先天性心脏病
C. 类风湿关节炎
D. 急性风湿热
E. 急性白血病

59. 患儿，女，8岁，4周前因猩红热用青霉素治疗后好转，2周后又高热不退，四肢关节酸痛。查体：体温39℃，精神好，皮疹（－），心率160次/分，奔马律，血培养（－）。该患儿最可能的诊断是

A. 扁桃体炎　　B. 败血症
C. 伤寒　　D. 风湿热
E. 肺炎

60. 患儿，女，13岁。患系统性红斑狼疮2年，出现尿蛋白1年，长期用激素和环磷酰胺治疗，尿蛋白波动于1～2g/24h。近1个月血Cr 330μmol/L，伴恶心、呕吐。应采取下列何种措施

A. 中药治疗
B. 血液透析
C. 肾脏穿刺以明确病理类型，再拟方案
D. ANA＋抗ENA抗体谱检查
E. 抗dsDNA抗体检查

61. 患儿，男，4岁，半个月前确诊为风湿热，心脏炎表现明显，并出现心功能不全。应首选以下哪项治疗措施

A. 青霉素＋泼尼松
B. 青霉素＋阿司匹林
C. 泼尼松＋利尿剂
D. 阿司匹林
E. 泼尼松

62. 患儿，女，5岁，因发热10天不退，皮肤出现环形红斑，并伴有肘、膝关节游走性疼痛而入院。查ASO＞500U/ml，考虑为风湿热，治疗中给予青霉素静滴，目的是

A. 防止心肌病变
B. 控制皮肤和关节症状
C. 制止风湿的活动
D. 清除链球菌感染
E. 防止感染加重

63. 一患儿有发热、关节肿痛，心脏炎伴心力衰竭，被诊断为风湿热。口服泼尼松治疗12周，停药后1～2天出现低热、关节痛，查ESR 45mm/h。应首先考虑

A. 泼尼松的副作用
B. 药物的反跳现象
C. 泼尼松疗程不足

D. 疾病复发

E. 原诊断错误

64. 患儿，男，14岁，饭后突发腹痛来院就诊。一周前有上呼吸道感染史，查体：双下肢见对称性成片状小出血点，尿常规检查示血尿（++）。该患儿首先考虑的诊断是

A. 肾下垂　　B. 肾血管畸形

C. 急性肾盂肾炎　　D. 肾绞痛

E. 过敏性紫癜肾炎

65. 患儿，男，6岁，反复皮肤紫癜4天，之后紫癜加重，伴腹痛、膝关节肿痛、活动障碍2天。查体：双下肢、臀部、躯干均有紫癜，尤以小腿伸侧较多，皮疹压之不褪色，呈对称分布，分批出现，高出皮面，大小不等。该患儿最可能的诊断是

A. 免疫性血小板减少症

B. 幼年特发性关节炎

C. 猩红热

D. 川崎病

E. 过敏性紫癜

三、A3/A4型题

（66～69题共用题干）

患儿，男，10岁，发热10余天，体温38.0～39.5℃，双手指间关节和掌指关节肿痛伴活动受限，双侧膝关节肿胀，以右侧明显，被动活动受限。无皮疹，浅表淋巴结无肿大，肝脾无明显肿大。血沉和C－反应蛋白升高，血白细胞12.5×10^9/L，尿常规检查正常。

66. 该患儿诊断首先考虑

A. 风湿热

B. 过敏性紫癜

C. 幼年类风湿关节炎

D. 关节结核

E. 化脓性关节炎

67. 膝关节X线检查，无骨质破坏和关节积液，应做哪种检查发现早期关节病变

A. 膝关节CT

B. 膝关节核磁

C. 膝关节分层X线片

D. 同位素骨扫描

E. B超检查

68. 为了排除风湿热，应做下列哪项检查

A. X线胸片　　B. 肺功能

C. 心电图　　D. 头颅CT

E. 心脏超声和血ASO检查

69. 如果初诊幼年类风湿关节炎，首先应给予哪种药物治疗

A. 激素

B. 非甾体抗炎药

C. 缓解病情的抗风湿药物

D. 静脉应用人血丙种球蛋白

E. 胸腺肽

（70～72题共用题干）

患儿，男，2岁，发热6天伴皮疹2天。查体：体温39℃～40℃，弛张热，躯干、四肢见猩红热样皮疹，伴有肛周脱皮，眼结合膜充血，唇红、干裂，口腔黏膜弥漫性充血，草莓舌，手足硬肿，颈部淋巴结非化脓性肿大。心尖部可闻及收缩期杂音，并伴有心音低钝、心律失常。

70. 该患儿最可能的诊断是

A. 风湿热　　B. 川崎病

C. 败血症　　D. 猩红热

E. 幼年特发性关节炎

71. 心脏彩超示左侧冠状动脉轻度扩张（2.7mm），判断该患儿冠状动脉病变严重度为

A. 正常　　B. Ⅰ度

C. Ⅱ度　　D. Ⅲ度

E. Ⅳ度

72. 该患儿治疗常用大剂量静脉丙种球蛋白，其最佳用药时机是

A. 发热 1 ~ 3 天

B. 病程 10 天内，尤其是 5 ~ 7 天

C. 病程 1 周后

D. 病程 15 天以内

E. 病程 10 天以上

（73 ~ 75 题共用题干）

患儿，男，6 岁，2 周前患上呼吸道感染，目前不规则发热，脸色略苍白，易疲倦。查体：心率增快，可闻及期前收缩，心尖部第一心音减弱。心电图检查：PR 间期延长，ST 段下移。实验室检查：C－反应蛋白增高。

73. 初步诊断为

A. 结核性心包炎

B. 风湿性心肌炎

C. 风湿性心包炎

D. 病毒性心肌炎

E. 类风湿心包炎

74. 有助于确诊的检查为

A. 抗透明质酸酶

B. 心脏 X 线检查

C. 天门冬氨酸氨基转移酶

D. 肌酸磷酸激酶

E. 红细胞沉降率

75. 首选治疗药物是

A. 洋地黄类药物　　B. 水杨酸制剂

C. 波尼松　　D. 抗生素

E. 镇静剂

（76 ~ 78 题共用题干）

患儿，女，13 岁，近 2 个月出现颊部蝶形红斑，中度发热，全身肌痛，四肢关节肿痛，口腔溃疡。尿常规示红细胞（+），尿蛋白（++）。

76. 免疫学检查最可能出现的抗体是

A. 抗核抗体

B. 抗 Jo－1 抗体

C. 抗 Scl－70 抗体

D. 类风湿因子

E. 抗中性粒细胞胞质抗体

77. 最可能的诊断是

A. 幼年类风湿关节炎

B. 败血症

C. 皮肌炎

D. 系统性红斑狼疮

E. 急性肾小球肾炎

78. 为缓解病情，首选的药物是

A. 抗生素　　B. 糖皮质激素

C. 非甾体抗炎药　　D. 镇痛药

E. 抗疟药

（79 ~ 80 题共用题干）

患儿，男，6 岁，2 周前患扁桃体炎。近几日右下肢出现对称性皮疹，腕关节疼痛呈游走性，腹部有压痛，症状较重，确诊为过敏性紫癜。

79. 关于该小儿的治疗原则，错误的是

A. 控制感染　　B. 去除病因

C. 抗凝　　D. 脱敏

E. 禁用肾上腺皮质激素

80. 下列检查结果不可能出现的是

A. 白细胞正常

B. 中性粒细胞增高

C. 出血和凝血时间异常

D. 血块退缩试验正常

E. 血小板计数正常

四、X 型题

81. 下列对系统性红斑狼疮临床特点的表述，正确的是

A. 蝶形红斑最具特征性

B. 关节痛和肌痛是其常见症状

C. 大部分患儿都有肾脏病变

D. 脾脏肿大为主要体征

E. 常导致心包炎

82. 不同类型的结缔组织病与不同的抗体相关，下列配对正确的是

A. 抗 Sm 抗体为系统性红斑狼疮的标记性抗体

B. 抗 SSA 抗体与干燥综合征相关

C. 抗 Scl - 70 抗体与系统性硬化症相关

D. 抗 Jo - 1 抗体与肌炎/皮肌炎相关

E. 抗双链 DNA 抗体与类风湿关节炎相关

83. 下列有关风湿热的描述，正确的是

A. 属于自身免疫性疾病

B. 发病与溶血性链球菌感染有关

C. 以心脏病变的后果最为严重

D. 风湿性关节炎不导致关节畸形

E. 风湿性关节炎常导致关节畸形

84. 风湿热最常见的皮肤表现是

A. 猩红热样皮疹　　B. 荨麻疹

C. 结节性红斑　　D. 环形红斑

E. 皮下小结

85. NSAIDs 类药物的不良反应包括

A. 胃出血　　B. 肠穿孔

C. 肾间质性损害　　D. 肌肉溶解

E. 胃溃疡

86. 以下疾病中与自身免疫无关的是

A. 急性肾炎

B. 急性胰腺炎

C. 1 型糖尿病

D. 地方性克汀病

E. Graves 病

第七章　感染性疾病

一、A1 型题

1. 麻疹患儿如无并发症，应隔离至

A. 出疹后 5 天　B. 出疹后 7 天
C. 出疹后 10 天　D. 出疹后 14 天
E. 皮疹全部消退

2. 典型麻疹的临床诊断要点是

A. 柯氏斑，结膜炎，斑丘疹，顺序出疹，可融合，疹退后有脱屑和色素沉着
B. 柯氏斑，卡他征，斑丘疹，顺序出疹，可融合，疹退后有脱屑和色素沉着
C. 柯氏斑，热高疹出，斑丘疹，顺序出疹，可融合，疹退后有脱屑和色素沉着
D. 卡他征，结膜炎，斑丘疹，顺序出疹，可融合，疹退后有脱屑和色素沉着
E. 柯氏斑，卡他征，结膜炎，斑丘疹，顺序出疹，可融合

3. 麻疹传播的主要途径是

A. 食物传播
B. 呼吸道传播
C. 间接接触传播
D. 皮肤损伤处侵入
E. 以上均不是

4. 最易并发维生素 A 缺乏症的是

A. 幼儿急疹　B. 麻疹
C. 川崎病　D. 风疹
E. 咽结膜热

5. 对风疹和麻疹的诊断具有鉴别意义的是

A. 发病季节
B. 面部和躯干皮疹
C. 血白细胞数减少
D. 血清特异性抗体检测
E. 结膜炎及鼻黏膜卡他炎症

6. 风疹传播的主要途径是

A. 经食物传播
B. 经污染的日用品、玩具间接传播
C. 经皮肤破损处侵入
D. 经带病毒的飞沫传播
E. 经排泄物传播

7. 引起幼儿急疹的病毒是

A. HSV　B. HHV - 6
C. EBV　D. CMV
E. EV71

8. 以下选项不属于幼儿急疹的临床特点的是

A. 高热 3 ~ 5 天
B. 皮疹为红色斑丘疹，颈及躯干多见
C. 出疹期热度更高
D. 高热时可有惊厥
E. 可有颈部淋巴结肿大

9. 新生儿及小婴儿百日咳的临床特征是

A. 痉挛性咳嗽伴“鸡鸣”样吼声
B. 阵发性屏气、发绀、窒息
C. 流涕、轻咳
D. 咳嗽、流泪、喷嚏
E. 阵发性呛咳

10. 百日咳应用抗生素的停药时间是

A. 咳嗽明显减轻，体温正常
B. 阵发性痉挛性咳嗽消失
C. 鼻咽拭子培养阴性
D. 白细胞总数和淋巴细胞数恢复正常
E. 按规定剂量用药 7 ~ 10 天

11. 卡介苗接种后所致结核菌素阳性反应是指硬结直径
A. <5mm
B. 5~9mm，2~3天后反应消失
C. 10~15mm，1周后留有色素
D. 15~20mm
E. >20mm

12. 对于临床怀疑麻疹的患儿，采集血清标本检测麻疹IgM抗体应在
A. 出疹后即可　B. 出疹后1周
C. 发热3天　D. 发热1周
E. 发热且出疹后3天

13. 麻疹病原体应为以下哪一种
A. 麻疹病毒
B. 腺病毒
C. 支原体
D. 人类疱疹病毒6型
E. 溶血性链球菌

14. 流行性脑脊髓膜炎流行时，下列感染形式最多见的是
A. 上呼吸道感染
B. 隐性感染
C. 脑膜炎
D. 败血症性休克
E. 脑膜脑炎

15. 关于结核病，正确的说法是
A. 感染麻疹后可使原有结核病恶化
B. 婴儿原发型肺结核的确诊主要靠痰结核菌培养
C. 抗结核药物可有效预防结核病
D. 卡介苗（BCG）可有效地预防结核病，故每个婴幼儿均应常规接种
E. 结核性脑膜炎是小儿最常见的结核病

16. 结核性脑膜炎的炎性渗出物通常聚积在
A. 大脑表面　B. 小脑周围
C. 脑底部　D. 脊髓膜
E. 脑室内

17. 小儿结核病的临床表现特点之一“症状、体征、X线三者不一致性”是指
A. 症状明显，体征不明显，X线明显
B. 症状不明显，体征明显，X线明显
C. 症状明显，体征明显，X线不明显
D. 症状不明显，体征不明显，X线明显
E. 症状明显，体征不明显，X线不明显

18. 有关潜伏结核感染的诊断，以下不正确的是
A. 可有或无结核中毒症状
B. 身体其他部位一定能找到结核感染病灶
C. 结核菌素试验阳性反应
D. 胸部X线检查正常
E. 多有结核病接触史

19. 小儿初次感染结核杆菌至产生变态反应的时间是
A. 48~72小时　B. 1~2周
C. 4~8周　D. 10~12周
E. 2~3个月

20. 水痘最常见的并发症为
A. 脑炎　B. 心肌炎
C. 肺炎　D. 败血症
E. 以上都不是

21. 感染性疾病肝、脾增大的主要原因为
A. 病原体在肝脏和脾脏繁殖
B. 网状内皮细胞增生
C. 肝脏细胞和脾脏细胞的肿胀
D. 肝脏和脾脏的充血
E. 病原体代谢产物沉积致肝、脾肿大

22. 结核杆菌进入机体是否引起结核病，主要确定的因素是
A. 结核杆菌的类型

B. 结核杆菌的数量
C. 机体的体液免疫强弱
D. 机体的细胞免疫功能强弱
E. 机体的营养及发育状态

23. 手足口病最常见的病原体是
A. EV－A71和CV－A4
B. CV－A16和CV－A5
C. EV－A71和CV－B2
D. EV－A71和CV－A16
E. EV－A71和CV－B5

24. 严格操作规程接种卡介苗后，出现严重的播散性结核病，常见原因是
A. 年龄太小
B. 伴先天性细胞免疫功能缺陷
C. 伴先天性体液免疫功能缺陷
D. 有潜伏的结核病病灶
E. 伴有营养不良和贫血

25. 儿童原发型肺结核最常见的感染途径是
A. 胎盘传播　B. 血源性传播
C. 呼吸道传播　D. 消化道传播
E. 日常生活密切接触传播

26. 异型麻疹的特征是
A. 没有接种过麻疹灭活疫苗
B. 多无发热及皮疹
C. 麻疹黏膜斑出现较晚
D. 皮疹从耳后及颈部开始，逐渐向躯干、四肢蔓延
E. 多见于接种过麻疹灭活疫苗再次感染麻疹者

27. 麻疹造成结核病恶化的主要原因是
A. 麻疹病毒入血直接激活潜伏的结核菌
B. 机体免疫反应过强，潜伏结核病灶变为活动
C. 免疫反应受到抑制，潜伏结核病灶变为活动
D. 免疫反应受到抑制，导致结核继发感染
E. 机体免疫反应过强，导致结核继发感染

28. 有关流行性腮腺炎的叙述，错误的是
A. 通常一侧腮腺肿大，数日内累及对侧
B. 腮腺肿大可持续2周
C. 患流行性腮腺炎后可以获得持久免疫
D. 传染源主要为患儿和隐性感染者
E. 多伴有颌下腺肿大

29. 接触流行性腮腺炎儿童后应
A. 立即接种腮腺炎减毒活疫苗
B. 立即检疫3周
C. 可用丙种球蛋白预防
D. 不需检疫
E. 检疫至腮腺肿大

30. 关于流行性乙型脑炎的流行病学，错误的是
A. 流行性乙型脑炎是自然疫源性疾病
B. 蚊虫既是乙脑的传播媒介，又是乙脑病毒的长期宿主
C. 患儿是主要传染源
D. 发病有严格的季节性
E. 发病具有高度的分散性

31. 流行性乙型脑炎最常见的并发症是
A. 喉炎　B. 中耳炎
C. 支气管肺炎　D. 尿路感染
E. 败血症

32. 流行性乙型脑炎的传染源、传播媒介、高峰季节和流行特点分别为
A. 患儿是主要传染源，蚊子是传播媒介，7、8、9月份发病高峰，发病高度分散
B. 猪是主要传染源，蚊子是传播媒介，7、8、9月份发病高峰，发病高度分散
C. 带病毒者是主要传染源，蚊子是传播

媒介，7、8、9月份发病高峰，发病高度分散

D. 猪是主要传染源，蚊子是传播媒介，7、8、9月份发病高峰，集体机构发病较多

E. 患儿是主要传染源，蚊子是传播媒介，7、8、9月份发病高峰，发病有聚集性

33. 儿童乙型肝炎的主要感染途径是

A. 血液

B. 皮肤密切接触

C. 母婴

D. 体液

E. 食物污染

34. 血清HBV标志物的意义，正确的是

A. HBsAg是HBV感染的标志，但不是病毒复制的标志

B. HBeAg是病毒复制的标志

C. HBsAg转阴表示感染终止

D. 抗-HBc阳性无论滴度高低都表示有HBV复制

E. 抗-HBe具有保护性

35. 儿童感染艾滋病最主要的途径是

A. 母婴传播

B. 输注血液和血制品

C. 与艾滋病父母过分密切接触

D. 粪-口传播

E. 静脉注射

36. 小儿艾滋病的诊断标准是

A. HIV感染母亲所生的婴儿，$CD4^+$T细胞总数减少

B. 生长发育迟缓，$CD4^+$T细胞总数减少

C. 迁延难治性肺炎，$CD4^+$T细胞总数减少

D. ≥18个月患儿HIV抗体阳性或HIV-RNA阳性

E. <18个月患儿HIV抗体阳性或HIV-RNA阳性

37. 典型麻疹皮疹的特点是

A. 红色粟粒疹，疹间皮肤充血

B. 红色斑丘疹，疹退后遗有色素沉着

C. 红色斑疹或斑丘疹，疹退后无色素沉着

D. 红色斑疹或斑丘疹，皮疹周围可见晕圈

E. 大小不等的斑丘疹，其间有水疱

38. 下列有关流行性脑脊髓膜炎流行病学的描述，不正确的是

A. 带菌者较患儿对周围人群的威胁更大

B. 人是唯一的天然宿主

C. 主要为呼吸道传播

D. 以冬、春季节发病为主

E. 感染后获得的免疫力不持久

39. 下列有关革兰阴性杆菌败血症临床特点的描述，错误的是

A. 高热持续不退

B. 多伴有呼吸道、尿路或肠道感染

C. 外周血白细胞计数减少

D. 多发生于幼儿

E. 很少发生感染性休克

40. 疟疾的流行病学特征是

A. 蚊虫是唯一的传染源

B. 患儿是唯一的传染源

C. 自然传播媒介为按蚊

D. 人感染后可产生持久免疫

E. 成人较儿童易感

41. 关于伤寒的流行病学，下列各项中不正确的是

A. 患者与带菌者均是传染源

B. 散发病例多因进食污染食物引起

C. 水源污染是重要传播途径，是暴发流

行的主要原因

D. 病后免疫力持久，少有第二次发病者

E. 本病终年可见，夏秋季多见

42. 以下属于甲类传染病的是

A. 霍乱

B. 狂犬病

C. 传染性非典型肺炎

D. 人感染高致病性禽流感

E. 炭疽

43. 引起艾滋病的病原是

A. CMV　　B. EBV

C. HBV　　D. HIV

E. HPV

44. 对乙型肝炎病毒感染有保护作用的是

A. 血清中检出 HBsAg

B. 血清中检出抗 - HBs

C. 血清中检出 HBeAg

D. 血清中检出抗 - HBe

E. 血清中检出抗 - HBc

45. 细菌性痢疾患儿大便的典型性状是

A. 果酱样稀便　　B. 黄色稀水便

C. 成形黑便　　D. 脓血便

E. 大量米汤样便

46. 手足口病好发人群为

A. 成人

B. 5 岁以下儿童

C. 学龄期儿童

D. 人群普遍易感

E. 青少年

47. 蛲虫病的主要特征是

A. 阵发性腹痛

B. 夜间磨牙

C. 夜间肛门瘙痒

D. 腹部有移动性包块

E. 食欲异常

48. 儿童 HIV 感染的临床阶段，以下正确的是

A. 潜伏期、前驱期、急性期、艾滋病期

B. 潜伏期、前驱期、无症状期、艾滋病期

C. 潜伏期、前驱期、无症状期、急性发作期

D. 潜伏期、急性期、无症状期、艾滋病期

E. 潜伏期、无症状期、急性期、艾滋病期

49. 以下方法不能灭活 HIV 的是

A. 碘酊　　B. 过氧乙酸

C. 75% 乙醇　　D. 紫外线

E. 次氯酸钠

二、A2 型题

50. 麻疹患儿于出疹后 1 周，体温又上升到 39℃，呕吐 2 次，抽搐 1 次，嗜睡。腰椎穿刺脑脊液白细胞数 200×10^6/L，淋巴细胞 0.80，蛋白 0.8g/L，糖 2.8mmol/L。诊断为

A. 麻疹并发高热惊厥

B. 麻疹并发脑炎

C. 麻疹并发脑脓肿

D. 麻疹并发结核性脑膜炎

E. 亚急性硬化性全脑炎

51. 患儿，9 岁，因发热 3 天，出现皮疹 2 天就诊。体格检查：精神好，头皮、面部及胸、背、腹部散在丘疹、疱疹，部分破溃。初步诊断为水痘。以下选项处理不正确的是

A. 首诊医生填传染病报告卡

B. 予抗病毒治疗

C. 在 24 小时内通过传染病疫情监测信息系统进行报告

D. 因水痘不在甲、乙、丙类传染病的规定之列，故不予传报

E. 早期隔离，直到全部皮疹结痂为止

52. 患儿，男，3 岁，低热、轻咳 2 天，今全身可见水疱疹，诊断为水痘。去年因肾病住院治疗至今。有关水痘的说法，以下不正确的是

A. 水痘病毒与带状疱疹病毒为同一种

B. 水痘病毒为 RNA 病毒

C. 糖皮质激素治疗中的患儿感染水痘时，常转成重型水痘

D. 水痘发生在四肢末端少

E. 本病发病时尽量避免用含阿司匹林的退热剂

53. 患儿，男，3 岁，阵发性、痉挛性咳嗽半个月，青霉素治疗效果不佳。2 个月前曾患麻疹。肺部可闻及痰鸣音，血常规正常，胸片示右肺门处有一圆形致密结节状阴影。其诊断为

A. 百日咳并发支气管肺炎

B. 支气管异物

C. 支气管淋巴结结核

D. 原发综合征

E. 急性支气管炎

54. 患儿，男，18 个月，4 天前发热、流涕、咳嗽。今晨发现前额及耳后有浅红色斑丘疹，眼睑水肿，流泪，球结膜充血，口腔黏膜粗糙，精神不振，听诊肺呼吸音粗。其诊断最可能是

A. 幼儿急疹　　B. 风疹

C. 猩红热　　D. 麻疹

E. 肠道病毒感染

55. 患儿，男，8 个月，持续高热 4 天伴轻咳。1 天前热退，即发现面部及躯干有散在的皮疹。可能性最大的疾病是

A. 麻疹　　B. 风疹

C. 水痘　　D. 幼儿急疹

E. 猩红热

56. 患儿，女，8 岁，小学生，因发热伴左耳下肿痛 2 天来诊。体检：体温 38.6℃，神志清，咽红，左侧腮腺肿大，边界不清，有弹性感及压痛，心、肺无异常，诊断为流行性腮腺炎。为防止传染给其他同学，其隔离期应是

A. 腮腺肿大前 5 天至肿大后 1 周

B. 腮腺肿大前 1 周至消肿后 1 周

C. 腮腺肿大开始至消肿后 1 周

D. 腮腺肿大开始至腮腺完全消肿

E. 腮腺肿大前 5 天至腮腺完全消肿

57. 患儿，男，4 岁，突发高热 3 小时、惊厥 2 次来院。病前有可疑不洁饮食史。查体：T 39.5℃，BP 80/50mmHg，热病容，昏睡状，心音尚有力，双肺听诊无明显异常，腹部稍胀，四肢凉。实验室检查：WBC 19×10^9/L，N 0.78。最可能的诊断是

A. 中毒性细菌性痢疾

B. 热性惊厥

C. 流行性脑脊髓膜炎

D. 病毒性脑炎

E. 化脓性脑膜炎

58. 患儿，女，3 岁，发热 2 天伴皮疹。查体：全身可见散在的斑疹、疱疹，部分破溃，向心性分布。最可能的诊断是

A. 药物疹

B. 丘疹样荨麻疹

C. 手足口病

D. 水痘

E. 脓疱疮

59. 患儿，3 岁，出生时曾接种卡介苗。2 岁半时 PPD 试验为 6mm × 6mm，最近 PPD 试验为 15mm × 16mm。下列情况可能性较大的是

A. 卡介苗接种后反应

B. 曾经有结核感染

C. 新近有结核感染

D. 假阳性反应

E. 皮肤激惹反应

60. 患儿，男，3 岁，发热伴呕吐半天。体检：体温 39℃，神萎，面色较苍白，皮肤可见瘀点，无明显神经系统体征。拟诊为普通型流行性脑脊髓膜炎。考虑该患儿处于临床哪一期

A. 前驱期

B. 上呼吸道感染期

C. 潜伏期

D. 败血症期

E. 脑膜炎期

61. 患儿，女，4 岁，来自农村。7 月份因发热、头痛 4 天，伴呕吐、抽搐住院。体检：神志欠清，压眶有反应，双侧瞳孔 4mm，对光反射存在，颈有阻力，心、肺无异常，腹软，腹壁反射未引出，四肢肌张力较高，克氏征、布氏征、巴氏征均阳性。最可能的诊断是

A. 中毒性菌痢

B. 病毒性脑炎

C. 结核性脑膜炎

D. 流行性乙型脑炎

E. 化脓性脑膜炎

62. 患儿，男，5 岁，因“发热 2 天伴头痛及喷射性呕吐 2 次，反复抽搐 10 多次”来院就诊。查体：体温 41℃，神志欠清，双瞳孔 3mm，对光反应迟钝，颈有抵抗，心脏无异常，两肺呼吸音粗，腹壁及提睾反射未引出，膝反射减弱，克氏征、布氏征均阳性，诊断为流行性乙型脑炎重型。以下抢救措施中，不正确的是

A. 立即采用物理及药物降温

B. 立即采用药物止痉

C. 保持呼吸道通畅、吸氧，必要时气管插管、人工呼吸

D. 立即采用等张液体扩充血容量

E. 立即注射 20% 甘露醇

63. 患儿，女，2 岁，因“发热 3 天，呕吐 5 次，抽搐 2 次伴嗜睡”来诊。查体：嗜睡，唤之能醒，颈有抵抗，心脏无异常，两肺呼吸音粗，腹软，腹壁反射未引出，膝反射弱，克氏征、布氏征均阳性，诊断为流行性乙型脑炎。乙型脑炎病程中最常见的并发症是

A. 皮肤疖肿　　B. 中耳炎

C. 支气管肺炎　　D. 尿路感染

E. 败血症

64. 患儿，男，12 岁，皮肤巩膜黄染 1 周，进行性加重，伴恶心、呕吐、食欲下降，尿色呈深茶色。查体：精神萎靡，皮肤巩膜重度黄染，肝肋下 2cm、脾肋下 3cm，伴肝掌。实验室检查：总胆红素 325μmol/L，白蛋白 25g/L，凝血酶原活动度（PTA）40%。母亲有乙肝病史，患儿 5 年前体检发现 HBsAg（+）、抗 - HBs（-）、HBeAg（+）、抗 - HBe（-）、抗 - HBc（+）。最可能的诊断是

A. 重型黄疸型甲型肝炎

B. 急性重型黄疸型乙型肝炎

C. 急性淤胆型肝炎

D. 慢性重型黄疸型乙型肝炎

E. 慢性重型甲型肝炎

65. 6 个月婴儿，发热 3 天，体温每天高达 39℃，无咳嗽、流涕，一般状况良好。今日热退，但发现躯干部出现淡红色斑丘疹。该患儿最可能的诊断是

A. 风疹　　B. 麻疹

C. 猩红热　　D. 幼儿急疹

E. 肠道病毒感染

66. 患儿，女，8个月，发热4天后，耳后出现红色斑丘疹，伴咳嗽、畏光。出疹持续5天，高热不退，咳嗽加重，伴喘息，鼻翼扇动。查体：口唇发绀，肺部有中、小水泡音，P 185次/分，肝肋下3.5cm。初步诊断为

A. 麻疹并发心衰

B. 风疹并发心衰

C. 麻疹并发肺炎+心衰

D. 风疹并发肺炎

E. 猩红热并发心衰

67. 患儿，3岁。夏季发病，以发热3小时伴惊厥2次入院。入院时呈昏睡状，四肢湿冷，可见大理石花纹，肛诊检查见黏液脓血便。该患儿最可能的诊断是

A. 中毒性菌痢

B. 流行性乙型脑炎

C. 病毒性脑炎

D. 结核性脑膜炎

E. 流行性脑脊髓膜炎

68. 患儿，男，6岁，血清中抗-HBs、抗-HBe、抗-HBc阳性，其他乙型肝炎血清学指标阴性时，应考虑

A. 急性乙型肝炎

B. 慢性乙型肝炎

C. 重型乙型肝炎

D. 急性乙型肝炎潜伏期

E. 急性乙型肝炎恢复期

三、A3/A4型题

（69～70题共用题干）

患儿，7个月，发热2天，体温39～40℃，稍咳，一般情况佳，除流涕及咽部微充血外，未见其他异常。家长给予口服速效"感冒灵"。

69. 以下叙述正确的是

A. 如继续发热4～5天后出皮疹，考虑为麻疹

B. 再发热2天左右，热退全身出现红色斑丘疹，则为幼儿急疹

C. 若全身出现弥漫性皮疹，应考虑为猩红热，因本病多见于6～18个月小儿

D. 这是皮肤黏膜淋巴结综合征的前驱症状

E. 若皮肤出现荨麻疹样皮疹，则为药物疹

70. 若患儿诊断为幼儿急疹，以下治疗措施不正确的是

A. 热度高可适当予物理降温

B. 给予退热剂如对乙酰氨基酚

C. 必要时给予抗病毒治疗

D. 口服止咳糖浆

E. 口服头孢拉定糖浆

（71～73题共用题干）

患儿，男，10岁，患急性淋巴细胞白血病已1年，予激素和抗肿瘤药物治疗。近2天有发热，皮肤可见较多皮疹，有丘疹、疱疹，疱内色浑浊，体温高达40℃，神萎。

71. 根据题干中的临床表现，该患儿最可能的诊断是

A. 水痘　　B. 脓疱疮

C. 带状疱疹　　D. 天疱疮

E. 丘疹性荨麻疹

72. 最有帮助的辅助检查是

A. 外周血白细胞计数升高

B. 临床观察皮疹发展情况

C. 疱疹脓液做细菌培养

D. 血培养

E. 疱疹液病毒分离

73. 患儿病情进展，皮疹发展呈播散性、出血性。此时应采取的措施，错误的是

A. 静脉应用干扰素
B. 加强抗生素治疗
C. 激素应尽快减量至生理需要量
D. 立即予特异性高效价免疫血清
E. 立即注射水痘疫苗

（74～75题共用题干）

患儿，女，3岁，发热8小时伴呕吐5次、抽搐1次，病后尿量少，入院治疗。体检：T 40℃，BP 76/50mmHg，R 48次/分，P 140次/分，烦躁不安，神志恍惚，面色青灰，四肢冷，颈部及腹部皮肤有数个瘀点，心、肺无异常，腹部平软，肝脾不大，颈部有阻力，克氏征及布氏征均阴性。

74. 最可能的诊断是
A. 中毒性细菌性痢疾
B. 流行性脑脊髓膜炎
C. 过敏性紫癜
D. 免疫性血小板减少症
E. 败血症

75. 为尽快明确诊断，最可行的病原学诊断方法是
A. 脑脊液检查及瘀点涂片找细菌
B. 血常规
C. 血培养
D. 粪常规
E. 尿常规

（76～78题共用题干）

患儿，男，4岁，因"发热伴双耳垂下肿痛3天，头痛1天，喷射性呕吐3次，上腹部疼痛"入院治疗。患儿呕吐前吃香蕉2根。体检：体温40℃，神志清，咽红，颈软，双侧腮腺2cm×3cm，有压痛，心、肺无异常，全腹软，无压痛，克氏征、布氏征、巴氏征均阴性。

76. 该患儿应补充询问的病史是
A. 大便次数及性状，有无腹泻患儿接触史
B. 腹痛发作情况，既往有无胃病史
C. 既往是否患过流行性腮腺炎，近期有无流行性腮腺炎接触史
D. 腹痛与饮食的关系，病前有无油食史
E. 腹痛时呕吐物中有无胆汁及蛔虫

77. 该患儿应做的检查是
A. 粪常规及培养
B. 血常规及血沉
C. 脑脊液检查
D. 血淀粉酶测定
E. 腹部B超

78. 该患儿最可能的诊断是
A. 腮腺炎合并胰腺炎
B. 腮腺炎合并急性胃炎
C. 腮腺炎合并胆囊炎
D. 腮腺炎合并脑膜脑炎
E. 腮腺炎合并睾丸炎

（79～80题共用题干）

患儿，女，4岁，来自农村。7月下旬因发热、头痛4天，伴呕吐、抽搐住院。体检：神志欠清，压眶有反应，对光反射存在，颈有抵抗，心、肺无异常，腹软，腹壁反射未引出，四肢肌张力较高，克氏征、布氏征、巴氏征均阳性。

79. 最可能的诊断是
A. 中毒性菌痢
B. 病毒性脑炎
C. 结核性脑膜炎
D. 流行性乙型脑炎
E. 化脓性脑膜炎

80. 该病的主要传播媒介是
A. 白蛉　　B. 蜱
C. 蚊　　D. 革螨
E. 蠛蠓

（81～82 题共用题干）

患儿，女，2 岁，咳嗽 16 天，加重 5 天，呈阵发性痉挛性咳嗽伴“鸡鸣”样吼声，以夜间为著，病初低热 4 天。查体：体温正常，咽红，舌系带溃疡，呼吸音粗。血常规示白细胞计数 $13.9 \times 10^9/L$，中性粒细胞百分比 0.19，淋巴细胞百分比 0.81，出生后半岁以内因反复严重湿疹未接种过疫苗。

81. 该患儿最可能的诊断是

A. 支原体肺炎

B. 支气管炎

C. 肺结核

D. 肺炎链球菌肺炎

E. 百日咳

82. 最可能出现的并发症是

A. 吸入性肺炎　　B. 支气管肺炎

C. 肺气肿　　D. 百日咳脑病

E. 营养不良

四、X 型题

83. 易感者接触麻疹后的预防措施是

A. 检疫观察 3 周

B. 可应急接种麻疹疫苗

C. 近期应用过丙种球蛋白者，检疫观察延长至 4 周

D. 丙种球蛋白不可与麻疹疫苗同时应用，若合用须相隔至少 3 周

E. 口服抗病毒药物

84. 麻疹的隔离期通常是

A. 出疹后 5 天

B. 出疹后 7 天

C. 出疹后 10 天

D. 并发肺炎者，出疹后 10 天

E. 并发肺炎者，出疹后 2 周

85. 有关结核病的治疗，以下正确的是

A. 链霉素能杀死酸性环境中生长、分裂、繁殖活跃的细胞外结核菌

B. 利福平是用于耐药菌感染和短程化疗的主要药物

C. 异烟肼是小儿结核病治疗的首选药物

D. 异烟肼静脉滴注可用于结核性脑膜炎的治疗

E. 利福平为全杀菌药

86. 人类免疫缺陷病毒的特点，下列说法正确的是

A. 主要感染 $CD4^+T$ 细胞

B. 可引起人类艾滋病

C. 可通过性行为传播

D. 不能经胎盘传播

E. 可通过输血传播

87. 临床上沙门菌感染的临床类型包括

A. 胃肠炎型

B. 伤寒型

C. 败血症型

D. 局部化脓感染型

E. 全身播散型

88. 感染 HIV 后，按照感染程度、时间和临床表现可将艾滋病分为下列各期

A. 急性感染期

B. 无症状感染期

C. 艾滋病前期

D. 艾滋病机会感染期

E. 艾滋病期

89. 下列抗结核药中，属于杀菌药的是

A. 异烟肼　　B. 利福平

C. 吡嗪酰胺　　D. 链霉素

E. 乙胺丁醇

90. 患儿，男，2 岁，因高热半天、呕吐 4 次、抽搐 2 次来诊。查体：体温 40℃，神志清，精神萎靡，咽红，颈软，心、肺无异常，腹软，克氏征、布氏征阴性。肛拭粪

常规检查：红细胞 0 ~ 1 个/HP，白细胞 30 ~ 40 个/HP，巨噬细胞 1 ~ 2 个/HP，诊断为中毒性细菌性痢疾。我国中毒性细菌性痢疾常见的病原菌为

A. 痢疾志贺菌　B. 鲍氏志贺菌
C. 舒密茨志贺菌　D. 福氏志贺菌
E. 宋内志贺菌

91. 儿童 HIV 感染的传播途径包括

A. 母婴传播
B. 血液传播
C. 接触传播
D. 摄入带病毒的母乳
E. 使用被污染的医疗器械

92. 血吸虫的保虫宿主包括

A. 牛　B. 马
C. 狗　D. 鸭
E. 猫

93. 有关血吸虫病的叙述，正确的是

A. 血吸虫病是由血吸虫成虫寄生于人体组织器官所引起的一种寄生虫病
B. 主要的病变在肝脏与结肠
C. 临床表现多样性，轻重不一
D. 患儿及保虫宿主都是传染源
E. 我国流行的是日本血吸虫

94. 有关风疹出疹期的临床特点，包括

A. 发热 1 ~ 2 天可见皮疹
B. 皮疹始于面颈部，迅速布满躯干和四肢，持续 2 ~ 3 天
C. 皮疹为红色斑丘疹，疹间皮肤正常
D. 同时伴有耳后、枕后淋巴结肿大
E. 疹退后有皮肤脱屑和脱皮

95. 以下选项中关于水痘表现的叙述，正确的是

A. 潜伏期 10 ~ 24 天
B. 发热 1 ~ 2 天出现皮疹
C. 皮疹一般在 3 ~ 5 天内分批出齐
D. 同一时期内有斑疹、丘疹、疱疹和结痂同时存在
E. 皮疹最多见于四肢

第八章　消化系统疾病

一、A1 型题

1. 婴儿时期易患肠套叠的主要原因是

A. 肠黏膜肌层发育差，肠系膜柔软而长，升结肠与后壁固定差

B. 肠蠕动协调能力差

C. 肠乳糖酶发育较迟

D. 肠黏膜作用较差

E. 正常肠道菌群尚未建立

2. 小儿腹泻病是指

A. 病毒性肠炎

B. 细菌性痢疾

C. 喂养不当引起的腹泻

D. 肠道外感染引起的腹泻

E. 多病原、多因素引起的以大便次数增多、大便性状改变为特点的消化道综合征

3. 关于腹泻的治疗，不正确的是

A. 调整饮食

B. 控制肠道内外感染

C. 纠正水、电解质紊乱

D. 早期使用止泻剂

E. 加强护理，防止并发症

4. 以下最能确定慢性胃炎诊断的是

A. 上消化道造影

B. 幽门螺杆菌检测

C. 胃镜检查及胃黏膜活检

D. 胃脱落细胞学检查和胃液分析

E. 慢性上腹部疼痛和消化不良症状

5. 下列不是导致小儿腹泻病的内在因素的是

A. 消化系统发育不成熟

B. 消化道负担过重

C. 肠道内感染

D. 血清免疫球蛋白及胃肠道分泌型 IgA 低

E. 胃内酸度低

6. 慢性胃炎的临床表现一般不包括

A. 恶心、呕吐

B. 腹胀

C. 食欲缺乏

D. 右季肋部疼痛

E. 上腹部疼痛

7. 判断慢性胃炎有无活动的病理学依据是

A. 浆细胞浸润

B. 淋巴细胞浸润

C. 淋巴滤泡形成

D. 中性粒细胞浸润

E. 肠上皮化生

8. 对于胃食管反流病的患儿，需要定期接受内镜检查的是

A. 非糜烂性胃食管反流病

B. 合并食管裂孔疝

C. Barrett 食管

D. 反酸、烧心反复出现

E. 伴有咽部异物感

9. 胃食管反流病常发生的消化道外症状是

A. 头晕　　B. 咳嗽、哮喘

C. 便血　　D. 黄疸

E. 贫血

10. 用于胃食管反流病诊断性治疗的药物是

A. 多潘立酮　　B. 枸橼酸铋钾

C. 奥美拉唑　　D. 铝碳酸镁

E. 雷尼替丁

11. 关于非萎缩性胃炎的病理，下列错误的是

A. 黏膜充血、水肿或伴有渗出液

B. 少数有糜烂及出血

C. 胃腺体部分消失

D. 黏膜有淋巴细胞浸润

E. 小凹上皮细胞增生

12. 慢性胃炎的病因，最重要的是

A. 神经精神因素

B. 饮食不规律

C. 胆汁反流

D. 幽门螺杆菌感染

E. 自身免疫

13. 引起胃食管反流病的主要原因是

A. 一过性食管下端括约肌（LES）松弛

B. 食管酸清除障碍

C. 胃排空延迟

D. 食管黏膜防御作用降低

E. 食管裂孔疝

14. 下列不是急性胃炎的常见病因的是

A. 口服大量吲哚美辛

B. 幽门螺杆菌感染

C. 食物过敏

D. 脑外伤

E. 严重烧伤

15. 下列关于疱疹性口腔炎的说法，错误的是

A. 好发于夏秋季

B. 多见于1~3岁婴幼儿

C. 在公共场所容易传播

D. 淋巴结常肿大

E. 好发于颊黏膜、齿龈、舌、唇内、唇红部及邻近口周皮肤

16. 胃炎的急诊胃镜检查，应在上消化道出血后

A. 24小时内进行

B. 3天后进行

C. 4天后内进行

D. 72小时内进行

E. 24~48小时内进行

17. 一般认为应激导致的急性胃炎，发病的重要环节是

A. 胃酸分泌增多

B. Hp感染

C. 黏膜缺血、缺氧

D. 胃蛋白酶分泌增加

E. 脂肪酶分泌增加

18. 下列不是肠内营养并发症的是

A. 腹泻

B. 腹胀

C. 肠炎

D. 肠道细菌移位

E. 急性胃炎

19. 急性糜烂性胃炎确诊的主要依据是

A. X线胃肠钡餐检查

B. 胃液分析

C. 上消化道出血的临床表现

D. 急诊胃镜检查

E. 腹部B超检查

20. 诊断慢性胃炎最可靠的方法是

A. 幽门螺杆菌检测

B. 24h食管pH监测

C. 胃肠钡餐检查

D. 胃镜检查及胃黏膜组织病理学检查

E. 胃液分析

21. 关于幽门螺杆菌的表述，正确的是

A. 无鞭毛

B. 革兰染色阳性

C. 营养要求低

D. 微需氧

E. 呈球形

22. 下列胃食管反流病的临床表现中，不属于

食管外刺激症状的是

A. 咳嗽　　B. 哮喘
C. 吸入性肺炎　　D. 声嘶
E. 胸骨后疼痛

23. 消化性溃疡病理损伤至少达

A. 黏膜层　　B. 黏膜下层
C. 肌层　　D. 黏膜肌层
E. 浆膜层

24. 诊断儿童胃食管反流病的最可靠检查是

A. 24 小时 pH 监测　　B. 食管 B 超
C. 胃镜　　D. 食管测压
E. 钡餐

25. 生理性胃食管反流症状消失的时间为

A. 生后 3 个月内
B. 生后 6 个月内
C. 生后 12 ~ 18 个月内
D. 生后 20 个月内
E. 生后 24 个月内

26. 小儿腹泻病伴低钾血症，临床表现不正确的是

A. 腱反射迟钝或消失
B. 腹胀、肠鸣音减弱
C. 心音低钝
D. 心电图示 T 波高尖
E. 骨骼肌无力

27. 小儿溃疡病的年龄特点，错误的是

A. 新生儿期不发生原发性溃疡
B. 婴儿期继发性溃疡多见
C. 幼儿期胃溃疡和十二指肠溃疡发病率相等
D. 学龄期原发性十二指肠溃疡多见
E. 年龄越小，症状越不典型

28. 对多次复发的消化性溃疡给予维持治疗，常使用的药物是

A. 奥美拉唑　　B. 雷尼替丁
C. 次枸橼酸铋钾　　D. 硫糖铝
E. 十六角蒙脱石

29. 新生儿期溃疡病最常见的临床表现是

A. 反复呕吐　　B. 哭闹
C. 呕血、便血　　D. 腹泻
E. 消化道穿孔

30. 下列除哪项外均为低渗性脱水的特点

A. 失钠比例大于失水
B. 主要为细胞外液减少
C. 黏膜干燥，口渴严重
D. 易出现休克
E. 多见于营养不良、长期腹泻者

31. 学龄期儿童患消化性溃疡的最主要临床表现是

A. 反复腹痛　　B. 反复呕吐
C. 便秘　　D. 反酸、嗳气
E. 便血

32. 对儿童消化性溃疡有诊断价值的钡餐征象是

A. 痉挛性切迹
B. 十二指肠球部激惹
C. 十二指肠球部变形
D. 龛影
E. 充盈缺损

33. 6 个月内婴儿慎用多潘立酮的原因是

A. 血脑屏障发育不成熟
B. 胃肠发育不成熟
C. 口服后吸收快
D. 血药浓度高
E. 肾功能差

34. 引起儿童病毒性肠炎最常见的病原是

A. 诺沃克病毒　　B. 星状病毒
C. 轮状病毒　　D. 冠状病毒
E. 肠腺病毒

35. 产毒性大肠埃希菌肠炎的发病机制是
A. 渗透性腹泻
B. 分泌性腹泻
C. 侵袭性腹泻
D. 动力性腹泻
E. 吸收障碍性腹泻

36. 属于质子泵抑制剂的药物是
A. 奥美拉唑
B. 雷尼替丁
C. 多潘立酮
D. 次枸橼酸铋
E. 氢氧化铝

37. 轮状病毒肠炎最常见的并发症是
A. 心肌炎
B. 上呼吸道感染
C. 皮疹
D. 肝炎
E. 间质性肾炎

38. 年长儿十二指肠球部溃疡的典型临床表现是
A. 餐后痛
B. 饥饿痛或夜间痛
C. 持续性疼痛，阵发性加剧
D. 抗酸治疗无效的上腹痛
E. 间歇性隐痛，进食后加剧

39. 引起疱疹性口腔炎的常见病原为
A. 单纯疱疹病毒Ⅰ型
B. 单纯疱疹病毒Ⅱ型
C. 白色念珠菌
D. 链球菌
E. 柯萨奇病毒

40. 小儿补液原则，错误的是
A. 判断脱水性质有困难时，可按低渗性脱水处理
B. 输液速度原则是先快后慢
C. 累积损失应于8～12小时补足
D. 低渗性脱水第一天补液用2/3张含钠液
E. 有循环障碍者，先用2∶1等张含钠液扩容

41. 小儿急性腹泻病的治疗，不正确的是
A. 洗胃　B. 饮食疗法
C. 液体疗法　D. 控制感染
E. 对症处理

42. 空肠弯曲菌引起的主要疾病是
A. 婴幼儿急性胃肠炎
B. 急性上呼吸道感染
C. 婴幼儿败血症
D. 婴幼儿肺炎
E. 食物中毒

43. 以下肠疾病常出现“线样征”的是
A. 溃疡性结肠炎　B. 节段性肠炎
C. 小肠吸收不良　D. 淋巴瘤
E. 坏死性肠炎

44. 急性糜烂出血性胃炎最常见的原因是
A. 不洁饮食　B. 剧烈呕吐
C. 刺激性食物　D. 口服抗生素
E. 口服非甾体抗炎药

45. 发生应激性溃疡最常见的部位是
A. 胃　B. 胰腺
C. 十二指肠　D. 空肠
E. 口腔

46. 以下不符合急性胃炎的治疗原则的是
A. 停止服用非甾体抗炎药
B. 止血并补充血容量
C. 阿托品缓解腹痛
D. 应用抑酸剂和硫糖铝
E. 对病程持续数年反复发作者行全胃切除术

二、A2型题

47. 患儿，男，10个月，因腹泻3天，于7月

份就诊。大便每天 10 余次、量中、蛋花汤样、含黏液。体检：精神稍萎，皮肤弹性差，哭泪少。大便常规：白细胞（+）。其病原最可能为

A. 真菌
B. 铜绿假单胞菌
C. 轮状病毒
D. 痢疾杆菌
E. 致病性大肠埃希菌

48. 患儿，7 个月男婴。腹泻已 3～4 天，大便 8～9 次/天，呈稀水样，伴呕吐 1～2 次/天。入院体检呈中度脱水，皮肤略干燥，弹性差，心音低钝。该患儿入院时最重要的处理是

A. 给止吐药
B. 给消化药
C. 控制肠内外感染
D. 纠正水、电解质紊乱
E. 调整与适当限制饮食

49. 患儿，2 岁男婴。因腹泻、呕吐 2 天入院，诊断为腹泻病，伴中度脱水及酸中毒。经补液治疗后出现低血钾的症状。出现低血钾的原因，不正确的是

A. 腹泻时丢失大量钾盐
B. 酸中毒时钾经肾排出增加
C. 补液后钾经尿液大量排出
D. 补液后血液被稀释，血钾相对降低
E. 酸中毒纠正后部分钾向细胞内转移

50. 患儿，男，11 个月，慢性腹泻 1 个月余。除去积极寻找病因及诊断腹泻的处理外，帮助疾病恢复并缩短病程可额外补充

A. 维生素 A　　B. 维生素 B 类
C. 维生素 C　　D. 维生素 D
E. 锌元素

51. 患儿，女，3 个月，口腔颊黏膜及舌表面有白色乳凝块样小片状物，不易拭去，强行擦拭剥离后，局部黏膜潮红、粗糙，可有溢血。患儿无发热、流涎、拒食。最可能的诊断是

A. 疱疹性口腔炎
B. 疱疹性咽峡炎
C. 溃疡性口腔炎
D. 鹅口疮
E. 疱疹性舌炎

52. 5 岁男孩，腹泻、呕吐 3 天，大便黄色水样，少量黏液，量多，10 余次/天，进食有呕吐，伴发热、尿少。体检：T 38.8℃，BP 60/30mmHg，神萎、嗜睡状，呼吸促，前囟、眼眶明显凹陷，口唇樱红，皮肤干燥伴花纹，弹性差，心肺未见异常，腹稍胀。此例最重要的处理是

A. 扩容、纠正酸中毒及水、电解质紊乱
B. 纠正电解质紊乱
C. 纠正酸中毒
D. 控制感染
E. 降温

53. 患儿，8 个月，因加辅食不当，腹泻 2 天，大便呈稀水样，7 次/天，尿少，来急诊就诊。以下处置不必要的是

A. 洗胃
B. 查尿酮体
C. 查便常规
D. 按千克体重计算补液
E. 急查血清钾、钠、氯，二氧化碳结合力

54. 患儿，女，7 岁，反复右下腹痛、腹泻、脓血便伴里急后重 2 年。查体：未发现异常，多次大便培养阴性，大便中未找到溶组织阿米巴原虫，抗生素治疗无效。应首选的辅助检查是

A. 钡剂灌肠　　B. 结肠镜
C. 腹部 B 超　　D. 腹部平片

E. 腹部 CT

55. 患儿，女，14 岁，餐后突发中上腹剧痛 4 小时，伴右下腹痛。检查上腹及右下腹压痛，伴肌紧张，既往有空腹痛病史。可能的诊断为

A. 阑尾炎穿孔

B. 溃疡病穿孔

C. 胆道蛔虫症

D. 绞窄性肠梗阻

E. 急性出血性胰腺炎

56. 患儿，男，10 个月，因腹泻 3 天，于 12 月份就诊。大便每天 10 余次、量中、蛋花汤样、不含黏液。体检：精神稍萎，皮肤弹性差，哭泪少。大便常规：白细胞（–）。其病原最可能为

A. 真菌

B. 铜绿假单胞菌

C. 轮状病毒

D. 痢疾杆菌

E. 致病性大肠埃希菌

57. 患儿，男，2 岁，腹泻伴发热 2 天，大便每天 7～8 次，为暗绿色，有黏液，有腥臭味。大便镜检有大量脓细胞和成簇的革兰阳性球菌，凝固酶试验阳性。该患儿最可能的诊断为

A. 轮状病毒肠炎

B. 致病性大肠埃希菌肠炎

C. 金黄色葡萄球菌肠炎

D. 急性细菌性痢疾

E. 空肠弯曲菌肠炎

58. 患儿，女，5 岁，反复发作腹痛 2 个月余。疼痛经常出现于进食过程中或餐后，位于上腹部，常伴食欲缺乏、恶心、呕吐。查体示中上腹压痛。最可能的诊断为

A. 肠痉挛　　B. 慢性胃炎

C. 急性胃炎　　D. 腹型癫痫

E. 胆道蛔虫症

59. 患儿，男，8 个月，腹泻伴呕吐 3～4 天。体检：精神萎靡，面色苍灰，口唇樱红，前囟、眼窝凹陷，皮肤弹性差，心肺未见异常，腹软。入院诊断为腹泻病、中度脱水、代谢性酸中毒，予补液后出现抽搐。最可能的并发症为

A. 低血糖症　　B. 低钾血症

C. 低钠血症　　D. 中毒性脑病

E. 低钙血症

60. 患儿，男，10 个月，因腹泻 3 天入院。大便为水样便，每天 10 余次，量较多。近 2 天尿少、12 小时无尿。体检：前囟略凹，哭时无泪，皮肤弹性差，肢端凉。有关补钾，错误的是

A. 见尿后补钾

B. 静脉输液中氯化钾浓度不得超过 0.3%

C. 全天静脉滴注时间不应少于 6～8 小时

D. 静脉补钾后继续口服氯化钾 4～6 天

E. 氯化钾只需要补充 1 天

61. 患儿，男，7 个月，因腹泻伴中度等渗性脱水入院。经补液治疗后，该患儿脱水体征基本消失，呼吸平稳，但精神仍差，腹胀明显，四肢软弱无力。考虑合并下列情况中的

A. 低血糖症　　B. 低钙血症

C. 低钾血症　　D. 低镁血症

E. 代谢性酸中毒

62. 患儿，男，7 个月，发热、腹泻 3 天就诊，体温 38.5℃～40℃（肛温），大便每天 10～15 次，为黄色稀水样，量中等，有时有呕吐。体检：患儿较烦躁，哭时无泪，尿量很少。下列检查最合理和急需的是

A. 尿常规 + 血常规 + 电解质测定

B. 便常规＋尿常规＋粪便培养

C. 便常规＋血气分析＋电解质测定

D. 便常规＋血常规＋粪便病毒分离

E. 便常规＋电解质测定＋血培养

63. 患儿，男，10 个月，体重 7.5kg，腹泻 6 天，中度脱水并酸中毒，脱水纠正后突发惊厥。首先考虑

A. 低钾血症　　B. 低钠血症

C. 碱中毒　　D. 高钠血症

E. 低钙血症

64. 患儿，女，13 岁，右下腹痛 3 天，加重 3 小时。查体示腹部膨隆，右下腹压痛，伴肌紧张。可能诊断为

A. 阑尾炎穿孔

B. 溃疡病穿孔

C. 胆道蛔虫症

D. 绞窄性肠梗阻

E. 急性出血性胰腺炎

65. 1 个月女婴，生后第 1 周出现呕吐，多数发生在进食后，呕吐物为胃内容物。经胃－食管同位素闪烁扫描检查，确诊为胃食管反流病。以下因素与该病发病无关的是

A. 抗反流屏障功能低下

B. 食管清除能力降低

C. 胃、十二指肠功能失常

D. 食管黏膜的屏障功能破坏

E. 食管下括约肌松弛障碍

66. 1 岁小儿腹泻、脱水、中度酸中毒。经补液、纠酸治疗后出现腹胀、心音低钝、四肢腱反射减弱。最大的可能是

A. 低钠血症　　B. 低钙血症

C. 低血糖症　　D. 低钾血症

E. 酸中毒未纠正

三、A3/A4 型题

（67～69 题共用题干）

患儿，女，7 个月，腹泻 4 天，每天 10 余次，稀水样，少许黏液，尿少，精神萎靡。查体：呼吸深长，皮肤花纹，弹性差，前囟、眼窝明显凹陷，肢端冷，脉弱，心率 160 次/分，心音低钝。

67. 最可能的诊断为

A. 轻度脱水＋低钾血症

B. 中度脱水＋酸中毒＋心力衰竭

C. 中度脱水＋低钾血症

D. 重度脱水＋代谢性酸中毒

E. 重度脱水＋高钾血症＋心力衰竭

68. 根据其脱水程度，其失水量为体重的

A. 1%～5%　　B. 6%～9%

C. 10%～15%　　D. 16%～20%

E. ＞20%

69. 为了纠正循环衰竭和改善肾血流，扩容阶段用 2∶1 等张含钠液的正确方法是

A. 20ml/kg，于 30～60 分钟内静脉滴注

B. 20ml/kg，速度为每小时 8～10ml/kg，静脉滴注

C. 20ml/kg，速度为每小时 3～5ml/kg，静脉滴注

D. 20ml/kg，8～12 小时静脉滴注完

E. 立即皮下注射，20ml/kg

（70～72 题共用题干）

患儿，男，8 个月，腹泻 4 天，每天 10 余次，水样便。12 小时无尿，呼吸深大，前囟、眼窝明显凹陷，皮肤弹性差，四肢冰凉。血钠 120mmol/L，血钾 4mmol/L，CO_2CP 11mmol/L。

70. 首次应输入的溶液是

A. 2/3 张含钠液

B. 1/4 张含钠液

C. 1/2 张含钠液

D. 2∶1 等张含钠液

E. 1/3 张含钠液

71. 第 1 天静脉补液总量为

A. 90ml/kg

B. 150～180ml/kg

C. 90～120ml/kg

D. 180～200ml/kg

E. 120～150ml/kg

72. 脱水已纠正，尿量中等，现出现心音低钝、腹胀，血钠 135mmol/L。应考虑

A. 低钾血症　　B. 低镁血症

C. 低钠血症　　D. 低钙血症

E. 水中毒

（73～75 题共用题干）

患儿，女，10 岁，因上呼吸道感染、发热服用水溶阿司匹林等药物 2 天。患儿热退但出现上腹痛、呕吐物中带咖啡样物、面色苍白、乏力，并有少量黑便，便潜血（+）。既往体健，否认肝胆疾病史及上腹疼痛史。

73. 为明确诊断，以下检查首选的是

A. 胃镜检查　　B. 骨髓穿刺

C. 肠镜检查　　D. 血常规

E. 凝血因子

74. 入院后给予何种饮食

A. 流食　　B. 软食

C. 普食　　D. 禁食

E. 富铁饮食

75. 最可能的诊断是

A. 药物性胃炎

B. 慢性胃炎

C. 肠结核

D. 溃疡性结肠炎

E. 应激性溃疡

（76～78 题共用题干）

患儿，男，10 岁，确诊肾病综合征，服用泼尼松治疗 2 周。近 1 天出现上腹痛，呕吐咖啡样物，面色苍白，乏力，并有少量黑便，大便隐血（+）。既往无肝胆疾病史及上腹疼痛史。

76. 最可能的诊断是

A. 急性胃黏膜病变

B. 慢性胃炎

C. 胃溃疡

D. 十二指肠溃疡

E. 食管炎

77. 为明确诊断，首选的辅助检查是

A. 胃镜检查　　B. 骨髓穿刺

C. 肠镜检查　　D. 血常规

E. 凝血因子

78. 下列药物治疗，不恰当的是

A. 奥美拉唑

B. 去甲肾上腺素冷盐水洗胃

C. L－谷氨酰胺呱仑酸钠

D. 硫糖铝

E. 酚磺乙胺

四、B1 型题

（79～82 题共用备选答案）

A. 失水量占体重的 6%，血清钠 155mmol/L

B. 失水量占体重的 3%，血清钠 135mmol/L

C. 失水量占体重的 7%，血清钠 120mmol/L

D. 失水量占体重的 8%，血清钠 140mmol/L

E. 失水量占体重的 11%，血清钠 140mmol/L

79. 符合小儿中度等渗性脱水的是

80. 符合小儿轻度等渗性脱水的是

81. 符合小儿中度低渗性脱水的是

82. 符合小儿重度等渗性脱水的是

五、X 型题

83. 小儿腹泻补钾的原则，以下叙述不正确的是

A. 有尿后可补钾

B. 每天给钾 3～4mmol/kg

C. 静脉滴注浓度不能超过 0.5%

D. 全天补钾量不能少于 6～8 小时给入

E. 第 2 天能进食时即可停止补钾

84. 10 个月女婴，因腹泻就诊，诊断为轮状病毒肠炎。该病的主要临床表现包括

A. 发热

B. 鼻塞和流涕

C. 大便脓血样

D. 大便蛋花汤样

E. 脱水和酸中毒

85. 关于婴幼儿的胰腺功能，正确的是

A. 新生儿期胰腺分泌胰脂酶极少，几乎无法测定

B. 出生时即能分泌较多胰液

C. 胰淀粉酶活性在 3 月以下婴儿较低

D. 胰脂酶活性到 2 岁后才达到成人水平

E. 新生儿生后 1 周胰蛋白酶活性增加，1 个月达到成人水平

86. 下列关于胃食管反流病胸痛的叙述，正确的是

A. 疼痛不向其他处放射

B. 疼痛可发生在胸骨后

C. 疼痛可放射至颈部

D. 疼痛可为剧烈刺痛

E. 反流物刺激食管痉挛所致

87. 下列有关胃食管反流病烧心的描述，正确的是

A. 烧心是指胸骨后或剑突下烧灼感

B. 常在餐后半小时出现

C. 腹压增高时可加重

D. 弯腰时可加重

E. 平躺时可加重

88. 急性胃炎的临床表现包括

A. 恶心　　B. 消化道出血

C. 呕吐　　D. 上腹痛

E. 黄疸

89. 以下判断脱水性质的临床表现，正确的是

A. 等渗性脱水常为轻中度脱水表现

B. 高渗性脱水出现口渴早且严重

C. 低渗性脱水，易出现血容量不足症状

D. 高渗性脱水，脱水体征不明显

E. 低渗性脱水，皮肤黏膜极干燥

90. 消化性溃疡手术治疗指征包括

A. 合并穿孔

B. 难治性大出血

C. 幽门梗阻保守治疗无效

D. 慢性难治性疼痛

E. 复合性溃疡

91. 下列哪些是消化性溃疡必要的辅助检查

A. 便潜血

B. 腹部平片

C. 纤维胃镜检查

D. 胃肠 X 线钡餐造影

E. 幽门螺杆菌检测

第九章　呼吸系统疾病

一、A1 型题

1. 婴幼儿易患呼吸道感染的主要原因是

A. 细胞免疫功能低下

B. 咳嗽反射差

C. 分泌型 IgA 低下

D. 纤毛运动功能差

E. IgM 低下

2. 可用于哮喘患儿自我检测的指标是

A. 症状

B. PEF

C. 双肺哮鸣音

D. 皮肤过敏原试验

E. 运动试验

3. 关于异丙托溴铵的叙述，以下正确的是

A. 作用机制与肾上腺素相似

B. 作用机制与氨茶碱相似

C. 可用于预防哮喘发作

D. 可用于控制哮喘发作

E. 吸入后维持作用时间较沙丁胺醇短

4. 小儿扁桃体发育的高峰年龄段是

A. 3～6 个月　　B. 1～2 岁

C. 2～4 岁　　D. 4～10 岁

E. 10～14 岁

5. 婴幼儿发热最多见的原因是

A. 胃肠道病毒感染

B. 呼吸道感染

C. 中枢神经系统感染

D. 泌尿道感染

E. 幽门螺杆菌感染

6. 以下对咳嗽变异型哮喘最具临床诊断价值的是

A. 咳嗽持续 >4 周

B. 常在夜间和（或）凌晨发作

C. 临床上无感染征象，经较长时间抗生素治疗无效

D. 有个人或家族过敏史

E. 支气管扩张剂诊断性治疗后咳嗽明显缓解

7. 下列疾病可引起呼气性呼吸困难的是

A. 上呼吸道感染

B. 先天性喉喘鸣

C. 会厌炎

D. 毛细支气管炎

E. 喉痉挛

8. 有关急性上呼吸道感染，下列描述正确的是

A. 多由细菌感染引起

B. 年长儿症状重，而婴幼儿较轻

C. 特殊类型的上感包括疱疹性咽峡炎和咽结合膜热

D. 婴幼儿全身症状轻

E. 婴幼儿不易出现并发症

9. 年长儿链球菌性上呼吸道感染后 2～3 周，可引起下列哪种疾病

A. 咽后壁脓肿

B. 川崎病

C. 急性肾小球肾炎

D. 中耳炎

E. 颈淋巴结炎

10. 急性上呼吸道感染的治疗原则是

A. 抗感染治疗　B. 对症治疗
C. 抗生素使用　D. 支持治疗
E. 中药治疗

11. 关于反复呼吸道感染的临床表现，叙述正确的是
A. 以夏秋季多见
B. 症状与体征有特征性
C. 以上呼吸道感染最多见，肺炎少见
D. 以冬春季最多见
E. 无明显季节差异

12. 婴幼儿上呼吸道感染的临床特点是
A. 以鼻咽部症状为主
B. 全身症状轻
C. 以消化道症状为主
D. 全身症状重
E. 以呼吸道症状为主

13. 小儿急性上呼吸道感染，最常见的病原体是
A. 支原体　B. 肺炎链球菌
C. 溶血性链球菌　D. 真菌
E. 呼吸道合胞病毒

14. 急性上呼吸道感染直接蔓延不引起哪种疾病
A. 支气管炎　B. 肺炎
C. 咽后壁脓肿　D. 风湿热
E. 中耳炎

15. 腺病毒肺炎最易出现的并发症是
A. 张力性气胸　B. 心力衰竭
C. 肺脓肿　D. 肺大疱
E. 脓气胸、脓胸

16. 痰呈铁锈色最常见于
A. 肺炎链球菌肺炎
B. 肺炎支原体肺炎
C. 葡萄球菌肺炎
D. 肺炎克雷伯菌肺炎
E. 病毒性肺炎

17. 下列疾病中，最可能于凌晨反复出现咳嗽和气短症状的是
A. 慢性肺脓肿
B. 慢性支气管炎
C. 支气管哮喘
D. 肺结核
E. 支气管扩张

18. 以下疾病中，持续性干咳而胸部 X 线片正常的情况，最常见于
A. 支气管哮喘
B. 慢性支气管炎
C. 心力衰竭
D. 支气管扩张
E. 支气管结核

19. 哮喘患儿出现持续状态的治疗为
A. 脱敏疗法
B. 口服氨茶碱类药物
C. 口服免疫抑制剂
D. 静脉应用糖皮质激素
E. 去除诱导因素

20. 有关气道高反应性（AHR）的描述，正确的是
A. AHR 是哮喘发作的重要神经机制
B. 气道炎症是导致 AHR 的重要机制
C. AHR 检测阳性者可直接诊断支气管哮喘
D. 肺泡巨噬细胞激活可降低 AHR
E. AHR 不受遗传因素的影响

21. 支气管哮喘患儿发作时禁用的药物是
A. 吗啡　B. 氨茶碱
C. 泼尼松　D. 肾上腺素
E. 沙丁胺醇

22. 不符合肺炎支原体肺炎 X 线改变的是
A. 间质性肺炎改变

B. 均质性的片状阴影

C. 支气管肺炎改变

D. 多发空洞

E. 肺门阴影增浓

23. 主要用于预防 I 型变态反应所致哮喘的药物是

A. 氨茶碱　　B. 肾上腺素

C. 特布他林　　D. 色甘酸钠

E. 异丙肾上腺素

24. 肺炎链球菌肺炎消散后肺组织结构的变化是

A. 肺泡壁纤维化　　B. 恢复正常

C. 细支气管狭窄　　D. 支气管扩张

E. 肺大疱形成

25. 大叶性肺炎实变期不应出现的体征是

A. 胸膜摩擦音

B. 肺部叩诊浊音

C. 气管向健侧移位

D. 可听到湿啰音

E. 可听到支气管呼吸音

26. 病变消散后肺组织结构和功能大都恢复正常的是

A. 肺炎链球菌肺炎

B. 葡萄球菌肺炎

C. 克雷伯菌肺炎

D. 肺炎支原体肺炎

E. 干酪性肺炎

27. 易并发肺大疱、脓气胸的肺炎是

A. 流感嗜血杆菌肺炎

B. 金黄色葡萄球菌肺炎

C. 呼吸道合胞病毒肺炎

D. 腺病毒肺炎

E. 肺炎支原体肺炎

28. 支气管哮喘患儿发生 I 型呼吸衰竭最主要的机制是

A. 肺泡通气量下降

B. 通气/血流比例失衡

C. 弥散功能障碍

D. 肺内分流

E. 氧耗量增加

29. 胸腔积液患儿，胸穿抽出有臭味浑浊液体。对病因诊断最有价值的是

A. 涂片革兰染色和抗酸染色检查

B. 查瘤细胞

C. 需氧菌和真菌培养

D. 厌氧菌培养

E. 找寄生虫卵

30. 有关支气管哮喘基本概念的描述，错误的是

A. 哮喘的特征是不完全可逆性气流受限

B. AHR 是哮喘患儿的共同病理生理特征

C. 哮喘的本质是气道的慢性炎症

D. 哮喘患病率儿童高于青壮年

E. 哮喘通过防治可以临床控制

31. 下列肺炎中，一般不会发生感染中毒性休克的是

A. 金黄色葡萄球菌肺炎

B. 肺炎克雷伯菌肺炎

C. 肺炎支原体肺炎

D. 肺炎链球菌肺炎

E. 铜绿假单胞菌肺炎

32. 目前用于控制支气管哮喘患儿气道高反应性最主要的措施是

A. 使用 H_1 受体拮抗剂

B. 吸入支气管舒张剂

C. 特异性免疫治疗

D. 吸入糖皮质激素

E. 使用白三烯调节剂

33. 下列疾病中，最常表现为呼气性呼吸困难的疾病是

A. 气管异物　B. 急性喉炎
C. 气胸　D. 支气管哮喘
E. 心力衰竭

34. 以反复发作性干咳、胸闷为主要症状的疾病是
A. 支气管哮喘　B. 支气管异物
C. 支气管肺炎　D. 支气管结核
E. 支气管肺癌

35. 异常性支气管呼吸音常见于
A. 气胸　B. 胸膜肥厚
C. 肺实变　D. 胸腔积液
E. 气道阻塞

36. 支气管哮喘患儿呼气比吸气更为困难，其原因是
A. 吸气是被动的，呼气是主动的
B. 吸气时肺弹性阻力减小，呼气时肺弹性阻力增大
C. 吸气时胸廓弹性阻力减小，呼气时胸廓弹性阻力增大
D. 吸气时气道阻力减小，呼气时气道阻力增大
E. 吸气时胸内负压减小，呼气时胸内负压增大

37. 在胸腔积液所致的呼吸困难中，不可使用
A. 强效镇静剂
B. 利尿剂
C. 糖皮质激素
D. 胸腔穿刺排液
E. 氨茶碱

38. 毛细支气管炎的病原体主要是
A. 腺病毒
B. 呼吸道合胞病毒
C. 金黄色葡萄球菌
D. 支原体
E. 衣原体

39. 肺炎链球菌可引起
A. 支气管肺炎　B. 肺脓肿
C. 胸膜炎　D. 支气管哮喘
E. 大叶性肺炎（即典型肺炎）

40. 支气管哮喘发作的主要病理基础是
A. 细菌感染
B. 支气管痉挛
C. 副交感神经兴奋
D. 气道的非特异性炎症
E. 病毒感染

41. 外源性支气管哮喘，浆细胞产生使人体致敏的抗体是
A. IgA　B. IgG
C. IgM　D. IgD
E. IgE

42. 预防及治疗支气管哮喘的最有效的药物是
A. 糖皮质激素
B. 茶碱类
C. 抗胆碱药
D. β_2受体激动剂
E. 抗生素

43. 支气管哮喘发作时，最有诊断意义的体征是
A. 胸廓饱满
B. 肋间隙增宽
C. 呼吸音增强
D. 触诊胸部语颤减弱
E. 听诊两肺广泛哮鸣音

44. 首选大环内酯类抗生素治疗的是
A. 干酪性肺炎
B. 肺炎链球菌肺炎
C. 葡萄球菌肺炎
D. 肺炎支原体肺炎
E. 克雷伯菌肺炎

45. 结核性与癌性胸腔积液最重要的鉴别点是

A. 胸腔积液颜色

B. 胸腔积液比重

C. 胸腔积液蛋白质含量

D. 胸腔积液 LDH 含量

E. 胸腔积液细胞学与细菌学检查

46. 诊断癌性胸腔积液最常用且特异性最强的检查方法是

A. 胸腔积液 LDH 含量

B. 胸腔镜检查

C. 穿刺液离心沉淀涂片找肿瘤细胞

D. 胸腔积液 CEA 水平

E. 胸部增强 CT

47. 下列情况不会导致胸腔积液产生的是

A. 胸膜毛细血管内静水压增高

B. 胸膜毛细血管通透性增加

C. 胸膜毛细血管损伤

D. 胸膜淋巴管引流功能下降

E. 胸膜毛细血管内胶体渗透压增高

48. 支气管哮喘与心源性哮喘一时难以鉴别，应采用下列哪种药物治疗

A. 毛花苷丙

B. 肾上腺素

C. 氨茶碱

D. 异丙肾上腺素

E. 去甲肾上腺素

49. 下列不是重症肺炎应用糖皮质激素治疗指征的是

A. 合并休克

B. 合并 ARDS

C. 喘憋和呼吸困难

D. 合并脑水肿

E. 合并脓胸伴压迫症状

50. 重症肺炎和一般肺炎的不同点在于

A. 稽留热

B. 肺部炎症范围广泛

C. 两肺闻及广泛中细湿啰音

D. 出现循环、神经系统等功能影响

E. 烦躁不安伴纳差

51. 下列肺炎易合并脓胸的是

A. 支气管肺炎

B. 金黄色葡萄球菌肺炎

C. 呼吸道合胞病毒肺炎

D. 支原体肺炎

E. 腺病毒肺炎

52. 小儿肺炎合并急性心力衰竭的诊断中，不重要的是

A. 肢体水肿

B. 心率增快

C. 心音低钝

D. 肝脏迅速增大

E. 闻及奔马律

53. 关于肺炎衣原体肺炎，说法错误的是

A. 学龄儿童易感染

B. 肺部偶闻及干、湿啰音

C. X 线检查可见到肺炎病灶，多为单侧下叶浸润

D. 病情较重，但一般不发热

E. 早期多为上呼吸道感染的症状，咽痛、声音嘶哑、发热

54. 小儿重症肺炎常并发下列哪种情况

A. 气胸

B. 肾衰竭

C. 肝功能衰竭

D. 中毒性脑病

E. 败血症

55. 下列不是小儿上呼吸道的解剖特点的是

A. 咽鼓管呈宽、直、短、平的特点

B. 咽扁桃体发育的高峰是 1 ~ 3 岁

C. 喉部呈漏斗状，喉腔狭窄

D. 鼻腔黏膜与鼻窦黏膜连续，且鼻窦开

口相对较大

E. 鼻腔短，无鼻毛，后鼻道狭窄

56. 婴儿期扁桃体炎少见的原因是

A. 咽部狭窄

B. 咽鼓管宽、短、直，呈水平位

C. 腭扁桃体至1岁末逐渐增大

D. 咽部方向垂直

E. 婴儿非特异性免疫功能差

57. 下列有关小儿呼吸生理特点的叙述，正确的是

A. 年龄越小，呼吸频率越快

B. 婴幼儿呈胸式呼吸

C. 年龄越小，肺活量越大

D. 小儿气道阻力小于成人

E. 足月儿容易出现呼吸节律不齐

58. 婴幼儿呼吸肌发育不全，通常呈下列哪种呼吸

A. 胸式呼吸　　B. 胸腹式呼吸

C. 腹式呼吸　　D. 点头样呼吸

E. 叹气样呼吸

59. 不符合肺炎支原体肺炎临床症状的是

A. 年长儿多见

B. 病初有全身不适、乏力、头痛

C. 肺部体征不明显

D. 可呈高热、中等度热或低热

E. 体征与剧咳及发热等临床症状一致

60. 下列关于肺炎支原体肺炎的描述，错误的是

A. 部分患儿伴有肺外表现

B. 青霉素对本病有良好效果

C. 肺炎支原体侵入机体后首先在呼吸道黏膜表面繁殖

D. 咳嗽常较剧烈，可似百日咳

E. 肺部不一定出现阳性体征

61. 目前支原体肺炎主要依靠的确诊手段是

A. 血常规

B. 肺部X线

C. 支原体培养

D. 支原体抗体检测

E. C-反应蛋白

62. 下列病原体引起喉炎比较常见且病情危重的是

A. 流感病毒

B. 肺炎支原体

C. 金黄色葡萄球菌

D. 麻疹病毒

E. 溶血性链球菌

63. 关于急性感染性喉炎的临床特点，描述正确的是

A. 多继发于上呼吸道感染

B. 多为高热

C. 呼气性喉鸣

D. 面色潮红

E. 症状白天重，夜间轻

64. 婴幼儿肺炎最常见的类型为

A. 大叶性肺炎　　B. 小叶性肺炎

C. 节段性肺炎　　D. 混合性肺炎

E. 干酪性肺炎

65. 毛细支气管炎的高发年龄是

A. 新生儿　　B. 2岁以上

C. 2岁以下　　D. 1~3岁

E. 2~6岁

66. 哮喘治疗中哪项无助于提高β受体对平喘药的敏感性

A. 纠正酸中毒

B. 改善患儿肺氧合

C. 利尿剂

D. 应用肾上腺皮质激素

E. 控制感染

67. 沙丁胺醇治疗哮喘急性发作的药理基础为

A. 兴奋 β_1 肾上腺素能受体
B. 兴奋 β_2 肾上腺素能受体
C. 兴奋 M 胆碱能受体
D. 兴奋 β_2 肾上腺素能受体和 M 胆碱能受体
E. 兴奋白三烯受体

68. 吸入溴化异丙托品治疗哮喘的药理机制为
A. 兴奋 β_1 肾上腺素能受体
B. 兴奋 β_2 肾上腺素能受体
C. 拮抗 M 胆碱能受体
D. 兴奋 β_2 肾上腺素能受体和 M 胆碱能受体
E. 兴奋白三烯受体

69. 肺炎时应用肾上腺皮质激素的禁忌证是
A. 合并 ARDS　　B. 合并水痘
C. 严重喘憋　　D. 中毒性脑病
E. 感染性休克

70. 以下哪项不属于肺炎常见的病原体
A. 立克次体
B. 肺炎支原体
C. 腺病毒
D. 呼吸道合胞病毒
E. 金黄色葡萄球菌

71. 以下关于支气管肺炎的叙述，不正确的是
A. 多见于双下肺
B. 是指肺泡内的纤维素性炎症
C. X 线主要表现为沿支气管分布的斑片影
D. 多见于婴幼儿及年老体弱患者
E. 治疗不佳可形成脓胸、慢性炎症及支气管扩张

72. 以下哪项为大叶性肺炎最常见的致病菌
A. 大肠埃希菌
B. 草绿色链球菌
C. 流感嗜血杆菌
D. 铜绿假单胞菌
E. 肺炎链球菌

73. 患儿确诊巨细胞病毒肺炎，应选用的治疗药物是
A. 阿昔洛韦　　B. 红霉素
C. 氨苄西林　　D. 更昔洛韦
E. 干扰素

74. 大叶性肺炎的 CT 表现，叙述不恰当的是
A. 实变的肺叶体积均较正常时增大
B. 病变可呈大叶性表现，也可呈肺段性分布
C. 病变中可见支气管充气征，有助于同阻塞性肺不张鉴别
D. 病变密度比较均匀，在叶间裂处表现为边缘清晰
E. 消散期病变呈散在、大小不一的斑片状影

75. 小儿肺炎的停药标准是
A. 症状、体征消失
B. 体温正常 3 天
C. 治疗 2 周
D. 症状、体征消失后 3 天
E. 治疗 3～4 周

76. 关于病毒性肺炎的影像叙述，不正确的是
A. 可有小结节阴影
B. 可有斑片状阴影
C. 可有大片状阴影
D. 肺纹理可增粗
E. 具有特征性影像学表现

77. 肺炎呼吸性酸中毒引起的一系列病理生理变化中，不包括
A. 血液 pH 值低于 7.35
B. 颅内血管收缩
C. 肺动脉收缩
D. 高碳酸血症

E. 血钾增高

78. 金黄色葡萄球菌肺炎特征性X线征象包括

A. 肺不张

B. 两肺多发团片状影

C. 液气囊腔形成

D. 肺脓肿形成

E. 肺实变

二、A2型题

79. 患儿，女，6个月，发热、咳嗽1周，烦躁、惊厥1次。查体：体温39℃，呼吸50次/分，双肺满布细小水泡音，心率140次/分，脑膜刺激征阴性。最可能的诊断是

A. 腺病毒肺炎合并中毒性脑病

B. 支气管肺炎合并高热惊厥

C. 毛细支气管炎合并心力衰竭

D. 毛细支气管炎合并高热惊厥

E. 支气管肺炎合并心力衰竭

80. 患儿，9个月小儿。咳嗽、流涕2天，发热半日，体温39℃，惊厥1次，5分钟后自行缓解。查体：神志清，前囟平坦，呼吸音清，无脑膜刺激征。白细胞 $6.5\times10^9/L$，血钙2.24mmol/L。最可能的诊断是

A. 上感，高热惊厥

B. 肺炎，中毒性脑病

C. 肺炎，高热惊厥

D. 肺炎，维生素D缺乏性手足搐搦症

E. 化脓性脑膜炎

81. 患儿，男，6岁，发热11天，伴刺激性干咳。门诊使用阿莫西林、头孢噻吩治疗6天，无好转。查体：精神尚可，呼吸稍促，右下肺可闻及少许湿啰音，X线两肺下部呈云雾状浸润影。最可能的诊断是

A. 金黄色葡萄球菌肺炎

B. 腺病毒肺炎

C. 肺结核

D. 支原体肺炎

E. 大叶性肺炎

82. 患儿，男，9个月，咳嗽、流涕2天，发热半天，体温39℃，惊厥1次，5分钟后自行缓解。查体：神志清，前囟平坦，呼吸音粗，可闻及湿啰音，无脑膜刺激征。白细胞 $6.5\times10^9/L$，血钙2.24mmol/L。最可能的诊断是

A. 上感，高热惊厥

B. 肺炎，中毒性脑病

C. 肺炎，高热惊厥

D. 肺炎，维生素D缺乏性手足搐搦症

E. 化脓性脑膜炎

83. 患儿，男，8个月，突发高热3天，烦躁，咳嗽频繁，喘憋。发病前4天有皮肤破损及感染史，肺部有散在中、细湿啰音，胸部X线可见斑点状结节阴影。白细胞总数增高，核左移。该患儿诊断为

A. 金黄色葡萄球菌肺炎

B. 腺病毒肺炎

C. 支原体肺炎

D. 呼吸道合胞病毒肺炎

E. 肺炎链球菌肺炎

84. 患儿，男，13个月，高热6天，精神差，频繁咳嗽，阵发性喘憋。体检：鼻翼扇动，吸气性凹陷，两下肺叩诊稍浊，呼吸音减低，双肺闻及少量中湿啰音，白细胞数 $9.0\times10^9/L$，胸部X线摄片示双肺片状密度较淡阴影。最可能的诊断为

A. 金黄色葡萄球菌肺炎

B. 呼吸道合胞病毒肺炎

C. 腺病毒肺炎

D. 肺炎支原体肺炎

E. 肺炎链球菌肺炎

85. 患儿，男，3岁，发热、咳嗽4天，咳喘加重1天。查体：双肺可闻及散在中、小水泡音，血白细胞10×10^9/L，中性粒细胞0.65，淋巴细胞0.35。最可能的诊断是

A. 支气管炎

B. 支气管肺炎

C. 毛细支气管炎

D. 上呼吸道感染

E. 支气管哮喘

86. 患儿，男，4岁，发热2天伴咽痛。查体：咽部充血，咽腭弓、悬雍垂、软腭处可见2～4mm大小疱疹。最可能的病原体是

A. 柯萨奇病毒A组

B. 呼吸道合胞病毒

C. 腺病毒

D. 鼻病毒

E. 冠状病毒

87. 患儿，男，14岁，发热、干咳伴全身肌痛2天。胸部X线片示间质性肺炎，同班级中数人有类似症状。治疗首选的是

A. 头孢唑啉　　B. 左氧氟沙星

C. 庆大霉素　　D. 克林霉素

E. 阿奇霉素

88. 支气管哮喘患儿突发胸痛、气急、呼吸困难，应考虑

A. 肺炎　　B. 胸膜炎

C. 自发性气胸　　D. 左心衰竭

E. 急性心肌梗死

89. 女孩，8岁，发热伴头痛及肌肉酸痛4天。查体：咽部充血，扁桃体Ⅰ度肿大。同学中有数人发病。最可能的诊断是

A. 急性上呼吸道感染

B. 急性扁桃体炎

C. 疱疹性咽峡炎

D. 流行性感冒

E. 川崎病

90. 患儿，女，5个月，发热3天，体温38.5℃左右，伴咳嗽、喘憋。查体：呼吸64次/分，心率160次/分，烦躁不安，呼吸困难，三凹征（+），两肺呼气相哮鸣音为主，肺底部可闻细湿啰音，肝肋下3cm。胸部X线片显示两肺小点片状影，伴明显肺气肿。最可能的诊断是

A. 肺炎支原体肺炎

B. 呼吸道合胞病毒肺炎

C. 支气管肺炎

D. 腺病毒肺炎

E. 支气管哮喘

91. 患儿，女，5个半月，咳嗽伴喘憋2天。查体：T 38℃，P 120次/分，R 80/分，烦躁不安，双肺明显哮鸣音，喘息缓解时可闻及少许中、小湿啰音，肝肋下2.0cm。最可能的诊断是

A. 肺炎链球菌肺炎

B. 腺病毒肺炎

C. 呼吸道合胞病毒肺炎

D. 肺炎支原体肺炎

E. 金黄色葡萄球菌肺炎

92. 患儿，女，3岁，咳嗽5天，发热2天。查体：咽红，双侧扁桃体Ⅰ度肿大，双肺可闻及较固定的中、细湿啰音。最可能的诊断是

A. 上呼吸道感染　　B. 支气管肺炎

C. 支气管哮喘　　D. 支气管炎

E. 毛细支气管炎

93. 患儿，男，6岁，近3个月反复出现发作性咳嗽，尤其在夜间或清晨为著，痰少，运动后加重，抗生素治疗效果不明显，使用沙丁胺醇却有较好疗效。最可能的诊断是

A. 反复呼吸道感染
B. 腺病毒肺炎
C. 支原体肺炎
D. 衣原体肺炎
E. 咳嗽变异型哮喘

94. 患儿，女，7 岁，反复喘息发作 4 年。现喘息复发半天，双肺广泛哮鸣音，考虑诊断支气管哮喘。能与过敏性肺炎鉴别的是
A. 有无季节性
B. 有无过敏原接触史
C. 有无发热
D. 哮鸣音的多少
E. 胸部 X 线表现不同

95. 患儿，男，6 个月，咳嗽 3 天，发热 1 天。有痰咳不出，偶伴喘息，哺乳时明显，三凹征（－），双肺未闻及中、小湿啰音，听诊心脏正常。最可能的诊断是
A. 上呼吸道感染　　B. 支气管炎
C. 支气管肺炎　　D. 支气管扩张
E. 支气管哮喘

96. 患儿，女，7 岁，每年春秋季发生喘息。现又突发喘息，体温正常，两肺布满哮鸣音，白细胞 $8.6\times10^9/L$，中性粒细胞 0.75。可能的诊断是
A. 支气管肺炎
B. 支气管哮喘
C. 呼吸道合胞病毒肺炎
D. 衣原体肺炎
E. 腺病毒肺炎

97. 患儿，男，8 个月，持续高热，频咳，精神萎靡 5 天。近 2 天气促加重，今抽搐 3 次，全身性发作，嗜睡。查体：体温 40.0℃，呼吸 56 次/分，心率 148 次/分，双肺少量中、细湿啰音，左下肺可闻及管状呼吸音，白细胞计数 $4.0\times10^9/L$，腰椎穿刺颅压稍高，脑脊液常规正常。最可能的诊断是
A. 肺炎链球菌肺炎
B. 金黄色葡萄球菌肺炎
C. 支原体肺炎
D. 腺病毒肺炎
E. 毛细支气管炎

98. 患儿，男，14 个月，发热、咳嗽、咳痰 5 天。查体：呼吸 38 次/分，双肺闻及中、小水泡音，胸部 X 线示两下肺模糊片状影。最可能的诊断是
A. 大叶性肺炎
B. 腺病毒肺炎
C. 支原体肺炎
D. 毛细支气管炎
E. 支气管肺炎

99. 患儿，6 个月婴儿。低热，呼吸急促，鼻翼扇动，胸部听诊有哮鸣音。首选的处理是
A. 吸氧，吸痰
B. 拍摄胸部 X 线片
C. 进行过敏方面的咨询
D. 动脉血气分析
E. 沙丁胺醇雾化

100. 患儿，男，8 岁，高热、剧烈咳嗽 5 天，既往体健。查体：一般情况可，左上臂卡介苗瘢痕存在，无明显的呼吸困难，右中下肺叩浊，呼吸音减低。胸腔穿刺液黄色稀薄，细胞数 $0.56\times10^6/L$，N 60%，血常规正常，PPD（－）。其最可能的诊断为
A. 结核性胸膜炎
B. 支原体肺炎合并胸腔积液
C. 化脓性胸膜炎
D. 恶性肿瘤合并胸腔积液
E. 结缔组织病合并胸腔积液

101. 患儿，男，5 个月，体温 38℃，咳嗽、喘憋明显。查体：呼吸急促，鼻翼扇动，三凹征明显，双肺听诊满布哮鸣音，偶闻中、小水泡音。胸部 X 线片：双侧肺纹理增强，可见小片状阴影，肺气肿改变明显。可诊断为

A. 呼吸道合胞病毒肺炎
B. 肺炎支原体肺炎
C. 腺病毒肺炎
D. 金黄色葡萄球菌肺炎
E. 肺炎衣原体肺炎

102. 患儿，男，7 岁，咳嗽 12 天，加重 1 周，晚间明显。病初伴发热，咳黏痰，伴胸痛。查体：一般情况可，呼吸平稳，咽充血，两肺呼吸音稍粗，偶闻干性啰音，胸部 X 线呈肺门阴影增浓，右下肺有云雾状阴影。病初用过利巴韦林及青霉素，无效，改用红霉素后近日症状好转，诊断为肺炎支原体肺炎。下列不正确的是

A. 肺炎支原体是介于细菌与病毒之间的一种微生物
B. 红霉素、四环素对本病有良好效果
C. X 线胸部摄片对诊断本病很有帮助
D. 咳嗽常较剧烈，可似百日咳
E. 肺部不一定出现阳性体征

103. 肺炎患儿使用抗生素治疗 2 天后，呼吸困难反而加重，烦躁，右肺呼吸音减弱，中下肺叩诊浊音，上肺叩诊过清音。血 PaO_2 70mmHg，$PaCO_2$ 50mmHg。此时最重要的治疗措施应该是

A. 静脉注射地西泮
B. 加大吸氧浓度
C. 呼吸机辅助治疗
D. 抗生素加大剂量
E. 胸腔穿刺抽气

104. 婴儿，5 个月，生后人工喂养，经常腹泻，营养不良Ⅱ度。5 天前皮肤有脓疖，近 3 天发热、咳嗽。昨日出现气急，予红霉素治疗。今门诊体检发现两肺有中、细水泡音，诊断为金黄色葡萄球菌肺炎。入院时肛门温度 38.5℃，呼吸 55 次/分，口唇发绀，继续用红霉素并加用庆大霉素。下述各项中，表述不正确的是

A. 住院第 2 天体温降至 35.5℃（未用退热剂），呼吸 55 次/分，血白细胞计数 3.5×10^9/L，中性粒细胞 0.68，淋巴细胞 0.32，说明病情得到初步控制
B. 本病好发于胸膜下肺组织，以广泛的出血、坏死及多个脓肿形成为特点
C. 当患儿出现气急加重、呼吸音减低时要考虑并发脓胸或脓气胸
D. 若并发肺大疱，一般不需外科治疗
E. 经治疗，体温正常，胸片检查示病变吸收，不应立即停药

105. 婴儿，9 个月，发热 3 天，烦躁、流涎 1 天。查体：一般状态可，前囟平坦，咽部充血，咽峡及软腭部可见直径 2～3mm 的疱疹及溃疡，颈部无抵抗，心、肺听诊正常，诊断为上呼吸道感染。其病原体最可能为

A. 腺病毒
B. 流感病毒
C. 副流感病毒
D. 金黄色葡萄球菌
E. 柯萨奇病毒

106. 患儿，男，5 个月，冬季发病，因低热、咳嗽、喘憋 2 天入院，精神、食欲可，既往无喘息史。查体：T 37.8℃，鼻翼扇动，口周轻度发绀，三凹征明显，两肺满布哮鸣音，水泡音不明显，心率 144 次/分，WBC 5.0×10^9/L，N 37%，L 63%。最可能的诊断为

A. 腺病毒肺炎
B. 支原体肺炎
C. 肺炎链球菌肺炎
D. 毛细支气管炎
E. 金黄色葡萄球菌肺炎

107. 患儿，10个月婴儿。高热，伴阵咳、喘息、精神不振10天入院。查体：T 39℃，面色苍白，呼吸困难，右上肺叩诊浊音，听诊可闻中、小水泡音。心率170次/分，肝肋下3.0cm。末梢血：白细胞$7.0\times10^9/L$，淋巴细胞0.85。该患儿治疗不必要的是
A. 吸氧
B. 抗病毒治疗
C. 维持体液平衡
D. 血管活性药物治疗
E. 大量肾上腺皮质激素

108. 患儿，男，1岁，因发热、咳嗽5天，气急2天入院。查体：体温38.5℃，鼻翼扇动，咽部充血，心率130次/分，律齐，呼吸50次/分，两肺有中、细水泡音，肝肋下1.5cm。胸部X线片：两肺散在小斑片状浸润影。诊断为支气管肺炎。如为细菌性，用抗生素治疗，疗程为
A. 体温正常后3~5天，临床症状、体征基本消失后2天
B. 体温正常后5~7天，临床症状、体征基本消失后3天
C. 体温正常后7~9天，临床症状、体征基本消失后5天
D. 体温正常后9~10天，临床症状、体征基本消失后5天
E. 体温正常后10~12天，临床症状、体征基本消失后7天

109. 患儿，女，2岁，3天前受凉后出现咳喘、痰多、呼吸急促。查体：精神萎靡，HR 155次/分，R 56次/分，SaO_2 85%，面色稍发绀，两肺可闻及较多中小湿啰音、痰鸣音及少许哮鸣音，心音尚有力。首先的治疗措施是
A. 抗生素
B. 甲泼尼龙
C. 吸痰、给氧
D. 布地奈德雾化
E. 氨茶碱

110. 患儿，男，13岁，今日突发呼吸困难。发作前有鼻痒、喷嚏、流涕、干咳。体检：血压正常、端坐呼吸、额部出汗，双肺有哮鸣音，心率110次/分，律齐，无杂音。下列诊断正确的是
A. 上呼吸道感染
B. 气管异物
C. 慢性支气管炎喘息型
D. 病毒性心肌炎
E. 支气管哮喘

111. 患儿，10个月婴儿。发热、咳嗽、气喘1周。查体：嗜睡，皮肤有猩红热样皮疹，呼吸急促，鼻翼扇动及三凹征（+），两肺散在中、小水泡音。实验室检查：WBC $25\times10^9/L$，N 0.85。X线胸片示：两肺点片状阴影，右肺第4后肋以下呈致密片状阴影，气管向左侧移位。考虑诊断为
A. 肺炎链球菌肺炎
B. 金黄色葡萄球菌肺炎
C. 腺病毒肺炎
D. 呼吸道合胞病毒肺炎
E. 肺炎支原体肺炎

112. 患儿，女，7岁，发热、刺激性咳嗽1周，痰不多。查体：右侧胸部腋下略叩浊，呼吸音略低。血白细胞$7.0\times10^9/L$，中性粒细胞54%，淋巴细胞46%。胸部

X线片右下肺野可见云雾状阴影。曾用青霉素治疗5天，效果不佳。进一步的检查首选

A. C－反应蛋白

B. 血沉

C. 嗜异凝集试验

D. 肺炎支原体抗体

E. 血培养

113. 患儿，2岁，肺部炎症早期即出现胸腔积液或液气胸。常提示感染病原体为

A. 病毒

B. 衣原体

C. 金黄色葡萄球菌

D. 肺炎链球菌

E. 支原体

114. 患儿，男，4个月，因“咳嗽4天、喘憋2天伴发热”入院，精神食欲可。既往体健。入院查体：体温38℃，脉搏160次/分，呼吸65次/分，神清反应好，前囟平软，张力不高，可见吸气性三凹征，呼气相延长，双肺可闻及大量哮鸣音和少量细湿啰音；心音有力、律齐，心前区未闻及杂音；腹部及神经系统体格检查未见异常。该患儿最可能的诊断是

A. 支气管哮喘

B. 气管炎

C. 急性喉炎

D. 毛细支气管炎

E. 沙眼衣原体肺炎

三、A3/A4型题

（115～116题共用题干）

患儿，4个月，咳嗽3天、加重伴呼吸急促1天入院。查体：体温37℃，呼吸60次/分，呼吸困难，鼻翼扇动，三凹征阳性，双肺广泛呼气性哮鸣音，少量干啰音，心率180次/分，律齐，心音有力，无杂音，腹部膨胀，肝肋下2cm，剑突下1.5cm，质软，神经系统查体未见异常。

115. 该患儿最可能的诊断是

A. 支气管炎

B. 喘息性支气管炎

C. 毛细支气管炎

D. 支气管哮喘

E. 支气管肺炎

116. 以下不应作为常规检查的是

A. 胸片

B. 血常规

C. 血培养

D. 呼吸道合胞病毒抗体测定

E. 呼吸道分泌物病毒抗原检测

（117～119题共用题干）

患儿，男，8个月，因“咳嗽3天、加重伴喘息1天”就诊，精神食欲可。第一次喘息发作。入院体格检查：体温37℃，脉搏134次/分，呼吸58次/分，神清反应好，前囟平软，张力不高，唇周发绀，可见吸气性三凹征，呼气相延长，双肺中量哮鸣音，少量细湿啰音；心音有力、律齐，心前区未闻及杂音；腹软，肢端暖。

117. 该患儿最可能的诊断是

A. 毛细支气管炎　　B. 腺病毒肺炎

C. 急性喉炎　　D. 支气管哮喘

E. 沙眼衣原体肺炎

118. 为及早明确病原，首选的检查是

A. 鼻咽拭子呼吸道病毒抗原检查

B. 咽拭子细菌培养

C. 胸部X线

D. 支气管镜

E. 冷凝集试验

119. 出现以下哪种情况时，该患儿需住院

治疗

A. 出现发热

B. 伴有腹泻

C. 清醒时氧饱和度小于90%

D. 清醒时氧饱和度小于98%

E. 烦躁不安

（120～122题共用题干）

患儿，10个月，发热、烦躁、咳嗽、喘憋2天就诊。查体：体温39℃，口周发绀，鼻翼扇动，三凹征阳性，两肺呼吸音粗。白细胞9.0×10^{9}/L，中性粒细胞47%。

120. 此时应首先做的检查是

A. 血培养

B. 胸部X线检查

C. 呼吸道合胞病毒血清学检查

D. 咽拭子培养

E. 腺病毒血清学检查

121. 第5天患儿仍高热不退，咳喘加重，精神萎靡，面色青灰，呼吸70次/分，右下肺叩诊浊音，可闻及管状呼吸音及中小水泡音，心率180次/分，心音低钝，肝脏肋下3.5cm。此时最可能的诊断是

A. 肺炎链球菌肺炎

B. 腺病毒肺炎合并心衰

C. 呼吸道合胞病毒肺炎

D. 金黄色葡萄球菌肺炎

E. 肺炎支原体肺炎

122. 该患儿确诊后，根据上述临床表现，紧急处理应首先选用

A. 地西泮　　B. 糖皮质激素

C. 抗生素　　D. 洋地黄制剂

E. 退热剂

（123～125题共用题干）

患儿，男，11岁，发热10天，体温38～39℃，刺激性咳嗽明显，胸痛。查体：双肺散在干啰音。胸片：左肺下野淡片状阴影。

123. 最可能的诊断为

A. 腺病毒肺炎

B. 呼吸道合胞病毒肺炎

C. 肺炎支原体肺炎

D. 金黄色葡萄球菌肺炎

E. 肺炎链球菌肺炎

124. 为确诊，首选的检查是

A. 血培养

B. 结核菌素试验

C. 冷凝集试验

D. 肥达反应

E. 痰液病毒分离

125. 首选的治疗药物为

A. 青霉素　　B. 头孢菌素

C. 链霉素　　D. 红霉素

E. 阿昔洛韦

（126～129题共用题干）

患儿，男，1岁，发热伴咳嗽3天，食欲差，偶有呕吐。查体：T 39℃，P 110次/分，R 32次/分，咽充血，双侧扁桃体Ⅰ度肿大，颈部可触及多个黄豆大小淋巴结，皮肤可见密集点状丘疹，双肺可闻及中、细湿啰音，心率110次/分，律齐，腹部未见异常。

126. 该患儿目前的主要诊断是

A. 急性扁桃体炎

B. 急性咽峡炎

C. 咽结膜热

D. 急性支气管炎

E. 急性支气管肺炎

127. 若患儿在病程中出现烦躁不安、眼球上窜、凝视、瞳孔对光反射迟钝，前囟隆起，继之昏睡，查脑脊液压力增高，余正常，血电解质正常。最可能并发

A. 心力衰竭

B. 脑水肿

C. 抗利尿激素异常分泌综合征

D. 中毒性脑病

E. 中枢神经系统感染

128. 病程中，患儿高热不退，呈弛张热型，出现面色苍白、呻吟不安、咳嗽加重，呼吸困难，右侧呼吸音减低。为了解病情变化，应首选的检查是

A. 血常规　　B. 超声心动图

C. 胸部 X 线片　　D. 血培养

E. 心电图

129. 若患儿除上述表现外，还伴有凹陷性水肿，查血钠 120mmol/L，尿钠 40mmol/L，肾功能和肾上腺皮质功能正常。最可能并发

A. 中枢神经系统感染

B. 心力衰竭

C. 抗利尿激素异常分泌综合征

D. 中毒性脑病

E. 脑水肿

（130～131 题共用题干）

患儿，女，6 岁，晚饭后突然出现喘憋，大汗，烦躁不安，不能平卧。该患儿在幼年时曾 2 次患毛细支气管炎。查体：痛苦面容，呼气性呼吸困难，两肺闻及哮鸣音，体温正常。

130. 该患儿的临床诊断最可能是

A. 肺结核　　B. 大叶性肺炎

C. 气管异物　　D. 支气管哮喘

E. 急性支气管炎

131. 下列治疗措施，应慎用或禁用的是

A. 给予抗胆碱能药物

B. 口服肾上腺皮质激素

C. 沙丁胺醇雾化吸入

D. 10% 葡萄糖盐静脉滴注

E. 苯巴比安镇静

（132～136 题共用题干）

患儿，女，3 岁，反复咳嗽 2 个月。查体：体温正常，浅表淋巴结（－），咽（－），两肺多哮鸣音，无水泡音。反复抗生素治疗不愈，以往无呛咳病史，有过敏性鼻炎。

132. 此患儿可能的诊断是

A. 喘息性支气管炎

B. 毛细支气管炎

C. 肺炎

D. 气管异物

E. 支气管哮喘

133. 首选的检查是

A. 胸片

B. 气管镜

C. 血培养

D. 气道分泌物病毒分离

E. 心电图

134. 首选的治疗是

A. 抗生素　　B. 利巴韦林

C. 沙丁胺醇　　D. 骨化三醇

E. 多巴酚丁胺

135. 如肺部哮鸣音广泛而且持续存在，则不能使用

A. 氨茶碱

B. 比索洛尔

C. 糖皮质激素

D. 肾上腺素

E. 氧疗

136. 如病情恶化，呼吸音减弱，应紧急采用

A. 纯氧吸入　　B. 机械通气

C. 胸外心脏按压　　D. 头部冰枕

E. 水合氯醛灌肠

（137～138 题共用题干）

患儿，男，7 岁，发热，胸痛，气短 1 周余。查体：右胸部饱满，叩诊呈浊音，右胸呼吸音减弱。实验室检查：白细胞 20×10^9/L，中性粒细胞 90%。胸片示右侧胸腔积液。

137. 应首先考虑为

A. 急性脓胸

B. 癌性胸膜炎

C. 急性左心衰竭

D. 结核性胸膜炎

E. 胸导管损伤

138. 应首选的诊断方法是

A. 胸部 X 线片　　B. 胸部 CT

C. 胸腔穿刺　　D. 纤维支气管镜

E. 胸部 MRI

（139～140 题共用题干）

患儿，男，14 个月，发热、咳嗽 3 天，气急、发绀、烦躁不安 2 小时入院。体检：体温 39.5℃，气急，面色苍白，明显三凹征，呼吸 60 次/分，两肺布满中细湿啰音，肝肋下 3cm。胸片示右下肺呈点片状阴影。

139. 最可能的诊断是

A. 金黄色葡萄球菌肺炎

B. 毛细支气管炎

C. 支气管肺炎伴心力衰竭

D. 腺病毒肺炎

E. 支气管肺炎伴败血症

140. 该患儿的紧急处理原则是

A. 吸氧加用抗生素

B. 镇静、退热、祛痰、止咳

C. 糖皮质激素

D. 能量合剂

E. 吸氧、镇静、强心、血管活性药物

（141～142 题共用题干）

患儿，男，2 岁，发热、咳嗽 2 天，咳嗽加重 1 天，呈犬吠样，伴声音嘶哑。体格检查：体温 37.8℃，呼吸 60 次/分，心率 150 次/分，急性病容，烦躁不安，唇周紫绀，三凹征（+），两肺呼吸音对称，呼吸音降低，未闻及干、湿啰音，心音低钝，律齐，未闻及杂音，四肢末梢紫绀，神经系统体格检查未见异常。

141. 该患儿最可能的诊断是

A. 毛细支气管炎

B. 急性喉炎

C. 婴儿手足抽搐症

D. 支气管异物

E. 自发性气胸

142. 对该患儿采取的处理措施，不适宜的是

A. 氧疗

B. 强心治疗

C. 糖皮质激素雾化吸入

D. 气管切开术

E. 镇静治疗

四、B1 型题

（143～145 题共用备选答案）

A. 柯萨奇病毒 A 组

B. 呼吸道合胞病毒

C. 腺病毒

D. 肺炎支原体

E. 流感病毒

143. 引起毛细支气管炎的最常见病原体是

144. 引起儿童疱疹性咽峡炎的最常见病毒是

145. 引起儿童咽结膜热的常见病毒是

（146～147 题共用备选答案）

A. 全身糖皮质激素

B. 吸入性糖皮质激素

C. 吸入速效 β_2 受体激动剂

D. 抗胆碱药物

E. 茶碱类药物

146. 支气管哮喘长期控制治疗的首选药物为

147. 支气管哮喘急性发作的首选药物为

五、X 型题

148. 小儿急性喉炎的临床表现包括

A. 声音嘶哑

B. 呼气末有明显喉鸣音

C. 呼吸困难伴三凹征
D. 犬吠样咳嗽
E. 鼻翼扇动

149. 下面有关哮喘特征的描述，正确的是
A. 凡气道高反应者都是支气管哮喘
B. 不同程度的可逆性气道阻塞
C. 反复发作性呼气性呼吸困难
D. 典型发作时可闻及哮鸣音
E. 可自行缓解或经治疗后缓解

150. 应用青霉素治疗肺炎链球菌肺炎时，正确的方法是
A. 轻症患儿每次肌内注射80万单位，分3次
B. 每日剂量800万单位，加在500ml溶液中缓慢静脉滴注
C. 重症患儿每日剂量1000万单位，分4次静脉滴注
D. 静脉滴注时每次用量应在1小时内滴完
E. 对青霉素过敏者不可使用此药

151. 下列关于支气管哮喘发作的临床表现，正确的是
A. 语音震颤减弱
B. 出现严重呼气性呼吸困难
C. 呼吸动度增大、呈吸气位
D. 强迫端坐位
E. 大汗淋漓伴发绀

152. 有关毛细支气管炎的描述，正确的是
A. 主要由呼吸道合胞病毒引起
B. 多见于2~6个月的小婴儿
C. 部分毛细支气管炎患儿可能发展成为婴幼儿哮喘
D. 叩诊可呈过清音
E. 全身中毒症状较重，常有高热

153. 腺病毒肺炎的临床特点为
A. 中毒症状重
B. 肺部啰音出现较晚
C. 猩红热样皮疹
D. 多为稽留热
E. 喘憋、呼吸困难

154. 符合腺病毒肺炎X线特点的是
A. 病灶吸收较慢
B. 大小不等的片状阴影
C. X线改变出现早
D. 少数并发脓气胸
E. 以上都不是

155. 抗生素治疗肺炎的原则是
A. 选用渗入下呼吸道浓度高的药物
B. 早期、联合用药
C. 足量、足疗程
D. 依据病原菌选用敏感药物
E. 重症肺炎口服给药

156. 以下疾病属于急性上呼吸道感染并发症的是
A. 中耳炎　B. 颈淋巴结炎
C. 肺炎　D. 手足口病
E. 急性肾炎

157. 金黄色葡萄球菌肺炎特征性X线征象包括
A. 肺不张　B. 肺浸润
C. 肺大疱形成　D. 肺脓肿形成
E. 脓气胸

158. 渗出液的特点中，以下正确的是
A. 比重 >1.018
B. 蛋白 >30g/L
C. 白细胞数 $>500\times10^6/L$
D. Rivalta试验（-）
E. 胸水LDH/血清LDH >0.6

第十章　心血管系统疾病

一、A1 型题

1. 心脏发育的关键时期是

A. 胚胎第 1 ~ 6 周

B. 胚胎第 2 ~ 8 周

C. 胚胎第 4 ~ 8 周

D. 胚胎第 4 ~ 10 周

E. 胚胎第 6 ~ 12 周

2. 2 岁以前小儿心尖搏动见于

A. 第 3 肋间　　B. 第 4 肋间

C. 第 5 肋间　　D. 第 2 肋间

E. 第 6 肋间

3. 易使红细胞代偿性增加的先天性心脏病是

A. 室间隔缺损

B. 房间隔缺损

C. 法洛四联症

D. 动脉导管未闭

E. 卵圆孔未闭

4. 用药物可能治愈的先天性心脏病是

A. 法洛四联症

B. 动脉导管未闭

C. 房间隔缺损

D. 室间隔缺损

E. 大血管部分转位

5. 先天性心脏病的发病机制是

A. 单基因突变

B. 染色体异常

C. 孕期感染

D. 遗传因素与环境因素及其相互作用

E. 孕期射线或特殊药物、毒物接触史

6. 室间隔缺损超声心动图可见

A. 左心房、左心室内径增宽

B. 左心房、右心房、左心室内径增宽

C. 右心房、右心室内径增宽

D. 右心房、左心房内径增宽

E. 右心房、左心室内径增宽

7. 室间隔缺损肺动脉高压者，可见

A. 心电图示右室肥厚

B. X 线检查示肺动脉段凹陷

C. 左向右分流增加

D. P_2减弱，分裂

E. 杂音增强

8. 法洛四联症患儿选择性右心室造影时，肺动脉和主动脉的显影情况是

A. 肺动脉和主动脉均不显影

B. 肺动脉和主动脉几乎同时显影

C. 只有肺动脉显影

D. 只有主动脉显影

E. 肺动脉显影数秒钟后见到主动脉显影

9. 房间隔缺损杂音产生的主要原理是

A. 主动脉瓣相对狭窄

B. 血液直流通过缺损口

C. 二尖瓣相对狭窄

D. 肺动脉瓣相对狭窄

E. 三尖瓣相对狭窄

10. 肺动脉瓣区第二心音（P_2）增强和固定分裂，常见于

A. 房间隔缺损

B. 室间隔缺损

C. 法洛四联症

D. 动脉导管未闭

E. 肺动脉瓣狭窄

11. 出现青紫最早的先天性心脏病是

A. 室间隔缺损

B. 肺动脉瓣狭窄

C. 主动脉缩窄

D. 法洛四联症

E. 完全性大动脉转位

12. 常见的左向右分流型和无分流型先天性心脏病大都能施行手术根治，如果病情一般，适合手术的时期是

A. 新生儿期　　B. 婴幼儿期

C. 学龄前期　　D. 学龄期

E. 青春期

13. 法洛四联症患儿影响血流动力学最重要的因素是

A. 右心室肥厚　　B. 房间隔缺损

C. 室间隔缺损　　D. 肺动脉狭窄

E. 主动脉骑跨

14. 严重心力衰竭时，治疗频发室性期前收缩首选的药物是

A. 胺碘酮　　B. 索他洛尔

C. 多巴酚丁胺　　D. 氟卡胺

E. 普罗帕酮

15. 能增加左心室后负荷的临床情况是

A. 二尖瓣反流

B. 高血压

C. 房间隔缺损

D. 主动脉瓣反流

E. 室间隔缺损

16. 室间隔缺损和动脉导管未闭患儿压迫喉返神经是由于

A. 肺动脉扩张　　B. 主动脉扩张

C. 右心房扩张　　D. 左心房扩张

E. 左、右心房扩张

17. 室间隔缺损首先导致扩大的心腔是

A. 左心房　　B. 左心室

C. 右心房　　D. 右心室

E. 都有可能

18. 室间隔缺损伴艾森曼格综合征的临床表现为

A. 全身性发绀　　B. 暂时性发绀

C. 持续性发绀　　D. 不出现发绀

E. 差异性发绀

19. 胸骨左缘第 2 肋间触及连续性震颤，常见病变为

A. 动脉导管未闭

B. 肺动脉瓣狭窄

C. 房间隔缺损

D. 室间隔缺损

E. 主动脉瓣狭窄

20. 动脉导管未闭最典型的 X 线征象是

A. 肺血增多

B. 主动脉结增宽凸出

C. 左心室增大

D. 右心室增大

E. 左心房增大

21. 法洛四联症心脏杂音响度主要取决于

A. 左、右室之间的压力差

B. 肺动脉狭窄程度

C. 室间隔缺损大小

D. 主动脉骑跨程度

E. 右室肥厚程度

22. 预防法洛四联症小儿缺氧发作，宜选用的药物是

A. 卡托普利　　B. 地高辛

C. 螺内酯　　D. 普萘洛尔

E. 布洛芬

23. 最不可能出现右心室肥厚的疾病是

A. 房间隔缺损

B. 小型室间隔缺损
C. 肺动脉狭窄
D. 艾森曼格综合征
E. 法洛四联症

24. 以下疾病无肺血减少表现的是
A. 法洛四联症　B. 三尖瓣闭锁
C. 房间隔缺损　D. 永存动脉干
E. 大血管转位

25. 室间隔缺损分流量大时，杂音产生的主要机制是
A. 主动脉瓣相对狭窄
B. 血流直接通过缺损口
C. 二尖瓣相对狭窄
D. 肺动脉瓣相对狭窄
E. 三尖瓣相对狭窄

26. 房间隔缺损患儿的典型心电图表现是
A. PR 间期延长
B. 心电轴右偏，右心室肥大
C. 右心室增大，不完全性右束支传导阻滞
D. P 波高尖
E. 右心房和右心室肥大

27. 房间隔缺损的特征性体征是
A. 胸骨左缘第 2 肋间收缩期杂音
B. 肺动脉瓣区第二心音单一
C. 右心室增大、心前区隆起
D. 肺动脉瓣区第二心音固定分裂
E. 肺动脉瓣区第二心音增强

28. 左向右分流型先天性心脏病出现显著肺动脉高压时的主要改变为
A. 左心室增大　B. 右心室增大
C. 左心房增大　D. 右心房增大
E. 左心房、左心室增大

29. 以下属于左向右分流型先天性心脏病的手术禁忌证的有
A. 发生动力性肺动脉高压前
B. 发生动力性肺动脉高压时
C. 出现心力衰竭症状时
D. 发生梗阻性肺动脉高压时
E. 发生感染性心内膜炎时

30. 法洛四联症患儿发绀的程度主要取决于
A. 肺动脉狭窄的程度
B. 室间隔缺损的大小
C. 室间隔缺损的部位
D. 主动脉骑跨的程度
E. 右心室肥厚的程度

31. 室间隔缺损、房间隔缺损、动脉导管未闭及法洛四联症患儿平时最常见的并发症是
A. 肺炎
B. 脑栓塞
C. 心律失常
D. 喉返神经麻痹
E. 感染性心内膜炎

32. 完全性房室传导阻滞患儿，不需植入永久起搏器的是
A. 有阿－斯综合征发作史
B. 心室率 65 次/分
C. 心脏扩大伴心功能不全
D. 活动耐量明显下降
E. QTc 间期延长，有尖端扭转型室性心动过速

33. 小儿先天性心脏病最常见的类型是
A. 房间隔缺损
B. 室间隔缺损
C. 法洛四联症
D. 动脉导管未闭
E. 肺动脉瓣狭窄

34. 病毒性心肌炎的确诊有赖于
A. 血、肠道病毒核酸阳性
B. 血清柯萨奇病毒 B 组 IgG 1：640

C. 心肌组织内病毒的检出
D. 血 C－反应蛋白水平增高
E. 血清柯萨奇病毒 B 组 IgM 1∶320 以上

35. 在病毒性心肌炎诊断标准中，以下属于临床诊断依据的是
A. 心脏扩大
B. 有前驱呼吸道感染史
C. 头晕、乏力症状
D. 体格检查发现心律不齐
E. 外周血白细胞增多

36. 病毒性心肌炎，病原学确诊的指标是
A. 血中柯萨奇 IgM 抗体阳性
B. 粪便中分离出病毒
C. 血中找到病毒核酸
D. 心包穿刺液检查分离到病毒
E. 外周血白细胞计数高

37. 病毒性心肌炎酶学检查中特异性最高的是
A. AST　　B. ALT
C. CK－MB　　D. ALP
E. LDH

38. 以下不支持轻型病毒性心肌炎临床表现的是
A. 胸闷、心悸
B. 心脏轻度扩大
C. 心动过速
D. 心音低钝及奔马律
E. 严重心律失常

39. 婴儿室上性心动过速的心电图特点是
A. 心室率 160 次/分，有 ST－T 波改变
B. 心室率 >100 次/分，RR 间期可以不等
C. 心室率 100～160 次/分，P 波形态异常
D. 心室率 250～300 次/分，RR 间期绝对匀齐
E. 心室率 >300 次/分，QRS 波宽大畸形

40. 一儿童进行心电图检查，诊断为房性期前收缩。以下不符合其特点的是
A. P′波提前，其形态与窦性 P 波稍有差异，但方向一致
B. P′R 间期 >0.10 秒
C. 期前收缩后的代偿间歇往往不完全
D. 一般 P′波后 QRS 正常
E. P′波后不应出现 QRS－T 异常现象

41. 下列哪项是充血性心力衰竭时血流动力学异常的特点
A. 心输出量下降，心室舒张末压力增加
B. 外周阻力降低
C. 心输出量降低，心室舒张末压力降低
D. 心输出量降低，心室舒张末压力正常
E. 心输出量正常，心室舒张末压力正常

42. 动态心电图检查对评价心律失常的临床价值最小的是
A. 心率变异性
B. 心律失常的类型
C. 心律失常的性质
D. 心律失常的诱因
E. 心律失常的病因

43. 下列哪项心律失常处理时可应用兴奋迷走神经的方法纠正
A. 频发室性期前收缩
B. 心室颤动
C. 阵发性室上性心动过速
D. 心房颤动
E. 心房扑动

44. 心电图测量显示 PR 间期 0.22 秒，最可能的诊断是
A. 正常
B. 一度房室传导阻滞
C. 二度房室传导阻滞
D. 左心房大
E. 右心房大

45. 心脏触及震颤多由于

A. 心脏瓣膜轻度关闭不全

B. 心脏瓣膜狭窄

C. 心房颤动

D. 心室颤动

E. 心房扑动

46. 1岁以内婴儿心脏的左界在

A. 左锁骨中线内0.5～1.0cm

B. 左锁骨中线内1.0～1.5cm

C. 左锁骨中线上

D. 左锁骨中线外1.0cm

E. 左锁骨中线外2.0cm

47. 约80%的婴儿动脉导管解剖上关闭的年龄是

A. 3天　　B. 3个月

C. 6个月　　D. 9个月

E. 12个月

48. 法洛四联症最早出现的临床表现是

A. 活动耐力下降

B. 蹲踞现象

C. 阵发性呼吸困难

D. 青紫

E. 杵状指（趾）

49. 法洛四联症发生晕厥，主要的原因为

A. 肺动脉发育不良

B. 右心室严重肥厚

C. 主动脉骑跨程度超过50%

D. 右心室流出道狭窄痉挛

E. 大型对合不良型室间隔缺损

50. 法洛四联症右心室流出道梗阻最常见的部位是

A. 肺动脉瓣狭窄

B. 漏斗部狭窄

C. 肺动脉主干狭窄

D. 左肺动脉狭窄

E. 右肺动脉狭窄

51. 小儿血清地高辛的有效血浓度为

A. 0～1ng/ml　　B. 2～4ng/ml

C. 1～3ng/ml　　D. 1～4ng/ml

E. 0～3ng/ml

52. 胸部平片上，以下不属于左心室扩大表现的是

A. 可呈靴形心

B. 反向搏动点上移

C. 心尖圆钝、上翘

D. 心尖向左下方延长

E. 左前斜位，心后间隙变小、消失

53. 室间隔缺损患儿，不会增大的是

A. 左心房　　B. 左心室

C. 右心房　　D. 右心室

E. 肺动脉

54. 洋地黄中毒的常见心电图表现是

A. 窦性心动过缓

B. ST－T段呈鱼钩样改变

C. 二度房室传导阻滞

D. 室性期前收缩二联律

E. Q－T间期缩短

55. 病毒性心肌炎在下列哪种情况下可试用糖皮质激素

A. ST－T段改变

B. 室性期前收缩

C. 三度房室传导阻滞

D. 发热

E. 心包摩擦音

56. 关于新生儿及婴儿PR间期的叙述，不正确的是

A. PR间期与心率成正比

B. PR间期与年龄成正比

C. PR间期正常范围为0.12～0.20秒

D. PR间期<0.12秒者占50%以上

E. 心率快则PR间期短

57. 引起心肌炎，最常见的病毒是

A. 轮状病毒　　B. 冠状病毒

C. 柯萨奇病毒　　D. 腮腺炎病毒

E. 风疹病毒

58. 以下疾病中造成心力衰竭的原因是心排血量高于正常的是

A. 扩张型心肌病

B. 暴发性心肌炎

C. 风湿性心脏病二尖瓣狭窄

D. 心内膜弹力纤维增生症

E. 甲状腺功能亢进症

59. 不容易发生心力衰竭的疾病是

A. 室间隔缺损

B. 动脉导管未闭

C. 法洛四联症

D. 心内膜弹力纤维增生症

E. 扩张型心肌病

二、A2型题

60. 患儿，女，3岁，平素健康，生长发育正常。查体：心尖部可闻及1～2级短促柔和的收缩期杂音，传导局限。心电图检查正常，X线胸片检查正常。最可能的诊断是

A. 风湿性心脏病

B. 病毒性心肌炎

C. 扩张型心肌病

D. 先天性心脏病

E. 正常心脏

61. 1岁小儿，考虑存在先天性心脏病。血流动力学改变示左心房、右心房、肺循环、右心室血量增多，而左心室、体循环血量减少。则该小儿先天性心脏病的类型为

A. 房间隔缺损

B. 室间隔缺损

C. 动脉导管未闭

D. 法洛四联症

E. 肺动脉瓣狭窄

62. 患儿，男，8岁，剧烈运动后胸闷、气短1个月。查体：心前区未触及震颤，胸骨左缘2～3肋间闻及3/6级收缩期喷射性杂音，P_2增强、固定分裂。最可能的诊断是

A. 动脉导管未闭

B. 单纯肺动脉瓣狭窄

C. 房间隔缺损

D. 中型室间隔缺损

E. 小型室间隔缺损

63. 患儿，女，2岁，发热、咳嗽3天伴气促、烦躁。查体：体温38.2℃，呼吸64次/分，口唇发绀，有鼻翼扇动及三凹征，双肺可闻及中细湿啰音，心率180次/分，心音低钝，胸骨左缘第3～4肋间可闻及3级收缩期杂音，可触到收缩期震颤，肝肋下3cm。X线胸片见左心室增大，肺动脉段突出，双下肺有散在小点状阴影。其原发病可能是

A. 房间隔缺损　　B. 室间隔缺损

C. 动脉导管未闭　　D. 法洛四联症

E. 艾森曼格综合征

64. 患儿，女，2岁，查体：发现胸骨左缘第2～3肋间有2～3级喷射性收缩期杂音，未触及震颤。P_2增强伴固定分裂。最可能的疾病是

A. 房间隔缺损　　B. 室间隔缺损

C. 动脉导管未闭　　D. 法洛四联症

E. 肺动脉瓣狭窄

65. 患儿，男，6个月，患法洛四联症。近2天反复于哭闹时突然四肢抽搐，青紫加重，神志不清，呼吸急促，持续时间约2～3分钟。主要原因是

A. 脑栓塞　B. 肺动脉狭窄
C. 心力衰竭　D. 脑炎
E. 心包炎

66. 患儿，女，3 岁。面容硕圆，面颊和指端暗红，活动时即感易疲乏和气促，右心室收缩压超过 50mmHg，左侧胸骨旁可触及右心室抬举样搏动，胸骨左缘第 2、3 肋间可闻及 4/6 级以上喷射性收缩期杂音，X 线检查示肺动脉扩张，诊断为肺动脉瓣狭窄。最适宜的治疗方法是
A. 体动脉－肺动脉分流术
B. 肺动脉环缩术
C. 球囊房间隔造口术
D. 球囊瓣膜成形术
E. 解剖纠正手术

67. 患儿，5 个月，患法洛四联症。在一次剧烈哭吵后出现发绀加重，呼吸困难，随即抽搐、晕厥。产生此现象最可能的原因是
A. 呼吸衰竭
B. 心力衰竭
C. 因血液黏稠而产生肺栓塞
D. 缺氧发作
E. 循环衰竭

68. 患儿，男，4 岁，幼儿园体检时发现胸骨左缘 3～4 肋间可闻及 3 级收缩期杂音，平素无症状，生长发育良好。胸片显示肺血略多，心影不大。心电图正常。最可能的诊断是
A. 生理性杂音
B. 小型室间隔缺损
C. 中型室间隔缺损
D. 大型室间隔缺损
E. 大型房间隔缺损

69. 患儿，男，6 岁，发热伴腹泻 5 天，胸闷、心悸 2 天，心率 52 次/分，心律略不齐。心电图检查示二度房室传导阻滞，血清肌钙蛋白 T（+）。诊断为
A. 感染性心内膜炎
B. 风湿性心肌炎
C. 病毒性心肌炎
D. 中毒性心肌炎
E. 扩张型心肌病

70. 患儿，男，6 岁，近 1 周来出现乏力、胸闷症状，2 周前曾患上呼吸道感染。查体：心音低钝，心前区可闻及 2/6 级收缩期杂音。心电图广泛 ST－T 改变。超声心动图示左心室增大，心功能减低。进一步应做的检查是
A. 血常规　B. 血脂
C. 心肌酶谱　D. 肝、肾功能
E. 白细胞分类

71. 患儿，女，6 个月，发热、腹泻 5 天，气促、面色苍白、烦躁 1 天。心率 56 次/分，律略不齐，心音低钝。心电图示三度房室传导阻滞，血生化示心肌酶高。最可能的诊断是
A. 化脓性心包炎
B. 病毒性心肌炎
C. 中毒性心肌炎
D. 腹泻病伴低钾血症
E. 腹泻病伴低钠血症

72. 患儿，男，6 岁，因发热、畏寒 1 周来急诊。查体：精神面色差，皮肤有少量瘀点，无黄染及发绀；胸骨左缘第 3～4 肋间有全收缩期杂音，伴震颤；肝肋下 2cm，脾肋下 1cm。Hb 100g/L，WBC 18×10^9/L，N 80%，L 20%。诊断考虑为
A. 房间隔缺损伴肠伤寒
B. 室间隔缺损伴败血症
C. 动脉导管未闭伴感染性心内膜炎
D. 房间隔缺损伴充血性心力衰竭

E. 室间隔缺损伴感染性心内膜炎

73. 某医院新生儿室发现多名发热、流涕、口唇发绀患儿。患儿体检时均表现为心动过速、心音低钝，肺部体征（-）。心电图检查呈心肌炎表现。则患儿最可能感染的病毒是

A. 腺病毒

B. 单纯疱疹病毒

C. 乙肝病毒

D. 麻疹病毒

E. 柯萨奇病毒

74. 患儿，女，2 岁，体检发现胸骨左缘第2～3 肋间 2/6～3/6 级收缩期杂音，肺动脉瓣区第二心音增强，伴固定分裂。该患儿的诊断是

A. 动脉导管未闭　　B. 房间隔缺损

C. 室间隔缺损　　D. 法洛四联症

E. 肺动脉瓣狭窄

75. 患儿，男，2 岁，胸骨左缘 3～4 肋间可闻及 4/6 级粗糙收缩期杂音，广泛传导，可触及收缩期震颤，P_2亢进。胸部 X 线显示主动脉结（弓）影缩小。最可能的诊断是

A. 房间隔缺损　　B. 室间隔缺损

C. 动脉导管未闭　　D. 法洛四联症

E. 肺动脉瓣狭窄

76. 10 岁男孩，平时易乏力，活动后气促，胸骨左缘第 3～4 肋间有 3/6～4/6 级全收缩期杂音，经超声心动图检查，确诊为先天性心脏病——室间隔缺损。以下不属于其常见并发症的是

A. 支气管炎

B. 充血性心力衰竭

C. 肺水肿

D. 感染性心内膜炎

E. 脑血栓形成

77. 患儿，男，1 岁，发热、咳嗽 3 天。今日突然出现气促，呼吸困难，发绀，面色苍白，心率增快达 180 次/分，两肺闻及粗湿啰音和哮鸣音，肝肋下 3cm。最可能合并的疾病是

A. 急性心力衰竭

B. 艾森曼格综合征

C. 脓胸

D. 气胸

E. 病毒性心肌炎

78. 患儿，10 个月，出生后反复呼吸道感染，脉搏 168 次/分，胸骨左缘第 3、4 肋间可闻及 3/6 级粗糙收缩期杂音，双肺可闻及湿啰音。该患儿的诊断是

A. 室间隔缺损合并支气管肺炎

B. 房间隔缺损合并支气管肺炎

C. 动脉导管未闭合并支气管肺炎

D. 法洛四联症合并支气管肺炎

E. 单纯性室间隔缺损

79. 患儿，男，2 岁，自幼咳嗽，生长发育落后。查体：胸骨左缘上方可闻及收缩期杂音。心导管检查发现肺动脉血氧含量高于右心室。最可能的诊断是

A. 房间隔缺损

B. 法洛四联症

C. 肺动脉高压

D. 动脉导管未闭

E. 肺动脉狭窄

80. 患儿，5 岁，多次患肺炎，查体无发绀，胸骨左缘第 2 肋间可闻及响亮的连续性“机器”样杂音，伴有震颤，脉压增宽，有周围血管搏动征。以下诊断最正确的是

A. 法洛四联症

B. 肺动脉口狭窄

C. 动脉导管未闭

D. 室间隔缺损

E. 完全性大动脉转位

81. 患儿，女，1岁，因口周青紫，体格检查发现心脏杂音就诊。超声心动图检查：肺动脉狭窄，室间隔缺损，主动脉骑跨，右心室肥厚。此患儿所患疾病对病理生理影响最大的畸形是

A. 右位主动脉弓　　B. 肺动脉狭窄

C. 室间隔缺损　　D. 主动脉骑跨

E. 右心室肥厚

82. 患儿，女，8岁，自幼易患肺炎，易乏力。查体：营养差，胸骨左缘第2肋间处有连续性“机器”样杂音。血压110/50mmHg。心电图：左心室增大。最可能的诊断是

A. 原发孔型房间隔缺损

B. 继发孔型房间隔缺损

C. 室间隔缺损

D. 动脉导管未闭

E. 主动脉缩窄

83. 患儿，男，3岁，生后6个月出现发绀，有杵状指。胸部X线示“靴形心”，肺血减少。最可能的诊断是

A. 肺动脉狭窄　　B. 大动脉转位

C. 室间隔缺损　　D. 法洛四联症

E. 房间隔缺损

84. 患儿，男，3岁，诊断为肺动脉瓣狭窄，压差60mmHg。给予的治疗意见为

A. 继续观察，随访

B. 外科手术治疗

C. 药物治疗

D. 球囊导管扩张术

E. 不需要处理

85. 患儿，男，3岁，自生后6个月开始出现口唇、指（趾）甲床发绀，并有杵状指。胸部X线检查示“靴型心”、肺动脉段凹陷、肺血减少。最可能的诊断是

A. 房间隔缺损

B. 室间隔缺损

C. 动脉导管未闭

D. 法洛四联症

E. 艾森曼格综合征

86. 患儿，男，2岁，活动后气急、口唇发绀1年余。查体：胸骨左缘第3肋间可闻及3/6级喷射性收缩期杂音。胸部X线片示心影稍增大，心尖圆钝上翘，肺动脉段凹陷，肺门血管影缩小，肺透亮度增加。最可能的诊断是

A. 完全性大动脉转位

B. 房间隔缺损

C. 室间隔缺损

D. 动脉导管未闭

E. 法洛四联症

87. 患儿，男，3岁，自幼体弱，多次患肺炎。查体：胸骨左缘第2肋间可闻及连续性“机器”样杂音，有震颤，肺动脉瓣区第二心音亢进，脉压增高。最可能的诊断是

A. 房间隔缺损

B. 动脉导管未闭

C. 法洛四联症

D. 艾森曼格综合征

E. 室间隔缺损

88. 患儿，女，8岁，患先天性心脏病。3个月前开始出现不规则发热，体温38～39℃，2个月前出现咳嗽、气促、下肢水肿，经抗结核治疗后无效。查体：T 38.8℃，心率116次/分，呼吸45次/分，颈静脉怒张，心前区隆起，于胸骨左缘第2、3肋间可闻及连续性杂音，肝肋下4.5cm。尿常规：蛋白（+）。本例应诊断为

A. 动脉导管未闭合并心力衰竭+反复上

呼吸道感染

B. 动脉导管未闭合并心力衰竭+肺炎

C. 动脉导管未闭合并心力衰竭+肺结核

D. 动脉导管未闭合并急性感染性心内膜炎

E. 动脉导管未闭合并心力衰竭+亚急性感染性心内膜炎

89. 患儿，男，3岁，室间隔缺损，发热、咳嗽伴喘息3天。查体：双肺可闻及中、小水泡音，胸骨左缘3、4肋间闻及收缩期杂音，肺动脉瓣区第二心音亢进，肝肋下4.0cm。下述处置错误的是

A. 强效镇静剂

B. 应用短效洋地黄强心

C. 应用广谱抗生素

D. 应用呋塞米

E. 扩血管药

90. 患儿，男，10个月，自出生后反复患上呼吸道感染。2天前出现咳嗽、气促、发热、烦躁不安。查体：口唇发绀，R 48次/分，P 188次/分，心音低钝，胸骨左缘3、4肋间可闻及收缩期杂音，肺动脉瓣区第二心音亢进，双肺中、小水泡音，肝肋下3.5cm，双下肢轻度水肿。初步诊断为

A. 房间隔缺损合并心力衰竭

B. 房间隔缺损合并肺炎

C. 室间隔缺损合并心力衰竭+肺炎

D. 室间隔缺损合并亚急性感染性心内膜炎+低钾血症

E. 房间隔缺损合并心力衰竭+低钾血症

91. 30周早产患儿，生后24小时，因吸入性肺炎入院。查体：胸骨左缘第2肋间有较响亮收缩期杂音，彩色多普勒超声心动图示有动脉导管未闭和左向右分流。应如何治疗

A. 治疗肺炎，待3~4岁后手术治疗

B. 观察到3个月后不闭合可手术

C. 治疗肺炎的同时，应用吲哚美辛

D. 立即手术根治

E. 立即应用心导管介入技术将未闭的动脉导管进行堵塞

92. 患儿，男，10岁，因感冒后出现胸闷、心悸、乏力而就诊。查体：心率130次/分，伴期前收缩3~5次/分。心电图示房性期前收缩，Ⅰ、Ⅱ及V_5导联T波低平。经进一步检查，确诊为病毒性心肌炎。下列治疗措施中，错误的是

A. 有心功能不全者应绝对卧床休息

B. 对有心力衰竭者，洋地黄剂量宜偏小

C. 急性早期病例加用肾上腺皮质激素

D. 急性期每月可用维生素C

E. 纠正心律失常

93. 患儿，男，6岁，体检时发现心脏杂音。经超声心动图检查，诊断为先天性心脏病（室间隔缺损、肺动脉高压）。下面符合此病体检所见的是

A. 肺动脉瓣区第二心音减弱伴固定分裂

B. 胸骨左缘第3~4肋间闻及3/6级全收缩期杂音

C. 心尖部可闻及收缩期杂音

D. 胸骨左缘第2~3肋间触及收缩期震颤

E. 不会出现青紫

94. 患儿，女，8岁，体检时发现胸骨左缘第2肋间有粗糙喷射性全收缩期杂音，向颈部传导，肺动脉瓣区第二心音减弱。经右心导管检查，证实为中度肺动脉瓣狭窄。进行X线检查时，以下不是其特点的是

A. 肺血减少，肺野清晰

B. 肺动脉总干膨出

C. 肺动脉段多平直

D. 右心室有不同程度增大

E. 有时右心房增大

95. 患儿，女，5 岁，平时健康，活动后无气喘。体检时发现胸骨左缘 2～3 肋间 3/6 级收缩期喷射性杂音，传导较局限，肺动脉瓣区第二心音略增强伴固定分裂。首先考虑

A. 室间隔缺损
B. 房间隔缺损
C. 动脉导管未闭
D. 法洛四联症
E. 肺动脉瓣狭窄

96. 患儿，男，2 岁，多次患肺炎。胸片示：肺纹理增强，左心房、左心室大，主动脉影增宽。应诊断为

A. 房间隔缺损
B. 室间隔缺损
C. 动脉导管未闭
D. 法洛四联症
E. 艾森曼格综合征

97. 患儿，女，4 岁，自 10 个月起出现口唇发绀，哭闹后加剧，会走后常有蹲踞，平日少动。查体：胸骨左缘第 3、4 肋间闻及 3/6 级收缩期杂音，无震颤。股动脉血氧饱和度 85%。胸部 X 线片：心脏轻度增大，右心室增大，肺纹理减少，肺动脉段凹陷。心电图示右心室肥大。最可能的诊断是

A. 单纯肺动脉瓣狭窄
B. 艾森曼格综合征
C. 法洛四联症
D. 肺动脉瓣狭窄 + 房间隔缺损
E. 原发性肺动脉高压

98. 患儿，男，10 岁，反复呼吸道感染，2 岁之内曾患肺炎多次，易感乏力，活动后有气促但无发绀。胸骨左缘第 3、4 肋间闻及 4/6 级收缩期杂音，P_2较亢进，心尖区闻及短促舒张期杂音。心电图：左、右心室肥大。胸部 X 线片：两肺充血，左、右心室均大，以左心室为显著，肺动脉段突出，主动脉结偏小。最可能的诊断为

A. 房间隔缺损
B. 房间隔缺损合并动脉导管未闭
C. 室间隔缺损
D. 室间隔缺损合并动脉导管未闭
E. 动脉导管未闭

99. 患儿，女，4 岁，平日偶有膝关节痛。查体：胸骨左缘第 2 肋间有 3 级喷射性收缩期杂音，胸骨左缘下方听到舒张期杂音，P_2增强。X 线检查示右心房、右心室大。最可能的诊断是

A. 房间隔缺损　　B. 室间隔缺损
C. 肺动脉瓣狭窄　　D. 法洛四联症
E. 风湿性心脏病

100. 患儿，男，2 岁，P 100～110 次/分，胸骨左缘 3～4 肋间 3/6 级收缩期杂音，肺动脉瓣区第二心音亢进，胸片示左、右心室扩大。应诊断为

A. 房间隔缺损
B. 室间隔缺损
C. 动脉导管未闭
D. 肺动脉瓣狭窄
E. 法洛四联症

101. 患儿，男，7 岁，1 岁后发绀逐渐加重，胸骨左缘第 2～3 肋间可闻及 2～3 级收缩期杂音。为明确诊断，最有价值的检查是

A. 心电图
B. 动脉血氧饱和度
C. 心功能负荷试验
D. 胸部 X 线片
E. 心导管造影

102. 患儿，男，10 岁，体育课时突感心悸，面色苍白，出冷汗。心电图示心率 180

次/分，QRS波时间0.10秒，RR绝对整齐，P波显示不清。诊断可能是

A. 交界性逸搏心律
B. 室上性心动过速
C. 室性心动过速
D. 窦性心动过速
E. 房颤

103. 患儿，女，10个月，因烦躁、面色苍白就诊。查体：神志清，烦躁不安，心率200次/分，律齐，心音尚有力，未闻及杂音。心电图：室上性心动过速。正确的治疗是

A. 普罗帕酮1~1.5mg/kg缓慢静注
B. 葡萄糖酸钙10ml缓慢静注
C. 维拉帕米0.1mg/kg缓慢静注
D. 利多卡因3mg/kg缓慢静注
E. ATP 4mg/kg缓慢静注

三、A3/A4型题

（104~105题共用题干）

患儿，1岁，出生后3个月开始出现口唇青紫，体格检查胸骨左缘第3肋间闻及3级收缩期杂音，X线显示肺野缺血，呈“靴形”心。经皮血氧饱和度为85%。

104. 以下检查对评估肺血管发育最有帮助的是

A. 心电图　　B. 心脏超声
C. 心脏造影　　D. 胸部X线
E. 心脏MRI

105. 患儿是否能接受根治手术，主要取决于下列因素，但不包括

A. 左肺动脉发育情况
B. 右肺动脉发育情况
C. 左心室发育情况
D. 冠状动脉发育情况
E. 患儿体格发育情况

（106~109题共用题干）

男孩，3岁，与同龄人相比体质较差，因怀疑先天性心脏病就诊。

106. 首先应检查

A. 血常规
B. 心电图
C. 血钙、磷测定
D. 胸部X线摄片
E. 腹部B超

107. 该患儿口唇黏膜发绀，轻度杵状指（趾），胸骨左缘2~4肋间闻及2/6~3/6级收缩期杂音，P_2减弱。为确诊应做的检查是

A. 心电图
B. 头颅CT
C. 心肌酶谱
D. 右心导管造影
E. 腹部B超

108. 若住院期间，患儿出现发热伴咽痛，随后出现头痛。右侧巴氏征（+），白细胞18×10^9/L，中性粒细胞0.86，淋巴细胞0.14。考虑合并

A. 肺炎　　B. 脑出血
C. 结核性脑膜炎　　D. 心肌炎
E. 脑脓肿

109. 并发症治愈后，进一步的治疗为

A. 预防外伤
B. 长期抗生素预防感染
C. 应用激素
D. 口服维生素
E. 施行心脏手术

（110~111题共用题干）

患儿，男，11岁，上呼吸道感染后2周出现心前区不适、胸闷、心悸。现突然发生烦躁不安、面色苍白、四肢湿冷及末端发绀。心

电图检查示各导联 ST 压低、T 波低平和频发室性期前收缩。诊断为病毒性心肌炎。

110. 最可能的并发症是

A. 室性心动过速
B. 充血性心力衰竭
C. 心源性休克
D. 阵发性室性心动过速伴心肌劳损
E. 二度房室传导阻滞

111. 以下治疗措施中，不正确的是

A. 静脉滴注足量肾上腺皮质激素
B. 静脉推注大剂量维生素
C. 纠正心律失常
D. 生理盐水快速推注扩容
E. 合理应用血管活性药物

（112～114 题共用题干）

患儿，男，9 岁，剧烈运动后胸闷、气短 1 个月。查体：心前区未触及震颤，胸骨左缘 2～3 肋间可闻及 3/6 级收缩期喷射性杂音，P_2增强，固定分裂。

112. 最可能的诊断是

A. 房间隔缺损
B. 单纯肺动脉瓣狭窄
C. 中型室间隔缺损
D. 小型室间隔缺损
E. 动脉导管未闭

113. 心脏杂音形成的最直接原因是

A. 肺动脉瓣明显狭窄
B. 右心压力负荷增加
C. 经肺动脉瓣的血流量增多
D. 主动脉瓣相对狭窄
E. 血液经房间隔缺损处自左房流入右房

114. 最典型的心电图改变是

A. 左心室高电压
B. 不完全性右束支传导阻滞和右心室增大
C. 左心房肥大
D. 二度Ⅰ型房室传导阻滞
E. 一度房室传导阻滞

（115～116 题共用题干）

患儿，女，10 个月，人工喂养。两天来喂养困难，烦躁多汗，哭声低弱，腹胀，咳嗽，尿少，水肿。查体：患儿心脏扩大，心率 165 次/分，安静时呼吸 66 次/分，心音低钝，奔马律；肺底部可闻及湿啰音，呼吸困难，青紫加重。

115. 该患儿最可能的诊断是

A. 充血性心力衰竭
B. 心律失常
C. 风湿性心脏病
D. 病毒性心肌炎
E. 肺炎

116. 治疗过程中，患儿出现恶心、呕吐，食欲不振，并伴有头晕、嗜睡，无发热、咳嗽，无腹泻，心电图示胸前导联 ST 段鱼钩样压低。首先考虑为

A. 合并急性胃炎
B. 地高辛剂量不足，心功能不全未能控制
C. 地高辛中毒
D. 低钾血症
E. 病毒性心肌炎

（117～119 题共用题干）

患儿，男，11 岁，突然发作心动过速，心率 170 次/分，压迫眼球后心率降为 70 次/分，基本规则。

117. 最可能的诊断是

A. 窦性心动过速
B. 室性心动过速
C. 室上性心动过速
D. 心房颤动
E. 心房扑动

118. 如心电图检查示：PR 间期 < 0.12 秒；QRS 波起始部均可见模糊粗钝的 δ 波，时限增宽为 0.12 秒。应诊断为

A. 右束支传导阻滞

B. 左束支传导阻滞

C. 预激综合征

D. 窦房结内游走心律

E. 正常心电图

119. 上述情况在发作时，以下治疗措施不适宜的是

A. 胺碘酮

B. 经食管调搏

C. 电生理检查后消融术

D. 电复律

E. 毛花苷丙

（120 ~ 121 题共用题干）

患儿，女，2 岁，身体瘦弱，多次患肺炎。胸片示肺血增多，左心房、左心室增大，主动脉影增宽。

120. 应该诊断为

A. 房间隔缺损　　B. 室间隔缺损

C. 动脉导管未闭　　D. 法洛四联症

E. 艾森曼格综合征

121. 该患儿最有可能的心电图表现为

A. 不完全性右束支传导阻滞

B. 右心室肥厚

C. ST – T 改变

D. 左心室肥厚

E. 左束支传导阻滞

（122 ~ 123 题共用题干）

患儿，11 个月，生后反复患肺炎。2 天前出现发热、咳嗽、气促、烦躁不安。查体：口唇发绀，呼吸 48 次/分，心率 198 次/分，心音低钝，胸骨左缘第 3、4 肋间可闻及 3 级收缩期杂音，双肺中、小水泡音，肝肋下 3.0cm，双足背轻度水肿。

122. 此例可能的诊断为

A. 室间隔缺损

B. 室间隔缺损合并肺炎

C. 室间隔缺损合并肺炎和心力衰竭

D. 室间隔缺损合并亚急性细菌性心内膜炎

E. 室间隔缺损合并中毒性脑病

123. 下述哪项处理是错误的

A. 吸氧

B. 快速洋地黄化

C. 静脉滴注抗生素

D. 静脉注射钙剂

E. 应用利尿剂

（124 ~ 126 题共用题干）

患儿，男，13 岁。学校体检：心界正常。心率 82 次/分，期前收缩 5 ~ 7 次/分，心音正常，无杂音，平时无自觉症状，初步诊断为期前收缩。

124. 为了明确诊断，了解期前收缩的类型，必须进行的检查是

A. 心电图检查　　B. 心导管检查

C. 肌电图检查　　D. 胸部 X 线片

E. 心脏核磁

125. 假设经心电图检查示室性期前收缩，下列哪项心电图表现不符合室性期前收缩

A. QRS 波提前，T 波与主波方向一致

B. QRS 波提前，T 波与主波方向相反

C. 代偿间歇完全

D. QRS 波宽大、畸形

E. QRS 波前无异位 P 波

126. 若该患儿在器质性心脏病基础上出现期前收缩，应给予的治疗是

A. 利尿剂

B. 钙离子通道阻滞剂

C. 非甾体抗炎药
D. β受体拮抗剂
E. 维生素 B_{12}

（127～130 题共用题干）

患儿，男，6 岁，既往常有发作性烦躁不安，面色苍白，伴多汗、心悸，有心搏加快感。听诊心率 160～200 次/分。每次持续数分钟到数小时，可自行缓解。

127. 首先应考虑的诊断是
A. 房性期前收缩
B. 室性心动过速
C. 室性期前收缩
D. 室上性心动过速
E. 心房颤动

128. 该患儿采取的首选治疗措施，以下不适宜的是
A. 压迫眼球
B. 冰敷脸
C. 压舌板刺激咽喉
D. Valsalva 动作
E. 同时按摩两侧颈动脉窦

129. 该患儿使用上述物理方法无效，进一步治疗，不正确的是
A. 地高辛
B. 如血流动力学不稳定，立即用非同步电复律
C. 腺苷
D. 经食管调搏
E. 普罗帕酮

130. 关于该患儿的药物治疗，以下叙述不正确的是
A. 维拉帕米各个年龄段均可用
B. 地高辛适用于小婴儿，尤其是心功能不全者
C. 胺碘酮不良反应有甲状腺毒性、肺纤维化、神经毒性、肝损伤等
D. 美托洛尔不能用于严重房室传导阻滞者
E. 普罗帕酮不能用于心功能不全者

（131～133 题共用题干）

患儿，6 个月。发热、腹泻 5 天，气促、面色苍白、烦躁 1 天。心率 56 次/分，心律略不齐，心音低钝，心前区可闻及心包摩擦音。心电图示高度房室传导阻滞。

131. 患儿最可能的诊断是
A. 化脓性心包炎
B. 中毒性心肌病
C. 病毒性心肌炎
D. 腹泻伴低钾血症
E. 以上均不是

132. 有助于诊断的实验室检查是
A. 血电解质检查
B. 血清 CK－MB
C. 大便病毒分离
D. 血液病毒分离
E. 血培养

133. 以下治疗措施中，不适宜的是
A. 抗心律失常
B. 泛醌（CoQ10）
C. 糖皮质激素
D. 大剂量维生素 C
E. 心包穿刺术

四、B1 型题

（134～137 题共用备选答案）

A. 地高辛　　B. 普萘洛尔
C. 卡托普利　　D. 利多卡因
E. 胺碘酮

134. 以下药物可以预防法洛四联症患儿的缺氧发作的是
135. 属于Ⅲ类抗心律失常药物的是
136. 不宜用于室上性心动过速治疗的药物是

137. 和螺内酯合用易导致高血钾的药物是

（138～139 题共用备选答案）

A. 2 周　　B. 3 周
C. 4 周　　D. 5 周
E. 6 周

138. 胚胎开始出现心搏是在

139. 胚胎已经有血液循环是在

（140～142 题共用备选答案）

A. 房间隔缺损　　B. 室间隔缺损
C. 主动脉缩窄　　D. 法洛四联症
E. 肺动脉瓣狭窄

140. 胸部 X 线检查提示肺血多，左心室大，最可能的疾病是

141. 胸部 X 线检查提示肺血多，右心室大，最可能的疾病是

142. 胸部 X 线检查提示肺血少，右心室大，最可能的疾病是

（143～144 题共用备选答案）

A. 地高辛　　B. 呋塞米
C. 吲哚美辛　　D. 前列腺素
E. 泼尼松

143. 可促进早产儿动脉导管关闭的药物是

144. 新生儿重症发绀型先天性心脏病，扩张动脉导管可应用

（145～148 题共用备选答案）

A. 房间隔缺损　　B. 室间隔缺损
C. 动脉导管未闭　　D. 法洛四联症
E. 肺动脉瓣狭窄

145. 体格检查发现有周围血管征，提示

146. 婴儿期反复肺炎，最可能的疾病是

147. 心脏听诊 P_2 增强伴固定分裂，最可能的疾病是

148. 体检发现脉压大，最可能的疾病是

（149～151 题共用备选答案）

A. 主动脉缩窄　　B. 二尖瓣狭窄
C. 动脉导管未闭　　D. 法洛四联症
E. 肺动脉瓣狭窄

149. 可以导致艾森曼格综合征的疾病是

150. 属于无分流型先天性心脏病的是

151. 可以引起脑缺氧发作的疾病是

（152～153 题共用备选答案）

A. 房间隔缺损　　B. 室间隔缺损
C. 动脉导管未闭　　D. 法洛四联症
E. 肺动脉瓣狭窄

152. 合并肺动脉高压时，可以出现差异性发绀的疾病是

153. 肺血多，左心室及主动脉血少的疾病是

（154～155 题共用备选答案）

A. 射频消融术
B. 球囊瓣膜成形术
C. 球囊房间隔造口术
D. 心脏外科手术
E. 口服西地那非控制狭窄

154. 肺动脉瓣狭窄首选治疗方法是

155. 法洛四联症首选治疗方法是

（156～158 题共用备选答案）

A. 房间隔缺损
B. 完全性大动脉转位
C. 主动脉缩窄
D. 法洛四联症
E. 肺动脉瓣狭窄

156. 心电图显示左心室肥大的疾病是

157. 临床表现有持续发绀的疾病是

158. 婴儿期死亡，最可能的疾病是

（159～160 题共用备选答案）

A. 肺动脉瓣狭窄
B. 法洛四联症
C. 房间隔缺损
D. 动脉导管未闭
E. 室间隔缺损

159. 心导管检查肺动脉血氧含量比右心室高，压力也高于右心室，提示

160. 心导管检查右心室血氧含量高于右心房的先心病是

（161～164 题共用备选答案）

A. 胸骨左缘第 2 肋间 4/6 级以上收缩期杂音

B. 胸骨左缘第 2 肋间柔和收缩期杂音

C. 胸骨左缘第 2 肋间连续性杂音

D. 胸骨左缘第 3～4 肋间收缩期杂音

E. 胸骨右缘第 2 肋间喷射性收缩期杂音

161. 肺动脉瓣狭窄典型的杂音是

162. 动脉导管未闭典型的杂音是

163. 室间隔缺损典型的杂音是

164. 房间隔缺损典型的杂音是

（165～166 题共用备选答案）

A. 两肺充血，左心房、左心室增大，肺动脉段凸出

B. 两肺野清晰，左心房、左心室增大，肺动脉段凸出

C. 两肺充血，右心房、右心室增大，肺动脉段凸出

D. 两肺野清晰，左心房、左心室增大，肺动脉段凹陷

E. 两肺充血，左心室、右心室增大，肺动脉段凹陷

165. 动脉导管未闭典型的 X 线胸片特征是

166. 房间隔缺损典型的 X 线胸片特征是

五、X 型题

167. 轻型病毒性心肌炎的治疗措施，正确的是

A. 大剂量维生素 C

B. 小剂量地高辛

C. 休息

D. 糖皮质激素

E. 黄芪、辅酶 Q10

168. 以下选项属于室间隔缺损手术治疗适应证的是

A. 2 岁后肺循环与体循环血流量之比 > 2∶1

B. 大型缺损在 6 个月以内发生内科难以控制的心力衰竭

C. 肺动脉高压伴右向左分流

D. 分流量大，尚未形成梗阻性肺动脉高压者

E. 6 个月～2 岁小儿，虽然心力衰竭能控制，但肺动脉压力持续增高超过体循环压的 1/2

169. 以下选项符合左向右分流型先天性心脏病的共同特征的是

A. 胸骨左缘收缩期杂音

B. 容易并发肺部感染

C. 生长发育落后

D. 肺动脉瓣区第二心音增强

E. 蹲踞现象

170. 关于肺动脉瓣狭窄的叙述，以下正确的是

A. 以肺动脉漏斗部狭窄最常见

B. 可并发右心衰竭

C. 首选球囊瓣膜成形术治疗

D. 潜在发绀型先天性心脏病

E. 胸骨左缘上方收缩期喷射性杂音

171. 以下选项中属于室间隔缺损并发症的是

A. 肺炎

B. 心力衰竭

C. 缺氧发作

D. 感染性心内膜炎

E. 肺水肿

172. 以下选项属于法洛四联症病理解剖表现的是

A. 右心室增大
B. 对合不良型室间隔缺损
C. 肺动脉增粗
D. 主动脉增粗伴骑跨
E. 右心室流出道狭窄

A. 右心房压力大于左心房
B. 右心血流量增多
C. 肺循环血流量增多
D. 体循环血流量减少
E. 肺动脉压力增高

173. 关于房间隔缺损，以下叙述正确的是

第十一章　泌尿系统疾病

一、A1 型题

1. 小儿急性肾小球肾炎起病前常有皮肤感染，其前驱期多为
   A. 2～3 天　B. 1～2 周
   C. 2～4 周　D. 3～4 周
   E. 4～5 周

2. 预防儿童急性肾小球肾炎的根本措施是
   A. 防治感染
   B. 避免剧烈运动
   C. 血管紧张素转换酶抑制剂（ACEI）
   D. 多饮水
   E. 加强营养，增强体质

3. 急性肾小球肾炎时，以下情况应限制钠盐摄入的是
   A. 有氮质血症
   B. 有血尿
   C. 有水肿和高血压
   D. 补体下降
   E. 有蛋白尿

4. 以下有关急进性肾小球肾炎的叙述，正确的是
   A. Ⅱ型多伴循环免疫复合物阳性
   B. Ⅲ型多伴血清抗肾小球基底膜抗体阳性
   C. 病理改变特征为系膜细胞重度增生
   D. 光镜下改变是分型的主要依据
   E. Ⅰ型多伴血清抗中性粒细胞胞浆抗体阳性

5. 急性肾炎并发急性肾衰竭出现少尿的主要原因是
   A. 急性循环充血
   B. 高血容量
   C. 肾小球滤过率下降
   D. 心肌收缩力减低
   E. 抗利尿激素（ADH）分泌增加

6. 急性链球菌感染后肾小球肾炎，其补体恢复的时间为
   A. 1～2 周　B. 2～3 周
   C. 3～5 周　D. >6 个月
   E. 6～8 周

7. 急性肾小球肾炎患儿，若尿液呈酸性，则肉眼血尿为
   A. 浓茶色　B. 鲜红色
   C. 淡红色　D. 深黄色
   E. 洗肉水样

8. 急性肾小球肾炎患儿，提示远期预后不良的是
   A. 急性期水肿较明显
   B. 急性期血中非蛋白氮增高
   C. 急性期有肉眼血尿
   D. 急性期血清补体 C3 很低
   E. 急性期高血压持续 1 个月以上

9. 急性肾小球肾炎严重病例常在 1～2 周内出现的并发症是
   A. 休克　B. 大量蛋白尿
   C. 肉眼血尿　D. 少尿
   E. 严重循环充血

10. 急性肾炎出现全身循环充血时，最主要的治疗是
   A. 利尿剂加血管扩张剂
   B. 限制钠、蛋白质摄入

C. 利尿剂加强心剂

D. 强心剂加血管扩张剂

E. 腹膜透析

11. 急性肾小球肾炎的严重病例常发生在起病的

A. 1~2 周内　B. 3~4 周内

C. 5~6 周内　D. 7~8 周内

E. 9~10 周内

12. 急性肾小球肾炎的主要临床表现是

A. 高血压、水肿、蛋白尿、尿频

B. 水肿、高血压、血尿、蛋白尿

C. 蛋白尿、低蛋白血症、水肿、少尿

D. 少尿、水肿、高血压、发热

E. 发热、尿频、尿急、尿痛

13. 急性肾小球肾炎伴高血压、肾功能不全、高血钾时，不宜选用的降压药物是

A. 利尿剂

B. 血管紧张素转换酶抑制剂

C. α 受体阻断剂

D. β 受体阻断剂

E. 钙离子通道阻滞剂

14. 急性肾小球肾炎出现水肿的特点是

A. 下行性，凹陷性

B. 下行性，非凹陷性

C. 上行性，凹陷性

D. 上行性，非凹陷性

E. 向心性，非凹陷性

15. 引起小儿急性肾小球肾炎严重循环充血的原因中，最主要的是

A. 血容量增加

B. 血压升高

C. 心肌间质水肿

D. 中毒性心肌炎

E. 贫血、心肌缺氧

16. 急性链球菌感染后肾小球肾炎的病理类型为

A. 毛细血管内增生性肾小球肾炎

B. 微小病变性肾小球肾炎

C. 系膜增生性肾小球肾炎

D. 膜增生性肾小球肾炎

E. 局灶节段性肾小球硬化

17. 小儿急性肾小球肾炎的病因中，最常见的相关病原是

A. 金黄色葡萄球菌

B. β 溶血性链球菌

C. 肺炎支原体

D. 乙型肝炎病毒

E. 肺炎链球菌

18. 急性链球菌感染后肾小球肾炎最主要的发病机制是

A. 免疫复合物致病

B. 自身抗体致病

C. 抗肾抗体致病

D. 细胞免疫异常

E. 细胞因子分泌异常

19. 急性链球菌感染后肾小球肾炎应用利尿剂，以下措施不正确的是

A. 水肿、少尿、循环充血可给予口服氢氯噻嗪

B. 少尿或明显循环充血者可用呋塞米静脉注射

C. 忌用保钾利尿剂，如螺内酯

D. 可选用渗透性利尿剂

E. 不可选用渗透性利尿剂

20. 急性肾小球肾炎诊断依据中，不正确的是

A. 病前 1~3 周有前驱感染史

B. 有水肿、少尿、血尿、高血压

C. ASO 不升高可排除诊断

D. 有血尿、蛋白尿、管型尿

E. 血补体 C3 下降

21. 链球菌感染后急性肾小球肾炎与 IgA 肾病的根本不同是

A. 链球菌感染史　　B. 病程长短

C. 起病缓急　　D. 起病时间

E. 肾脏组织病变

22. 电镜下急性链球菌感染后肾小球肾炎的特征性表现为

A. 双轨样变化

B. 肾小球基底膜钉突形成

C. 肾小球基底膜变薄

D. 上皮下驼峰样电子致密物沉积

E. 上皮细胞足突广泛融合

23. 导致儿童急性感染后肾小球肾炎最常见的病原体是

A. 伤寒杆菌

B. EBV

C. A 组 β 溶血性链球菌

D. CMV

E. 表皮葡萄球菌

24. 急性肾小球肾炎使用青霉素的目的是

A. 控制肾脏炎症

B. 预防肾炎进一步发展

C. 清除体内残存的链球菌

D. 防止合并症的发生

E. 防止其他感染

25. 关于急性肾炎的实验室检查，以下叙述不正确的是

A. ASO 滴度与肾炎严重性呈正相关

B. 急性期常有轻度贫血

C. 急性期总补体及 C3 暂时性下降

D. 尿中可见肾小球源性变形红细胞

E. 急性期外周血白细胞可增多

26. 急性肾小球肾炎引起血尿的机制

A. 肾小球内皮细胞损伤

B. 肾小球上皮细胞损伤

C. 肾小球基底膜完整性被破坏

D. 肾小球滤过率下降

E. 球管失衡

27. 急性肾小球肾炎伴严重循环充血时，治疗的重点是

A. 限制水、盐入量，注射利尿剂

B. 限制水、盐入量，注射快速洋地黄

C. 镇静，给氧，注射地高辛

D. 注射地高辛

E. 镇静，吸氧，利尿

28. 关于急性肾小球肾炎严重病例，以下叙述不正确的是

A. 病后 1 周内咳粉红色泡沫痰，心脏扩大有奔马律

B. 严重少尿或尿闭

C. 血压突然上升，头痛、视物模糊或一过性失明

D. 尿量增多

E. 尿素氮 7mmol/L，血钾 6. 57mmol/L

29. 以下选项属于急性肾小球肾炎引起水肿的主要机制的是

A. 大量蛋白尿引起的低蛋白血症

B. 高血压引起的心力衰竭

C. 醛固酮增多引起的水、钠潴留

D. 肾小球滤过率下降，导致球管失衡，水、钠潴留

E. 全身毛细血管通透性增加

30. 急性肾小球肾炎的治疗方法是

A. 一般只需对症，纠正生化异常，防治严重并发症，保护肾功能

B. 凡有高血压者需立即给降压药

C. 均需用强力利尿剂，防少尿、肾衰竭

D. 均需用青霉素抗感染 2 周以上

E. 均需严格控制水、钠和蛋白质的入量

31. 诊断急性链球菌感染后肾小球肾炎，有关

键意义的实验室指标是

A. 红细胞沉降率

B. 尿异形红细胞

C. 抗链球菌溶血素“O”

D. 血清补体 C3

E. 免疫球蛋白

32. 治疗泌尿系感染，不应选择的抗生素是

A. 头孢菌素类抗生素　　B. 阿莫西林

C. 大环内酯类　　D. 呋喃妥因

E. 磺胺甲嗯唑

33. 以下有关泌尿系感染诊断标准的叙述，正确的是

A. 离心尿沉渣镜检白细胞 >3 个/HP

B. 清洁中段尿培养菌落计数 $>10^5$/ml

C. 清洁中段尿培养菌落计数 $10^4\sim10^5$/ml

D. 膀胱穿刺细菌阴性

E. 离心尿沉渣涂片革兰染色，细菌 >2 个/HP

34. 关于小儿泌尿系感染的特点，以下叙述正确的是

A. 感染定位容易

B. 新生儿可仅表现为发热、呕吐、烦躁、不吃、黄疸或生长缓慢

C. 婴幼儿症状典型，尿路刺激症状明显

D. 年长儿以全身症状为主要表现，尿路刺激症状不明显

E. 最主要的途径为血源性感染

35. 小儿尿路感染的主要致病菌为

A. 乙型溶血性链球菌

B. 金黄色葡萄球菌

C. 大肠埃希菌

D. 变形杆菌

E. 铜绿假单胞菌

36. 小儿泌尿系感染的特点是

A. 婴幼儿尿路刺激症状明显

B. 复发性尿路感染者可有泌尿道畸形或梗阻

C. 膀胱输尿管反流者，不易致上行感染

D. 新生儿期不易致上行感染

E. 反复发作的泌尿系感染不会影响生长发育

37. 治疗小儿上尿路泌尿系感染，正确的是

A. 等待尿培养药敏试验结果选择抗生素

B. 抗生素的给药途径和疗程取决于尿培养结果

C. 急性肾盂肾炎口服给药 5 天

D. 反复尿路感染伴尿路畸形的患儿，应坚持长期口服足量抗生素

E. 3 个月以下患儿，全程静脉敏感抗生素治疗 10～14 天

38. 3 个月以上患儿，上尿路泌尿系感染治疗原则为

A. 首选第三代头孢菌素静脉注射

B. 可以直接静脉注射抗生素 5 天

C. 能够耐受口服抗生素的患儿，可以口服抗生素 10～14 天

D. 能够耐受口服抗生素的患儿，可以口服抗生素 7 天

E. 不能够耐受口服抗生素的患儿，可以静脉注射抗生素 7 天

39. 下尿路泌尿系感染治疗原则为

A. 静脉注射抗生素 10～14 天

B. 口服抗生素 7～14 天

C. 静脉注射抗生素 2～4 天

D. 禁用磺胺类药物

E. 禁用呋喃妥因

40. 确诊膀胱输尿管反流及分级的“金标准”是

A. 静脉肾盂造影

B. 泌尿系超声

C. 排泄性膀胱尿路造影
D. 泌尿系 MRI
E. 泌尿系增强 CT

41. 小儿泌尿系感染的预防性抗生素治疗为
A. 敏感抗生素全天剂量的 1/2 量睡前顿服
B. 敏感抗生素全天剂量的 1/3 量睡前顿服
C. 泌尿系感染控制后应该立刻开始小剂量预防性抗生素治疗
D. 膀胱输尿管反流Ⅳ级以上者可予小剂量预防性抗生素治疗
E. 不推荐使用呋喃妥因或复方磺胺甲噁唑

42. 以下选项不属于新生儿泌尿系感染常见的临床表现的是
A. 尿频、尿急　B. 发热
C. 呕吐　D. 吃奶差
E. 腹胀

43. 全程肉眼血尿提示血尿源自
A. 膀胱颈部　B. 后尿道
C. 前尿道　D. 肾小球
E. 膀胱三角区

44. 肾病综合征患儿激素治疗与预防接种的关系是
A. 治疗、接种同时进行
B. 症状缓解、激素减量后进行
C. 停药后马上进行
D. 停药 6 个月 ~1 年后进行
E. 停药后 1 ~2 个月进行

45. 小儿尿路感染的治疗原则，叙述不正确的是
A. 积极控制感染
B. 急性期感染控制后，无需随访
C. 去除诱因
D. 防止肾瘢痕
E. 具体治疗方案视患儿具体情况而定

46. 小儿泌尿系感染的诊断标准包括
A. 离心尿沉渣镜检白细胞 >3 个/HP，尿培养细菌数 10^4 ~ 10^5/ml
B. 离心尿沉渣镜检白细胞 >3 个/HP，二次尿培养中，有一次细菌数 >10^4/ml
C. 离心尿沉渣镜检白细胞 >10 个/HP
D. 离心尿沉渣镜检白细胞 >5 个/HP
E. 离心尿沉渣镜检白细胞 >3 个/HP，二次尿培养中，有二次细菌数 >10^4/ml

47. 小儿泌尿系感染与成人比较，不同之处在于
A. 新生儿尿路刺激症状明显
B. 婴幼儿尿路刺激症状明显
C. 不易发生肾瘢痕
D. 常伴有泌尿系统解剖或功能异常
E. 年长儿以全身症状为主要表现

48. 婴幼儿易发生尿路感染的解剖特点，哪一项除外
A. 输尿管管壁肌肉弹力纤维发育不良
B. 肾脏的位置较低
C. 输尿管 – 膀胱连接处斜埋于膀胱黏膜下的一段输尿管，较直且短
D. 女婴尿道短，且距肛门近
E. 男婴常有包茎或泌尿系解剖畸形

49. 小儿泌尿系感染的抗生素治疗原则是
A. 上尿路感染选择尿浓度高的药物
B. 下尿路感染选择血浓度高的药物
C. 选择抑菌药物
D. 抗生素治疗 24 小时后评估疗效，未达预期效果可以换药
E. 若没有药敏试验结果，可以经验性应用二代以上头孢菌素

50. 幼儿反复泌尿系感染，泌尿系超声提示双侧输尿管扩张。以下措施不适宜的是
A. 感染控制后，小剂量预防应用抗生素

B. 鼓励患儿多饮水、多排尿
C. 留置导尿管引流尿液
D. 感染中毒症状明显时，应静脉应用抗生素
E. 感染期间立即进行排泄性膀胱尿路造影

51. 原发性肾病综合征最常见的并发症是
A. 低钠血症
B. 感染
C. 高凝状态
D. 低血容量休克
E. 低钙血症

52. 原发性肾病综合征应用泼尼松治疗的原则，叙述不正确的是
A. 始量要足
B. 缓慢减量
C. 维持用药半年或更长
D. 无效时加用免疫抑制剂
E. 使用抗生素预防感染

53. 原发性单纯型肾病综合征首选的治疗药物是
A. 泼尼松　　B. 青霉素
C. 环孢素　　D. 甲泼尼龙
E. 雷公藤总苷

54. 关于难治性肾病综合征的治疗，下列不予考虑的药物是
A. 甲泼尼龙　　B. 环孢素
C. 环磷酰胺　　D. 硫唑嘌呤
E. 氟尿嘧啶

55. 肾病综合征出现大量蛋白尿的主要机制是
A. 肾小球滤过膜内皮窗孔径异常过大
B. 肾小球基底膜的滤过作用受损
C. 肾小球上皮细胞足突裂隙增大
D. 肾血流量增加
E. 肾静脉回流障碍

56. 诊断小儿肾病综合征的最基本条件是
A. 大量蛋白尿，高脂血症
B. 明显水肿，高脂血症
C. 大量蛋白尿，明显水肿
D. 低白蛋白血症，明显水肿
E. 低白蛋白血症，大量蛋白尿

57. 当急性肾小球肾炎出现高血压脑病时，首选的降压药为
A. 肼屈嗪口服
B. 甲基多巴口服
C. 氢氯噻嗪口服
D. 缓慢静脉滴注硝普钠
E. 美托洛尔口服

58. 肾病综合征最主要的病理生理改变是
A. 低白蛋白血症
B. 重度水肿
C. 大量蛋白尿
D. 高胆固醇血症
E. 肾功能损害

59. 正常儿童新鲜尿沉渣镜检时，每高倍视野下红细胞数应少于
A. 1 个　　B. 2 个
C. 3 个　　D. 4 个
E. 5 个

60. 有关急性肾小球肾炎的描述，以下正确的是
A. 多见于 8 岁后的年长儿
B. 1/3 ~1/2 患儿有镜下血尿
C. 患儿均有不同程度的高血压
D. 水肿多为重度，凹陷性明显
E. 严重症状常在 1 ~2 周内发生

61. 急性肾小球肾炎出现轻度贫血，最主要的原因是
A. 缺铁
B. 促红细胞生成素减少

C. 水、钠潴留，血液稀释
D. 骨髓受抑制
E. 红细胞寿命缩短

62. 急性肾小球肾炎出现循环充血及肺水肿时，以下不宜采取的措施是
A. 利尿　　B. 镇静
C. 强心　　D. 扩血管
E. 限制水、钠摄入

63. 婴儿少尿的标准是每日尿量少于
A. 50ml　　B. 100ml
C. 150ml　　D. 200ml
E. 250ml

64. 毛细血管壁增厚呈车轨状或分层状见于
A. 毛细血管内增生性肾小球肾炎
B. 系膜增生性肾小球肾炎
C. 新月体性肾小球肾炎
D. 膜性增生性肾小球肾炎
E. 微小病变性肾小球肾炎

65. 毛细血管内增生性肾小球肾炎最主要的病理改变是
A. 肾小球毛细血管扩张充血及血栓形成
B. 毛细血管内血栓形成及基底膜增厚
C. 中性粒细胞浸润及肾小球囊上皮细胞增生
D. 嗜碱性粒细胞浸润
E. 毛细血管内皮细胞及系膜细胞增生

66. 毛细血管基底膜形成钉状突起见于
A. 毛细血管内增生性肾小球肾炎
B. 膜性增生性肾小球肾炎
C. 膜性肾病
D. 微小病变性肾小球肾炎
E. 新月体性肾小球肾炎

67. 乙型肝炎病毒相关性肾炎的典型肾脏病理改变为
A. 微小病变性
B. 膜性肾病
C. 膜性增生型
D. 渗出性增生型
E. 增生性伴广泛新月体病变

68. 先天性/遗传性肾病综合征的临床特点包括
A. 激素耐药　　B. 激素敏感
C. 预后好　　D. 并发症少
E. 不需肾移植

69. 不属于原发性肾病综合征常见的病理类型的是
A. 微小病变性肾小球肾炎
B. 系膜增生性肾炎
C. 毛细血管内增生性肾小球肾炎
D. 膜性肾病
E. 局灶节段性肾小球硬化

70. 肾病综合征用泼尼松治疗有效，但停药或减量后多次复发，应选用
A. 免疫抑制剂
B. 激素 + 免疫抑制剂
C. 激素长疗程
D. 中药
E. 中药 + 激素

71. 小儿肾病综合征是一组由于多种原因引起的肾小球基底膜通透性增加，导致哪种物质从尿中丢失的临床综合征
A. 电解质　　B. 血脂
C. 血浆蛋白　　D. 凝血因子
E. 维生素

72. 以下属于肾炎型肾病特点的是
A. 全身水肿，血白蛋白降低，补体正常
B. 血球蛋白增高，血沉正常，补体降低
C. 血尿，高血压，血补体降低
D. 血胆固醇增高，血沉增快，补体增多
E. 全身水肿，持续高血压，进行性贫血

73. 在下列实验室检查项目中，不可以鉴别原发性肾病综合征单纯型与肾炎型的是

A. 血尿 B. 血清 C3 值
C. 蛋白尿显著 D. 高血压
E. 肾功能不全

74. 单纯型肾病综合征最根本的病理生理改变是

A. 低蛋白血症
B. 高度水肿
C. 大量蛋白尿
D. 肾功能一般正常
E. 高胆固醇血症

75. 儿童单纯型肾病的病理改变可以是

A. 膜性病变型 B. 微小病变性
C. 系膜增生型 D. 局灶硬化型
E. 以上任何一型

76. 目前国内对单纯型肾病初次治疗，方案最佳的是

A. 泼尼松 8 周治疗
B. 泼尼松 6~9 个月治疗
C. 泼尼松治疗 1 年以上
D. 泼尼松 + 环磷酰胺联合治疗
E. 泼尼松 3~6 个月治疗

77. 先天性肾病综合征的类型是

A. 德国型 B. 芬兰型
C. 日本型 D. 瑞典型
E. 英国型

78. 原发性肾病综合征的肾脏病理类型不包括

A. 微小病变性肾小球肾炎
B. 局灶节段性肾小球硬化
C. 膜性肾病
D. 系膜增生性肾小球肾炎
E. 急性肾小管坏死

79. 肾炎型肾病与单纯型肾病的主要区别点是

A. 大量蛋白尿
B. 血尿、高血压
C. 高胆固醇症
D. 低蛋白血症
E. 高度水肿

80. 难治性肾病综合征的病理类型最可能是

A. 局灶节段性肾小球硬化
B. 微小病变性肾小球肾炎
C. IgA 肾病
D. 系膜增生性肾炎
E. 新月体性肾炎

81. 初发肾病综合征的激素治疗，诱导缓解阶段的激素剂量为

A. 足量泼尼松（泼尼松龙）90mg/(m^2·d) 或 3mg/（kg·d）（按身高的标准体重计算）
B. 足量泼尼松（泼尼松龙）60mg/(m^2·d) 或 2mg/(kg·d)（按身高的标准体重计算）
C. 足量泼尼松（泼尼松龙）70mg/(m^2·d) 或 4mg/(kg·d)（按身高的标准体重计算）
D. 足量泼尼松（泼尼松龙）20mg/(m^2·d) 或 6mg/(kg·d)（按身高的标准体重计算）
E. 足量泼尼松（泼尼松龙）50mg/(m^2·d) 或 1mg/(kg·d)（按身高的标准体重计算）

82. 肾病综合征的饮食应为

A. 低盐低脂优质蛋白饮食［盐 2g/d，蛋白 1.5~2.0g/(kg·d)］
B. 低盐低脂优质蛋白饮食［盐 6g/d，蛋白 1.5~7.0g/(kg·d)］
C. 低盐低脂优质蛋白饮食［盐 3g/d，蛋白 1.5~2.0g/(kg·d)］
D. 低盐低脂优质蛋白饮食［盐 4g/d，蛋白 4.5~6.0g/(kg·d)］

E. 低盐低脂优质蛋白饮食［盐5g/d，蛋白1.5～3.0g/(kg·d)］

83. 肾病综合征激素依赖、频繁复发和激素耐药的病例，需在口服糖皮质激素的基础上，联合应用免疫抑制剂，不包括

A. 环磷酰胺　　B. 环孢素A

C. 霉酚酸酯　　D. 他克莫司

E. 孟鲁司特

84. 儿童肾病综合征的转归，预后最差者为

A. 微小病变性肾小球肾炎

B. 毛细血管内增生性肾小球肾炎

C. 局灶节段性肾小球硬化

D. 膜性肾病

E. 系膜增生性肾炎

85. 关于急性肾小球肾炎合并循环充血的表现，不正确的是

A. 水肿加重

B. 呼吸困难

C. 心率快，心脏扩大可闻及奔马律

D. X线检查心影增大，肺野清晰

E. 不能平卧

86. 小儿肾病综合征的首选治疗药物是

A. 双嘧达莫　　B. 糖皮质激素

C. 环磷酰胺　　D. 环孢素

E. 苯丁酸氮芥

二、A2型题

87. 患儿，7岁，发热5天，咽痛、轻咳、血尿2天。尿量正常，无水肿，血压不高，尿蛋白（-），RBC（+++），无尿痛。近2年反复发生肉眼血尿。最可能的诊断是

A. 急性链球菌感染后肾小球肾炎

B. 单纯性血尿

C. 尿路感染

D. 肾病综合征

E. 肾结核

88. 患儿，男，8岁，因水肿5天、血尿3天、尿少2天入院。体检：颜面及两下肢明显水肿，烦躁，气促。呼吸32次/分，血压120/80mmHg，心率110次/分，两肺底少许湿啰音，肝肋下1cm。尿常规：蛋白（+），红细胞20～30个/HP。此时应先采取的措施为

A. 肌内注射呋塞米

B. 口服地高辛

C. 应用降压药物

D. 应用20%甘露醇

E. 应用止血药物

89. 患儿，男，8岁，因水肿、尿少、尿色加深1周伴烦躁、气促入院。体检：体温36.5℃，血压130/80mmHg，端坐呼吸，口唇微绀，心率115次/分，两肺底少量细湿啰音，肝肋下2.0cm，血红蛋白110g/L，白细胞正常。尿蛋白（++），红细胞15～20个/HP，白细胞0～3个/HP。血BUN 5.8mmol/L，血胆固醇5.2mmol/L。应诊断为

A. 急性肾小球肾炎合并肺炎

B. 慢性肾炎急性发作

C. 肾炎型肾病合并肺炎

D. 急性肾小球肾炎，循环充血

E. 病毒性肾炎合并肺炎

90. 患儿，女，10岁，因尿频、尿急就诊。查尿常规：白细胞10～20个/HP。应首选何种治疗

A. 阿米卡星肌内注射

B. 复方磺胺甲噁唑口服

C. 三代头孢菌素静脉滴注

D. 氨苄西林静脉滴注

E. 庆大霉素口服

91. 患儿，男，5岁，水肿3天，血压正常，

尿量偏少，色深，20 天前有脓尿病史。尿常规：蛋白（++），红细胞 15～20 个/HP。经抗感染及对症支持治疗 2 周，病情缓解，其间对患儿进行肾活检。估计该患儿最可能的病理类型是

A. 微小病变性肾小球肾炎

B. 毛细血管内增生性肾小球肾炎

C. 系膜增生性肾小球肾炎

D. 膜增生性肾小球肾炎

E. 局灶节段性肾小球硬化

92. 患儿，6 岁。眼睑水肿、尿少、血尿 3 天，血压 150/100mmHg，尿蛋白（+），红细胞（+++），血红蛋白 62g/L。以下处理措施不正确的是

A. 卧床休息

B. 口服泼尼松治疗

C. 限制钠盐的摄入

D. 利尿剂

E. 降血压药物

93. 患儿，女，10 岁，消瘦、反复低热、夜尿增多 2 年。3 次尿培养均为大肠埃希菌生长。为进一步确诊，首选检查是

A. 肾小球滤过率

B. 肾脏 B 超

C. 腹部平片

D. 静脉肾盂造影

E. 放射性肾图

94. 患儿，女，13 岁，3 周前患猩红热。3 天来脸肿、头晕、乏力，血压 130/100mmHg，尿蛋白（+），比重 1.028，镜下见红细胞管型，血沉 30mm/h，ASO 1∶800，血尿素氮 7.1mmol/L，血肌酐 88.4μmol/L。以下处理不正确的是

A. 卧床休息

B. 低盐饮食

C. 氢氯噻嗪利尿降压

D. 青霉素消除感染灶

E. 大剂量糖皮质激素和免疫抑制剂

95. 患儿，男，13 岁，水肿 6 个月。查体：BP 120/70mmHg，尿蛋白定量 2.5g/d，尿红细胞 20～30 个/HP，血浆白蛋白 32g/L，血肌酐 141μmol/L。临床诊断为

A. 急性肾小球肾炎

B. 慢性肾小球肾炎

C. 急进性肾小球肾炎

D. 无症状性蛋白尿和（或）血尿

E. 肾病综合征

96. 患儿，9 岁，血尿 3 天，每日尿量 300ml，水肿明显，血压 170/120mmHg，呼吸急促，不能平卧，恶心、呕吐 3 次，头痛，头晕眼花，心音低钝，肝肋下 2cm。紧急处理是

A. 硝普钠＋呋塞米

B. 甘露醇＋毛花苷丙

C. 苯巴比妥钠＋毛花苷丙

D. 利血平＋毛花苷丙

E. 二氮嗪＋毛花苷丙

97. 患儿，女，8 岁，水肿，肉眼血尿 2 天，颜面、眼睑水肿，心肺听诊正常。尿检红细胞（+++），蛋白（+）。患儿半个月前因患急性扁桃体炎入院治疗。为明确诊断，最有意义的血生化检查是

A. ASO 与血补体 C3

B. ASO 与 ESR

C. ESR 与血 BUN

D. BUN 与 Cr

E. ESR 与血补体 C3

98. 患儿，男，14 岁，感冒后 7 天出现颜面及双下肢水肿，尿少。查体：血压 160/100mmHg，尿蛋白（+++）；尿沉渣：红细胞（++）；Scr 130μmol/L。2 周后

少尿，BUN 28mmol/L，Scr 620μmol/L。下列哪种疾病可能性最大

A. 急性肾小球肾炎

B. 急进性肾小球肾炎

C. 慢性肾小球肾炎

D. 肾病综合征

E. 高血压肾病

99. 患儿，男，6 岁，尿少，水肿 2 天，血压 130/90mmHg。尿常规：蛋白（++），红细胞 25 个/HP，白细胞 15 个/HP。该患儿首先考虑的诊断是

A. 急性尿路感染

B. 急进性肾炎

C. 急性肾小球肾炎

D. 单纯型肾病

E. 肾炎型肾病

100. 患儿，男，9 岁，尿少、水肿 1 天。体检：眼睑部水肿，血压 140/100mmHg。尿蛋白（+），尿红细胞（+++）。该患儿诊断是

A. 急性肾小球肾炎

B. 泌尿系感染

C. 单纯型肾病

D. 肾炎型肾病

E. 继发性肾病

101. 患儿，男，8 岁，水肿 5 天，血尿、少尿 3 天入院。查体：P 110 次/分，R 32 次/分，BP 140/90mmHg，烦躁，颜面、双下肢明显水肿，双肺底可闻及少量湿啰音，肝肋下 2cm。尿常规：蛋白（++），RBC 70 ~ 80 个/HP，WBC 40 ~ 50 个/HP。首选的治疗药物是

A. 呋塞米　　B. 毛花苷丙

C. 硝普钠　　D. 糖皮质激素

E. 低分子右旋糖酐

102. 患儿，男，15 岁，上呼吸道感染后 2 周出现肉眼血尿伴水肿，血压升高。最可能的原因为

A. 左肾静脉受压　　B. 尿路结石

C. 泌尿系肿瘤　　D. 肾小球肾炎

E. 前列腺增生

103. 患儿，男，5 岁，3 天来眼睑和下肢水肿。尿少，血压 110/82mmHg，尿蛋白（+），红细胞（++++），ASO 1∶600。最可能的诊断是

A. 急性肾小球肾炎

B. 泌尿系感染

C. 慢性肾小球肾炎

D. 肾炎型肾病

E. 单纯型肾病

104. 患儿，男，6 岁，水肿、少尿 4 天。近 1 天来诉头痛、头昏、呕吐并抽搐 1 次。查体：体温 37.3℃，血压 170/120mmHg，血 BUN 7.8mmol/L。尿常规：蛋白（++），红细胞 >100 个/HP，白细胞 30 个/HP。该患儿准确的诊断为

A. 急进性肾炎

B. 慢性肾炎急性发作

C. 肾炎型肾病，高血压脑病

D. 急性肾炎，高血压脑病

E. 急性肾炎，颅内出血

105. 患儿，男，5 岁，尿少 2 天。晨起眼睑水肿，下肢凹陷性水肿，BP 100/70mmHg。尿蛋白（+++），红细胞 0 ~ 3 个/HP。首先考虑的诊断是

A. 肾炎型肾病　　B. 单纯型肾病

C. 急进性肾炎　　D. 急性肾炎

E. 慢性肾炎

106. 32 周早产儿，生后 3 个月，有长期使用抗生素史。近日呕吐、入量不足，突然

尿量明显减少，B 超显示双肾盂、输尿管弥漫胶冻样物质梗阻。不适宜进一步施行的措施是

A. 尿液真菌涂片、真菌培养

B. 血液真菌培养

C. 加用氟康唑

D. 经膀胱镜逆行手术缓解梗阻

E. 立即升级抗生素

107. 患儿，女，10 岁，水肿、尿少 3 天。尿量每天约 400ml，伴头昏、头痛、眼花、恶心、频繁呕吐，无心悸、胸闷、气促。查体：BP 150/100mmHg，双肺未见异常。尿常规示：红细胞（＋＋＋＋），白细胞（＋＋），蛋白（＋＋＋）。血肌酐 68μmol/L，血尿素氨 7.8mmol/L，ASO 阳性，C3 0.27g/L。最可能的诊断是

A. 急性肾小球肾炎合并急性肾功能不全

B. 急性肾小球肾炎合并高血压脑病

C. 急性肾小球肾炎合并严重循环充血

D. 急进性肾小球肾炎

E. 急性肾小球肾炎

108. 28 周早产儿，生后 3 个月，有长期使用抗生素史。近日突然出现无尿，B 超显示双肾盂、输尿管弥漫胶冻样物质梗阻。首先考虑

A. 泌尿系真菌感染

B. 泌尿系结核感染

C. 泌尿系结石

D. 肾盂肾炎

E. 膀胱输尿管反流

109. 患儿，男，7 个月，发热 1 天伴尿异味明显。化验尿常规：白细胞 80～100 个/HP，红细胞 8～10 个/HP；血白细胞计数 28.5×10^9/L，中性粒细胞百分比 0.85，淋巴细胞百分比 0.15，C－反应蛋白阳性。抗感染治疗前需完善的检查项目是

A. 尿常规　　B. 尿培养

C. 胸片　　D. 头颅 CT

E. 以上都是

110. 患儿，男，8 个月，发热 1 天，终末血尿 1 次。化验尿常规：白细胞 10～15 个/HP，红细胞 20～25 个/HP。最可能的诊断是

A. 急性肾炎　　B. 泌尿系结核

C. 泌尿系感染　　D. 泌尿系结石

E. 以上都不是

111. 患儿，女，8 个月，发热伴脓尿 3 天。既往有类似发作 1 次。查体：精神可，反应好，心、肺、腹未见明显异常。化验尿常规：白细胞 80～100 个/HP，红细胞 3 个/HP。抗感染治疗同时需尽快完善的影像学检查是

A. 头颅 CT

B. 胸片

C. 泌尿系超声

D. 核素肾静态扫描

E. 静脉肾盂造影

112. 患儿，男，6 个月，先后 3 次出现发热，伴排尿时哭闹，当地均予抗生素治疗后好转，未做进一步检查。本次出现发热及排尿时哭闹，来院求治。确诊后还应做的检查是

A. 腹部平片

B. 排泄性膀胱尿道造影

C. 胸片

D. 尿红细胞形态

E. 尿结核菌培养

113. 小婴儿反复泌尿系感染，应用抗生素治疗时出现腹泻症状。不适宜的是

A. 立即停用抗生素

B. 可以加用益生菌

C. 调整抗生素

D. 合理应用抗生素

E. 适当补液，保证入量

114. 患儿，女，5 个月，发热 1 天，无咳嗽、呕吐、腹泻及抽搐等表现。体格检查：精神反应可，无明显中毒症状，心、肺、腹未见明显异常，四肢末梢暖。血常规示白细胞计数 $21.5\times10^{9}/L$，中性粒细胞百分比 0.85，淋巴细胞百分比 0.15，C－反应蛋白阳性。最有助于明确诊断的检查是

A. 胸片　　B. 血培养

C. 尿常规　　D. 腰椎穿刺

E. 头颅 CT

115. 患儿，男，1 岁，哭闹、尿少 24 小时，少量鲜红色血尿 1 次。尿常规示红细胞满视野，畸形率 <30%。患儿急需完成的检查为

A. 血常规，泌尿系彩超

B. 血补体，肾功能

C. 肾功能，泌尿系彩超

D. 肾功能，血常规

E. 肾功能，凝血功能

116. 患儿，男，2 岁，因颜面及四肢凹陷性水肿 1 周来诊。查体：BP 85/55mmHg，尿蛋白（＋＋＋），RBC 1～2 个/HP，血浆总蛋白 40g/L，白蛋白 20g/L，胆固醇 6.2mmol/L，尿素氮 5.5mmol/L。最可能的诊断是

A. 单纯型肾病综合征

B. 急进性肾小球肾炎

C. IgA 肾病

D. 肾炎型肾病综合征

E. 急性肾小球肾炎

117. 患儿，男，7 岁，水肿半个月，尿蛋白（＋＋＋＋），诊断为单纯型肾病。治疗应选用

A. 环孢素口服

B. 激素治疗 1.5～2 年

C. 激素＋口服环磷酰胺

D. 激素＋环磷酰胺冲击治疗

E. 激素治疗 6～9 个月

118. 患儿，女，6 岁，诊断为单纯型肾病综合征。病程中患儿出现腰痛、尿呈洗肉水样。此时最可能是发生了

A. 泌尿系感染　　B. 肾结石

C. 肾衰竭　　D. 电解质紊乱

E. 肾静脉血栓形成

119. 患儿，女，4 岁，反复呕吐 3 天，突发抽搐 1 次，食欲差，精神萎靡。肾病综合征病史半年余，长期低盐饮食。其最可能合并

A. 低钙血症　　B. 肾静脉血栓

C. 低钠血症　　D. 颅内感染

E. 脑血栓形成

120. 患儿，男，5 岁，眼睑水肿 2 周就诊。查体：血红蛋白 97g/L，血白蛋白 27g/L，胆固醇 9.8mmol/L，C3 460mg/L。尿蛋白（＋＋），尿红细胞 10～15 个/HP，尿比重 1.026。该患儿最可能的诊断是

A. 急进性肾炎

B. 慢性肾炎急性发作

C. 急性肾盂肾炎

D. 单纯型肾病

E. 肾炎型肾病

121. 患儿，男，13 岁，因少尿、水肿 3 个月，腹胀、腹部增大 3 天入院。查体：T 36℃，BP 130/90mmHg，面部及下肢明显水肿，腹部可叩及移动性浊音，肝、脾未及。Hb 100g/L，WBC 正常；尿比重 1.010，蛋白（＋＋＋＋），RBC 30～40

个/HP，WBC 0～2 个/HP，颗粒管型 0～2个/HP；血浆总蛋白 30g/L，白蛋白 12g/L，血胆固醇 8.96mmol/L，血 BUN 7.4mmol/L，Scr 180μmol/L，补体 C3 900μmol/L。该患儿最可能诊断为

A. 急进性肾炎　　B. 急性肾炎

C. 隐匿性肾炎　　D. 慢性肾炎

E. 肾病综合征

122. 患儿，女，12 岁，因肾病综合征（病理为膜性肾病）入院治疗，在应用利尿剂和糖皮质激素的治疗过程中突然持续性腰痛，尿量减少，下肢水肿加重，蛋白尿显著增多伴肉眼血尿，血肌酐较前增高。B 超示双肾较前增大。最可能的原因是

A. 原有肾病加重

B. 伴发泌尿系结石

C. 伴发泌尿系感染

D. 伴发泌尿系肿瘤

E. 肾静脉血栓形成

123. 患儿，男，14 岁，诊断为肾病综合征，用泼尼松 60mg/d，持续 2 个月，尿蛋白由（++++）减为（±）。近 1 周发生上腹痛、烧心，应如何处理

A. 停用泼尼松

B. 加用双嘧达莫

C. 改用环磷酰胺

D. 加用雷尼替丁

E. 加用地西泮

124. 患儿，男，14 岁，原发性肾病综合征患儿，首次治疗，每日用泼尼松 60mg，3 周后尿蛋白仍为（++++）。此时应

A. 改为地塞米松

B. 将泼尼松加量到 80mg/d

C. 改用环磷酰胺

D. 将泼尼松减量到 40mg/d

E. 用原量继续观察

125. 患儿，男，6 岁，单纯型肾病综合征，口服泼尼松 40mg/d，2 周后尿蛋白转阴。泼尼松减量过程中复发，一年 4 次。进一步的治疗是

A. 泼尼松加量

B. 泼尼松一直不减量

C. 加用环磷酰胺治疗

D. 甲泼尼龙冲击治疗

E. 泼尼松停用

126. 患儿，男，6 岁，因尿少、水肿入院。体检：两侧眼睑及下肢水肿，血压 150/90mmHg，尿镜检 RBC 20 个/HP，蛋白（+++），血浆白蛋白 20g/L。最可能的诊断是

A. 泌尿系感染

B. 肾炎型肾病

C. 急性肾小球肾炎

D. 单纯型肾病

E. 肾结石

127. 患儿，男，7 岁，患肾病综合征 2 年。激素治疗中，病后一直忌盐。近 7 天发热，咳嗽，面部、下肢水肿，在外院使用呋塞米静脉注射，出现食欲缺乏，恶心、呕吐。体检：精神萎靡，眼睑、双下肢水肿，血压 90/70mmHg，咽充血，扁桃体Ⅱ度肿大，心肺无异常。可能的诊断是

A. 败血症　　B. 低钠血症

C. 低钾血症　　D. 低钙血症

E. 氮质血症

128. 患儿，男，8 岁，肾病综合征初治，体重 25kg，泼尼松每次 25mg，每天 2 次。治疗 2 周后，水肿消失，4 周时尿蛋白转阴。此时判断该患儿疗效为

A. 激素部分敏感　　B. 激素依赖
C. 激素不耐受　　D. 激素敏感
E. 激素耐药

129. 患儿，男，4岁，因水肿伴尿少5天入院。血浆白蛋白25g/L，RBC 2～3个/HP，血压100/90mmHg，下肢凹陷性水肿。可能的诊断是
A. 肾炎型肾病
B. 单纯型肾病
C. 急进性肾炎
D. 急性肾炎
E. 慢性肾炎

130. 患儿，男，4岁，水肿、少尿20天。近2天来出现发热，体温达38℃。检查：BP 120/80mmHg，Hb 110g/L。尿常规：白细胞10～15个/HP，尿蛋白（+++），红细胞3～5个/HP。最可能的诊断是
A. 肾病综合征合并上呼吸道感染
B. 肾病综合征合并泌尿系感染
C. 感染所致尿改变
D. 急性肾盂肾炎
E. 急性肾炎合并泌尿系感染

131. 患儿，男，8岁，水肿10天。既往体健，多次尿常规提示尿蛋白（+++～++++），红细胞10～20个/HP，血压90/70mmHg。经卧床休息，限制入量后没有明显好转，水肿加重。最可能的诊断是
A. 急性肾炎
B. 慢性肾炎急性发作
C. 单纯型肾病
D. 肾炎型肾病
E. 病毒性肾炎

132. 患儿，男，8岁，因水肿，尿少1周来门诊。查体可见全身明显水肿，下肢指压痕明显，阴囊水肿较重，血压105/75mmHg，尿蛋白（++++），尿红细胞0～4个/HP。此患儿水肿的原因主要是
A. 肾小球滤过率下降
B. 低蛋白血症
C. ADH分泌增加
D. 醛固酮分泌增多
E. 肾小管对钠的重吸收增多

133. 患儿，男，9岁，诊断为肾病综合征，因水肿、尿少，给予利尿消肿治疗。患儿发生腹胀、乏力，膝反射减弱，心音低钝，心电图出现U波。治疗中需及时补充
A. 钠盐　　B. 钾盐
C. 钙剂　　D. 镁剂
E. 维生素B

134. 患儿，男，7岁，肾病综合征复发，面部、双下肢明显凹陷性水肿，阴囊水肿，腹部移动性浊音（+）。不应选用以下哪种方法利尿、消肿
A. 螺内酯口服
B. 氢氯噻嗪口服
C. 呋塞米静脉注射
D. 低分子右旋糖酐静脉滴注
E. 人血白蛋白静脉滴注

135. 患儿，5岁，因全身水肿3天入院，无尿色及尿量改变。体格检查：血压120/80mmHg，全身明显水肿，腹软，双下肢凹陷性水肿。为确诊，以下检查不重要的是
A. 血钾、钠测定
B. 血胆固醇测定
C. 血浆蛋白测定
D. 24h尿蛋白测定
E. 血清补体测定

136. 患儿，男，3 岁，因水肿 10 天入院。血压 70/40mmHg，尿蛋白（+++~++++），红细胞未见。此例水肿的原因中，不正确的是

A. 低蛋白血症

B. 醛固酮增多

C. ADH 分泌增多

D. 利钠激素减少

E. 心脏泵功能不全

137. 患儿，男，6 岁，患肾病综合征，长期低盐饮食。近一周感冒，水肿加重，当地医院予呋塞米治疗。体格检查：血压 70/45mmHg，精神不振，嗜睡，面部及双下肢水肿，咽充血、双侧扁桃体 I 度肿大，双肺呼吸音粗。最可能的诊断是

A. 低镁血症　　B. 低钙血症

C. 败血症　　D. 低钠血症

E. 低钾血症

138. 患儿，女，5 岁，反复水肿 2 年。查尿蛋白（+++），红细胞 0~1 个/HP，血尿素氮 10.7mmol/L，白蛋白 15g/L。诊断首先考虑

A. 急性链球菌感染后肾炎

B. 急进性肾炎

C. 病毒性肾炎

D. 肾炎型肾病

E. 单纯型肾病

三、A3/A4 型题

（139~141 题共用题干）

患儿，男，7 岁，水肿、尿色红 2 天入院。查体：颜面及眼睑水肿，心肺听诊无异常。尿常规有红细胞（+++），蛋白（+）。其半个月前患过扁桃体炎。

139. 首先考虑的诊断是

A. 急性泌尿系感染

B. 急性肾小球肾炎

C. 急进性肾小球肾炎

D. 单纯型肾病综合征

E. 肾炎型肾病综合征

140. 若患儿在病程中出现精神萎靡，水肿加重，尿量减少，氮质血症，血钾增高和代谢性酸中毒，血压 120/80mmHg。应首先考虑发生了

A. 急性肺炎

B. 严重循环充血

C. 急性肾衰竭

D. 高血压脑病

E. 急性肝功能不全

141. 若发生上述情况，首先应采取的治疗措施是

A. 使用降压药物

B. 加强抗生素的应用

C. 补充电解质

D. 血液透析

E. 使用强心剂

（142~144 题共用题干）

患儿，男，13 岁，发热、咽痛 3 周后出现水肿、少尿。红细胞 15~20 个/HP，尿蛋白（+），血肌酐 210μmol/L。

142. 患儿最可能的病理改变是

A. 系膜增生性肾小球肾炎

B. IgA 肾病

C. 膜增生性肾小球肾炎

D. 毛细血管内增生性肾小球肾炎

E. 局灶节段性肾小球硬化

143. 以下实验室检查结果，不正确的是

A. ASO 升高

B. IgG 2.1g/L

C. C3 下降

D. BUN 9mmol/L

E. Hb 110g/L

144. 关于该病的治疗，不正确的是

A. 休息

B. 控制感染

C. 量出为入

D. 补液、输注血浆和白蛋白

E. 纠正酸中毒和电解质紊乱

（145～147 题共用题干）

患儿，男，13 岁，咽痛、咳嗽、发热。2 周后发现尿色红，眼睑水肿，尿量 1000ml/24h。查体：全身皮肤未见皮疹，血压 150/100mmHg，尿蛋白（＋＋），红细胞 50～60 个/HP，血浆白蛋白 32g/L，血肌酐 123μmol/L，血清补体 C3 下降。

145. 该患儿最可能的诊断是

A. 急性链球菌感染后肾炎

B. 急性肾盂肾炎

C. 过敏性紫癜

D. 系统性红斑狼疮

E. 急性肾小管坏死

146. 治疗 2 个月后，病情无好转，血肌酐 300μmol/L。对诊断最有价值的进一步检查是

A. 清洁中段尿培养

B. 肾穿刺活检

C. 肾脏 ECT

D. 肾脏 B 超

E. 静脉肾盂造影

147. 关于该患儿的治疗，以下不妥的是

A. 控制血压　　B. 消肿

C. 低盐饮食　　D. 抗生素

E. 补充白蛋白

（148～149 题共用题干）

患儿，女，12 岁，因水肿、尿少 5 天入院。尿呈深黄色，病前 3 周有双下肢皮肤感染史。入院后有头痛、心悸、气促。查体：血压 160/100mmHg，脉搏 132 次/分，神清，双肺底可闻及少许湿啰音，心音低钝，肝右肋下 1cm，有压痛，腱反射存在。

148. 为明确诊断，首先需要检查的是

A. 尿培养　　B. 血培养

C. 尿常规检查　　D. 肾功能检查

E. 肝功能检查

149. 以下治疗中不正确的是

A. 低盐饮食

B. 卧床休息

C. 硝普钠静滴

D. 适当限制水入量

E. 洋地黄口服

（150～152 题共用题干）

患儿，男，10 岁，因“水肿、尿少 1 周，烦躁、气促半天”入院。查体：体温 36.6℃，血压 140/80mmHg，端坐呼吸，口唇发绀，心率 116 次/分，两肺底闻及少量细湿啰音，肝肋下 2.5cm。血红蛋白 108g/L，白细胞正常。尿比重 1.022，尿蛋白（＋＋），红细胞 18～20 个/HP，白细胞 0～2 个/HP。血尿素氮 5.8mmol/L。血 CO_2CP 19.98mmol/L，血胆固醇 5.18mmol/L。

150. 该患儿最可能的诊断应是

A. 急性肾小球肾炎合并肺炎

B. 急性肾小球肾炎合并循环充血

C. 病毒性肾炎合并肺炎

D. 慢性肾炎急性发作

E. 肾炎型肾病合并肺炎

151. 入院时应给予的饮食是

A. 低蛋白，低盐，低热量

B. 低蛋白，低盐，不限热量

C. 低蛋白，不限盐和热量

D. 低盐，高蛋白，限液量

E. 低盐，限液量，高热量

152. 除饮食控制外，还应给予的治疗措施是

A. 20%甘露醇静脉注射

B. 利血平肌内注射

C. 螺内酯口服

D. 呋塞米静脉注射

E. 毛花苷丙稀释后缓慢静脉注射

（153～155 题共用题干）

患儿，13 岁，水肿 5 天，少尿、血尿 2 天，伴呼吸困难。心率 142 次/分，血压 120/83mmHg。双肺底闻及少许湿啰音，肝肋下 2.5cm。

153. 可能的诊断是

A. 支气管肺炎＋心力衰竭

B. 急性肾小球肾炎，循环充血

C. 肾病综合征（肾炎型）

D. 急性肾小球肾炎，急性肾衰竭

E. 急性肾小球肾炎，高血压脑病

154. 首要的处理措施是

A. 静滴青霉素　　B. 口服泼尼松

C. 使用地高辛　　D. 静注呋塞米

E. 口服硝苯地平

155. 如果该患儿 ASO 升高，补体 C3 降低，诊断是

A. IgA 肾病

B. 急进性肾小球肾炎

C. 狼疮性肾炎

D. 慢性肾小球肾炎

E. 急性链球菌感染后肾炎

（156～157 题共用题干）

患儿，女，10 岁，因发热、腰痛 5 天入院。右肾区有叩击痛。尿常规：红细胞 5～6 个/HP，白细胞 20～30 个/HP，中段尿培养大肠埃希菌 $>10^5$/ml。经抗生素静脉用药治疗 3 天后体温正常。

156. 此时采取的重要治疗措施应该是

A. 停用抗生素

B. 改口服抗生素治疗 1 周

C. 继续用抗生素，总疗程 10～14 天

D. 碱化尿液

E. 改小剂量抗生素维持治疗 3 个月

157. 患儿住院 2 周，出院时尿常规正常，尿培养阴性，不发热，轻微腹痛，肾区无叩痛。出院后应注意

A. 卧床休息 3 个月

B. 每晚服抗生素 1 次

C. 继续用抗生素治疗

D. 定时复查尿常规

E. 长期服用碳酸氢钠

（158～161 题共用题干）

患儿，男，13 岁，持续性血尿 6 个月，无水肿、少尿，尿蛋白微量，红细胞满视野。肾脏 B 超：肾脏、膀胱、输尿管无异常。

158. 为明确诊断，应首先做

A. 肾功能

B. 尿红细胞形态检查

C. 放射性核素肾图

D. 静脉肾盂造影（IVP）

E. 免疫球蛋白定量

159. 若血尿常在感冒后加重并出现肉眼血尿，查肾功能正常，尿异常形态红细胞占 70%，其母亲有血尿病史，肾功能正常。应首先考虑

A. 感染后肾炎　　B. 薄基膜病

C. 胡桃夹现象　　D. 高钙尿症

E. 膜性肾病

160. 则进一步明确诊断应选择

A. 肾组织活检

B. 放射性核素肾图

C. 肾脏 CT 扫描

D. 静脉肾盂造影（IVP）

E. 肾脏血管造影

161. 该患儿应采取的治疗措施是

A. 应用激素治疗

B. 低盐饮食

C. 低钙饮食

D. 应用雷公藤总苷

E. 密切随访

（162～165 题共用题干）

患儿，男，13 岁，半个月来全身水肿，乏力。尿蛋白（＋＋＋＋），定量 4.0g/24h，镜检偶见沉渣红细胞和透明管型。血压 120/80mmHg。血浆白蛋白 24g/L，BUN 5mmol/L，Scr 98μmol/L，胆固醇、甘油三酯升高。

162. 该病例临床诊断是

A. 急性肾炎综合征

B. 急进性肾炎综合征

C. 慢性肾炎综合征

D. 肾病综合征

E. IgA 肾病

163. 该病例最可能的病因是

A. 急性肾炎

B. 狼疮性肾炎

C. 慢性肾炎

D. 继发性肾病综合征

E. 原发性肾病综合征

164. 该病例最可能的病理诊断应是

A. 轻度系膜增生性肾炎

B. 恶性 IgA 肾病

C. 系膜毛细血管性肾炎

D. 重度系膜增生性肾炎

E. 微小病变性肾病

165. 该病例用泼尼松 45mg/d 治疗，尿蛋白转阴。当药量减至 20mg/d 时，尿蛋白增至 2g/d，白蛋白 29g/L。此时应使用的治疗方案是

A. 泼尼松加量

B. 泼尼松加细胞毒药物

C. 环孢素

D. 甲泼尼龙冲击

E. 甲氨蝶呤

（166～168 题共用题干）

患儿，男，12 岁，因大量蛋白尿 1 个月入院。病前无上呼吸道感染史。查体：血压 120/80mmHg，双下肢有明显凹陷性水肿。入院后诊断为肾病综合征。为明确病理类型，行肾穿刺活检，电镜下见有广泛的肾小球脏层上皮细胞足突消失。

166. 该患儿最可能的病理类型是

A. 膜性肾病

B. 膜增生性肾小球肾炎

C. 系膜增生性肾小球肾炎

D. 局灶节段性肾小球硬化

E. 微小病变性肾病

167. 以下选项中，支持该病理类型的临床特点是

A. 多见于成年女性

B. 多伴有镜下血尿

C. 表现为典型的肾病综合征

D. 有明显的肾功能减退

E. 以上均正确

168. 首选的治疗方法是

A. 环磷酰胺

B. 单用细胞毒药物

C. 糖皮质激素联合用细胞毒药物

D. 单用环孢素

E. 单用糖皮质激素

（169～171 题共用题干）

患儿，男，4 岁，水肿、尿少 1 周。血压 120/80mmHg。尿蛋白（＋＋＋＋），血浆白蛋白 25g/L，24 小时尿蛋白定量为 4g。

169. 最可能的诊断是

A. 右心衰竭　　B. 肝硬化

C. 重度营养不良　　D. 肾病综合征

E. 急性肾炎综合征

170. 该患儿诊断价值最大的实验室检查是

A. 血脂

B. 肾功能检查

C. 24 小时尿蛋白定量、血浆白蛋白

D. 肾脏 B 超

E. 血浆蛋白电泳

171. 主要的治疗药物是

A. 大剂量青霉素静脉滴注

B. 环孢素

C. 血浆置换术

D. 肾上腺皮质激素

E. 环磷酰胺

（172～173 题共用题干）

患儿，男，5 岁，重度可凹性水肿。尿蛋白（+++），尿红细胞 0～2 个/HP，血压 90/60mmHg，白蛋白 20g/L。

172. 病程中突发肉眼血尿伴腰痛，最可能的情况是

A. 感染　　B. 肾静脉血栓

C. 休克　　D. 急性肾衰竭

E. 营养不良

173. 病程中突然发热，食欲减退，水肿加重，急性肾衰竭，不可能的原因是

A. 感染致肾损害

B. 肾静脉血栓

C. 休克

D. 原发病加重

E. 营养不良

（174～175 题共用题干）

患儿，男，7 岁，水肿 1 周。尿蛋白（+++），尿红细胞 10～20 个/HP，血压 120/80mmHg，白蛋白 20g/L。

174. 最可能的诊断为

A. 肾炎型肾病　　B. 单纯型肾病

C. IgA 肾病　　D. 急性肾炎

E. 膜性肾病

175. 患儿口服泼尼松 35mg/d，6 周后尿蛋白仍阳性，最适宜的治疗是

A. 泼尼松加量

B. 泼尼松原量口服，加用环磷酰胺

C. 泼尼松停用，改为环孢素口服

D. 泼尼松停用，改为甲泼尼龙冲击疗法

E. 泼尼松停用，改为环磷酰胺口服

（176～177 题共用题干）

患儿，男，12 岁，肾病综合征，口服泼尼松 60mg/d，8 周后尿蛋白（+++）。

176. 进一步应做的检查是

A. 肾脏活检　　B. 肾脏 CT

C. 肾脏 MRI　　D. 自身抗体

E. 免疫功能

177. 病理回报局灶节段性肾小球硬化，应加用

A. 他克莫司　　B. 环磷酰胺

C. 孟鲁司特　　D. 霉酚酸酯

E. 甲泼尼龙冲击

四、B1 型题

（178～180 题共用备选答案）

A. 足量激素治疗≤6 周尿蛋白阴转

B. 足量激素治疗≤4 周尿蛋白阴转

C. 对激素敏感，但连续两次减量或停药 2 周内复发

D. 足量激素治疗≤2 周尿蛋白阴转

E. 足量激素治疗 >4 周尿蛋白仍阳性者

178. 肾病综合征的患儿在开始应用糖皮质激素后，激素敏感定义为

179. 肾病综合征的患儿在开始应用糖皮质激

素后，激素耐药定义为

180. 肾病综合征的患儿在开始应用糖皮质激素后，激素依赖定义为

（181～182 题共用备选答案）

A. 连续 7 天、尿蛋白由阴性转为(+++)～(++++)，或 24h 尿蛋白定量≥50mg/kg，或尿蛋白/肌酐≥2.0

B. 肾病病程中半年内复发≥2 次，或 1 年内复发≥3 次

C. 连续 5 天、尿蛋白由阴性转为(+++)～(++++)，或 24h 尿蛋白定量≥50mg/kg，或尿蛋白/肌酐≥2.0

D. 肾病病程中半年内复发≥2 次，或 1 年内复发≥4 次

E. 连续 3 天、尿蛋白由阴性转为(+++)～(++++)，或 24h 尿蛋白定量≥50mg/kg，或尿蛋白/肌酐≥2.0

181. 肾病综合征的患儿在开始应用糖皮质激素后，复发定义为

182. 肾病综合征的患儿在开始应用糖皮质激素后，频复发定义为

五、X 型题

183. 急性肾小球肾炎严重循环充血

A. 多在起病 1 周内出现

B. 心脏扩大、奔马律

C. 有肺水肿

D. 有高血压

E. 由肾小球滤过率下降，水、钠潴留，血容量增加所致

184. 急性肾炎患儿出现非凹陷性水肿的原因是

A. 甲状腺功能减退，出现黏液性水肿

B. 大量蛋白尿中丢失，出现低蛋白血症

C. 严重循环充血合并心力衰竭或心功能不全，出现心源性水肿

D. 免疫反应激活补体产生过敏毒素，使全身毛细血管通透性增加，血浆蛋白渗出到间质组织中

E. 肾小球毛细血管内增生，肾小球血流量减少，肾小球滤过率降低，体内水、钠潴留

185. 以下选项属于急性肾小球肾炎严重病例表现的是

A. 氮质血症　　B. 尿毒症

C. 严重循环充血　　D. 高血压脑病

E. 肉眼血尿

186. 小儿易发生尿路感染，以下叙述正确的是

A. 局部症状不明显延误治疗

B. 复发性尿路感染者可有泌尿道畸形或梗阻

C. 膀胱输尿管反流者，易致上行感染

D. 大多数大肠埃希菌通过血行播散

E. 女孩发病率较男孩高

187. 关于小儿膀胱输尿管反流，以下叙述正确的是

A. 输尿管膀胱连接处功能异常

B. 分为先天性和后天性两种

C. 膀胱尿液反流回输尿管、肾盂

D. 常常继发感染和结石，损害肾功能

E. 不会影响生长发育

188. 下列选项中，能出现管型尿的疾病是

A. 急性肾盂肾炎

B. 急性肾小球肾炎

C. 间质性肾炎

D. 肾病综合征

E. 急性膀胱炎

189. 下列符合单纯型肾病临床表现的是

A. 全身水肿　　B. 大量蛋白尿

C. 低蛋白血症　　D. 肉眼血尿

E. 高胆固醇血症

190. 肾病综合征的并发症有

A. 感染
B. 低钠血症
C. 低钙血症
D. 血栓形成
E. 电解质紊乱

191. 诱发肾病综合征患儿出现低血容量性休克的因素包括

A. 大量放胸、腹腔积液
B. 长期使用强力利尿剂
C. 不恰当的长期低盐饮食
D. 应用皮质激素剂量过小，时间过短
E. 应用 ACEI 类药物如卡托普利

192. 肾病综合征的治疗原则是

A. 首选泼尼松治疗
B. 水肿严重者给予利尿剂
C. 必须卧床休息
D. 用激素治疗前及治疗过程中，积极预防及控制感染
E. 缓解后频复发及激素依赖的病例，加用免疫抑制剂

193. 肾病综合征的水肿形成机制包括

A. 低白蛋白血症使血浆胶体渗透压下降
B. 血容量减少刺激渗透压和容量感受器
C. 低血容量使交感神经兴奋性增高
D. 某些肾内因子改变了肾小管管周体液平衡机制
E. 增殖性伴广泛新月体病变

194. 肾病综合征的水肿鉴别诊断包括

A. 心脏疾病
B. 肝脏疾病
C. 血管神经性水肿
D. 营养性水肿
E. 甲状腺功能亢进症

第十二章　造血系统疾病

一、A1 型题

1. 学龄期儿童造血的红骨髓位于
   A. 胸骨　　B. 尺骨
   C. 肱骨　　D. 胫骨
   E. 股骨

2. 新生儿中度贫血是指
   A. 血红蛋白为 120 ~ 144g/L 者
   B. 血红蛋白为 90 ~ 120g/L 者
   C. 血红蛋白为 60 ~ 90g/L 者
   D. 血红蛋白为 60 ~ 100g/L 者
   E. 以上均不对

3. 口服铁制剂治疗缺铁性贫血，待血红蛋白正常后，还需继续服用铁剂的时间是
   A. 3 ~ 7 天　　B. 1 ~ 2 周
   C. 3 ~ 4 周　　D. 2 ~ 3 个月
   E. 6 个月 ~ 1 年

4. 为预防缺铁性贫血，早产儿应给予铁剂的时间是出生后
   A. 出生后 1 周
   B. 出生后 1 个月
   C. 出生后 2 个月
   D. 出生后 3 个月
   E. 出生后 4 ~ 6 个月

5. 胚胎期卵黄囊造血始于
   A. 胚胎期第 3 周
   B. 胚胎期第 6 周
   C. 胚胎期第 8 周
   D. 胚胎期第 4 个月
   E. 胚胎期第 6 个月

6. 哪一时期是胚胎肝脏造血的高峰时期
   A. 胚胎第 3 ~ 6 周
   B. 胚胎第 6 ~ 8 周
   C. 胚胎第 4 ~ 5 个月
   D. 胚胎第 6 ~ 8 个月
   E. 胚胎第 8 ~ 9 个月

7. 以下结果对诊断缺铁性贫血最有意义的是
   A. 红细胞平均体积降低
   B. 红细胞平均血红蛋白浓度降低
   C. 红细胞平均直径变小
   D. 血清铁蛋白降低
   E. 骨髓象幼红细胞增生活跃

8. 缺铁性贫血的好发年龄是
   A. 2 ~ 4 个月　　B. 4 ~ 6 个月
   C. 6 个月 ~ 2 岁　　D. 2 ~ 3 岁
   E. 3 ~ 4 岁

9. 缺铁性贫血患儿对感染的易感性高，最可能的机制为
   A. 细胞免疫功能降低
   B. 微量元素缺乏
   C. 能量和蛋白质营养不良
   D. 体温较低
   E. 体液免疫功能降低

10. 关于维生素 B_{12} 缺乏所致的营养性贫血，以下叙述不正确的是
   A. 贫血为大细胞性
   B. 中性粒细胞分叶过少
   C. 骨髓检查可见巨幼红细胞
   D. 可伴有精神、神经系统症状
   E. 常有肝、脾肿大

11. 血红素合成障碍所致的贫血是

A. 缺铁性贫血
B. 再生障碍性贫血
C. 海洋性贫血
D. 巨幼细胞性贫血
E. 慢性病贫血

12. 儿童最常见的小细胞低色素性贫血是
A. 感染、炎症性贫血
B. 缺铁性贫血
C. G-6-PD 缺乏症
D. 肺含铁血黄素沉着症
E. 地中海贫血

13. 诊断缺铁性贫血，早期的实验室依据是
A. 血清铁降低
B. 血清铁蛋白降低
C. 血清总铁结合力增高
D. 外周血呈小细胞低色素性贫血
E. 骨髓象红细胞胞质成熟落后于胞核

14. 原发免疫性血小板减少症慢性型可出现
A. 产生血小板的巨核细胞增加
B. 幼稚红细胞增加
C. 幼稚淋巴细胞增加
D. 幼稚型巨核细胞增加
E. 颗粒型巨核细胞增加

15. 缺铁性贫血用铁剂治疗后，最早出现的改变是
A. 血红蛋白上升
B. 网织红细胞上升
C. 网织红细胞和血红蛋白同时上升
D. 出现幼红细胞
E. 骨髓中细胞外铁增多

16. 缺铁性贫血的实验室检查结果应是
A. 血清铁降低、总铁结合力降低、转铁蛋白饱和度降低
B. 血清铁降低、总铁结合力升高、转铁蛋白饱和度降低
C. 血清铁降低、总铁结合力正常、转铁蛋白饱和度降低
D. 血清铁降低、总铁结合力升高、转铁蛋白饱和度正常
E. 血清铁正常、总铁结合力升高、转铁蛋白饱和度降低

17. 早产儿、低出生体重儿给予铁剂预防缺铁性贫血的合适时机是
A. 2个月　B. 3~4个月
C. 5~6个月　D. 7~8个月
E. 9~10个月

18. 不属于营养性缺铁性贫血表现的是
A. 面色苍白　B. 毛发稀疏
C. 肢体震颤　D. 异食癖
E. 疲乏无力

19. 铁剂治疗缺铁性贫血有效的最早期指标是
A. 血清铁蛋白增高
B. 血红蛋白升高
C. 骨髓细胞外铁增多
D. 红细胞总数升高
E. 网织红细胞升高

20. 以下选项与营养性缺铁性贫血的实验室检查结果不符的是
A. 血红蛋白降低
B. 血清铁降低
C. 转铁蛋白饱和度降低
D. 红细胞游离原卟啉降低
E. 总铁结合力增高

21. 在以下缺铁性贫血的临床表现中，属于组织缺铁表现的是
A. 气短　B. 头晕
C. 心悸　D. 眼花
E. 异食癖

22. 预防小儿缺铁性贫血的措施中，以下不正确的是

A. 母乳喂养
B. 及时添加辅食
C. 婴幼儿食品适量铁强化
D. 牛乳喂养者，应加热处理
E. 早产儿及时补充维生素 B_{12}

23. 缺铁性贫血患儿外周血涂片的特征是
A. 红细胞大小不等，可见到红细胞巨幼样改变
B. 红细胞大小不等，易见嗜多色性细胞和有核红细胞
C. 红细胞大小不等，小球形细胞比例增加
D. 红细胞大小不等，以小细胞为主，中央淡染区扩大
E. 红细胞大小不等，以小细胞为主，中央淡染区扩大，易见到靶形红细胞

24. 营养性缺铁性贫血患儿的血红蛋白 90g/L，最合适的治疗是
A. 反复多次少量输血
B. 肌内注射右旋糖酐铁
C. 多进含铁丰富的食物
D. 服用枸橼酸铁胺
E. 服用硫酸亚铁及维生素 C

25. 不符合营养性巨幼细胞性贫血临床表现的是
A. 毛发稀疏、发黄
B. 头围增大
C. 肝、脾大
D. 肢体震颤
E. 舌炎

26. 营养性缺铁性贫血患儿最适合的治疗应是
A. 餐前服用富马酸亚铁
B. 餐后服用硫酸亚铁及 B 族维生素
C. 反复多次少量输血及服用硫酸亚铁
D. 肌内注射左旋糖酐铁及维生素 C 口服
E. 两餐间服用硫酸亚铁及维生素 C

27. 营养性缺铁性贫血的血象特点为
A. RBC 减少比 Hb 减少明显
B. 中性粒细胞分叶多
C. MCH < 32pg
D. 红细胞中央淡染区扩大
E. 中性粒细胞核左移

28. 以下不属于小儿缺铁性贫血原因的是
A. 生长发育加快
B. 从食物中摄入的铁不足
C. 急性失血
D. 铁的消耗过多
E. 需要量增加

29. 行胃大部切除的患儿易产生巨幼细胞性贫血，原因是
A. 储存食物量减少
B. 壁细胞数量减少，胃酸分泌减少
C. 主细胞数量减少，胃蛋白酶原分泌减少
D. 胃容积减小
E. 壁细胞数量减少，内因子分泌减少

30. 贫血患儿经检查确诊为营养性缺铁性贫血，加用铁剂治疗。以下最符合铁剂疗效的一般规律的是
A. 服铁剂后 1 ~ 2 天网织红细胞数升高，3 ~ 4天达高峰
B. 服铁剂后 2 ~ 3 天网织红细胞数升高，5 ~ 7天达高峰
C. 服铁剂后 4 ~ 7 天网织红细胞数升高，2 ~ 3周达高峰
D. 服铁剂后 1 ~ 2 周网织红细胞数升高，3 ~ 4周达高峰
E. 服铁剂后 2 ~ 3 周网织红细胞数升高，1 ~ 2个月达高峰

31. 关于营养性缺铁性贫血的骨髓象，以下不

符合的是

A. 幼红细胞增生活跃

B. 各期红细胞体积均较小

C. 红细胞系胞核成熟程度落后于胞质

D. 粒细胞系无明显异常

E. 巨核细胞系无明显异常

32. 营养性缺铁性贫血发病的高峰年龄是

A. 出生后 3～6 个月

B. 出生后 6～12 个月

C. 出生后 12～24 个月

D. 出生后 6～24 个月

E. 出生后 1～5 岁

33. 以下不是婴儿缺铁性贫血病因的是

A. 生长迅速

B. 早产或双胎

C. 长期服用广谱抗生素

D. 未及时添加含铁食物

E. 用不经加热处理的鲜牛奶喂养

34. 关于缺铁性贫血的治疗，以下叙述不正确的是

A. 口服铁剂选择二价铁盐，剂量为元素铁每日 4～6mg/kg，分 3 次口服

B. 同时服用维生素 C 可增加铁的吸收，牛奶、茶、咖啡及抗酸药等可影响铁剂的吸收

C. 网织红细胞于服药后 5～7 天开始上升

D. 治疗至血红蛋白恢复正常后继续服用铁剂 6～8 周

E. 一般不必输血，严重贫血发生心力衰竭，合并感染者，急需外科手术者可考虑

35. 有明显精神、神经系统症状的营养性巨幼细胞性贫血，治疗时应给予

A. 叶酸

B. 维生素 B_{12}

C. 叶酸 + 维生素 B_{12}

D. 叶酸 + 铁剂

E. 维生素 B_{12} + 铁剂

36. 营养性巨幼细胞性贫血的病因是

A. 缺乏维生素 B_{12}

B. 缺乏维生素 B_6

C. 缺乏维生素 B_1

D. 缺乏乙酸

E. 缺乏草酸

37. 叶酸缺乏性巨幼细胞性贫血的主要诊断依据是

A. 皮肤色黄、虚胖

B. 典型血象改变

C. 红细胞叶酸含量降低

D. 骨髓中出现巨幼红细胞

E. 毛发稀疏发黄

38. 维生素 B_{12} 和/或叶酸缺乏引起巨幼细胞性贫血，主要是因为影响

A. 细胞分裂

B. RNA 合成

C. DNA 合成

D. 蛋白质合成

E. 氨基酸合成

39. 营养性巨幼细胞性贫血的血象表现为

A. 呈大细胞性，易见嗜多色性和嗜碱点彩红细胞

B. 可见巨幼变的有核红细胞

C. 中性粒细胞呈分叶过多

D. 网织红细胞、白细胞、血小板计数减少

E. 以上均可见

40. 营养性巨幼细胞性贫血口服叶酸后，骨髓内巨幼红细胞转为正常的时间是

A. 6～7 小时

B. 1～2 天

C. 2～4 天

D. 4～7 天

E. 1 周后

41. 小儿时期最常见的出血性疾病是

A. 免疫性血小板减少症（ITP）

B. 血友病 A

C. 维生素 K 依赖因子缺乏症

D. 肝脏功能衰竭所致出血

E. DIC

42. 免疫性血小板减少症患儿输注血小板制品，正确的指征是

A. 皮肤出血点

B. 鼻出血

C. 外周血血小板计数 85×10^9/L

D. 血红蛋白 <90g/L

E. 以上都不是

43. 免疫性血小板减少症患儿发生颅内出血时，紧急抢救措施是

A. 输新鲜全血

B. 输新鲜血浆

C. 水合氯醛镇静

D. 输 ABO 同型血小板制品

E. 输冷沉淀

44. 目前认为导致免疫性血小板减少症的直接病因是

A. 病毒感染

B. 细菌感染

C. 食过蚕豆

D. 服用大剂量维生素 C

E. 以上都不是

45. 以下选项中属于急性 ITP 的血小板减少主要发生机制的是

A. 病毒感染直接抑制血小板产生

B. 骨髓巨核细胞数量减少

C. 脾脏功能亢进致血小板被破坏

D. 血小板消耗增加

E. 免疫功能紊乱致血小板被破坏

46. 急性免疫性血小板减少症患儿，正确的治疗措施是

A. 抗生素　　B. 输血

C. 血浆　　D. 冷沉淀

E. 静脉注射免疫球蛋白

47. 静脉注射免疫球蛋白治疗免疫性血小板减少症的主要作用是

A. 封闭巨噬细胞受体，干扰单核 - 巨噬系统吞噬血小板

B. 抑制自身免疫反应，减少血小板抗体产生

C. 在血小板上形成保护膜

D. 使血小板免受吞噬细胞破坏

E. 以上都是

48. 免疫性血小板减少症的发病年龄最常见于

A. 0～1 岁　　B. 1～5 岁

C. 7～8 岁　　D. 9～10 岁

E. 11～12 岁

49. 免疫性血小板减少症慢性型的病程是

A. 病程 >3 个月

B. 病程 >5 个月

C. 病程 >6 个月

D. 病程 >8 个月

E. 病程 >12 个月

50. 免疫性血小板减少症的出血特点是

A. 外伤后出血不止

B. 多数患儿易发生颅内出血

C. 少数患儿发生皮肤出血点、瘀斑

D. 消化道出血常见

E. 以上都不是

51. 诊断原发性免疫性血小板减少症，临床上通常需与有关疾病鉴别，以下正确的是

A. 急性白血病

B. 再生障碍性贫血

C. 过敏性紫癜

D. 继发性血小板减少症

E. 以上都是

52. 免疫性血小板减少症患儿行脾切除，可参考的指标是

A. 有较严重的出血症状

B. 病程 >1 年，年龄 >5 岁，且有反复严重出血，药物治疗无效或依赖大剂量糖皮质激素维持者

C. 血小板持续小于 $50 \times 10^9/L$（尤其小于 $20 \times 10^9/L$）

D. 有使用糖皮质激素的禁忌证

E. 以上都是

53. 免疫性血小板减少症患儿，除正确使用静脉注射免疫球蛋白和/或糖皮质激素外，还应采取的一般疗法是

A. 适当限制活动，避免外伤

B. 有或疑有细菌感染者，酌情使用抗感染治疗

C. 避免应用影响血小板功能的药物

D. 慎重预防接种

E. 以上都是

54. 关于淋巴瘤单纯中枢神经系统复发的治疗，正确的是

A. 增加鞘内注射次数

B. 增强全身化疗

C. 造血干细胞移植是治疗中枢神经系统复发的最有效手段

D. 在化疗结束后，进行颅脑放疗

E. 增强全身化疗基础上增加鞘内注射，并进行颅脑放疗

55. 诊断免疫性血小板减少症时，外周血血小板计数应低于

A. $100 \times 10^9/L$　　B. $110 \times 10^9/L$

C. $120 \times 10^9/L$　　D. $130 \times 10^9/L$

E. $140 \times 10^9/L$

56. 免疫性血小板减少症的直接致死原因是

A. 皮肤出血点、瘀斑

B. 颅内出血

C. 轻中度贫血

D. 患儿血中血小板相关抗体阳性

E. 骨髓中能产生血小板的巨核细胞数量减少

57. 免疫性血小板减少症患儿大出血时，最佳治疗措施是

A. 输注全血

B. 输注红细胞制品

C. 输注血小板制品

D. 输注冷沉淀

E. 输注血浆

58. 免疫性血小板减少症患儿，脾切除年龄一般应是

A. 1 岁　　B. 3 岁

C. 6 岁　　D. 12 岁

E. 5 岁

59. 关于糖皮质激素治疗免疫性血小板减少症，说法不正确的是

A. 降低毛细血管通透性

B. 可减少出血症状

C. 抑制血小板抗体产生

D. 刺激骨髓产生血小板

E. 抑制单核－巨噬系统破坏有抗体吸附的血小板

60. 符合典型白血病临床表现的是

A. 发热、骨痛、皮疹

B. 贫血、瘀斑、发热

C. 贫血、黄疸、茶色尿

D. 贫血、多汗、黄疸

E. 头痛、呕吐、腹泻

61. 儿童时期最常见的恶性肿瘤是

A. 神经母细胞瘤　　B. 淋巴瘤

C. 横纹肌肉瘤　　D. 急性白血病

E. 朗格汉斯细胞组织细胞增生症

62. 应用以下哪种化疗药物期间需要监测心脏功能

A. 柔红霉素　　B. 门冬酰胺酶

C. 阿糖胞苷　　D. 甲氨蝶呤

E. 糖皮质激素

63. 急性早幼粒细胞白血病的特异性融合基因是

A. *PML－RARα*　　B. *AML－ETO*

C. *BCR－ABL*1　　D. *TEL－AML*1

E. *E2A－PBX*1

64. 目前儿童白血病中，长期生存率最高的是

A. 急性淋巴细胞白血病

B. 急性非淋巴细胞白血病

C. 幼年型粒单细胞白血病

D. 急性早幼粒细胞白血病

E. 急性单核细胞白血病

65. 慢性粒细胞白血病的靶向治疗药物是

A. 维A酸　　B. 索拉非尼

C. 利妥昔单抗　　D. 伊马替尼

E. 三氧化二砷

66. 诊断急性淋巴细胞白血病的MICM分型中，C指的是

A. 形态学　　B. 免疫学分型

C. 细胞遗传学　　D. 分子生物学

E. 临床表现

67. 急性B淋巴细胞白血病最常见的特异性免疫学标志是

A. CD19　　B. CD2

C. CD22　　D. CD33

E. CD7

68. 以下最易发生DIC的急性非淋巴细胞白血病是

A. M1　　B. M2

C. M3　　D. M0

E. M4

69. 确诊急性淋巴细胞白血病的主要依据是

A. 发热

B. 贫血、出血

C. 肝、脾、淋巴结肿大

D. 胸骨压痛

E. 骨髓细胞学检查原始及幼稚淋巴细胞≥20%

70. 以下不是幼年型粒－单核细胞白血病所具有的基因或染色体突变的是

A. *Ras*　　B. *PTPN*11

C. *BCR－ABL*　　D. *NF*1

E. 7单体

71. 有关急性白血病，以下叙述不正确的是

A. 白细胞都升高

B. 多数有发热

C. 血小板多减少

D. 可以关节痛起病

E. 大多有出血

72. 慢性粒细胞白血病特异性的融合基因是

A. *BCR－ABL*　　B. *TEL－AML*1

C. *MLL－ENL*　　D. *PML－RARα*

E. *ETO－AML*1

73. 儿童霍奇金淋巴瘤的最常见症状是

A. 肝脾肿大

B. 皮疹和/或皮肤瘙痒

C. 局限性浅表淋巴结肿大

D. 贫血

E. 体重减轻和盗汗

74. 别嘌醇治疗前体T淋巴母细胞淋巴瘤可

A. 诱导缓解

B. 维持期治疗

C. 既可以诱导缓解，也可以用于维持期治疗

D. 预防化疗引起的呕吐

E. 预防化疗引起的高尿酸血症和肿瘤溶

解综合征

75. 以下哪种淋巴瘤的发生与EBV病毒感染无明确关系

A. 霍奇金淋巴瘤

B. 淋巴母细胞淋巴瘤

C. NK-T细胞淋巴瘤

D. 伯基特淋巴瘤

E. 弥漫大B细胞淋巴瘤

76. 儿童时期，最容易发生上腔静脉压迫综合征的肿瘤是

A. 前体T淋巴母细胞淋巴瘤

B. 生殖细胞瘤

C. 胸腺瘤

D. 神经母细胞瘤

E. 软组织肉瘤

77. 关于淋巴瘤中枢神经系统受累，以下叙述不正确的是

A. 脑脊液中找到大量幼稚细胞

B. 可以表现为脑神经受累

C. 高白细胞是中枢神经系统受累的危险因素

D. 男性是中枢神经系统受累的危险因素

E. MRI等影像学检查发现有颅内占位

二、A2型题

78. 患儿，男，8岁，1年前诊断为前体T淋巴母细胞淋巴瘤，Ⅲ期。目前处于维持治疗，没有任何不适主诉。1天前常规鞘内注射时，脑脊液中白细胞 40×10^{6}/L；镜检见到大量幼稚细胞。接下来最正确的处理是

A. 中枢神经系统复发，头颅放疗

B. 实验室误差，重复脑脊液检查

C. 可能有颅内占位性病变，头颅CT检查

D. 中枢神经系统复发，进行包括骨髓穿刺在内的全身评估

E. 中枢神经系统复发，增加鞘内注射，直至脑脊液恢复正常后，再继续维持治疗

79. 患儿，男，8岁，平时有偏食习惯，上课难以集中精神。查体：面色稍苍白，浅表淋巴结及肝脾不大。红细胞 4.2×10^{12}/L，血红蛋白95g/L，MCV 70fl，网织红细胞0.010，白细胞和血小板正常。最可能的诊断是

A. 地中海贫血

B. 营养性缺铁性贫血

C. 铅中毒

D. 炎症性贫血

E. 营养性巨幼细胞性贫血

80. 患儿，10个月婴儿。人工喂养，未添加辅食，面色苍白、精神、食欲差2个月。查体：面色蜡黄，眼结膜苍白，心前区听诊闻及2/6级柔和收缩期杂音，肝肋下3cm，脾肋下1cm。末梢血血红蛋白75g/L，红细胞 2.0×10^{12}/L，网织红细胞0.5%。肝脾增大的原因最可能是

A. 巨细胞病毒感染

B. 心力衰竭

C. 先天性代谢疾病

D. 髓外造血

E. 乙型肝炎

81. 患儿，1岁，因面色苍白于门诊就诊。血常规示血红蛋白59g/L。该患儿的贫血程度属于

A. 轻度　　B. 中度

C. 重度　　D. 极重度

E. 正常

82. 患儿已确诊为缺铁性贫血，Hb 78g/L，不宜首选的是

A. 服用二价铁

B. 同时辅以维生素 C 口服

C. 疗程不短于 2 个月

D. 少量输血

E. 添加肝、鱼等辅食

83. 患儿，9 月龄。因母乳喂养，未规律添加辅食，面色苍白 1 个月余就诊。查体：肝肋下 1cm，脾肋下未及。血常规示：白细胞计数 6.9×10^9/L，血红蛋白 92g/L，血小板计数 133×10^9/L，红细胞平均体积 70fl，红细胞平均血红蛋白含量 25pg，红细胞平均血红蛋白浓度 28%，网织红细胞 1.1%。其诊断最可能是

A. 生理性贫血

B. 缺铁性贫血

C. 营养性巨幼细胞性贫血

D. 再生障碍性贫血

E. 地中海贫血

84. 患儿，男，12 岁，因拔牙后出血不止 2 小时来院急诊。查体：皮肤无出血点和瘀斑，拔牙处牙龈渗血不止，心、肺、腹检查未见异常。则最可能出现的异常是

A. 血管壁缺陷

B. 血小板计数减少

C. 血小板功能异常

D. 凝血功能障碍

E. 缺铁性贫血

85. 患儿，男，6 个月，面色苍白 2 个月就诊，无其他不适。患儿为早产儿，生后鲜牛奶喂养，尚未添加辅食。查体：体重 6kg，心、肺检查无异常，肝肋下 3cm，脾肋下 1.5cm。外周血象示：Hb 80g/L，RBC 3.0×10^{12}/L，MCV 65fl，WBC 11×10^9/L，PLT 250×10^9/L，血清铁蛋白 10μg/L。最可能的诊断是

A. 生理性贫血

B. 溶血性贫血

C. 巨幼细胞性贫血

D. 缺铁性贫血

E. 白血病

86. 患儿，男，1 岁半，平日偏食，常有腹泻、咳嗽，已会独立行走，玩耍正常。近 2 个月来面色苍黄，逗之不笑，时有头部、肢体颤抖，不能独站。外周血象：血红蛋白 100g/L，红细胞 2.5×10^{12}/L，白细胞数 4×10^9/L，中性粒细胞分叶过多。该患儿可诊断为

A. 营养不良伴低钙血症

B. 慢性腹泻伴低钙血症

C. 缺铁性贫血伴低钙血症

D. 营养性巨幼细胞性贫血

E. 营养性缺铁性贫血

87. 患儿，男，9 个月余，面色苍白 2 个月余。近 1 周出现嗜睡、反应迟钝、头部震颤等表现。外周血血红蛋白 55g/L，红细胞平均体积 105fl，红细胞平均血红蛋白含量 38pg，红细胞平均血红蛋白浓度 32%。以下检查更有助于明确诊断的是

A. 血清铁检测

B. 血清叶酸测定

C. 血清维生素 B_{12} 测定

D. 骨髓检查

E. 网织红细胞计数

88. 患儿，10 个月，母乳喂养，未加辅食。6 个月时开始逐渐面色蜡黄，虚胖，眼神呆滞，反应差，逗之不会笑，舌有震颤，舌系带溃疡。该患儿首先接受的治疗是

A. 口服硫酸亚铁

B. 口服叶酸

C. 肌内注射维生素 B_{12}

D. 静脉滴注葡萄糖酸钙

E. 口服维生素 B_{12}，γ－酪氨酸

89. 患儿，1 岁，母乳喂养 2 个月后改羊乳喂

养至今，未规律添加辅食。近2个月来面色苍黄，血红蛋白65g/L。考虑患儿可能的诊断是

A. 生理性贫血
B. 缺铁性贫血
C. 营养性巨幼细胞性贫血
D. 再生障碍性贫血
E. 地中海贫血

90. 9个月男孩，因长期腹泻导致缺铁性贫血，开始用硫酸亚铁治疗。3～5天后判断治疗效果，最合适的指标是

A. 红细胞计数
B. 血清铁蛋白
C. 红细胞游离原卟啉
D. 血红蛋白量
E. 网织红细胞

91. 7个月婴儿，体重5kg，腹壁皮下脂肪厚0.3cm，不活泼，食欲缺乏，反复腹泻，面色苍白。血红蛋白80g/L，红细胞数3×10^{12}/L。考虑为

A. 营养不良Ⅰ度，缺铁性贫血
B. 营养不良Ⅱ度，巨幼细胞性贫血
C. 营养不良Ⅲ度，巨幼细胞性贫血
D. 营养不良Ⅲ度，缺铁性贫血
E. 营养不良Ⅱ度，缺铁性贫血

92. 患儿诊断为营养性巨幼细胞性贫血，以下符合其外周血象的是

A. MCV 100fl，MCH 36pg
B. MCV 90fl，MCH 31pg
C. MCV 100fl，MCH 31pg
D. MCV 100fl，MCH 32pg
E. MCV 90fl，MCH 36pg

93. 患儿，男，2岁，近日感冒后发热，体温37.9℃，咳嗽，稀便1～2次/天。体格检查：一般情况可，心肺（－）。血常规示白细胞计数11×10^9/L，血红蛋白115g/L，血小板计数76×10^9/L。可能性大的疾病是

A. 缺铁性贫血
B. 蚕豆病
C. 支气管肺炎
D. 免疫性血小板减少症
E. 腹泻病

94. 患儿，13岁女孩，月经量增多。查体：贫血貌，皮肤散在出血点，肝脾未触及，Hb 100g/L，WBC 10×10^9/L，血小板25×10^9/L，骨髓增生活跃，涂片可见巨核细胞55个。可能的诊断是

A. 脾功能亢进
B. 急性白血病
C. 系统性红斑狼疮
D. 再生障碍性贫血
E. 免疫性血小板减少症

95. 患儿，5岁，体温38.2℃，流涕，轻微咳嗽。面部及双下肢皮肤有针尖样大小出血点，外周血白细胞计数12.3×10^9/L，血红蛋白120g/L，血小板计数81×10^9/L。最可能的诊断是

A. 过敏性紫癜
B. 免疫性血小板减少症
C. 血友病
D. 缺铁性贫血
E. 白血病

96. 患儿，女，11岁，发热、鼻出血3天。体格检查：面色苍白，全身可见散在出血点，双侧颈部可扪及肿大淋巴结，最大者2.5cm×2.0cm大小，质韧，无触痛。肝脾肋下均触及边缘。血常规提示白细胞计数3×10^9/L，淋巴细胞百分比0.80，血红蛋白65g/L，血小板计数20×10^9/L，可见幼稚细胞30%。进一步确诊此患儿需要行

A. 生化检查
B. EB 病毒 DNA
C. 凝血功能
D. 骨髓细胞学检查
E. 血小板相关抗体

97. 患儿，女，13 岁，发热、鼻出血 3 天。查体：全身浅表淋巴结肿大，最大者 2.5cm × 2.0cm 大小，胸骨压痛（+），肝脾肋下均可触及边缘。骨髓细胞学检查：骨髓原始细胞占 0.65，髓过氧化物酶（-），非特异性酯酶染色（-）。最可能的诊断是
A. 急性早幼粒细胞白血病
B. 急性粒－单核细胞白血病
C. 急性单核细胞白血病
D. 急性淋巴细胞白血病
E. 急性红白血病

98. 患儿，男，5 岁，发热伴皮肤出血点 2 周。体格检查：轻度贫血貌，双下肢皮肤可见出血点，肝肋下 3cm，脾肋下 1.5cm。血常规示血红蛋白 95g/L，白细胞计数 15 × 10^9/L，外周血分类可见幼稚细胞，血小板计数 20 × 10^9/L。最可能的诊断是
A. 再生障碍性贫血
B. 急性白血病
C. 巨幼细胞性贫血
D. 免疫性血细胞减少症
E. 噬血细胞综合征

99. 患儿，男，8 岁，病史 1 年，以脾大为主要表现。查体：肝肋下 4cm，脾入盆，血常规示白细胞及血小板升高。最可能的诊断是
A. 急性粒细胞白血病
B. 急性淋巴细胞白血病
C. 急性单核细胞白血病
D. 慢性粒细胞白血病
E. 慢性淋巴细胞白血病

100. 患儿，男，13 岁，发热、出现眼部肿物半个月。体格检查：贫血貌，左眼肿物，肝脾轻度肿大；血红蛋白 70g/L，白细胞计数 6.0 × 10^9/L，血小板计数 85 × 10^9/L，骨髓原始细胞占 0.60，髓过氧化物酶染色阳性。应考虑诊断
A. 急性早幼粒细胞白血病
B. 视网膜母细胞瘤
C. 急性淋巴细胞白血病
D. 慢性粒细胞白血病
E. 急性非淋巴细胞白血病

101. 患儿，11 岁，体格检查发现脾大。血常规示白细胞及血小板明显升高，白血病融合基因示 *BCR－ABL* 阳性，染色体 t（9；22）阳性。最可能的诊断为
A. 急性淋巴细胞白血病
B. 慢性粒细胞白血病
C. 急性髓系白血病
D. 幼年型粒－单核细胞白血病
E. 原发性血小板增多症

102. 患儿，男，8 岁，干咳 1 周，声音嘶哑、呼吸困难 2 天来院急诊。体格检查：体温 38℃，意识清楚，浅表淋巴结未及明显肿大，全身大汗，端坐呼吸，呼吸 56 次/分，头面部水肿，唇发绀，两肺可闻及哮鸣音，心率 120 次/分。腹部和神经系统检查不能进行。外院胸片和胸部 CT 均提示有前上纵隔巨大占位性病变。患儿既往体检无重大疾病史和手术史。该患儿最需要考虑的疾病是
A. 肺癌
B. 胸腺瘤
C. 淋巴瘤
D. 转移性肾母细胞瘤
E. 神经母细胞瘤

103. 患儿，男，7 岁，发热、乏力伴骨痛 3 周。查体：贫血貌，全身皮肤散在出血点，浅表淋巴结未及肿大，肝肋下 3cm，脾脏肋下未及，四肢活动可。血常规提示白细胞计数 $22 \times 10^9/L$，血红蛋白 70g/L，血小板计数 $50 \times 10^9/L$。骨髓细胞学检查提示骨髓增生明显活跃，原始细胞及幼稚细胞占 62%。为进一步诊断应做的检查可除外

A. 骨髓形态学检查

B. 骨髓细胞遗传学检查

C. 骨髓细菌培养

D. 骨髓免疫分型

E. 骨髓分子生物学检查

104. 患儿，女，9 岁，骨痛、贫血半个月入院。贫血貌，肝、脾、淋巴结未及肿大，关节未见肿胀。血红蛋白 70g/L，白细胞计数 $10 \times 10^9/L$，血小板计数 $120 \times 10^9/L$。以下检查对协助诊断最为关键，且应首先考虑的是

A. 类风湿因子　　B. 凝血功能

C. 骨髓检查　　D. 乳酸脱氢酶

E. 铁代谢

105. 患儿，男，6 岁，5 天前发热、咽痛，应用抗生素治疗无效。颈部淋巴结肿大，咽部充血，扁桃体Ⅱ度肿大，下肢少许出血点。血常规示血红蛋白 80g/L，白细胞计数 $20 \times 10^9/L$，原始细胞 30%，血小板计数 $34 \times 10^9/L$。最可能的诊断是

A. 免疫性血小板减少症

B. 缺铁性贫血

C. 再生障碍性贫血

D. 溶血性贫血

E. 急性白血病

106. 患儿，2 岁，主因“发热 1 个月”就诊。体格检查精神稍弱，卡介苗瘢痕阳性，皮肤可见牛奶咖啡斑，双肺呼吸音粗，未闻及啰音、哮鸣音，肝肋下 3cm，脾肋下 5cm，质韧边钝。血常规示白细胞计数 $17.4 \times 10^9/L$，中性粒细胞百分比 0.36，淋巴细胞百分比 0.21，血小板计数 $23 \times 10^9/L$，骨髓细胞学提示骨髓增生明显活跃，可见原始细胞 0.11。初步诊断是

A. 幼年型粒－单核细胞白血病

B. 慢性粒细胞白血病

C. 急性淋巴细胞白血病

D. 急性髓系白血病

E. 骨髓增生异常综合征

107. 患儿，男，12 岁，间断发热 3 个月余。体格检查：颈部淋巴结肿大，肝肋下 4cm，脾肋下 4cm。血常规示血红蛋白 100g/L，白细胞计数 $25 \times 10^9/L$，单核细胞百分比 0.10，血小板计数 $68 \times 10^9/L$，可见髓系前体细胞，抗碱血红蛋白 50%，染色体及融合基因未见异常。最可能的诊断是

A. 骨髓增生异常综合征

B. 慢性粒细胞白血病

C. 急性淋巴细胞白血病

D. 幼年型粒－单核细胞白血病

E. 淋巴瘤

108. 患儿，男，6 岁，近 5 天来鼻及牙龈出血，皮肤瘀斑。血常规示血红蛋白 55g/L，白细胞计数 $10.0 \times 10^9/L$，血小板计数 $57 \times 10^9/L$。骨髓细胞学检查：骨髓增生极度活跃，幼稚细胞占 80%，胞质可见较多粗大颗粒及成堆棒状小体，髓过氧化物酶染色强阳性。诊断应考虑

A. 急性早幼粒细胞白血病

B. 急性淋巴细胞白血病

C. 急性粒细胞白血病

D. 急性单核细胞白血病

E. 急性粒－单核细胞白血病

109. 患儿，男，10 岁，低热、乏力伴左上腹部肿块半年。查体：肝肋下 3cm，脾肋下 8cm。化验血常规示血红蛋白 85g/L，白细胞计数 $100\times10^9/L$，血小板计数 $210\times10^9/L$，骨髓原始细胞 3%，Ph 染色体阳性。最可能的诊断是

A. 慢性粒细胞白血病

B. 自身免疫性溶血性贫血

C. 肝脾脓肿

D. 脂类代谢病

E. 急性白血病

110. 患儿，男，5 岁，发热伴牙龈出血 3 周。白细胞计数 $14.5\times10^9/L$，血红蛋白 70g/L，血小板计数 $84\times10^9/L$。体格检查可见牙龈出血，肝脾肿大，骨髓检查可见幼稚细胞 74%，免疫组化提示过氧化物酶染色阳性，免疫分型 CD13、CD33、CD117 阳性。最可能的诊断是

A. 急性淋巴细胞白血病

B. 慢性淋巴细胞白血病

C. 急性非淋巴细胞白血病

D. 慢性粒细胞白血病

E. 淋巴瘤

111. 患儿，男，14 岁，因鼻出血、皮肤瘀斑 2 周就诊。体格检查：皮肤可见多处瘀斑、瘀点，血常规示血红蛋白 90g/L，白细胞计数 $15\times10^9/L$，血小板计数 $25\times10^9/L$，凝血功能提示 D－二聚体明显升高，纤维蛋白原下降，骨髓可见大量早幼粒细胞，胞质可见粗大嗜苯胺蓝颗粒。最可能的诊断是

A. 慢性粒细胞白血病

B. Evans 综合征

C. 急性早幼粒细胞白血病

D. 血栓性血小板减少

E. 急性白血病

112. 患儿，2 岁，间断发热伴乏力 1 个月余。当地医院曾查血常规示白细胞计数 $37.4\times10^9/L$，早幼粒细胞 0.06，中性粒细胞 0.33，淋巴细胞 0.15，血红蛋白 78g/L，血小板计数 $30\times10^9/L$；骨髓常规示骨髓增生明显活跃，可见原始细胞 7%，疑似幼稚单核细胞 3%。体格检查：体温 39.8℃，颜面可见散在湿疹样皮疹，颊黏膜可见散在出血点及血疱。心肺无异常，腹膨隆，肝肋下 2cm，质韧边钝，脾肋下 6cm，质硬边钝。该患儿最可能的诊断是

A. 急性淋巴细胞白血病

B. 幼年型粒－单核细胞白血病

C. 慢性粒细胞白血病

D. 急性髓系白血病

E. 类白血病反应

113. 患儿，10 岁，因“腹胀、乏力 1 周”入院。当地医院查血常规示白细胞计数 $84.7\times10^9/L$，原粒及早幼粒细胞 0.10，血红蛋白 77g/L，血小板计数 $523\times10^9/L$；骨髓示增生明显活跃，原始粒细胞 5%，嗜碱细胞 5%，中性粒细胞碱性磷酸酶积分减低；Ph 染色体（+）。体格检查：体温 36.5℃，血压 100/60mmHg，精神可，面色欠红润，心肺无异常发现，腹膨隆，触软，肝肋下未及，脾肋下 8cm，质韧边钝。该患儿最可能的诊断是

A. 幼年型粒－单核细胞白血病

B. 急性髓系白血病

C. 急性淋巴细胞白血病

D. 慢性粒细胞白血病

E. 类白血病反应

114. 患儿，女，14 岁，低热伴颈部淋巴结肿大 1 个月。经淋巴结活检，诊断为经典型混合细胞性霍奇金淋巴瘤。经检查，受累部位包括双侧颈部淋巴结、腋下淋

巴结、纵隔和脾脏。家长咨询相关事项，以下叙述中不正确的是

A. 霍奇金淋巴瘤是最早可以被治愈的儿童肿瘤性疾病之一
B. 肿瘤细胞来源于外周T淋巴细胞
C. 需要接受全身化疗加上受累部位的低剂量放疗
D. 女性长期存活者乳腺癌发病率高于其他人群
E. 发热是疾病预后不良因素之一

115. 患儿，女，14岁，右侧颈部淋巴结无痛性肿大2个月。在当地医院行右颈部淋巴结活检证实为霍奇金淋巴瘤而转诊。体格检查提示，左侧颌下可及2.0cm×3.0cm肿大淋巴结，质地偏硬，右侧腋下淋巴结约2.0cm×2.0cm，肝肋下未及，脾肋下可及，右侧腹股沟可及2枚1.5cm×1.0cm淋巴结，余无特殊。以下叙述中正确的是

A. 应该脾活检，以了解脾脏有无肿瘤细胞浸润
B. 如果血常规正常，无需进行骨髓检查
C. 应当尽可能切除所有体检触及的淋巴结，以减少体内肿瘤负荷，提高化疗效果
D. 增强CT检查是目前最常用的疾病分期手段
E. 年龄>10岁是霍奇金淋巴瘤的不良预后因素

116. 患儿，女，5岁，发现腹股沟肿块2个月。活检提示前体B淋巴母细胞淋巴瘤。影像学检查未发现其他部位受累。骨髓检查可见7.5%幼稚淋巴细胞。患儿开始接受诱导化疗方案。以下不属于诱导方案使用的药物的是

A. 泼尼松　　B. 门冬酰胺酶
C. 长春新碱　　D. 足叶乙苷
E. 柔红霉素

三、A3/A4型题

（117～119题共用题干）

患儿，男，10个月，母乳加米糕喂养，未添加其他辅食。近2个月来患儿面色苍白，食欲减退，肝脾轻度肿大。Hb 80g/L，RBC 3.5×10^{12}/L，WBC正常。

117. 最可能的诊断是

A. 营养性缺铁性贫血
B. 营养性巨幼细胞性贫血
C. 地中海贫血
D. 混合性贫血
E. 再生障碍性贫血

118. 该患儿的治疗，正确的是

A. 铁剂加维生素C
B. 维生素B_{12}加叶酸
C. 维生素C加叶酸
D. 铁剂加抗生素
E. 输全血

119. 该患儿治疗的早期有效指标是

A. 血红蛋白量上升
B. 红细胞数上升
C. 网织红细胞上升
D. 红细胞变大
E. 红细胞中心淡染消失

（120～122题共用题干）

患儿，女，4个月，双胎之小，单纯母乳喂养，面色苍白，食欲减退2个月。查体：面色苍白，肝肋下3.5cm，脾肋下1.5cm。血Hb 80g/L，RBC 3.3×10^{12}/L，MCV 60fl，MCH 24pg，MCHC 25%，白细胞、血小板正常。

120. 最可能的诊断是

A. 再生障碍性贫血
B. 营养性巨幼细胞性贫血

C. 感染性贫血
D. 混合性贫血
E. 缺铁性贫血

121. 经有效治疗后，首先出现的变化是
A. 血红蛋白上升
B. 红细胞上升
C. 细胞内含铁酶活性开始恢复
D. 红细胞游离原卟啉上升
E. 网织红细胞上升

122. 若 Hb 恢复正常，还需要继续药物治疗的时间是
A. 3～4 周　　B. 1～2 周
C. 9～12 周　　D. 13～18 周
E. 6～8 周

（123～125 题共用题干）

患儿，女，14 个月，仍单纯母乳喂养，不愿进辅食。近 1 个月面色渐苍白，活动少，捡土块吃。血象 Hb 60g/L，RBC 3.05×10^{12}/L，WBC 8×10^{9}/L，PLT 225×10^{9}/L，MCV 74fl，MCH 26pg，MCHC 28%。

123. 该患儿最可能的诊断是
A. 巨幼细胞性贫血
B. 再生障碍性贫血
C. 混合性贫血
D. 缺铁性贫血
E. 溶血性贫血

124. 若想进一步确诊，该患儿应做什么检查
A. 血清维生素 B_{12}测定
B. 血清铁蛋白测定
C. 血清叶酸测定
D. 骨髓穿刺
E. 血涂片检查

125. 该患儿的最佳治疗方案是
A. 铁剂加维生素 C
B. 铁剂加维生素 B_{12}
C. 铁剂加叶酸
D. 泼尼松加铁剂
E. 铁剂加输血

（126～127 题共用题干）

女婴，8 个月，母乳喂养。新生儿期因黄疸测血清胆红素 170μmol/L。本次因半个月来面色苍黄，智力及动作发育倒退而入院。

126. 首选的检查项目是
A. 骨髓检查
B. 脑电图检查
C. 血常规，包括血细胞形态
D. 血清叶酸、维生素 B_{12}含量测定
E. 血免疫球蛋白测定

127. 最可能的诊断是
A. 先天性甲低
B. 脑发育不全
C. 核黄疸后遗症
D. 营养性缺铁性贫血
E. 营养性巨幼细胞性贫血

（128～130 题共用题干）

患儿，男，11 个月，母乳喂养，近 3 个月来面色渐苍黄，间断腹泻，原可站立，现坐不稳，手足常颤抖。体检面色苍黄，略水肿，表情呆滞，血红蛋白 80g/L，红细胞 2.0×10^{12}/L，白细胞 6.0×10^{9}/L。

128. 该患儿最恰当的治疗是
A. 静脉补钙
B. 维生素 C 口服
C. 肌内注射维生素 B_{12}
D. 肌内注射维生素 D_3
E. 静脉滴注维生素 B_6

129. 确诊需做的检查是
A. 头颅 CT
B. 脑电图检查
C. 血清铁检查

D. 血清维生素 B_{12}、叶酸测定

E. 血清钙、磷、碱性磷酸酶测定

130. 该患儿可能的诊断是

A. 大脑发育不全

B. 营养性缺铁性贫血

C. 维生素 D 缺乏性手足搐搦症

D. 维生素 D 缺乏性佝偻病

E. 营养性巨幼细胞性贫血

（131～133 题共用题干）

患儿，男，1 岁，面色苍黄 2 个月，伴智力和运动发育落后。出生后单纯母乳喂养，未及时添加辅食。外观虚胖，毛发稀黄，疲乏无力，表情呆滞，少哭不笑，不认亲人，不会独站。体检：肝右肋下 3.5cm，脾左肋下 2cm。血象示 MCV＞94fl，MCH＞32pg，血清 TSH 5mU/L，血清铁蛋白 30μg/L。

131. 该患儿最可能的诊断是

A. 先天性甲状腺功能减退症

B. 苯丙酮尿症

C. 营养性缺铁性贫血

D. 营养性巨幼细胞性贫血

E. 婴儿肝炎综合征

132. 为进一步明确诊断，需做的检查是

A. 血清 T_3、T_4

B. 血苯丙氨酸浓度

C. 血维生素 B_{12} 和叶酸

D. 血胆红素和肝功能

E. 血清铁、红细胞游离原卟啉

133. 该患儿最合适的治疗是

A. 甲状腺素

B. 低苯丙氨酸饮食

C. 护肝治疗

D. 叶酸

E. 维生素 B_{12}＋叶酸

（134～135 题共用题干）

患儿，女，4 岁，头晕、乏力 1 周，发热伴牙龈出血 2 天。体格检查：体温 38.2℃，贫血貌，颈部可扪及肿大淋巴结，四肢及躯干皮肤可见出血点，胸骨压痛（＋），心肺未见异常，腹平软，肝脾肋下未触及。实验室检查：血常规示血红蛋白 80g/L，白细胞计数 11×10^9/L，淋巴细胞百分比 0.80，血小板计数 20×10^9/L。骨髓细胞学检查：原始细胞及幼稚细胞占 85%，组织化学染色提示糖原染色阳性，过氧化物酶染色阴性，非特异性酯酶阴性，氟化钠不抑制。免疫分型提示异常细胞占 80%，表达 HLA－DR、CD34、CD19、CD20、CD22、cyCD79a。

134. 该患儿诊断为

A. 急性混合细胞白血病

B. 急性 B 淋巴细胞白血病

C. 急性 T 淋巴细胞白血病

D. 急性髓系白血病

E. 急性单核细胞白血病

135. 该患儿应选择的化疗方案是

A. VAD 方案　　B. VDLP 方案

C. ABVD 方案　　D. DA 方案

E. CHOP 方案

（136～137 题共用题干）

患儿，女，5 岁，发热、面色苍白伴牙龈出血 1 周入院。入院查血常规：血红蛋白 80g/L，白细胞计数 2.0×10^9/L，血小板计数 50×10^9/L。骨髓细胞学检查：骨髓增生极度活跃，原始及幼稚淋巴细胞占 85%。给予长春新碱、柔红霉素、门冬酰胺酶、地塞米松（即 VDLD）方案诱导化疗。

136. 治疗期间需要采取的措施不包括

A. 监测血压、血糖

B. 监测凝血功能

C. 监测心脏功能

D. 低脂饮食

E. 亚叶酸钙漱口

137. VDLD 诱导第 14 天，患儿出现腹痛、呕吐，体格检查左上腹部压痛。首先应该考虑的并发症是

A. 急性阑尾炎　　B. 急性胃肠炎

C. 急性胰腺炎　　D. 心肌损害

E. 肠痉挛

（138～139 题共用题干）

患儿，女，12 岁，发热、面色苍白、鼻出血 1 周入院。皮肤多处片状瘀斑。血红蛋白 80g/L，白细胞计数 2.0×10^9/L，血小板计数 50×10^9/L，血浆纤维蛋白原 0.8g/L。骨髓检查：有核细胞增生极度活跃，幼稚细胞占 0.85，胞质中可见嗜天青颗粒及成堆棒状小体。

138. 应考虑诊断

A. 急性粒 - 单核细胞白血病

B. 病毒感染

C. 急性淋巴细胞白血病

D. 急性巨核细胞白血病

E. 急性早幼粒细胞白血病

139. 首选的治疗方案应为

A. 小剂量阿糖胞苷

B. 柔红霉素 + 阿糖胞苷（DA 方案）

C. DA 方案 + 小剂量肝素

D. 高三尖杉酯碱 + 阿糖胞苷

E. 全反式维甲酸 + 肝素

（140～141 题共用题干）

患儿，男，11 岁，发热、乏力 2 周。查体：肝脾未触及明显肿大，白细胞计数 10.5×10^9/L，血红蛋白 60g/L，血小板计数 80×10^9/L，骨髓检查可见幼稚细胞 90%，免疫组化提示过氧化物酶染色阳性。

140. 患儿最可能的诊断是

A. 急性淋巴细胞白血病

B. 慢性淋巴细胞白血病

C. 急性髓系白血病

D. 慢性粒细胞白血病

E. 急性早幼粒细胞白血病

141. 治疗本病的常用药物是

A. 长春新碱　　B. 三氧化二砷

C. 阿糖胞苷　　D. 羟基脲

E. 伊马替尼

（142～144 题共用题干）

患儿，男，11 岁，干咳 1 周，声音嘶哑、呼吸困难 2 天来院急诊。体格检查：体温 38℃，意识清楚，颈部和腋下均可触及肿大淋巴结，直径 2～4cm 不等，质偏硬，无触痛。全身大汗，端坐呼吸，呼吸 60 次/分，头面部水肿，唇发绀，两肺可闻及哮鸣音，心率 120 次/分。腹部和神经系统检查不能进行。外院胸片和胸部 CT 均提示有前上纵隔占位性病变，并有胸腔积液。

142. 最可能的诊断是

A. 神经母细胞瘤

B. 胸腺瘤

C. 感染性疾病如结核

D. 霍奇金淋巴瘤

E. 非霍奇金淋巴瘤

143. 目前最先采取的有助于诊断的检查手段是

A. 全身麻醉下开胸探查术

B. 外周血常规和涂片，坐位骨髓穿刺

C. 胸腔穿刺

D. 全身麻醉下行淋巴结活检术

E. 颈部或腋下淋巴结穿刺

144. 上述各项检查均阴性。此时，患儿病情加重，烦躁不安，发绀明显，头痛、胸痛。最应采取的措施是

A. 使用镇静剂

B. 立即气管插管

C. 可以经验性使用糖皮质激素

D. 再次 CT 检查明确病变大小及部位

E. 全身麻醉下开胸探查术

四、B1 型题

（145～149 题共用备选答案）

A. Hb＜145g/L　　B. Hb＜60g/L

C. Hb＜110g/L　　D. Hb＜100g/L

E. Hb＜90g/L

145. 1～4 个月小儿贫血标准是

146. 新生儿期贫血标准是

147. 4～6 个月小儿贫血标准是

148. 6 个月～5 岁小儿贫血的标准是

149. 8 岁小儿重度贫血的诊断指标是

（150～151 题共用备选答案）

A. 溶血性贫血

B. 营养性缺铁性贫血

C. 缺乏叶酸所致的巨幼细胞性贫血

D. 营养性混合性贫血

E. 缺乏维生素 B_{12} 所致的巨幼细胞性贫血

150. 患儿，女，10 个月，双胎之一。面色苍白 5 个月，母乳加牛奶喂养，未加辅食，长期腹泻。RBC 2.1×10^{12}/L，Hb 60g/L，网织红细胞 0.01，白细胞正常。应诊断为

151. 患儿，男，9 个月，虚胖，头发稀疏、发黄，羊乳喂养。化验中性粒细胞平均分叶数超过 3～4 叶，骨髓中各期幼红细胞巨幼变。应诊断为

（152～153 题共用备选答案）

A. 小细胞性

B. 小细胞低色素性

C. 大细胞性

D. 小细胞高色素性

E. 正细胞性

152. 营养性缺铁性贫血的血象特点为

153. 营养性巨幼细胞性贫血的血象特点为

（154～155 题共用备选答案）

A. 血红蛋白测定

B. 血清铁蛋白测定

C. 红细胞游离原卟啉测定

D. 血清铁测定

E. 骨髓铁染色检查

154. 铁减少期最敏感的诊断指标是

155. 红细胞生成缺铁期最具特征的诊断指标是

五、X 型题

156. 继发性血小板减少症的常见原因包括

A. 化学药物

B. 感染

C. 系统性红斑狼疮

D. 先天性免疫缺陷病

E. 脾功能亢进

157. 以下有关小儿造血特点的叙述，不正确的是

A. 生后 3～4 个月出现生理性贫血

B. 婴儿期肝、脾也参与造血

C. 婴儿期所有的骨髓均为红骨髓，参与造血

D. 胚胎期 7 个月时骨髓是造血的主要器官

E. 骨髓外造血时，外周血中可出现有核红细胞和幼稚中性粒细胞

158. 营养性缺铁性贫血时，血象及生化特点是

A. 血红蛋白降低为主

B. 血涂片见红细胞大小不等，以小细胞为主

C. MCV、MCH、MCHC 均减少

D. 血清铁蛋白＜12μg/L

E. 血清铁 < (9.0 ~ 10.7) μmol/L，总铁结合力 > 62.7μmol/L 有意义

159. 引起生理性贫血的原因包括

A. 循环血量增加较快

B. 出生后一部分红细胞被破坏

C. 暂时性骨髓造血功能低下，红细胞生成素不足

D. 未及时添加含铁丰富的辅食

E. 生后 3 ~ 4 个月婴儿体内储存铁已大量被消耗

160. 以下有关营养性缺铁性贫血的铁剂治疗措施，不正确的是

A. 铁剂宜空腹服用

B. 口服铁剂宜选用三价铁盐

C. 口服铁剂宜与维生素 C 同时口服

D. 优先使用注射铁剂

E. 铁剂用到血红蛋白正常后 6 ~ 8 周再停药

161. 有关急性免疫性血小板减少症，以下叙述正确的是

A. 起病前 1 ~ 3 周常有急性病毒感染史

B. 春季发病数较高

C. 主要表现为皮肤和黏膜出血

D. 与感染无关

E. 肝、脾肿大

162. 对于白血病化疗后粒细胞缺乏合并发热患儿的处理，正确的是

A. 积极抽取血培养寻找病原学依据

B. 仔细体格检查找寻感染灶

C. 降阶梯应用抗生素

D. 对于碳青霉烯类等超广谱抗生素需有明确药敏才可应用

E. 如血细菌培养阳性，需根据药敏足量足疗程应用抗生素，至两次血培养转阴且临床感染控制方可停用

163. 经典型霍奇金淋巴瘤的病理类型包括

A. 结节硬化型

B. 混合细胞型

C. 淋巴细胞消减型

D. 富于淋巴细胞型

E. 结节性淋巴细胞为主型

164. 15 岁以下儿童常见的非霍奇金淋巴瘤的病理类型包括

A. 弥漫大 B 细胞淋巴瘤

B. 淋巴母细胞淋巴瘤

C. 间变大细胞淋巴瘤

D. 伯基特淋巴瘤

E. 皮下脂膜炎样淋巴瘤

第十三章 神经肌肉系统疾病

一、A1 型题

1. 病毒性脑炎体检通常可发现

A. 皮肤瘀斑、瘀点

B. 巴氏征阳性

C. 弛缓性瘫痪

D. 痛温觉障碍平面

E. 以上均正确

2. 以下关于病毒性脑炎诊断要点的叙述，不符合的是

A. 发病前多有呼吸道及消化道症状

B. 起病急，高热，头痛，呕吐，嗜睡或精神异常

C. 脑脊液外观浑浊，细胞增多，糖、氯化物减少

D. 病程中可出现全身性或局灶性抽搐

E. 可无明显神经系统异常体征

3. 最有助于鉴别病毒性脑炎与结核性脑膜炎的脑脊液检查是

A. 脑脊液的透明度

B. 脑脊液的压力

C. 脑脊液的细胞数

D. 糖和氯化物是否降低

E. 蛋白质增高的程度

4. 以下有关病毒性脑炎的叙述中，正确的是

A. 系病毒直接破坏神经组织所致

B. 临床特点为弥漫性或局灶性脑膜炎症

C. 脑电图检查具有特征性诊断意义

D. 腺病毒是最常见的致病病毒

E. 脑脊液检查发现氯化物下降

5. 以下有关病毒性脑炎治疗的叙述，正确的是

A. 丙种球蛋白为特异性治疗

B. 常规使用神经营养药物

C. 控制颅内高压，每日液体摄入量应控制在 $1500ml/m^2$

D. 应常规予以肾上腺皮质激素

E. 单纯疱疹病毒感染，予以阿昔洛韦治疗

6. 引起病毒性脑膜炎、脑炎最常见的病毒是

A. 水痘病毒　　B. 轮状病毒

C. 麻疹病毒　　D. 肠道病毒

E. 流感病毒

7. 以下有关单纯疱疹病毒性脑炎的叙述中，正确的是

A. 为最常见的病毒性脑炎

B. 脑脊液糖含量下降

C. 常引起枕叶为主的病变

D. 恢复期血清学特异性抗体效价高于急性期 2 倍以上有诊断价值

E. 应该给予阿昔洛韦治疗

8. 以下脑脊液改变可能提示为病毒性脑炎的是

A. 外观浑浊，白细胞计数 $300\times10^6/L$，蛋白 2.1g/L，氯化物 101mmol/L

B. 外观呈米汤样改变

C. 白细胞计数 $60\times10^6/L$，淋巴细胞百分比 0.70，蛋白 0.6g/L，糖 3.5mmol/L

D. 白细胞计数 $300\times10^6/L$，淋巴细胞百分比 0.70，蛋白 2.0g/L，糖 1.2mmol/L

E. 白细胞计数 $5000\times10^6/L$，中性粒细胞百分比 0.90，蛋白 1.2g/L，糖 1.5mmol/L

9. 阿昔洛韦治疗病毒性脑炎的叙述，正确的是

A. 为所有病毒性脑炎的特异性治疗

B. 疗程 3 周以上

C. 主要用于治疗单纯疱疹病毒性脑炎

D. 常用剂量为每次 15mg/kg，每天 1 次，静脉注射

E. 以上均正确

10. 以下有关单纯疱疹病毒性脑炎检查的叙述，正确的是

A. 脑实质中可发现出血坏死灶

B. 神经细胞核内易见含病毒抗原颗粒的嗜酸性包涵体

C. 脑脊液检查可发现红细胞数增多

D. 头颅 CT 可发现一侧或双侧颞叶低密度局限性病灶

E. 以上均正确

11. 以下有关病毒性脑炎病原学的叙述，正确的是

A. 多数病毒性脑炎患儿可确定致病病毒

B. 最常见为单纯疱疹病毒感染

C. 恢复期血清学特异性抗体效价高于急性期 2 倍以上有诊断价值

D. 腺病毒经肠道进入淋巴系统繁殖

E. 单纯疱疹病毒感染常引起以颞叶为主的脑部病变

12. 以下选项不属于化脓性脑膜炎抗生素治疗原则的是

A. 尽早开始使用抗生素

B. 选择对病原菌敏感、血 - 脑屏障高通透性的抗生素

C. 体温正常后再停药

D. 采用静脉用药

E. 足量使用抗生素

13. 化脓性脑膜炎致病菌最常见的侵入途径为

A. 菌血症

B. 邻近组织感染蔓延

C. 皮肤窦道与颅腔直接相通

D. 外科术后感染

E. 颅脑外伤

14. 化脓性脑膜炎患儿病变部位主要见于

A. 硬脑膜

B. 蛛网膜与软脑膜

C. 脊髓

D. 大脑皮质与脑室膜

E. 小脑与延髓

15. 化脓性脑膜炎的高峰发病年龄为

A. 1 岁以内婴儿　　B. 1 ~ 3 岁幼儿

C. 学龄期儿童　　D. 青春期儿童

E. 成人

16. 在化脓性脑膜炎患儿中，快速发现奈瑟脑膜炎双球菌重要而简便的方法是

A. 皮肤瘀点、瘀斑涂片

B. 血培养

C. 皮肤瘀点、瘀斑培养

D. 脑脊液培养

E. 血涂片

17. 不支持新生儿化脓性脑膜炎临床表现的是

A. 苦笑面容　　B. 吐奶

C. 面色青灰发绀　　D. 拒食少动

E. 黄疸

18. 最有助于化脓性脑膜炎诊断的检查是

A. 血常规　　B. 头颅 CT

C. 降钙素原　　D. 脑电图

E. 脑脊液检查

19. 在下列脑脊液改变项目中，鉴别化脓性脑膜炎和病毒性脑炎最有意义的是

A. 脑脊液是否浑浊

B. 压力是否增高

C. 糖是否降低

D. 细胞数是否改变

E. 蛋白质是否增高

20. 患有化脓性脑膜炎的新生儿及小婴儿，最容易出现的体征是

A. 颈强直

B. Kernig征

C. Brudzinski征

D. 前囟膨隆或张力增高

E. 皮肤瘀斑

21. 以下脑脊液的变化不属于化脓性脑膜炎典型改变的是

A. 外观浑浊

B. 蛋白增高、糖降低

C. 白细胞计数增高，中性粒细胞为主

D. 压力增高

E. 压力增高，白细胞计数、蛋白和糖含量正常

22. 典型化脓性脑膜炎的脑脊液改变为

A. 脑压高、白细胞明显增高、中性粒细胞为主、蛋白明显增高、糖降低

B. 脑压高、白细胞轻度增高、单核细胞为主、蛋白轻度增高、糖正常

C. 脑压高、白细胞中度增高、单核细胞为主、蛋白明显增高、糖降低

D. 脑压高、白细胞正常、蛋白明显增高、糖正常

E. 脑压高、白细胞正常、蛋白正常、糖正常

23. 下列神经反射正常的是

A. 握持反射3~4个月消失

B. 提睾反射1岁后不稳定

C. 克氏征6个月转阴性

D. 巴氏征1岁转阴性

E. 觅食反射10个月存在

24. 吉兰-巴雷综合征脑脊液蛋白-细胞分离现象出现的时间最多见于

A. 起病后1周内

B. 起病后1~2周

C. 起病后2~3周

D. 起病后3~4周

E. 起病后1个月

25. 吉兰-巴雷综合征的发病与哪种细菌的感染有关

A. 空肠弯曲菌

B. 大肠埃希菌

C. 流感嗜血杆菌

D. β溶血性链球菌

E. 金黄色葡萄球菌

26. 吉兰-巴雷综合征危及生命的主要原因是

A. 四肢瘫痪

B. 后组脑神经麻痹

C. 呼吸肌麻痹

D. 水、电解质紊乱

E. 皮肤感染

27. 引起化脓性脑膜炎的主要感染途径是

A. 呼吸道

B. 消化道

C. 泌尿道

D. 邻近组织器官感染

E. 颅腔存在直接通道

28. 视神经脊髓炎急性期的主要药物治疗为

A. 甲基强的松龙　　B. 阿司匹林

C. 布洛芬　　D. 头孢曲松

E. 巴氯芬

29. 对吉兰-巴雷综合征处理措施不当的是

A. 保持呼吸道通畅

B. 防止皮肤受压

C. 补充营养

D. 保持肢体功能位

E. 绝对卧床，避免肢体被动运动

30. 鉴别吉兰－巴雷综合征和脊髓灰质炎，最重要的体征为

A. 肌张力减低　B. 肌肉萎缩
C. 腱反射消失　D. 病理征阴性
E. 感觉异常

31. 吉兰－巴雷综合征不会出现的临床表现是

A. 肢体感觉异常
B. 四肢肌张力低下
C. 括约肌功能障碍
D. 巴氏征阳性
E. 呼吸肌麻痹

32. 关于吉兰－巴雷综合征的治疗，以下措施正确的是

A. 一旦出现矛盾呼吸，即应该进行呼吸机辅助呼吸
B. 伴有后组脑神经麻痹者，均应禁食
C. 早期使用免疫球蛋白可能延缓病情进展
D. 血浆置换是小儿吉兰－巴雷综合征急性期唯一首选的治疗措施
E. 病程4周内应严格卧床，减少对神经的牵拉

33. 吉兰－巴雷综合征患儿的瘫痪特点是

A. 痉挛性瘫痪
B. 多数瘫痪呈下行性发展
C. 近端的瘫痪比远端重
D. 呈不对称性弛缓性瘫痪
E. 呈对称性弛缓性瘫痪

34. 吉兰－巴雷综合征患儿的脑脊液特点为

A. 细胞数明显增高
B. 糖含量有所降低
C. 氯化物有所降低
D. 蛋白降低
E. 出现蛋白－细胞分离现象

35. 以下不属于吉兰－巴雷综合征典型表现的是

A. 四肢弛缓性瘫痪
B. 严重者可出现呼吸肌无力
C. 腱反射减弱或消失
D. 感觉缺失
E. 脑脊液呈蛋白－细胞分离现象

36. 吉兰－巴雷综合征的病情进展达高峰一般为

A. 24 小时　B. 3 天
C. 2 周　D. 4 周
E. 8 周

37. 吉兰－巴雷综合征危及患儿生命最主要的临床情况是

A. 肺部感染　B. 误吸
C. 电解质紊乱　D. 心肌炎
E. 呼吸肌麻痹

38. 吉兰－巴雷综合征危及生命的合并症是

A. 四肢瘫痪加重
B. 呼吸肌麻痹
C. 营养缺乏
D. 脑神经损伤
E. 咽喉分泌物或异物窒息

39. 以下表现不支持吉兰－巴雷综合征的是

A. 急性起病，临床症状多在 1～2 周左右达到高峰
B. 腱反射减弱或消失
C. 四肢弛缓性瘫痪
D. T_5以下痛温觉障碍
E. 双侧面神经麻痹

40. 吉兰－巴雷综合征的病因可能是

A. 病毒感染周围神经
B. 病毒感染脊髓
C. 脊髓的自身免疫性炎症
D. 周围神经的自身免疫性炎症
E. 细菌感染周围神经

41. 约 2/3 吉兰 – 巴雷综合征患儿病前有前驱感染史，若表现呈急性运动轴索型神经病，最常见的感染病原体是

A. 空肠弯曲菌　　B. 巨细胞病毒
C. EB 病毒　　D. 肺炎支原体
E. 乙型肝炎病毒

42. 吉兰 – 巴雷综合征的脑神经麻痹最常见为

A. 舌咽神经　　B. 迷走神经
C. 面神经　　D. 动眼神经
E. 滑车神经

43. 关于吉兰 – 巴雷综合征的诊断要点，叙述不正确的是

A. 迅速出现四肢对称性弛缓性瘫痪
B. 出现神经症状时常伴发热
C. 病前 6 周内常有感染史
D. 电生理检查可发现运动神经传导速度减慢
E. 常可见脑脊液蛋白 – 细胞分离

44. 吉兰 – 巴雷综合征患儿出现吞咽困难时受累的脑神经是

A. 第Ⅶ对脑神经
B. 第Ⅸ、Ⅹ对脑神经
C. 第Ⅵ对脑神经
D. 第Ⅺ对脑神经
E. 第Ⅴ对脑神经

45. 有关癫痫的叙述，以下正确的是

A. 根据病因，癫痫可分为特发性癫痫和症状性癫痫
B. 癫痫是多种原因所致的急性脑功能障碍
C. 癫痫发作是由大脑神经元异常放电所致
D. 癫痫具有急性、发作性、刻板性特点
E. 痫性发作表现为运动性发作

46. 以下关于癫痫类型的脑电图改变，叙述不正确的是

A. 失神发作为对称性 3Hz 的棘 – 慢波
B. 婴儿痉挛症为不同步、高波幅不对称慢波，杂以尖波、棘波与多棘波
C. 复杂部分性发作常有额、颞区痫样放电
D. 简单部分性发作常有发作同侧皮层的痫样放电
E. 小儿良性癫痫伴中央颞区棘波在慢性睡眠期痫样放电明显增多

47. 儿童良性癫痫伴中央颞区棘波的脑电图特征不包括

A. 背景活动正常
B. 可见中央区和颞区棘波
C. 可见全导联 3Hz 棘 – 慢综合波
D. 睡眠结构正常
E. 睡眠期异常波增多

48. 有关癫痫持续状态，叙述错误的是

A. 全面性强直 – 阵挛发作状态的病死率最高
B. 治疗的主要原则是迅速控制癫痫发作
C. 降颅压治疗无意义
D. 最常见的原因是突然停用抗癫痫药
E. 任何类型的癫痫都有可能出现癫痫持续状态

49. 癫痫诊断主要依靠询问病史，了解发作表现，而最重要的辅助诊断检查为

A. 头颅 CT　　B. 头颅 MRI
C. 脑脊液检查　　D. 脑电图
E. 头颅 PET

50. 对于癫痫患儿的止惊治疗，苯巴比妥的负荷剂量为

A. 5mg/kg　　B. 10mg/kg
C. 15mg/kg　　D. 30mg/kg
E. 50mg/kg

51. 以下不属于全面性癫痫发作的是
A. 失神发作
B. 失张力发作
C. 肌阵挛发作
D. 强直－阵挛发作
E. 不对称性强直发作

52. 诊断典型失神发作最具有确诊意义的是
A. 突然而短暂的意识障碍
B. 两眼凝视、动作停止、语言中止
C. 脑电图发现 3Hz 棘－慢综合波
D. 脑电图发现高峰失律
E. 脑电图发现棘－慢波伴快波节律

53. 在对癫痫患儿进行脑电图检查时，处理不恰当的是
A. 尽量避免使用镇静剂
B. 常规停用抗癫痫药物
C. 发作间期脑电图需包括清醒和睡眠两个时期
D. 一般行视频脑电图检查
E. 必要时行 24 小时脑电图监测

54. 以下选项不是癫痫发作特点的是
A. 持续时间长　　B. 突发突止
C. 无热惊厥　　D. 反复发作
E. 动作刻板

55. 儿童癫痫最常见的发作类型是
A. 强直发作　　B. 阵挛发作
C. 强直－阵挛发作　　D. 失神发作
E. 肌阵挛发作

56. 癫痫持续状态的患儿，静脉应用地西泮止惊治疗的剂量为
A. 0. 1mg/kg　　B. 0. 3mg/kg
C. 1mg/kg　　D. 3mg/kg
E. 无论体重，癫痫持续状态时给予 1mg

57. 癫痫持续状态时，首选的止惊药物是
A. 10% 水合氯醛　　B. 苯妥英钠
C. 苯巴比妥　　D. 地西泮
E. 氯丙嗪

58. 癫痫持续状态是指癫痫发作持续时间
A. ＞10 分钟　　B. ＞20 分钟
C. ＞30 分钟　　D. ＞40 分钟
E. ＞60 分钟

59. 癫痫局灶性发作的患儿首选抗癫痫药物为
A. 丙戊酸　　B. 托吡酯
C. 左乙拉西坦　　D. 氯硝西泮
E. 卡马西平

60. 关于癫痫持续状态的处理措施，不正确的是
A. 寻找病因
B. 地西泮静推
C. 咪达唑仑肌内注射
D. 吸氧
E. 禁用甘露醇

61. 关于抗癫痫药物的治疗原则，叙述不恰当的是
A. 按照癫痫综合征和发作类型选药
B. 首先考虑单药治疗
C. 需要了解药代动力学特点
D. 注意用药剂量的个体差异
E. 癫痫控制后马上停药

62. 抗癫痫药物的治疗原则不包括
A. 从小剂量开始治疗
B. 起始予以单药治疗
C. 起始予以两个抗癫痫药物治疗，增加药物协同作用
D. 出现药物不良反应，及时调整药物
E. 每日药物总量分次服用

63. 近年对脑性瘫痪的病因进行了更深入的探讨，目前认为，导致婴儿早产、低出生体重和易有围生期缺氧缺血等事件的重要原因很可能是

A. 环境影响
B. 遗传因素
C. 胚胎早期的发育异常
D. 毒物接触
E. 宫内发育迟缓

64. 关于脑性瘫痪的定义，正确的是
A. 是指由于各种原因造成的脑损伤
B. 是指由于各种原因造成的非进行性脑损伤
C. 是指发育期胎儿或婴幼儿非进行性脑损伤
D. 是指由于各种原因造成的发育期胎儿的非进行性脑损伤
E. 是指由于各种原因造成的发育期胎儿或婴幼儿非进行性脑损伤，导致患儿持续存在中枢性运动和姿势发育障碍、活动受限综合征

65. 脑性瘫痪中最常见的类型是
A. 肌张力低下型脑性瘫痪
B. 手足徐动型脑性瘫痪
C. 共济失调型脑性瘫痪
D. 痉挛型脑性瘫痪
E. 混合型脑性瘫痪

66. 关于脑性瘫痪的治疗原则，不正确的是
A. 早期发现
B. 早期治疗
C. 促进正常运动发育，抑制异常运动和姿势
D. 采取综合治疗手段
E. 必须在医师指导下进行治疗

67. 脑性瘫痪以出生后非进行性运动发育异常为特征，不包括
A. 运动发育落后
B. 瘫痪肢体主动运动减少
C. 不能完成相同年龄正常小儿应有的运动发育进程
D. 不能完成抬头、坐、站立、独走等大运动
E. 能完成手指的精细动作

68. 脑性瘫痪患儿腱反射活跃，可引出踝阵挛和阳性巴宾斯基征，多属于
A. 手足徐动型脑瘫
B. 肌张力低下型脑瘫
C. 痉挛型脑瘫
D. 共济失调型脑瘫
E. 混合型脑瘫

69. 膝反射亢进，步行时足尖着地，见于
A. 先天性肌营养不良
B. 进行性肌营养不良
C. 假肥大型肌营养不良
D. 急性感染性多神经根炎
E. 脑性瘫痪

70. 痉挛型脑性瘫痪是影响了脑部的
A. 锥体系
B. 锥体外系
C. 脑干
D. 小脑
E. 延髓

71. 以下不属于脑性瘫痪的功能训练方法的是
A. 体能运动训练
B. 技能训练
C. 语言训练：包括听力、发音、语言和咀嚼吞咽功能的协同矫正
D. 针灸疗法
E. 应用矫形器

72. 以下选项不属于引起小儿脑性瘫痪的常见原因的是
A. 早产
B. 窒息
C. 新生儿肺炎
D. 胎盘早剥
E. 胆红素脑病

73. 手足徐动型脑瘫的临床表现不包括
A. 喂哺困难，伸舌流涎

B. 手足徐动明显
C. 肌张力下降，抬头无力
D. 通常有锥体束体征阳性
E. 智力发育大多正常，惊厥也较少见

74. 以下有关诊断小儿脑性瘫痪的依据中，不正确的是
A. 运动发育落后
B. 肌张力异常，并伴有不随意运动
C. 与妊娠、围生期的高危因素有关
D. 有时呈进行性的中枢运动障碍
E. 可伴有智力障碍、癫痫、语言及视觉、听觉障碍等异常

75. 脑性瘫痪最常见的病因为
A. 环境影响
B. 遗传因素
C. 母孕期疾病
D. 围生期危险因素
E. 产后脑损伤

76. 脑性瘫痪最常见的伴随症状和疾病是
A. 智力障碍
B. 语言功能障碍
C. 视力障碍
D. 听力障碍
E. 癫痫

77. 按瘫痪累及部位分类，脑性瘫痪可分为
A. 四肢瘫（四肢和躯干均受累）
B. 双瘫（也是四肢瘫，但双下肢相对较重）
C. 截瘫（双下肢受累，上肢及躯干正常）
D. 偏瘫、三肢瘫和单瘫
E. 以上均是

78. 关于脑性瘫痪的辅助检查结果，正确的是
A. 头颅 CT 异常
B. 头颅 MRI 异常
C. 脑诱发电位正常
D. 脑电图背景活动异常
E. 脑电图伴有痫性放电波

79. 手术治疗方法主要针对的脑性瘫痪类型是
A. 痉挛性脑瘫
B. 手足徐动型脑瘫
C. 肌张力低下型脑瘫
D. 共济失调型脑瘫
E. 混合型脑瘫

80. 以下关于脑性瘫痪的预后，叙述正确的是
A. 影响脑性瘫痪预后的相关因素包括脑性瘫痪类型、运动发育延迟程度、病理反射是否存在，智力、感觉、情绪异常等相关伴随症状的程度等
B. 偏瘫患儿如不伴有其他异常，也难以获得行走能力，在患侧手辅助下，患儿不能完成日常活动
C. 即使智力正常的偏瘫患儿也难以完成独立的生活
D. 肌张力明显低下伴有病理反射阳性或持久性强直姿势的患儿则预后尚好
E. 尽管努力的康复治疗，也无法改变其最终的预后

81. 脑性瘫痪需要采取综合治疗的手段，不包括
A. 应同时控制其癫痫发作，以阻止脑损伤的加重
B. 针对语言障碍也需同时治疗
C. 针对关节脱位也需同时治疗
D. 针对听力障碍也需同时治疗
E. 手术治疗方法

82. 急性炎症性脱髓鞘性多神经病的首发症状为
A. 运动障碍
B. 感觉障碍
C. 脑神经受累

D. 自主神经功能紊乱
E. 共济失调

83. 鉴别急性脊髓灰质炎与急性横贯性脊髓炎的要点为
A. 有无发热
B. 有无运动障碍
C. 有无感觉障碍
D. 有无低血钾
E. 有无晨轻暮重

84. 关于急性横贯性脊髓炎的叙述，不正确的是
A. 属于中枢神经系统炎性脱髓鞘疾病，部分患儿可能复发
B. 本病患儿关节运动觉、位置觉、震动觉均消失
C. 首选治疗为皮质类固醇激素
D. 本病诊断需要除外其他疾病
E. 部分患儿可合并脑部症状如意识障碍、抽搐，头颅 MRI 可见异常信号

85. 急性播散性脑脊髓炎的首选治疗是
A. 肾上腺皮质激素
B. 神经营养因子
C. 维生素
D. 抗生素
E. 抗病毒药物

86. 急性脊髓炎最常见的自主神经紊乱症状是
A. 尿潴留和便秘
B. Horner 综合征
C. 心律失常
D. 持续性高血压
E. 以上均是

87. 急性脊髓炎急性期最主要的病理改变是
A. 神经细胞脂质沉积
B. 脊髓软化、坏死、出血
C. 脊髓水肿、变性、神经细胞肿胀
D. 神经髓鞘脱失、轴突变性
E. 神经胶质细胞增生

88. 急性横贯性脊髓炎的鉴别诊断不包括
A. 病毒性脑炎
B. 急性播散性脑脊髓炎
C. 脊髓血管病
D. 视神经脊髓炎
E. 脊髓肿瘤

89. 急性脊髓炎的典型临床表现为
A. 截瘫、传导束性感觉障碍、持续性自主神经功能障碍
B. 四肢瘫痪、末梢型感觉障碍、一过性自主神经功能障碍
C. 截瘫、末梢型感觉障碍、持续性自主神经功能障碍
D. 偏瘫、传导束型感觉障碍、一过性自主神经功能障碍
E. 四肢弛缓性瘫痪、末梢型感觉障碍、持续性自主神经功能障碍

90. 以下有关急性脊髓炎的叙述，正确的是
A. 好发于脊髓胸段
B. 脊髓休克期表现为上运动神经元瘫痪
C. 可检测出典型的手套或袜套样感觉障碍
D. 常伴有暂时性自主神经功能紊乱
E. 典型的运动障碍为四肢对称性、进行性、弛缓性瘫痪

91. 急性横贯性脊髓炎不可能出现的表现是
A. 对称性双下肢无力
B. 尿便障碍
C. 传导束性感觉障碍
D. 意识障碍
E. Horner 综合征

92. 以下有关急性脊髓炎的实验室检查，正确的是

A. 脑脊液细胞数及蛋白增加，糖和氯化物降低
B. 脑脊液隐血试验阳性
C. 下肢体感诱发电位正常
D. 脑脊液压力降低
E. 脊髓 MRI 检查可见异常信号

93. 急性播散性脑脊髓炎的病理改变为
A. 中枢神经系统广泛性炎性细胞浸润与坏死
B. 大脑皮质、脑干及基底核的病变最为明显，脊髓病变最轻
C. 中枢神经系统内广泛性胶质细胞增生
D. 中枢神经系统内多个散在的钙化斑，多突出于脑室、大脑导水管内
E. 中枢神经系统白质内散在的脱髓鞘病灶和明显的淋巴细胞、浆细胞浸润

94. 支持急性播散性脑脊髓炎诊断的是
A. 多见于小婴儿，脑 MRI 检查具有确诊价值
B. 脑脊液检查一般无明显变化
C. 急性中枢神经系统弥漫、多灶性病损症状和体征
D. 头颅 MRI 显示大脑皮质弥散性坏死病变
E. 多数患儿呈现缓解 – 复发过程

95. 脊髓病变出现 Horner 综合征，提示病变累及
A. $C_8 \sim T_1$　　B. $T_{6 \sim 8}$
C. $C_{1 \sim 3}$　　D. $T_{10} \sim L_2$
E. $T_{2 \sim 4}$

96. 急性横贯性脊髓炎脑脊液相关检查，叙述正确的是
A. 呈现蛋白 – 细胞分离现象
B. 糖明显降低
C. 氯化物明显下降
D. 细胞数可正常或轻度增高
E. 所有患儿脑脊液寡克隆区带均阳性

97. 低钾血症对神经肌肉的影响为
A. 神经肌肉兴奋性增高
B. 神经肌肉兴奋性降低
C. 表现为腱反射亢进
D. 可累及平滑肌，表现为肠蠕动增强
E. 对骨骼肌的影响小

98. 急性横贯性脊髓炎与周期性瘫痪临床表现的鉴别点是
A. 有无传导束性感觉障碍
B. 肢体无力是否为对称性
C. 有无病理征
D. 腱反射是否消失
E. 肌张力是否减低

99. 急性横贯性脊髓炎的首选治疗为
A. 神经营养药物
B. 抗生素
C. 脱水药
D. 改善循环药物
E. 皮质类固醇激素

100. 以下选项体征可提示急性横贯性脊髓炎患儿完全进入痉挛期的是
A. 肌张力增高，腱反射减弱或消失，病理征阴性
B. 肌张力减低，腱反射消失，病理征阴性
C. 肌张力增高，腱反射活跃或亢进，病理征阴性
D. 肌张力增高，腱反射活跃或亢进，病理征阳性
E. 肌张力减低，腱反射活跃或亢进，病理征阴性

101. 急性横贯性脊髓炎患儿为鉴别诊断需要进行的检查不包括

A. 脊髓 MRI

B. 低频重复电刺激

C. 眼底检查

D. 腰穿

E. 视觉诱发电位

102. 关于急性横贯性脊髓炎的治疗，以下叙述不正确的是

A. 抗生素治疗是必须的

B. 需要注意防治坠积性肺炎及压力性损伤

C. 急性期需要持续导尿

D. 病情允许的情况下，尽早康复训练

E. 急性期可应用甘露醇减轻脊髓水肿

103. 腱反射消失，肢体远端受累更重，见于

A. 先天性肌营养不良

B. 进行性肌营养不良

C. 假肥大型肌营养不良

D. 吉兰－巴雷综合征

E. 脑性瘫痪

104. 小儿重症肌无力的临床特点是

A. 眼外肌最常受累，表现为晨轻暮重

B. 病侧瞳孔扩大，对光反射消失

C. 常有肌肉萎缩

D. 抗胆碱酯酶药物治疗无效

E. 血钾偏低

105. 重症肌无力临床最多见的类型是

A. 眼肌型

B. 脑干型

C. 全身型

D. 新生儿暂时性重症肌无力

E. 先天性重症肌无力

106. 关于重症肌无力胆碱能危象，以下说法正确的是

A. 胆碱能抑制剂剂量过少所致

B. 注射新斯的明，症状迅速缓解

C. 表现为明显肌无力，可伴有面色潮红、腹泻、呕吐、高血压、心动过缓、瞳孔缩小及黏液分泌增多等严重症状

D. 表现为明显肌无力，可伴有面色苍白、腹泻、呕吐、低血压、心动过缓、瞳孔扩大及黏液分泌减少等严重症状

E. 表现为明显肌无力，可伴有面色苍白、腹泻、呕吐、高血压、心动过缓、瞳孔缩小及黏液分泌增多等严重症状

107. 进行性肌营养不良的临床特点，以下叙述不准确的是

A. 肌肉出现对称性无力

B. 肌肉无力常有肌肉疼痛

C. 肌肉无力一般近端重于远端

D. 肌电图可以发现肌源性的改变

E. 一般伴随肌酶升高

108. 以下关于 Becker 型肌营养不良临床特点的叙述，正确的是

A. 近端肌无力

B. 真性腓肠肌肥大

C. 男女均发病

D. 婴幼儿起病

E. 病情进展迅速

109. Becker 型肌营养不良最常见的遗传缺陷是

A. 点突变

B. 重复突变

C. 缺失型突变

D. 常染色体显性遗传病

E. X 连锁显性遗传

二、A2 型题

110. 患儿，男，4 岁，因发热、呕吐 2 天，抽搐 1 次来院急诊。体检：神萎，面色差，颈抵抗，心、肺检查无异常，腹软，肝、

脾无肿大，布氏征阳性，双侧巴氏征阳性。背部发现一疖肿，周围发红。脑脊液外观浑浊，白细胞数 2500×10^6/L，中性粒细胞 0.90，糖 1.68mmol/L，蛋白 1.2g/L，氯化物 118mmol/L。诊断首先考虑

A. 病毒性脑膜炎

B. 化脓性脑膜炎

C. 结核性脑膜炎

D. 隐球菌脑膜炎

E. 淋巴细胞脉络丛脑膜炎

111. 患儿，男，4 岁，自 2 岁起发现患儿行走无力，上楼困难，智力发育稍差。检查发现步行呈鸭步状态，从仰卧位起立困难，腓肠肌有肥大。其诊断最可能为

A. 假肥大型肌营养不良

B. 线粒体肌病

C. 脊髓肌萎缩症

D. 脑性瘫痪

E. 先天性肌病

112. 患儿，男，9 岁，因“水痘后 2 周，发热、头痛、双下肢麻木无力、大小便困难 2 天”入院。查体：神志清，精神萎靡，双下肢肌力 2 级，肌张力低，双足下垂，第 6 胸椎以下感觉消失，留置尿管。头颅 MRI 检查示：双侧丘脑、中脑及延髓部多发性异常信号。首选的治疗方案为

A. 足量敏感抗生素治疗

B. 气管插管，保持气道通畅

C. 抗病毒治疗

D. 甲泼尼龙冲击后，口服泼尼松

E. 高压氧治疗

113. 女婴，3 个月，高热，频繁呕吐 3 天，嗜睡。查体：双眼凝视，反应差，脐部见少量脓性分泌物，前囟膨隆，心肺正常，脑膜刺激征（+）。最可能的诊断是

A. 上呼吸道感染

B. 急性胃炎

C. 化脓性脑膜炎

D. 结核性脑膜炎

E. 病毒性脑炎

114. 患儿，男，6 个月，高热、频繁呕吐 1 天。查体：面色青灰、两眼凝视，前囟隆起，心肺无异常，无脑膜刺激征。血常规：WBC 16×10^9/L，N 0.90，L 0.10。患儿最可能的诊断是

A. 上呼吸道感染

B. 急性胃炎

C. 病毒性脑炎

D. 结核性脑膜炎

E. 化脓性脑膜炎

115. 婴儿，女，5 个月，因化脓性脑膜炎住院。脑脊液培养为肺炎链球菌，经抗生素治疗后脑脊液常规已趋正常。继续用原来抗生素治疗 2 天后体温又上升，伴呕吐，证实为化脓性脑膜炎并发硬膜下积液。其治疗首先采用

A. 加大抗生素剂量

B. 更换其他抗生素

C. 硬膜下腔穿刺排液

D. 抗生素鞘内注入

E. 以上均不是

116. 患儿，女，10 岁，四肢肌无力 4 天，呼吸困难 1 天。无大小便障碍，无发热。体格检查：四肢肌力 1 级，腱反射消失，病理反射未引出。首先考虑的诊断是

A. 脊髓灰质炎

B. 吉兰－巴雷综合征

C. 周期性瘫痪

D. 重症肌无力

E. 急性脊髓炎

117. 患儿，男，6岁，11天前四肢进行性无力，大小便正常。体格检查：四肢弛缓性瘫痪，腱反射消失，感觉正常。腰穿脑脊液检查：白细胞计数5×10^6/L，糖4.4mmol/L，氯化物125mmol/L，蛋白质1.45g/L。诊断考虑

A. 周期性瘫痪

B. 吉兰-巴雷综合征

C. 横贯性脊髓炎

D. 脊髓压迫症

E. 脑干脑炎

118. 患儿，男，13岁，四肢麻木、无力、酸痛2天，伴吞咽困难15小时。排尿无障碍。体格检查：四肢呈弛缓性瘫痪，四肢腱反射消失。入院后第2天腰穿，脑脊液压力和化验均正常。肌酶正常。应考虑

A. 急性脊髓炎

B. 多发性肌炎

C. 吉兰-巴雷综合征

D. 周期性瘫痪

E. 脊髓灰质炎

119. 患儿，男，9岁，诊断为癫痫，并正规进行抗癫痫治疗2年，近期无发作，自行停药。今晨突然出现持续抽搐发作，呼之不应，已经连续抽搐达40分钟。患儿此时属于

A. 癫痫频发

B. 失神持续状态

C. 癫痫持续状态

D. 精神运动性癫痫持续状态

E. 肌阵挛性癫痫状态

120. 患儿，男，3岁，因“宫内窘迫”急诊剖腹产娩出。出生时苍白窒息，Apgar评分3分。生后5个月时会抬头，周岁时会坐，3岁会独立行走，抱立位时双腿交叉呈剪刀样，两下肢肌张力增高，腱反射亢进，病理征（+）。智力尚正常。考虑其脑瘫的类型是

A. 痉挛型脑瘫

B. 痉挛型偏瘫

C. 手足徐动型脑瘫

D. 共济失调型脑瘫

E. 混合型脑瘫

121. 患儿，男，8岁，在取物时难以顺利地用手接触到该物体，上肢高举，摇头，全身用力，面部肌肉紧张。上述症状安静时好转，入睡后完全消失。体格检查膝腱反射不亢进，Babinski征（-）。出生时新生儿期有胆红素脑病病史，经光疗和换血疗法等抢救后好转。考虑其脑瘫的类型是

A. 痉挛型脑瘫

B. 手足徐动型脑瘫

C. 共济失调型脑瘫

D. 肌张力低下型脑瘫

E. 混合型脑瘫

122. 患儿，女，7岁，出生时有脑室内出血，4岁才开始走路，现四肢肌张力增高，交叉步态，行走姿势异常且有运动障碍，腱反射亢进，Babinski征（+）。同时有智力障碍。考虑其脑瘫的类型为

A. 震颤型偏瘫

B. 痉挛型脑瘫

C. 手足徐动型脑瘫

D. 共济失调型脑瘫

E. 混合型脑瘫

123. 患儿，男，6岁，仍不能行走，四肢肢体松软，但腱反射存在，智力尚正常，讲话口齿欠清。考虑其脑瘫类型为

A. 强直型偏瘫

B. 痉挛型脑瘫

C. 共济失调型脑瘫

D. 手足徐动型脑瘫

E. 肌张力低下型脑瘫

124. 患儿，男，8岁，因发热伴视物不清1天来眼科就诊。4天后双眼视力障碍加重，并出现双下肢麻木、行走困难，尿潴留。查体：神清，颈抵抗，腹壁反射消失，双下肢肌力1级，肌张力降低，双侧巴氏征（+），第5胸椎以下痛觉消失。脑脊液寡克隆带阳性，双眼视觉诱发电位异常，脊髓MRI正常。大剂量甲泼尼龙冲击治疗3天，视力恢复至右眼0.4，左眼0.5。肌无力、排尿障碍好转。2个月后复查脊髓MRI发现胸段脊髓损害呈不完全横贯型炎症。诊断应考虑为

A. 急性播散性脑脊髓炎

B. 多发性硬化

C. 急性脊髓炎

D. 视神经脊髓炎

E. 单纯性球后视神经炎

125. 患儿，男，10岁，高热10小时伴头痛、呕吐入院。检查：面色苍白，神志朦胧，烦躁，颈部稍有抵抗，肢冷，皮肤有花纹，血压50/30mmHg。初步纠正血压后，查脑脊液：细胞数 $12 \times 10^6/L$，糖2.5mmol/L，蛋白0.6g/L。血白细胞数 $21 \times 10^9/L$，中性粒细胞0.86。考虑为化脓性脑膜炎或流行性脑脊髓膜炎。最有临床鉴别意义的是

A. 意识障碍的出现和程度

B. 皮肤出现瘀点、瘀斑

C. 瞳孔大小和对光反射的程度

D. 出现病理反射

E. 颅内压增高程度

126. 患儿，男，5岁，主因“双下肢无力、感觉减退伴排尿困难3天”入院。最可能的诊断是

A. 吉兰－巴雷综合征

B. 重症肌无力（全身型）

C. 急性脊髓炎

D. 肉毒素中毒

E. 周期性瘫痪

127. 患儿，女，11岁，因四肢无力，晨轻暮重，拟诊为重症肌无力。为进一步诊断，以下试验无意义的是

A. 肌电图见肌肉动作电位幅度递减

B. 依酚氯铵（腾喜龙）试验2mg/kg，静脉注射，1分钟内见肌力改善

C. 新斯的明0.03mg/kg，肌内注射，30分钟内肌力改善

D. 血清抗Ach－R抗体阳性

E. 血清磷酸肌酸激酶升高

128. 患儿，男，9岁，行走时步态摇摆，双侧腓肠肌肥大，下蹲后起立困难。最可能的诊断是

A. 脑瘫

B. 进行性肌营养不良

C. 重症肌无力

D. 脊髓型肌萎缩

E. 病毒性肌炎

129. 患儿，女，10岁，因四肢无力，晨轻暮重，考虑为重症肌无力。最具有诊断价值的试验是

A. 肌内注射新斯的明后30分钟肌力改善

B. 周围神经传导速度降低

C. 肌电图见肌肉动作电位波幅降低

D. 血清神经节苷脂抗体阳性

E. 血清肌酶升高

130. 患儿，女，6岁，2周来发现左眼睑下垂，晨起减轻，下午加重，休息后好转，重复用力后加重。为明确诊断，应选用

的辅助检查是

A. 脑脊液检查
B. PPD 试验
C. 新斯的明试验
D. 脑电图
E. 眼底检查

三、A3/A4 型题

（131～132 题共用题干）

患儿，男，5 岁，发热、头痛 3 天，伴呕吐、精神萎。当晚开始抽搐，即入院。体温 39℃，面色较苍白。血白细胞数 $22\times10^9/L$，中性粒细胞 0.88。

131. 拟诊为化脓性脑膜炎，在体检中，最常见的发现是

A. 瞳孔不等大，对光反应迟钝
B. 深昏迷，呼吸不规则
C. 颈部有阻力，神经系统检查异常
D. 左侧肢体张力增高
E. 血压明显升高，身上有瘀点

132. 为明确诊断化脓性脑膜炎，以下检查最重要的是

A. 血白细胞计数及分类
B. 脑电图检查
C. 腰椎穿刺脑脊液常规检查和培养
D. 血乳酸和乳酸脱氢酶测定
E. 腰椎穿刺脑脊液免疫球蛋白测定

（133～136 题共用题干）

患儿，男，6 岁，进行性、上行性四肢无力 5 天。发病前 10 天发热、咳嗽。体格检查：神志清，内科检查无异常，双上肢肌力 3 级，双下肢肌力 2 级，四肢肌张力低，膝、腱反射消失，巴氏征阴性，四肢痛觉、触觉及深感觉存在。脑脊液压力不高，细胞数 $7.0\times10^6/L$，蛋白定量 1.0g/L，糖 3.5mmol/L。

133. 该患儿最可能的诊断是

A. 急性脊髓炎
B. 周期性瘫痪
C. 重症肌无力
D. 多发性肌炎
E. 吉兰－巴雷综合征

134. 该患儿首选的治疗方法是

A. 大剂量糖皮质激素冲击治疗
B. 大剂量免疫球蛋白静注治疗
C. 大剂量抗生素治疗
D. 血浆置换
E. 单纯能量合剂治疗

135. 如果患儿在治疗过程中出现了呼吸表浅、咳嗽无力、声音微弱。首先应考虑合并了

A. 呼吸肌麻痹
B. 心力衰竭
C. 脑神经麻痹
D. 肺不张
E. 周期性瘫痪

136. 此时应采取的措施是

A. 大剂量糖皮质激素
B. 气管切开
C. 洋地黄类药物
D. 大量抗生素
E. 静脉补钾

四、B1 型题

（137～139 题共用备选答案）

A. 葡萄球菌
B. 大肠埃希菌
C. 肺炎克雷伯菌
D. 奈瑟脑膜炎双球菌
E. B 族链球菌

137. 近年来，导致新生儿化脓性脑膜炎有逐渐增加趋势的病原菌是

138. 以下细菌引起的化脓性脑膜炎可呈流行性发病的是

139. 以下致病菌所致的化脓性脑膜炎最可能出现皮肤瘀点、瘀斑的是

（140～141 题共用备选答案）

A. 脑积水
B. 硬膜下积液

C. 脑室管膜炎

D. 抗利尿激素异常分泌综合征

E. 癫痫

140. 化脓性脑膜炎最常见的并发症是

141. 化脓性脑膜炎最严重的并发症是

（142～143 题共用备选答案）

A. 青霉素

B. 美罗培南

C. 三代头孢菌素＋万古霉素

D. 氯霉素

E. 一代头孢菌素

142. 在病原菌尚未明确前，生后 1 个月以上患儿的化脓性脑膜炎，首先选用的抗生素是

143. 治疗奈瑟脑膜炎双球菌所致的化脓性脑膜炎，首先选用的抗生素为

（144～145 题共用备选答案）

A. 1 周　　B. 2 周

C. 3 周　　D. 4 周

E. 5 周

144. 治疗没有并发症的金黄色葡萄球菌化脓性脑膜炎，抗生素治疗的疗程至少为

145. 治疗没有并发症的流感嗜血杆菌或肺炎链球菌化脓性脑膜炎，抗生素治疗疗程至少为

五、X 型题

146. 年龄小于 3 个月的婴儿化脓性脑膜炎的临床表现是

A. 易激惹、目光凝视

B. 脑膜刺激征明显

C. 前囟隆起

D. 呕吐、抽搐

E. 高热

147. 病原菌不明的化脓性脑膜炎治疗应首选

A. 在生后 2～3 周的早期新生儿，应用氨苄西林加头孢噻肟

B. 对于晚期新生儿，应用万古霉素加头孢噻肟或者头孢他啶

C. 病原菌不明的化脓性脑膜炎，均使用红霉素

D. 病原菌不明的化脓性脑膜炎，可用庆大霉素＋红霉素

E. 生后 1 个月以上的患儿，推荐万古霉素加一种三代头孢菌素

148. 儿童良性癫痫伴中央颞区棘波（BECT）的临床特征包括

A. 多在 2～14 岁发病

B. 多为局灶性发作

C. 面部及口咽部的运动症状多见

D. 发作时一定伴有意识丧失

E. 很少出现癫痫持续状态

149. 脑性瘫痪的主要临床表现包括

A. 运动发育落后和姿势异常，反射异常

B. 智力异常

C. 感觉异常

D. 行为异常

E. 肌张力异常

150. 脑性瘫痪的肌张力异常，关于其临床表现，以下叙述正确的是

A. 因不同临床类型而异

B. 痉挛型表现为肌张力增高

C. 肌张力低下型则表现为瘫痪肢体松软，但仍可引出腱反射

D. 手足徐动型表现为变异性肌张力不全

E. 肌张力低下型则表现为瘫痪肢体松软，同时腱反射不能引出

151. Becker 型肌营养不良的临床主要表现包括

A. 近端肌无力

B. 心肌病

C. 血清肌酸激酶升高

D. 肌张力增高

E. 智力损害

152. 吉兰-巴雷综合征包括下列哪种类型

A. 急性运动轴索型神经病

B. 急性炎症性脱髓鞘性多神经病

C. 急性运动感觉轴索型神经病

D. 急性感觉轴性神经病

E. Miller-Fisher综合征

153. 吉兰-巴雷综合征的主要表现包括

A. 四肢对称弛缓性瘫痪

B. 双侧周围性面瘫

C. 可伴轻度自主神经功能障碍

D. 手套、袜套样感觉障碍

E. 脑脊液白细胞升高

154. 急性横贯性脊髓炎主要的临床表现包括

A. 感觉障碍仅限于脊髓病变平面以下

B. 休克期肌张力减低，腱反射消失，病理征阴性

C. 休克期肌张力增高，腱反射活跃或亢进，病理征阳性

D. 早期可有尿潴留

E. 部分患儿后期可出现尿失禁

155. 急性脊髓炎相关自主神经功能紊乱的症状包括

A. 皮疹　　B. 高血压

C. 尿潴留　　D. 多汗

E. 痛、触觉减退

156. 常需与小儿癫痫相鉴别的非癫痫疾病包括

A. 夜惊　　B. 晕厥

C. 屏气发作　　D. 失张性发作

E. 抽动障碍

第十四章　内分泌与遗传代谢疾病

一、A1 型题

1. 先天性甲状腺功能减退症在新生儿筛查时测定的是

A. TSH　　B. T_3、T_4

C. 血清碘　　D. 游离 T_3、T_4

E. 游离 T_3、T_4及 TSH

2. 先天性甲状腺功能减退症应与以下哪种疾病鉴别

A. 先天性巨结肠　　B. 唐氏综合征

C. 佝偻病　　D. 黏多糖病

E. 以上均需要鉴别

3. 关于激素的共同特征，叙述不正确的是

A. 激素在血中的浓度都很高

B. 激素必须通过其受体产生作用

C. 只有游离的激素才能与其受体结合而产生作用

D. 游离激素在血中的半衰期都很短

E. 部分激素是以激素原形式分泌，进入靶组织后转换成活性激素产生作用

4. 关于内分泌疾病，叙述不正确的是

A. 激素分泌减少引起功能减退

B. 激素分泌过量引起功能亢进

C. 激素受体异常产生激素抵抗综合征

D. 激素的转运代谢异常不是内分泌疾病

E. 可同时存在多种激素异常

5. 对于散发性先天性甲状腺功能减退症，下列措施不合适的是

A. 尽早诊断后尽快用甲状腺素治疗

B. 用甲状腺素治疗时，应注意适当补充营养

C. 血清 T_4、TSH 可作为调节用药的参考

D. 用药后如有烦躁不安、多汗、消瘦时宜减量

E. 用药后精神、食欲好转，即可停药

6. 疑诊新生儿先天性甲状腺功能减退症的患儿检查骨龄时，X 线摄片的部位应是

A. 腕部　　B. 膝部

C. 踝部　　D. 髋部

E. 肘部

7. 先天性甲状腺功能减退症的最严重后果是

A. 身材矮小

B. 智力落后

C. 心力衰竭，心包积液

D. 腹胀，便秘，脐疝

E. 贫血

8. 唐氏综合征属于

A. 常染色体畸变疾病

B. 性染色体显性遗传疾病

C. 性染色体隐性遗传疾病

D. Y 连锁显性遗传疾病

E. Y 连锁隐性遗传疾病

9. 散发性先天性甲状腺功能减退症使用甲状腺制剂过程中，剂量过大的表现为

A. 嗜睡、少哭、少动

B. 食欲减退

C. 脉搏、呼吸减慢

D. 腹胀、便秘

E. 烦躁、多汗、消瘦、腹泻

10. 儿童糖尿病酮症酸中毒时，下列治疗错误的是

A. 常规使用碳酸氢钠溶液纠正
B. 见尿后补钾
C. 快速补液
D. 小剂量胰岛素静脉滴注
E. 控制感染

11. 关于儿童糖尿病，错误的是
A. 儿童糖尿病多为1型
B. 病理变化为胰岛β细胞数量减少
C. 常有多尿、多饮、多食
D. 多不用胰岛素治疗
E. 可伴酮症酸中毒

12. 新生儿筛查先天性甲状腺功能减退症的实验室指标为
A. 血清T_4
B. 血清T_3
C. FT_4、FT_3
D. 滤纸片检测血TSH
E. 放射性核素检查

13. HbA1c是目前监测糖尿病控制情况的良好指标，其所代表的血糖水平是以往
A. 1~2周　B. 2~4周
C. 4~6周　D. 8~12周
E. 16~20周

14. 先天性甲状腺功能减退症服用甲状腺制剂最重要的原则是
A. 有甲亢表现时应适当减量
B. 小剂量开始，根据T_4及TSH调整剂量
C. 年龄加大，剂量加大
D. 终生用药
E. 尽快用甲状腺素

15. 对疑似先天性甲状腺功能减退症的患儿，最合理的检查是
A. 腕部X线摄片
B. 染色体
C. 血清碱性磷酸酶测定
D. 尿三氯化铁
E. 血清25-(OH)D_3测定

16. 散发性先天性甲状腺功能减退症最早出现的临床表现是
A. 经常便秘
B. 精神及动作反应迟钝
C. 体温低，出汗少
D. 呼吸、脉搏慢
E. 新生儿期生理性黄疸时间延长

17. 以下不是散发性先天性甲状腺功能减退症临床特点的是
A. 怕冷、低体温、四肢凉
B. 低鼻梁、眼距宽、舌体宽厚、伸出口外
C. 喂养困难、腹胀、便秘
D. 骨龄正常
E. 运动及智力发育落后

18. 不符合先天性甲状腺功能减退症临床表现的是
A. 智能障碍　B. 腹胀、便秘
C. 黏液性水肿　D. 皮肤细白
E. 身材矮小，四肢粗短，特殊面容

19. 以下物质不影响甲状腺激素的合成与释放的是
A. 甲状腺球蛋白
B. 丙硫氧嘧啶
C. 促甲状腺激素
D. 双碘酪氨酸
E. C肽

20. 以下哪项是先天性甲状腺功能减退症的最主要原因
A. 甲状腺不发育、发育不全或异位
B. 甲状腺或靶器官反应性低下
C. 促甲状腺激素缺乏
D. 甲状腺激素合成障碍
E. 碘缺乏

21. 最佳预防地方性先天性甲低的措施是
A. 积极治疗患甲状腺肿的妇女
B. 在甲状腺肿流行区广泛食用碘化食盐
C. 孕妇宜多食含碘食物
D. 对育龄妇女进行一次性碘油肌内注射2.5ml
E. 在流行区域，小儿生后用碘预防

22. 目前糖尿病分为
A. 1型糖尿病和2型糖尿病
B. 1型糖尿病、2型糖尿病和妊娠糖尿病
C. 免疫介导性糖尿病和特发性糖尿病
D. 胰岛素依赖型糖尿病和非胰岛素依赖型糖尿病
E. 1型糖尿病、2型糖尿病、其他特殊类型糖尿病和妊娠糖尿病

23. 21－三体综合征患儿最典型的临床表现是
A. 智力低下，癫痫发作
B. 智力落后，癫痫发作，皮肤白皙，头发淡黄，尿味异常
C. 智力低下，皮肤粗糙，特殊面容
D. 智力落后，性功能异常，常伴发白血病
E. 智力发育障碍，体格发育迟缓，特殊面容

24. 出生时即可怀疑为21－三体综合征患儿的特征是
A. 极低出生体重
B. 特征性面容
C. 多发畸形
D. 智力低下
E. 母亲高龄

25. 导致染色体畸变的原因有
A. 母亲妊娠时年龄过大
B. 放射线
C. 化学因素
D. 病毒感染
E. 以上都是

26. 关于先天性甲状腺功能减退症的新生儿筛查，叙述错误的是
A. 经皮采新生儿足后跟血，滴于特制的滤纸片上送检
B. 生后3天采血
C. 测定血T_3和T_4
D. 测定血TSH
E. 阳性结果需再抽静脉血测定T_4、TSH进一步证实

27. 21－三体综合征发病率与下列因素关系最密切的是
A. 母孕期前3个月有感冒病史的发病率高
B. 孕期有放射线接触史的发病率高
C. 母亲怀孕时年龄越大，该病的发病率越高
D. 父母酗酒
E. 父母系近亲结婚

28. 下列哪项不是21－三体综合征的临床特征
A. 尿有特殊臭味
B. 皮肤纹理异常
C. 特殊面容
D. 智能低下
E. 体格发育迟缓

29. 下列不符合糖尿病酮症酸中毒临床表现的是
A. 呼出气有烂苹果味
B. 不同程度意识障碍
C. 脉搏缓慢、大汗
D. 恶心、呕吐
E. 呼吸深长

30. 先天性甲状腺功能减退症中，上部量/下部量大于
A. 1　　B. 1.5
C. 2　　D. 2.5

E. 3

31. 先天性甲状腺功能减退症用 *L* - 甲状腺素钠治疗，表述错误的是

A. 治疗开始时间愈早愈好

B. 终生治疗

C. 小于 6 个月的起始剂量为每天 8 ~ 10μg/kg

D. 6 ~ 12 个月的起始剂量为每天 10 ~ 15μg/kg

E. 生后 3 个月内开始治疗，智能多可正常

32. 6 ~ 12 个月先天性甲状腺功能减退症患儿，用甲状腺制剂替代治疗的治疗参考量为

A. 1 ~ 5μg/kg　B. 5 ~ 8μg/kg

C. 10 ~ 15μg/kg　D. 15 ~ 20μg/kg

E. 20 ~ 25μg/kg

33. 先天性甲状腺功能减退症的新生儿筛查，下列哪项是错误的

A. 生后 2 ~ 3 天进行

B. 应用干血滴纸片

C. 测 TSH 的浓度

D. TSH > 20mU/L 时即可确诊

E. 该方法简便实用

34. 多数先天性甲状腺功能减退症的患儿出现明显症状的时间是

A. >1 个月　B. >3 个月

C. >6 个月　D. >9 个月

E. >12 个月

35. 新生儿甲状腺功能减退症常见于

A. 早产儿　B. 足月儿

C. 小于胎龄儿　D. 过期产儿

E. 低出生体重儿

36. 关于新生儿甲状腺功能减退症，下列哪项是错误的

A. 精神及动作反应迟钝

B. 食量少，吞咽缓慢，常腹泻

C. 很少哭吵、声音嘶哑

D. 生理性黄疸时间延长

E. 不爱活动，多睡

37. 无甲状腺组织的先天性甲状腺功能减退症患儿出现症状的时间是

A. 出生时　B. 婴儿早期

C. 3 ~ 6 个月　D. 6 ~ 9 个月

E. 9 ~ 10 个月

38. 先天性甲状腺功能低下的分类为

A. 原发性、继发性、散发性

B. 散发性、地方性

C. 碘缺乏性、非碘缺乏性

D. 遗传性、非遗传性

E. 碘缺乏性、非碘缺乏性、混合性

39. 下列不是糖尿病酮症酸中毒诊断标准的是

A. 尿糖阳性

B. 随机血糖 > 11. 1mmol/L

C. 尿酮体阳性

D. 血酮体 > 3mmol/L

E. 血 pH 7. 33

40. 下列选项不是糖尿病酮症酸中毒常见诱因的是

A. 急性感染

B. 中断胰岛素治疗

C. 进食过多

D. 运动量过大

E. 诊断延误

41. 1 型糖尿病最常见的并发症是

A. 桥本甲状腺炎

B. 酮症酸中毒

C. 侏儒症

D. 高渗性非酮症性昏迷

E. 低血糖昏迷

42. 糖尿病酮症酸中毒的主要死亡原因是

A. 电解质紊乱　B. 心律失常

C. 脑水肿　　D. 败血症
E. 低血糖

43. 符合糖尿病酮症酸中毒轻度脱水程度的是
A. 脱水 10%，皮肤黏膜干燥
B. 脱水 3% ~5%，皮肤黏膜稍干燥
C. 脱水 7.5%，皮肤弹性差
D. 脱水 3% ~5%，肢端凉，脉搏弱
E. 脱水 5% ~10%，肢端凉，脉搏弱

44. 符合轻度糖尿病酮症酸中毒的是
A. pH <7.3，HCO_3^- <10mmol/L
B. pH <7.3，HCO_3^- <15mmol/L
C. pH <7.2，HCO_3^- <15mmol/L
D. pH <7.2，HCO_3^- <10mmol/L
E. pH <7.2，HCO_3^- <5mmol/L

45. 下列选项不符合糖尿病酮症酸中毒脑水肿临床特点的是
A. 意识改变　　B. 头痛
C. 嗜睡加重　　D. 心率增快
E. 血压升高

46. 符合糖尿病酮症酸中毒小剂量胰岛素应用的是
A. 扩容前予速效胰岛素 0.05 ~0.10U/(kg·h) 持续静滴
B. 扩容前予短效胰岛素 0.05 ~0.10U/(kg·h) 持续静滴
C. 扩容后予短效胰岛素 0.05 ~0.10U/(kg·h) 持续静滴
D. 扩容后予速效胰岛素 0.05 ~0.10U/(kg·h) 持续静滴
E. 扩容后予中效胰岛素 0.05 ~0.10U/(kg·h) 持续静滴

47. 糖尿病酮症酸中毒中度脱水首批补液应选择
A. 0.45% 生理盐水 10ml/kg，30 ~60 分钟静脉输入
B. 0.9% 生理盐水 20ml/kg，30 ~60 分钟静脉输入
C. 0.45% 生理盐水 20ml/kg，30 ~60 分钟静脉输入
D. 0.9% 生理盐水 30ml/kg，30 ~60 分钟静脉输入
E. 0.9% 生理盐水 20ml/kg + 小剂量胰岛素同时 30 ~60 分钟静脉输入

48. 糖尿病酮症酸中毒纠酮治疗过程中，何时加含糖液静滴
A. 血糖下降至 5mmol/L 以下
B. 血糖下降至 8mmol/L 以下
C. 血糖下降至 14 ~17mmol/L
D. 血糖下降至 10mmol/L 以下
E. 血糖下降至 20mmol/L 以下

49. 糖尿病酮症酸中毒治疗时补钾的原则，不正确的是
A. 开始补钾的浓度为 3%
B. 见尿补钾
C. 开始补钾的浓度为 0.3%
D. 血钾 >5.5mmol/L 时，停止补钾
E. 缺钾严重时可同时口服补钾

50. 关于糖尿病酮症酸中毒 48 小时补液法，错误的是
A. 液体复苏所入液体量不需计算入总量
B. 一般不需要额外考虑继续丢失
C. 每日液体总量一般不超过每日维持量的 1.5 ~2 倍
D. 总液体张力约 1/3 张
E. 补液总量 = 累积丢失量 + 维持量

51. 糖尿病酮症酸中毒的校正钠计算公式为
A. 2 ×［（血糖 mmol/L −5.6）/5.6］+ 实测 Na^+
B. 2 ×［（血糖 mg/dl −5.6）/5.6］+ 实测 Na^+

C. ［（血糖 mmol/L－5.6）/5.6］/2＋实测 Na^+

D. ［（血糖 mg/dl－5.6）/5.6］/2＋实测 Na^+

E. ［（血糖 mmol/L－5.6）/5.6］＋实测 Na^+

52. 下列选项不是糖尿病酮症酸中毒的治疗中评估内容的是

A. 生命体征：观察呼吸、脉搏、血压、体温等

B. 意识状态：建议采用 Glasgow 评分法进行评估

C. 出入量：严格记录出入量，评估脱水程度的改变

D. 每小时监测血糖、尿糖、尿酮体

E. 每2～4小时监测胰岛素和C肽

53. 以下选项不属于糖尿病昏迷类型的是

A. 糖尿病酮症酸中毒昏迷

B. 代谢性脑病

C. 糖尿病低血糖昏迷

D. 糖尿病高渗性昏迷

E. 乳酸酸中毒昏迷

54. 糖尿病症状性低血糖的诊断标准为

A. 有明显的低血糖症状，血糖≤3.9mmol/L

B. 有明显的低血糖症状，血糖≤3.5mmol/L

C. 有明显的低血糖症状，血糖≤3.0mmol/L

D. 有明显的低血糖症状，血糖≤2.8mmol/L

E. 有明显的低血糖症状，血糖≤4.0mmol/L

55. 糖尿病无症状性低血糖的诊断标准为

A. 无明显的低血糖症状，血糖≤3.9mmol/L

B. 无明显的低血糖症状，血糖≤3.5mmol/L

C. 无明显的低血糖症状，血糖≤3.0mmol/L

D. 无明显的低血糖症状，血糖≤2.8mmol/L

E. 无明显的低血糖症状，血糖≤4.0mmol/L

56. 出现低血糖症状，但没有检测血糖属于

A. 症状性低血糖

B. 无症状性低血糖

C. 可疑症状性低血糖

D. 相对性低血糖

E. 重度低血糖

57. 出现低血糖症状，但血糖4.0mmol/L属于

A. 症状性低血糖

B. 无症状性低血糖

C. 可疑症状性低血糖

D. 相对性低血糖

E. 重度低血糖

58. 糖尿病患儿软弱、乏力，需要他人救助，血糖值未测。属于

A. 症状性低血糖

B. 无症状性低血糖

C. 可疑症状性低血糖

D. 相对低血糖

E. 重度低血糖

59. 为避免1型糖尿病患儿昏迷，不正确的是

A. 糖尿病饮食

B. 合理使用胰岛素

C. 监测血糖1～2次/周

D. 规律复诊

E. 适当运动

60. 糖尿病酮症酸中毒时采用胰岛素治疗，血糖每小时下降速度为

A. 1～2mmol/L

B. 2～5mmol/L

C. 4～8mmol/L

D. 5～10mmol/L

E. 10～12mmol/L

61. 血浆渗透压的计算公式为

A. 2(Na^+＋K^+)mmol/L＋血糖 mmol/L＋肌酐 μmol/L

B. 2(Na^+＋K^+)mmol/L＋血糖 mmol/L＋

血尿素氮 mmol/L

C. （Na^+ + K^+） mmol/L + 血糖 mmol/L + 肌酐 μmol/L

D. （Na^+ + K^+） mmol/L + 血糖 mmol/L + 血尿素氮 mmol/L

E. 2（Na^+ + K^+） mmol/L + 血糖 mmol/L

62. 下列糖尿病低血糖昏迷的处理措施，错误的是

A. 给予糖尿病患儿喂食

B. 保持呼吸道通畅

C. 立即静推50%葡萄糖50～100ml

D. 静脉滴注10%葡萄糖2ml/kg

E. 每15～20分钟监测血糖水平，直至恢复正常

63. 标准的21－三体综合征染色体核型为

A. 47，XX（或XY），+21

B. 46，XX（或XY），+21

C. 47，XX，+21

D. 46，XY，der(14；21)（q10；q10），+21

E. 47，XY，+21

64. 21－三体综合征可能并发的疾病一般不包括

A. 肌张力增高

B. 先天性心脏病

C. 脐疝

D. 老年性痴呆

E. 消化道畸形

65. 关于21－三体综合征，以下描述不正确的是

A. 最严重的是智力发育落后

B. 伴有生长发育迟缓

C. 有特殊面容

D. 容易并发其他畸形

E. 免疫功能正常

66. 关于21－三体综合征的治疗，下列说法错误的是

A. 仅能够进行对症治疗，无对因治疗

B. 婴幼儿期易患感染性疾病，需针对感染治疗

C. 伴有先天性心脏病者，可酌情选择手术治疗

D. 针对智力发育迟缓，需加强教育和训练

E. 可以针对病因进行根治

67. 21－三体综合征染色体核型中，47，XX（或XY），+21约占

A. 95%　　B. 85%

C. 75%　　D. 65%

E. 55%

68. 产生21－三体综合征表型特征的21号染色体的关键部位是

A. 21q22.1～21q22.2

B. 21q10.1～21q10.2

C. 21q12.1～21q12.2

D. 21q22.2～21q22.3

E. 21q2.1～21q2.2

69. 21－三体综合征出生后就出现的临床表现不包括

A. 智力低下

B. 体格发育迟缓

C. 特殊面容

D. 先天性心脏病

E. 白血病

70. 人类染色体核型畸变包括

A. 数目异常和结构异常

B. 结构异常和功能异常

C. 功能异常和数目异常

D. 表达异常和结构异常

E. 数目异常和表达异常

71. 小儿染色体病中最常见的一种是

A. 18-三体综合征

B. 21-三体综合征

C. 13-三体综合征

D. Klinefelter 综合征

E. 5p 综合征

72. 下列选项中属于常染色体病的是

A. 21-三体综合征

B. 线粒体病

C. 神经纤维瘤

D. 肾上腺脑白质营养不良

E. 糖尿病

73. 21-三体综合征通常不合并

A. 先天性心脏病

B. 急性淋巴细胞白血病

C. 自身免疫性疾病

D. 中枢性性早熟

E. 消化道畸形

74. 儿童糖尿病的病因与下列选项无关的是

A. 儿童糖尿病与遗传有关

B. 病毒感染

C. 自身免疫

D. β细胞分泌胰岛素缺少

E. 营养不良

75. 1型糖尿病的好发年龄为

A. 婴幼儿期　　B. 学龄前期

C. 学龄期　　D. 青春期

E. 学龄前期和青春期

76. 下列选项不是1型糖尿病诊断标准的是

A. 空腹血糖≥7.0mmol/L

B. 随机血糖≥11.1mmol/L

C. 尿糖阳性

D. C肽水平升高

E. 胰岛素水平降低

77. 1型糖尿病代谢失衡的主要原因是

A. 胰岛β细胞破坏导致胰岛素分泌不足

B. 胰岛素受体异常

C. 胰岛素抵抗

D. 胰高血糖素分泌过多

E. 胰岛素基因缺陷导致胰岛素分泌不足

78. 新生儿糖尿病发病时间为

A. 出生1个月内发病

B. 出生3个月内发病

C. 出生6个月内发病

D. 出生1岁内发病

E. 出生2岁内发病

79. 1型糖尿病的主要临床表现为

A. 多饮、多尿

B. 多饮、多食

C. 多饮、多尿、多食

D. 多饮、多尿、多食、消瘦

E. 多饮、多尿、乏力

80. 儿童1型糖尿病的临床表现中，描述错误的是

A. 往往起病较急

B. 典型的“三多一少”症状

C. 起病前常有呼吸道或胃肠道感染史

D. 常伴乏力

E. 常见于体型肥胖患儿

81. 以下选项高度提示1型糖尿病诊断的是

A. 糖化血红蛋白12%

B. 胰岛素水平低下

C. 抗胰岛细胞抗体阳性

D. 肥胖伴黑棘皮体征

E. 空腹血糖9mmol/L

82. 以下选项高度提示2型糖尿病诊断的是

A. 抗胰岛细胞抗体阳性

B. 胰岛素水平低

C. 胰岛素释放曲线有高峰，且高峰延迟

D. 典型“三多一少”症状

E. 有糖尿病家族史

83. 诊断早期糖尿病肾病的主要依据为

A. 血肌酐升高

B. 血尿素氮升高

C. 水肿

D. 尿微量白蛋白升高

E. 少尿

84. 关于糖尿病患儿运动的注意事项，正确的是

A. 限制患儿运动

B. 血糖明显升高时运动可降低血糖

C. 运动前适当增加胰岛素剂量

D. 运动前根据血糖进食，避免运动后低血糖

E. 糖尿病肾病患儿不宜参加运动

85. 儿童糖尿病的治疗方法不包括

A. 合理应用胰岛素

B. 饮食管理

C. 规律运动

D. 监测血糖

E. 避免运动

86. 合理的糖尿病饮食，碳水化合物含量为

A. 25% ~30%　　B. 35% ~40%

C. 40% ~45%　　D. 50% ~55%

E. 60% ~65%

87. 儿童糖尿病饮食管理，下列不妥当的是

A. 糖类以糙米或玉米为主

B. 蛋白质成分在3岁以下儿童应稍多

C. 脂肪以动物油为主

D. 每日进食应定时，饮食量在一段时间内应固定不变

E. 能量分配大约为蛋白质15% ~20%，糖类50% ~55%，脂肪30%

88. 糖尿病胰岛素治疗中 Somogyi 现象的处理应

A. 增加胰岛素用量

B. 加用口服降糖药

C. 减少饮食摄入

D. 增加蛋白质摄入

E. 减少晚餐前或睡前中效胰岛素用量

89. 针对糖尿病治疗中的黎明现象，处理有效的是

A. 加大晚间胰岛素注射剂量

B. 减少夜间胰岛素剂量

C. 增加运动

D. 减少早餐进食

E. 夜间加餐

90. 胰岛素治疗中晨起血糖升高的原因不包括

A. 胰岛素剂量不足

B. 黎明现象

C. Somogyi 现象

D. 夜间进食

E. 运动过量

91. 胰岛素应用中最常见的不良反应是

A. 胰岛素过敏　　B. 胰岛素抵抗

C. 注射部位感染　　D. 低血糖

E. 脂肪营养不良

92. 关于先天性甲状腺功能减退症，说法不正确的是

A. 按病变所涉及的位置分为原发性甲状腺功能减退症和继发性甲状腺功能减退症

B. 按病因分类分为散发性和地方性两类

C. 是儿科最常见的内分泌疾病之一

D. 甲状腺激素受体缺陷也是造成该病的原因之一

E. 原发性甲状腺功能减退症常和其他下丘脑-垂体轴功能缺陷同时存在

93. 甲状腺主要合成的激素是

A. ACTH　　B. PRL

C. T_3、T_4　　D. TSH
E. ADH

94. 进入甲状腺滤泡上皮细胞内的活性碘结合成单碘络氨酸和双碘络氨酸，合成完成的场所是
A. 溶酶体
B. 甲状腺球蛋白
C. 内质网
D. 线粒体
E. 核糖体

95. 控制甲状腺激素合成和释放的激素是
A. ACTH 和皮质醇　　B. ADH
C. TRH 和 TSH　　D. LHRH
E. GH

96. 甲状腺激素释放入血后，与甲状腺结合蛋白相结合的比例大致是
A. 50%　　B. 60%
C. 70%　　D. 80%
E. 90%

97. T_3的代谢活性与T_4的比例关系是
A. 1～2 倍　　B. 3～4 倍
C. 5～6 倍　　D. 7～8 倍
E. 基本相同

98. 机体所需要的T_3在周围组织转化，由T_4转化而来的比率是
A. 50%　　B. 60%
C. 70%　　D. 80%
E. 90%

99. 甲状腺激素的作用，下列选项不正确的是
A. 加速体内细胞氧化反应的速度，释放能量
B. 促进细胞组织的生长发育和成熟
C. 促进钙、磷在骨质中的合成代谢
D. 促进糖异生，促进脂肪的合成
E. 促进胡萝卜素转变成维生素 A

100. 先天性甲状腺功能减退症患儿的心电图表现可以是
A. QRS 波改变　　B. 左室高电压
C. PR 间期延长　　D. 病理性 Q 波
E. U 波出现

101. 为防止新生儿筛查出现假阴性结果，需要再次采血复查T_4和 TSH 的条件是
A. 生后 1～2 周或体重超过 2500g
B. 生后 1～2 周或体重超过 1500g
C. 生后 2～4 周或体重超过 2500g
D. 生后 2～4 周或体重超过 1500g
E. 生后 4～6 周或体重超过 1500g

102. 关于 *L*－甲状腺素钠的说法，正确的是
A. 既含有T_4又含有T_3
B. 半衰期 1 周
C. 餐前或餐后服药均可
D. 因血清浓度不稳定，因此一天需多次服用
E. 从动物甲状腺组织中提取所得

103. 新生儿甲低应尽早使 FT_4、TSH 恢复正常，FT_4 与 TSH 最好治疗多久达到正常
A. 2 周内，4 周内
B. 1 周内，3 周内
C. 4 周内，6 周内
D. 6 周内，8 周内
E. 8 周内，12 周内

二、A2 型题

104. 患儿，男，3 岁半，生长发育缓慢，反应迟钝。2 岁半时会走、说话。身高 80cm，体重 12.5kg，皮肤粗糙，面色苍黄，眼睑水肿，鼻梁低，表情呆滞，进食少，大便每 3～4 天 1 次，腹部膨隆。Hb 90g/L。最可能的诊断是
A. 先天性巨结肠
B. 营养不良性贫血

C. 佝偻病
D. 21-三体综合征
E. 先天性甲状腺功能减退症

105. 患儿，男，4岁，不爱动。腹胀、便秘，身高78cm，智力落后，面色苍黄，鼻梁宽而平，舌大而伸出口外。腕部摄片见骨化中心2个。应给予的治疗是
A. 长期服用碘制剂
B. 给予低苯丙氨酸饮食治疗
C. 终身服用甲状腺制剂
D. 注射维生素 D_3，服用钙剂
E. 长期进行精神运动训练指导

106. 20天女婴，生后3天行新生儿筛查发现TSH浓度为30mU/L，为进一步明确诊断，必须再进行以下何项检查
A. 骨龄测定
B. 染色体核型分析
C. 血清 T_4、TSH 测定
D. TRH 刺激试验
E. 血钙、磷及碱性磷酸酶测定

107. 患儿，女，3岁，因身材矮小就诊。10个月会坐，1岁10个月会走，平时安静，食欲差，常便秘。查体：头大，皮肤较粗糙，前囟未闭，出牙两颗，反应较迟钝，有脐疝，心、肺无明显异常。为明确诊断，首先应做的检查是
A. 智商测定
B. 血钙、血磷测定
C. T_3、T_4、TSH 测定
D. 染色体检查
E. 头部 CT 检查

108. 3岁男孩，确诊为先天性甲状腺功能减退症，服用甲状腺素片已2.5年，连续3次复查血清 T_4、TSH 正常。该患儿的下一步治疗是
A. 可停止用药
B. 甲状腺素可逐渐减量，3个月后停药
C. 3个月后再次复查血清 T_4、TSH，若正常则可停药
D. 维持原剂量继续治疗
E. 加大剂量继续治疗

109. 男孩，12岁，患1型糖尿病。近日因肺部感染诱发酮症酸中毒。特征性的临床症状是
A. 烦渴、多饮、多尿
B. 呼出气有烂苹果味
C. 昏迷
D. 皮肤干燥，弹性差
E. 呼吸深大

110. 男孩，12岁，口渴、多饮、多尿、消瘦、乏力1个月。近2天发热、咳嗽。空腹血糖17mmol/L，血酮体阴性，尿糖（+++），pH 7.28，BE -8mmol/L。主要的治疗是
A. 口服磺脲类降糖药
B. 口服双胍类降糖药
C. 严格控制饮食
D. 胰岛素治疗
E. 抗生素以控制感染

111. 3岁小儿，智能低下，胸骨左缘闻及3/6~4/6级收缩期杂音，最可能的诊断是
A. 21-三体综合征
B. 苯丙酮尿症
C. 先天性甲状腺功能减退症
D. 先天性心脏病
E. 急性风湿热

112. 孕41周，出生时体重4200g，生后48小时排胎便，喂养困难并常伴呕吐。查体：体温低，反应迟钝，皮肤中度黄染，心音低钝，腹胀有脐疝。最可能的诊断是

A. 病理性黄疸
B. 先天性甲状腺功能减退症
C. 先天性巨结肠
D. 胃食管反流
E. 脑损伤

113. 患儿，男，7 个月，出生后经常便秘，腹胀，少哭，生长缓慢，运动和智力差。查体：皮肤粗糙，毛发枯黄，唇厚，舌大，心脏大，心率慢，腹大，脐疝。最可能的诊断是
A. 先天性甲状腺功能减退症
B. 21－三体综合征
C. 苯丙酮尿症
D. 黏多糖贮积病
E. 软骨发育不良

114. 男婴，足月儿，生后 28 天，出生体重 4100g，生后母乳喂养困难。查体：T 35.5℃，P 98 次/分，R 32 次/分，皮肤黄染未退，少哭多睡，腹胀明显，便秘。摄膝部 X 线片未见骨化中心。此患儿最可能的诊断是
A. 新生儿败血症
B. 母乳性黄疸
C. 21－三体综合征
D. 先天性甲状腺功能减退症
E. 先天性佝偻病

115. 患儿，女，5 岁，身高 85cm，表情呆滞，智力差，甲状腺不大，诊断为先天性甲状腺功能减退症。用甲状腺素治疗。下列治疗最合适的是
A. 治疗至成年后停药
B. 在儿童期定期调整剂量，终身用药治疗
C. 治疗半年至 1 年后停药
D. 待症状好转后逐渐减量至停药
E. 治疗停药后有症状时再用药

116. 患儿，男，2 岁，少哭，便秘。尚不能站立，不会叫爸爸、妈妈。经检查，诊断为先天性甲状腺功能减退症。下列治疗不正确的是
A. 明确诊断后即应开始治疗
B. 甲状腺片的剂量为 40mg/片
C. *L*－甲状腺素钠的起始剂量一般为每日 5～6μg/kg
D. 需长期应用碘剂治疗
E. 应终身服用

117. 患儿，男，4 岁，智力低下，说话不清，舌大有裂纹并伸出口外，鼻根扁平，双眼外眦上斜，双手通贯掌，小指短而弯。此患儿最可能的诊断是
A. 21－三体综合征
B. 克汀病
C. 苯丙酮尿症
D. 黏多糖贮积病
E. 脑发育障碍

118. 患儿，男，2 岁，不会独立行走，智力落后。查体：眼距宽，鼻梁低平，伸舌，皮肤细嫩。小指短向内侧弯曲，通贯手。此患儿最可能的诊断是
A. 先天性甲状腺功能减退症
B. 21－三体综合征
C. 佝偻病活动期
D. 软骨发育不良
E. 苯丙酮尿症

119. 患儿，男，1 岁，生后常便秘、腹胀、少哭。体检：36.0℃，四肢稍凉，皮肤粗糙，毛发枯黄、稀疏，心率 72 次/分，腹部膨隆，脐疝，四肢粗短，唇厚，舌大。最可能的诊断是
A. 先天性甲状腺功能减退症
B. 21－三体综合征

C. 苯丙酮尿症

D. 黏多糖贮积病

E. 软骨发育不良

120. 某地山村，不少小儿生后智力低下，对声音无反应，运动障碍，皮肤粗糙，身材矮小，四肢粗短。为预防此病，下列措施哪项不正确

A. 给育龄妇女适量增加海产品摄入

B. 孕妇多食含碘食物

C. 给村民发放碘化食盐

D. 改善水源

E. 给孕妇多食含氟食物

121. 患儿，男，6 岁，查眼距宽，鼻梁平，舌厚肥大，面部臃肿，皮肤粗糙，头发干枯，智力低下，身高 80cm。腕部 X 线检查显示一枚骨化中心。首先考虑的诊断是

A. 软骨发育不良

B. 苯丙酮尿症

C. 黏多糖贮积病

D. 21－三体综合征

E. 先天性甲状腺功能减退症

122. 女婴，30 天。过期产，出生体重 4.5kg，母亲无糖尿病史。生后人工喂养，常鼻塞，时有呼吸困难，吃奶差。哭声弱、反应差、便秘，体检：T 35℃，P 90 次/分，皮肤轻度黄染。血常规：Hb 90g/L，RBC 3.6×10^{12}/L，WBC 11×10^{9}/L。对该患儿最主要的治疗是

A. 应用抗生素抗感染

B. 保肝、利胆、退黄

C. 不需用药，继续观察

D. 保暖给氧，呼吸支持

E. 服用甲状腺制剂

123. 患儿，男，4 岁，诊断为先天性甲状腺功能减退症，给甲状腺素片治疗。医生嘱咐出现下列情况考虑为甲状腺素片过量，但哪项除外

A. 食欲好转　　B. 心悸

C. 发热　　D. 多汗

E. 腹泻

124. 患儿，20 天，过期产儿。出生体重 4.2kg，哭声低哑，反应迟钝，食量少，黄疸未退，便秘，体重低，腹胀。该患儿最可能的诊断是

A. 甲状腺功能减退症

B. 苯丙酮尿症

C. 21－三体综合征

D. 先天性巨结肠

E. 黏多糖贮积病

125. 女孩，7 个月，因逗笑少，对玩具不感兴趣，矮小而去医院检查。医生疑为智能低下。对其病因如先天性甲状腺功能减退症未能肯定，如需确诊，进一步应做的实验室检查是

A. 干血滴纸片检测 TSH 浓度

B. 测血清 T_4 和 TSH 浓度

C. TRH 刺激试验

D. X 线腕骨片判定骨龄

E. 核素检查（甲状腺 SPECT）

126. 患儿 1 岁，不会走，不会叫爸爸、妈妈。查体：眼距宽，鼻梁宽平，唇厚，舌大，反应差，皮肤粗糙，脐疝，下部量短。为确诊，应做下列哪项检查

A. X 线腕骨片

B. 染色体检查

C. 三氯化铁试验

D. 生长激素测定

E. T_4、TSH

127. 患儿，男，9 岁，多饮、多尿、多食、体重下降 5 个月。查血糖 30mmol/L，pH 6.96，HCO_3^- 5mmol/L。经积极补液、小

剂量胰岛素静滴后神志转清，后又再次进入昏迷。此时的处理是

A. 补充碱性液　B. 静脉补钾
C. 停止补液　D. 吸氧
E. 做头颅 CT 并静滴甘露醇

128. 患儿，13 岁，因多饮、多尿、体重下降 1 个月余入院。静脉血糖 36mmol/L，pH 7.1，HCO_3^- 10mmol/L，BE －16mmol/L，血浆渗透压 330mOsm/L，血 D－3 羟丁酸 8mmol/L，尿酮体（＋＋＋），尿糖（＋＋＋＋）。目前的诊断为

A. 糖尿病
B. 糖尿病合并酮症酸中毒（DKA）
C. 糖尿病合并高糖高渗状态（HHS）
D. 糖尿病合并 DKA、HHS
E. 糖尿病合并乳酸酸中毒

129. 患儿，男，12 岁，学校体检中发现空腹血糖 7.8mmol/L，无明显多饮、多尿、多食及体重下降，体型匀称。父亲 22 岁发现血糖高，未确诊糖尿病，奶奶 35 岁诊断糖尿病。患儿体型匀称，无特殊体征。目前最有可能的诊断为

A. 1 型糖尿病
B. 2 型糖尿病
C. 青年成熟期发病型糖尿病（MODY）
D. 线粒体糖尿病
E. 胰岛素抵抗

130. 患儿，女，6 岁，腹痛、呕吐、呼吸深大来急诊。病史中有多饮、多尿。作为接诊医师，首先应做的检查为

A. 血糖　B. 血钠
C. 血钾　D. 腹部超声
E. 胸片

131. 患儿，女，8 个月，主因发热、呼吸快来诊。初步诊断为急性支气管炎，经抗感染、雾化治疗后无好转，病情进一步恶化，出现昏迷。查血气分析提示 pH 6.98，HCO_3^- 3mmol/L，血糖 20mmol/L。该患儿最可能的诊断为

A. 肺炎合并呼吸衰竭
B. 糖尿病合并酮症酸中毒
C. 肺炎合并心力衰竭
D. 肺炎合并应激性高血糖
E. 中枢神经系统感染

132. 患儿，女，11 岁，多饮、多尿、多食 3 个月。腹痛、呕吐、昏迷 6 小时来急诊，查静脉血糖 25mmol/L，血气分析 pH 7.2，HCO_3^- 12mmol/L。本患儿应采取的治疗手段不应包括

A. 碳酸氢钠纠酸
B. 小剂量胰岛素静滴
C. 静脉补液
D. 每小时测血糖、尿糖、尿酮体
E. 每小时监测出入量

133. 患儿，女，10 岁，3 天来发热，伴恶心、呕吐、腹痛、腹泻。近半天出现昏睡、呼吸深大。体格检查：消瘦，中度脱水，呼气有烂苹果味。最可能的诊断是

A. 急腹症
B. 急性胃肠炎
C. 颅内感染
D. 糖尿病酮症酸中毒
E. 食物中毒

134. 患儿，女，8 岁，口渴、多饮、多尿、乏力、消瘦 1 个月。近 3 天发热、咳嗽。空腹血糖 25mmol/L，尿酮体（－），尿糖（＋＋＋＋），pH 7.22，BE －10mmol/L。最主要的治疗是

A. 补碱纠正酸中毒
B. 口服双胍类降糖药
C. 严格控制饮食

D. 补液和胰岛素治疗

E. 抗生素以控制感染

135. 患儿，男，5岁，多饮、多尿1个月，呕吐、腹痛3天就诊。体格检查：精神萎靡，体重14kg，尿糖（+），尿酮体（+），随机血糖19mmol/L，血气分析pH 7.1，BE -13mmol/L。该患儿首先考虑诊断

A. 糖尿病

B. 糖尿病合并酮症酸中毒

C. 肾小管酸中毒

D. 胰岛素不敏感

E. 肾性糖尿病

136. 患儿，男，13岁，1型糖尿病。自我管理较差，经常为了饮食过量注射胰岛素，夜间突发抽搐。应首先考虑为

A. 糖尿病酮症酸中毒

B. 低钠血症

C. 低血糖症

D. 脑水肿

E. 低钙血症

137. 患儿，女，5岁，多饮、多尿、消瘦2个月余，查空腹血糖8mmol/L。可诊断为

A. 中枢性尿崩症

B. 甲状腺功能亢进症

C. 肾性尿崩症

D. 糖尿病

E. 肾性糖尿

138. 患儿，男，8岁，多饮，多食，多尿，体重下降，被诊断为1型糖尿病收入院治疗。其饮食中全日热量的分配方法是

A. 早餐1/5，中餐2/5，晚餐2/5

B. 早餐2/5，中餐2/5，晚餐1/5

C. 早餐2/5，中餐1/5，晚餐2/5

D. 早餐3/5，中餐1/5，晚餐1/5

E. 早餐1/5，中餐1/5，晚餐3/5

139. 患儿，男，8岁，1型糖尿病，由于感染导致食欲差，血糖低至2.0mmol/L，意识差，昏迷，送急诊。应立即采取的措施是

A. 经口补充食物

B. 经口补充糖水

C. 开放静脉通路，补充含糖液

D. 甘露醇

E. 抗感染

140. 患儿，女，12岁，外阴瘙痒2个月余，查尿常规提示尿糖（+++）。为快速了解是否糖尿病，应首选的检查是

A. 随机血糖

B. 糖化血红蛋白

C. C肽

D. OGTT试验

E. 空腹血糖

141. 患儿，6岁，因精神运动发育落后伴特殊面容，经染色体核型分析确诊为21-三体综合征异位型。其母正常，其父为D/G易位，家长准备要二胎来遗传咨询，应告知其二胎再发率为

A. 1%　　B. 4%

C. 10%　　D. 20%

E. 100%

142. 患儿，2岁，因“发热、咳嗽3天”就诊。体格检查：智力发育落后，眼距宽，鼻梁低平，舌伸出口外，通贯掌，呼吸急促，双肺呼吸音粗，左肺可闻及固定细湿啰音。首先应完善的检查中，不正确的是

A. 血常规

B. 胸部影像学检查

C. 呼吸道病原学检查

D. 染色体检查

E. 动脉血气分析

143. 患儿，女，8岁，体重下降1个月伴乏力，近期遗尿，食欲及排便正常。体格检查：营养不良貌，呼吸平稳，心肺腹未见异常。为快速诊断，首选的检查是

A. 血脂检查

B. 甲状腺功能

C. 粪常规

D. 糖化血红蛋白

E. 血糖

144. 1型糖尿病患儿，8岁，近3个月监测血糖及尿糖均正常，化验糖化血红蛋白9%。以下说法正确的是

A. 糖尿病控制一般

B. 胰岛素剂量偏高

C. 血糖及尿糖测试频繁

D. 食物热量摄入不足

E. 胰岛素剂量合适

145. 患儿，女，6岁，诊断1型糖尿病1年。以下情况提示血糖控制良好，不包括

A. 糖化血红蛋白7%

B. 血糖监测达标

C. 生长发育正常

D. 无严重低血糖发作

E. 糖化血红蛋白8%

146. 患儿，女，2岁，智能落后，表情呆滞，眼距宽，眼裂小，鼻梁低，口半张，舌伸出口外，皮肤细嫩，肌张力低下，右侧通贯手。最可能的诊断是

A. 唐氏综合征（21－三体综合征）

B. 软骨发育不良

C. 先天性甲状腺功能减退症

D. 佝偻病

E. 苯丙酮尿症

三、A3/A4型题

（147～148题共用题干）

患儿，6个月，因便秘，食欲差，嗜睡，反应迟钝来诊。查体：体温35.5℃，脉搏100次/分，呼吸30次/分，皮肤粗糙，干燥，头大，颈短，眼距宽，鼻梁宽平，腹胀，脐疝。

147. 该患儿的诊断是

A. 苯丙酮尿症

B. 21－三体综合征

C. 先天性甲状腺功能减退症

D. 黏多糖贮积病

E. 佝偻病

148. 为明确诊断，应做哪项检查

A. 三氯化铁试验

B. T_4、TSH

C. 染色体检查

D. 血气分析

E. 代谢病筛查

（149～151题共用题干）

男婴，40天，过期产，出生后第3天出现黄疸，至今尚未完全消退。生后少哭，少动。吃奶尚可，大便2天1次，色黄。腹软较胀，有脐疝，肝肋下2cm，血清总胆红素170μmol/L，结合胆红素21μmol/L，血红蛋白110g/L，RBC 3.8×10^{12}/L。

149. 该患儿最可能的诊断是

A. 新生儿肝炎

B. 先天性胆道闭锁

C. 先天性甲状腺功能减退症

D. 败血症

E. 先天性巨结肠

150. 确诊应选择哪项检查

A. 血清病毒特异性抗体检测

B. 肝胆B超

C. 血清T_3、T_4、TSH检查

D. 血培养

E. 钡剂灌肠

151. 应及时给予何种治疗
A. 保肝利胆类药物
B. 外科手术
C. 甲状腺制剂
D. 应用有效抗生素
E. 应用抗病毒药物

（152～153 题共用题干）

女孩，6 岁，身高 80cm，智能落后，仅能数 20 以内数字。体检：皮肤粗糙，毛发枯干，表情呆板，腹隆，四肢短小，骨龄摄片仅有 4 枚骨化核。

152. 为确诊应做下列哪项检查
A. 智能测定
B. 血清 T_3、T_4、TSH 测定
C. 血清生长激素测定
D. 尿三氯化铁试验
E. 尿甲苯胺蓝试验

153. 患儿确诊后首选下列哪种治疗措施
A. 低苯丙氨酸饮食
B. 吡拉西坦
C. 生长激素
D. *L*－甲状腺素钠
E. 低铜饮食

（154～155 题共用题干）

患儿，男，11 岁，因多饮、多尿 4 个月入院。外院查血糖 26mmol/L，尿酮体（＋＋＋），D－3 羟丁酸 10.4mmol/L，血气分析 pH 6.9，HCO_3^- 9mmol/L。入院体格检查血压 110/60mmHg，嗜睡，压眶有反应，全身皮肤黏膜干燥，弹性差，口唇黏膜干燥，眼窝凹陷，上肢凉至肩部，下肢凉至大腿根部，毛细血管再充盈时间 3 秒。

154. 该患儿的诊断是
A. 糖尿病酮症合并重度脱水
B. 糖尿病酮症酸中毒合并重度脱水
C. 糖尿病酮症合并中度脱水
D. 糖尿病酮症酸中毒合并中度脱水
E. 糖尿病合并轻度脱水

155. 关于该患儿的治疗，下列说法不正确的是
A. 积极补液
B. 在补液充分的基础上予以碳酸氢钠纠正酸中毒
C. 小剂量胰岛素
D. 口服二甲双胍
E. 监测血气、电解质变化

（156～158 题共用题干）

患儿，男，8 个月，因“发热 3 天，咳嗽 2 天，呼吸困难 1 天”就诊。体格检查：体温 38.3℃，脉搏 166 次/分，呼吸 43 次/分，体重 9.9kg，口唇干，眼窝凹陷，皮肤干，弹性稍差，嗜睡，呼吸深长，双肺呼吸音粗，未闻干湿啰音，心音有力，四肢末梢凉，毛细血管再充盈时间 >3 秒。在外院治疗一天，血常规白细胞计数 18.2×10^9/L，胸片检查未见明显斑片影。

156. 本病例诊断应该进行补充以下重要的病史，除了
A. 第 2 天就诊时，因为高热和进食欠佳，给予抗生素
B. 发病以来没有腹泻、呕吐
C. 按计划免疫进行预防接种
D. 孩子发病前生长发育正常，来院前一周出现多饮、多尿
E. 静脉输液中含有葡萄糖

157. 下列应该完善的化验检查，错误的是
A. 血气分析，血氨和乳酸
B. 尿糖，尿酮体
C. 血糖，血脂
D. 脑脊液检查
E. 血电解质

158. 该患儿首先需要的治疗是

A. 0.9%氯化钠溶液200ml，半小时内静脉输注

B. 5%碳酸氢钠25ml，用葡萄糖稀释后静脉输注

C. 10%葡萄糖氯化钠钾200ml，静脉输入

D. 5%葡萄糖氯化钠溶液200ml，静脉输入

E. 使用小剂量胰岛素持续静滴

（159～164题共用题干）

患儿，男，1岁8个月，因“多饮、多尿1周，嗜睡1天”就诊。体格检查：脉搏156次/分，呼吸35次/分，体重10kg，身长82cm。呼吸深长，嗜睡，口唇干，眼窝凹陷，皮肤干燥，弹性稍差，双肺、心、腹体格检查未见异常，四肢末梢凉，毛细血管再充盈时间>3秒。在外院查血气分析示pH 7.12，HCO_3^- 6.8mmol/L，血糖22.7mmol/L，尿糖（++++），尿酮体（+++）。

159. 本例患儿最可能的临床诊断是

A. 糖尿病合并酮症

B. 1型糖尿病合并酮症酸中毒

C. 1型糖尿病

D. 代谢性酸中毒

E. 尿崩症

160. 本例患儿糖尿病酮症酸中毒的分度是

A. 轻度　　B. 重度

C. 中度　　D. 轻到中度

E. 中到重度

161. 糖尿病合并酮症酸中毒需要进行纠酸治疗的血气pH值是低于

A. 7.3　　B. 7.1

C. 7.0　　D. 6.9

E. 7.2

162. 本例患儿胰岛素治疗的医嘱，正确的是

A. 生理盐水50ml+短效胰岛素4U，液体速度12.5ml/h

B. 生理盐水50ml+短效胰岛素8U，液体速度25ml/h

C. 生理盐水50ml+短效胰岛素4U，液体速度25ml/h

D. 生理盐水50ml+速效胰岛素4U，液体速度12.5ml/h

E. 生理盐水50ml+短效胰岛素2U，液体速度12.5ml/h

163. 经过数小时小剂量胰岛素治疗后，血糖降至15mmol/L，胰岛素可减量至0.05U/(kg·h)，并酌情予含糖液静脉输入，使血糖维持在

A. 6～9mmol/L

B. 4～8mmol/L

C. 8～12mmol/L

D. 10～15mmol/L

E. 15mmol/L以上

164. 本例患儿是否需要进行纠酸治疗

A. 需要碳酸氢钠静滴纠酸治疗

B. 不需要纠酸治疗

C. 需要乳酸钠静滴纠酸治疗

D. 纠正酸中毒利大于弊

E. 扩容后纠酸治疗

（165～168题共用题干）

患儿，女，11岁，因突发惊厥，经简单治疗后由急救车转运到急救室。该患儿7岁起诊断1型糖尿病，开始胰岛素配合饮食控制治疗。否认癫痫病史。近两年，因为饮食不严格控制，每天测血糖2次，曾经3次因糖尿病酮症酸中毒急救。2天来不洁饮食后，开始出现食欲减退、呕吐、腹泻，仍按原量注射胰岛素治疗。

165. 该患儿此次惊厥可能的原因是

A. 低血糖
B. 不规律饮食导致血糖过高
C. 糖尿病肾病
D. 糖尿病酮症酸中毒
E. 中枢神经系统感染

166. 下列选项不是导致该患儿发生低血糖原因的是
A. 患儿有不洁饮食、吐泻史
B. 注射胰岛素后未进食足够食物
C. 未规律复诊
D. 未监测血糖
E. 未及时调整胰岛素用量

167. 该患儿低血糖的分度为
A. 轻度　B. 中度
C. 极重度　D. 重度
E. 轻到中度

168. 对于惊厥发作的低血糖症患儿，帮助其纠正低血糖的最有效方式是
A. 减少胰岛素剂量
B. 肌内或皮下注射胰高血糖素
C. 喂葡萄糖水
D. 口服糖片
E. 检查胰岛素的有效期

（169～171 题共用题干）

患儿，女，3 个月，体重不增伴精神差 1 周。体格检查：生命体征平稳，营养不良貌，皮下脂肪薄，呼吸平稳，心、肺、腹体格检查未见异常。血常规正常，生化检查肝肾功能正常，血糖 14mmol/L，尿常规示尿糖（+++），尿酮体（++），尿白细胞 4 个/HP。

169. 其最可能的诊断为
A. 泌尿系感染　B. 败血症
C. 新生儿糖尿病　D. 营养不良
E. 低血糖

170. 其主要发病原因可能为
A. 营养不良
B. 先天遗传性基因缺陷
C. 胰岛素绝对缺乏
D. 胰岛素抵抗
E. 免疫功能低下

171. 首选的治疗方案为
A. 胰岛素治疗
B. 控制饮食
C. 抗生素
D. 二甲双胍口服
E. 格列本脲口服

（172～174 题共用题干）

患儿，男，5 岁，多饮、多尿、多食、消瘦 2 周，乏力 3 天。体格检查：体重 22kg，精神可，呼吸平稳，心音有力，心律齐，肺、腹部体格检查未见异常。化验：血糖 17mmol/L，尿糖（+++），血气 pH 7.36，HCO_3^- 18mmol/L。

172. 该患儿诊断首先考虑的是
A. 尿崩症　B. 精神性烦渴
C. 1 型糖尿病　D. 2 型糖尿病
E. 肾性尿崩症

173. 其病因可能与下列因素有关，除了
A. 肥胖
B. 遗传
C. 饮食
D. 自身免疫因素
E. 病毒感染

174. 根据患儿症状体征，不支持糖尿病酮症酸中毒的主要依据是
A. 多饮、多尿
B. 血糖增高
C. 精神良好
D. 未见深大呼吸
E. pH 未下降

（175～177 题共用题干）

患儿，女，11 岁，体重下降及多饮、多尿 1 个月。食欲及排便正常。体格检查：甲状腺不大，营养不良貌，呼吸平稳，心、肺、腹未见异常。

175. 为明确诊断应该首选的检查是

A. 血尿筛查　　B. 甲状腺功能

C. 便常规　　D. 尿渗透压

E. 尿常规及血糖

176. 若患儿随机血糖 15mmol/L，以下检查没必要的是

A. 糖化血红蛋白

B. 胰岛素、C 肽水平

C. 胰岛自身抗体

D. 血气分析

E. ^{13}C 呼气试验

177. 若患儿随机血糖 15mmol/L，治疗首选

A. 二甲双胍

B. 饮食控制

C. 运动锻炼

D. 胰岛素强化治疗

E. 控制感染

（178～180 题共用题干）

患儿，男，5 岁，多饮、多食、多尿，伴体重减低 2 周，乏力 3 天，外院诊断糖尿病合并酮症酸中毒。给予胰岛素治疗后，患儿血糖平稳，但无力症状明显，不能行走。

178. 为明确无力原因首先选择的检查项目是

A. 血糖　　B. 肌电图

C. 腰穿查脑脊液　　D. 血电解质

E. 甲状腺功能

179. 最可能的原因是

A. 合并重症肌无力

B. 合并低血钾

C. 合并甲状腺功能减退

D. 合并低血糖

E. 合并甲状腺功能亢进

180. 针对无力症状，治疗方案为

A. 营养神经药物

B. 左甲状腺素钠

C. 补钾

D. 升血糖食物

E. 甲巯咪唑

（181～183 题共用题干）

患儿，女，1 岁，因腹胀、便秘、反应低下、少哭 1 个月来诊。体格检查：体温 36.2℃，四肢稍凉，皮肤粗糙，毛发枯黄稀疏，心率 68 次/分，心音低钝，眼距宽，唇厚舌大，身高 70cm，四肢短粗，不会独坐及爬行，表情呆滞，哭声嘶哑，腹部膨隆，有脐疝。

181. 最可能的诊断为

A. 软骨发育不良

B. 黏多糖贮积病

C. 苯丙酮尿症

D. 先天性甲状腺功能减退症

E. 染色体病

182. 下列辅助检查最不符合该病的为

A. 血 TSH 升高

B. 垂体磁共振发现垂体区可见明显隆起

C. 骨龄显示同正常同年龄儿童

D. T_4 降低，T_3 降低或正常

E. 心电图 PR 间期延长，T 波平坦

183. 如果明确诊断，下列治疗不正确的是

A. 立即予以左甲状腺素片治疗

B. 完善全部化验后再考虑治疗

C. 左甲状腺素片的剂量需个体化

D. 治疗的目的应将血 FT_4 维持在平均值至正常上限范围内，TSH 维持在正常范围内

E. 左甲状腺素片的治疗剂量应随静脉血 T_4、TSH 值进行调整

四、B1 型题

（184～186 题共用备选答案）

A. 先天性甲状腺功能减退症
B. 佝偻病
C. 软骨发育不全
D. 垂体性侏儒症
E. 先天性巨结肠

184. 智能低下，特殊面容是

185. 外观矮小，全身比例匀称是

186. 头大、四肢短小，智能正常是

（187～189 题共用备选答案）

A. 21－三体综合征
B. 软骨发育不全
C. 黏多糖贮积病
D. 垂体性侏儒症
E. 先天性甲状腺功能减退症

187. 有黏液性水肿的是

188. 匀称性矮小的是

189. 尿中黏多糖增高的是

五、X 型题

190. 关于 21－三体综合征的临床表现，以下正确的有

A. 智力低下
B. 皮肤粗糙、发干
C. 韧带松弛
D. 身材矮小
E. 通贯手

191. 下丘脑分泌的激素是

A. 三碘甲腺原氨酸（T_3）
B. 生长激素释放激素（GHRH）
C. 促甲状腺激素释放激素（TRH）
D. 生长激素抑制激素（GHIH）
E. 促黄体生成激素（LH）

192. 21－三体综合征的产前诊断方法有

A. 抽取羊水细胞进行染色体检查
B. 测母血甲胎蛋白
C. 超声波检查
D. X 线检查
E. 分离母血中胎儿血细胞进行染色体检查

193. 以下哪些是 21－三体综合征的临床表现

A. 眼距宽、双眼外眦上斜、舌常伸出口外
B. 通贯手、atd 角增大
C. 眼角膜 K－F 环
D. 手指粗短，小指尤短
E. 关节可过度弯曲

194. 有关先天性甲状腺功能减退症临床表现的描述，正确的是

A. 未经治疗的患儿在生命早期即可有严重的神经系统损害
B. 多数先天性甲状腺功能减退症患儿常在出生半年后出现典型症状
C. 症状出现的早晚与残留的甲状腺分泌功能有关
D. 酶缺陷患儿在婴儿早期即可出现症状
E. 甲状腺发育不良患儿生后即出现明显症状

195. 引起先天性甲状腺功能减退症的原因包括

A. 碘缺乏
B. 甲状腺发育异常
C. 靶器官反应低下
D. 甲状腺激素合成障碍
E. 垂体促甲状腺激素分泌障碍

196. 21－三体综合征手部的特点包括

A. 手指粗短
B. 小指中节骨发育不良致使小指弯曲

C. 常见通贯掌

D. 常见草鞋足

E. 多指

197. 应注意和21－三体综合征相鉴别的疾病包括

A. 先天性甲状腺功能减退症

B. 黏多糖贮积病

C. Turner 综合征

D. Noonan 综合征

E. 完全性生长激素缺乏症

198. 21－三体综合征的骨骼异常包括

A. 骨龄显著提前

B. 髋臼扁平

C. 第12对肋骨缺如

D. 小指中节和末节指骨发育不良

E. 额窦消失，额缝持续存在

199. 糖尿病治疗的目的包括

A. 消除临床症状

B. 纠正代谢紊乱

C. 保证正常生长发育

D. 防止糖尿病并发症

E. 保证血糖控制在正常人水平

第十五章　儿科急危重症

一、A1 型题

1. 以下关于 MODS 的特点，不正确的是

A. 发病 24 小时以内出现

B. 两个或两个以上器官受累

C. 同时或序贯发生

D. 病死率与患儿的病因及基础病变有关

E. 病死率与衰竭的器官数目成正比

2. 脓毒症早期典型的临床表现是

A. 呼吸困难　　B. 休克

C. 少尿　　D. 昏迷

E. 寒战、高热

3. 关于儿童脓毒症的叙述，正确的是

A. 脓毒症只是感染诱发的促炎反应

B. 脓毒症是宿主对感染的反应失控，导致危及生命的脏器功能损害

C. 脓毒症感染仅指细菌感染，不包括病毒、真菌感染等

D. 脓毒症早期不存在促凝和抗凝功能紊乱

E. 脓毒症的炎症反应引起全身毛细血管通透性增加，因此所致的休克为低血容量性休克

4. 脓毒性休克时，为了改善氧输送，应维持血红蛋白的目标值为

A. 70g/L　　B. 80g/L

C. 90g/L　　D. 100g/L

E. 110g/L

5. 儿童脓毒性休克的低血压标准，不正确的是

A. 收缩压＜该年龄组正常值 2 个标准差以下

B. 收缩压＜该年龄组第 5 百分位

C. 1～12 个月患儿收缩压＜70mmHg

D. 1～10 岁患儿收缩压＜80mmHg

E. ≥10 岁患儿收缩压＜90mmHg

6. 对脓毒性休克患儿早期液体复苏的目标与措施，错误的是

A. 尿量增加

B. 毛细血管再充盈时间及外周脉搏恢复正常

C. 迅速改善低血压状态

D. 存在低血容量问题的患儿，在 5～10 分钟内给予 20ml/kg 等渗晶体液扩容

E. 脓毒性休克早期必须要完成 40ml/kg 等渗晶体液的扩容

7. 关于儿童脓毒症的病理生理特点，不正确的是

A. 脓毒症的炎症反应导致内皮细胞损害，毛细血管通透性增加

B. 儿童脓毒性休克早期与成人相同，都以“高排低阻”的暖休克为主要表现，低血压也是早期表现

C. 组织低灌注的状态包括：意识障碍，毛细血管再充盈时间＞2 秒，皮肤花纹，肢端发冷，外周搏动减弱，尿量减少

D. 脓毒性休克主要为分布异常性休克，在儿童常同时伴有低血容量性休克

E. 脓毒性休克是由于全身有效循环血容量不足，组织低灌注，氧输送下降所致

8. 关于脓毒症的治疗，正确的是

A. 确诊严重脓毒症后 2 小时内给予经验性抗生素治疗

B. 液体复苏首选等渗晶体液20ml/kg静脉输注5~10分钟

C. 多巴胺是暖休克的常用血管活性药物，剂量为5~20μg/（kg·min）

D. 使用抗生素前必须获取血培养或其他感染源培养

E. 使用大剂量激素冲击治疗，以改善脓毒症的炎症反应

9. 在儿童脓毒症诊断中，关于炎症指标的描述，不正确的是

A. 白细胞计数可增高（$>10\times10^9$/L）

B. 白细胞计数可减少（$<4\times10^9$/L）

C. 白细胞计数正常，但未成熟白细胞超过10%

D. 血浆C-反应蛋白水平超过正常值的2个标准差

E. 血浆降钙素原水平超过正常值的2个标准差

10. 以下符合脓毒症所致的组织低灌注表现的是

A. 面色潮红，毛细血管再充盈时间1秒

B. 呼吸深大，口唇发绀

C. 意识改变，烦躁不安

D. 液体复苏后尿量<3ml/(kg·h)

E. 动脉血乳酸<2mmol/L

11. 脓毒症并发DIC的发病机制，以下选项正确的是

A. 促凝物质下调

B. 抗凝物质上调

C. 纤维蛋白生成减少

D. 炎症介质级联反应扩散

E. 肝素样物质增加

12. 脓毒性休克血糖控制的目标值是

A. ≤10mmol/L　　B. ≤12mmol/L

C. ≤13.8mmol/L　　D. ≤15mmol/L

E. ≤16.6mmol/L

13. 脓毒症凝血功能障碍的指标，正确的是

A. 凝血酶原时间>20秒

B. 凝血酶时间>20秒

C. D-二聚体>75mg/L

D. 血小板计数$<50\times10^9$/L

E. 国际标准化比值>1.5或活化部分凝血活酶时间>60秒

14. 急性呼吸窘迫综合征早期的病理变化不包括

A. 肺间质水肿

B. 肺泡萎陷

C. 肺泡内透明膜形成

D. 肺充血

E. 肺泡纤维化

15. 以下选项中不属于儿科疾病合并MODS的特点的是

A. 原发疾病主要包括重症感染、重症肺炎、急性中毒等

B. 预后取决于脏器受累程度、数量、基础疾病严重度

C. 两个或两个以上器官，同时或序贯性发生衰竭

D. 发病率有明显的年龄特点，年龄愈小，发病率愈高

E. 发病24小时以内出现器官衰竭

16. 关于新生儿呼吸窘迫综合征病因的叙述，不正确的是

A. 早产

B. 孕妇患糖尿病

C. 产前出血

D. 围生期窒息

E. 分娩过程中的挤压

17. 区分代偿性和失代偿性休克的最佳参数是

A. 心率

B. 毛细血管再充盈时间
C. 尿量
D. 动脉血气
E. 血压

18. 有关感染性休克的叙述，不正确的是
A. 感染性休克可继发于以释放内毒素的革兰阴性杆菌为主的感染
B. 葡萄球菌可引起感染性休克
C. 肺炎双球菌、金黄色葡萄球菌为内科最常见的感染致病菌
D. 感染性休克内毒素与体内的补体、抗体或其他成分结合后，可刺激副交感神经引起血管痉挛并损伤血管内皮细胞
E. 感染性休克的患儿中，可能未见明显的感染病灶，但具有全身炎症反应综合征

19. 感染性休克在充分扩容基础上血压仍不恢复应考虑加用下列药物，但不包括
A. 多巴胺　　B. 甘露醇
C. 冰冻血浆　　D. 血浆白蛋白
E. 肾上腺素

20. 休克的本质是
A. 低血压
B. 外周循环阻力增加
C. 外周血管阻力降低
D. 组织低灌注
E. 心排血量减少

21. 头罩给氧的流量为
A. 1～2L/min　　B. 2～3L/min
C. 3～4L/min　　D. 5～10L/min
E. 10～20L/min

22. 中毒性细菌性痢疾（休克型）的主要表现是
A. 高热　　B. 脓血便
C. 惊厥　　D. 循环衰竭
E. 呼吸衰竭

23. 急性荨麻疹伴有喉头水肿或过敏性休克时应立即
A. 肌内注射苯海拉明或氯苯那敏
B. 静脉滴注地塞米松或氢化可的松
C. 给予第二代抗组胺药
D. 静脉滴注钙剂或维生素 C
E. 肌内注射 1：1000 肾上腺素

24. 由耐甲氧西林金葡菌引起的感染性休克应选用以下哪种抗生素
A. 第三代头孢菌素
B. 苯唑西林或氯唑西林
C. 罗红霉素
D. 万古霉素
E. 阿米卡星

25. 关于休克的病因分类，最正确的是
A. 低血容量性休克、脓毒性休克、过敏性休克、心源性休克、梗阻性休克
B. 低血容量性休克、过敏性休克、梗阻性休克、心源性休克、神经源性休克
C. 低血容量性休克、神经源性休克、心源性休克、分布性休克、创伤性休克
D. 脓毒性休克、神经源性休克、低血容量性休克、心源性休克
E. 低血容量性休克、分布性休克、心源性休克、梗阻性休克

26. 关于休克的治疗目标和原则，以下叙述正确的是
A. 尽早达到足够的心排血量和足够高的动脉氧分压
B. 每个患儿都有必要输注红细胞，以提高氧输送
C. 液体复苏在大多数休克治疗中无效，除了低血容量性休克

D. 某些情况下应用血管扩张剂以达到适宜的心脏后负荷

E. 正性肌力药物可增强心肌收缩力，是休克治疗的首选药物

27. 低血容量性休克，初始液体复苏时，处理最佳的是

A. 生理盐水20ml/kg，5～10分钟快速静脉输注

B. 5%葡萄糖10ml/kg，5分钟内快速静脉输注

C. 2∶1等张含钠液20ml/kg，5～10分钟快速静脉输注

D. 林格液20ml/kg，30分钟快速静脉输注

E. 5%白蛋白10ml/kg，10～20分钟快速静脉输注

28. 以下选项所引起的休克不属于低血容量性休克的是

A. 大量失血

B. 大面积烧伤

C. 多发性创伤

D. 严重变态反应

E. 重度脱水

29. 关于休克的叙述，不正确的是

A. 休克时机体不能输送足够的氧气和营养物质

B. 休克时组织低灌注，氧供减少导致组织无氧代谢增加

C. 休克时心排血量明显降低

D. 导致组织需氧量增加的任何因素均可能加重休克

E. 儿童休克处于代偿时血压可正常

30. 以下不属于梗阻性休克的是

A. 心脏压塞　　B. 肺栓塞

C. 张力性气胸　　D. 主动脉缩窄

E. 暴发性心肌炎

31. 以下是重症型哮喘的临床表现，但除外

A. 呼吸困难，三凹征

B. 呼吸困难，常端坐呼吸、大汗淋漓

C. 呼吸频率大于30次/分

D. 脉率>110次/分、常有交替脉

E. 脉率>120次/分、常有奇脉

32. 6岁以上儿童哮喘急性重度发作的临床特点是

A. 轻度出汗

B. 喜坐位

C. 走路时出现呼吸急促

D. 嗜睡

E. 说话时单字

33. 心源性哮喘与支气管哮喘不同点在于

A. 慢性、阵发性、季节性发作史

B. 呼气性呼吸困难

C. 肺部听诊哮鸣音

D. 心脏无特殊体征

E. 咳粉红色泡沫痰

34. 以下选项中，不属于重度支气管哮喘主要的治疗药物的是

A. 茶碱类

B. β受体激动剂

C. 抗胆碱能药

D. 糖皮质激素

E. 抗过敏类

35. 茶碱类药物平喘的主要作用机制是

A. 刺激腺苷环化酶

B. 稳定肥大细胞

C. 抑制磷酸二酯酶

D. 抑制变态反应过程

E. 阻断迷走神经

36. 重症支气管哮喘发作时应立即采取的处理措施是

A. 立即吸入色甘酸钠

B. 吸入支气管扩张剂

C. 静脉注射支气管扩张剂

D. 立即抗原脱敏

E. 口服祛痰剂

37. 哮喘重度发作时的血气变化为

A. pH↑，PaO_2↓

B. pH↑，PaO_2↓

C. pH↑，$PaCO_2$↓

D. PaO_2↓，$PaCO_2$↑

E. PaO_2↓，$PaCO_2$↓

38. 严重支气管哮喘发作患儿，应用支气管舒张剂疗效不好的最主要原因为

A. 未合用激素

B. 伴呼酸或代酸

C. 缺氧

D. 感染未控制

E. 产生耐药

39. 对严重支气管哮喘发作患儿，重要的祛痰方法是

A. 雾化吸入

B. 口服化痰药物

C. 吸痰

D. 体位引流

E. 补液

40. 支气管哮喘患儿急性发作时，$PaCO_2$增高时提示

A. 没有临床意义

B. 发作早期

C. 病情好转

D. 有心血管系统并发症

E. 病情严重

41. 颅内压增高时

A. 心率加快，血压升高

B. 心率加快，血压下降

C. 心率减慢，血压升高

D. 心率减慢，血压下降

E. 心率及血压不变

42. 颅内压增高患儿的一般处理，以下选项不正确的是

A. 抬高床头

B. 保持呼吸道通畅

C. 高位灌肠以疏通大便

D. 吸氧

E. 观察生命体征变化

43. 急性颅内压增高已出现脑疝症状时，应首先选用

A. 20%甘露醇　　B. 醋氮酰胺

C. 50%葡萄糖　　D. 地塞米松

E. 腰穿降颅压

44. 儿童正常颅内压为

A. 26～30mmHg　　B. 21～25mmHg

C. 16～20mmHg　　D. 11～15mmHg

E. ＜10mmHg

45. 儿童发生急性颅内压增高的主要原因是

A. 脑积水　　B. 脑水肿

C. 窒息　　D. 颅内出血

E. 颅内肿瘤

46. 以下选项不是婴儿颅内压增高临床表现的是

A. 头痛　　B. 呕吐

C. 低血压　　D. 意识障碍

E. 前囟膨隆

47. 颅内高压患儿应用20%甘露醇降颅压，每次甘露醇的输入时间是

A. 5～15分钟　　B. 15～30分钟

C. 30～45分钟　　D. 45～60分钟

E. 60～75分钟

48. 引起小儿惊厥最常见的病因是

A. 颅内感染　　B. 热性惊厥

C. 中毒性脑病　　D. 低钙惊厥
E. Reye综合征

49. 新生儿惊厥首选的抗惊厥药物为
A. 苯巴比妥　　B. 苯妥英钠
C. 地西泮　　D. 水合氯醛
E. 咪达唑仑

50. 以下选项符合单纯性热性惊厥的是
A. 年龄小于6个月
B. 反复多次惊厥
C. 通常发生于发热24小时后
D. 无异常神经系统体征
E. 发作后有神经系统异常

51. 有关惊厥的叙述，以下正确的是
A. 系大脑神经元异常放电所致的发作性脑功能障碍
B. 系伴有或不伴有骨骼肌强烈收缩的痫性发作
C. 均表现为全身性发作
D. 仅出现于急性疾病过程中
E. 为癫痫患儿唯一的发作形式

52. 应用地西泮止惊治疗时最需要注意的不良反应是
A. 心率增快　　B. 心率减慢
C. 休克　　D. 血压升高
E. 呼吸抑制

53. 儿童热性惊厥的首次发作年龄多见于
A. 1~3个月　　B. 3~6个月
C. 6个月~1岁　　D. 6个月~5岁
E. 5~7岁

54. 以下不符合复杂性高热惊厥的诊断标准的是
A. 发作呈全身性，有时呈局限性发作
B. 惊厥持续时间常超过15分钟
C. 惊厥在24小时内有反复发作
D. 发作后无神经系统异常
E. 发作后有暂时性麻痹

55. 以下选项中符合小儿时期急性惊厥发作特征的是
A. 惊厥发生率随小儿年龄增长而增高
B. 小儿时期不易有频繁或严重惊厥发作
C. 小儿惊厥持续状态的发生率低于成年人
D. 新生儿和小婴儿常有不显性惊厥发作
E. 引起小儿惊厥的病因单一

56. 以下最符合惊厥性癫痫持续状态的定义的是
A. 一次惊厥发作持续10分钟以上
B. 一次惊厥发作持续15分钟以上
C. 反复惊厥发作而间歇期意识无好转持续15分钟以上
D. 一次惊厥发作超过15分钟，或反复发作而间歇期意识无好转超过15分钟
E. 一次惊厥发作超过30分钟，或反复发作而间歇期意识无好转超过30分钟

57. 以下抗惊厥大发作药物中，作用最强的是
A. 地西泮　　B. 氯硝西泮
C. 苯巴比妥　　D. 水合氯醛
E. 硫喷妥钠

58. 以下情况可以诊断热性惊厥的是
A. 颅内感染所致惊厥
B. 癫痫伴发热性惊厥
C. Reye综合征所致惊厥
D. 上呼吸道感染伴发热性惊厥
E. 中毒性菌痢所致热性惊厥

59. 关于小儿热性惊厥的发病机制，叙述不正确的是
A. 为年龄依赖性
B. 有家族遗传倾向
C. 神经细胞受损
D. 发热

E. 与脑发育未完全成熟有关

60. 小儿热性惊厥的首选药物是

A. 苯巴比妥　　B. 苯妥英钠

C. 硫喷妥钠　　D. 地西泮

E. 甘露醇

61. 急性肾炎在早期突然发生惊厥，可能性最大的是

A. 高热惊厥　　B. 高血压脑病

C. 低钙惊厥　　D. 低钠综合征

E. 脑血栓

62. 惊厥持续状态的处理，首选的治疗是

A. 地西泮静脉注射

B. 地西泮肌内注射

C. 苯巴比妥肌内注射

D. 苯巴比妥静脉注射

E. 地西泮皮内注射

63. 以下选项不是热性惊厥复发高危因素的是

A. 低热时出现发作

B. 发作时体温超过39℃

C. 发作前发热时间短（<1小时）

D. 一级亲属中有热性惊厥史

E. 起始年龄小（<12月龄）

64. 以下药物不属于常用的终止惊厥发作的药物是

A. 地西泮　　B. 水合氯醛

C. 咪达唑仑　　D. 甘露醇

E. 苯巴比妥

65. 关于急性呼吸衰竭的主要治疗措施，叙述不正确的是

A. 治疗原发病

B. 尽早肠外营养支持，保障能量供给

C. 清理呼吸道

D. 吸氧

E. 机械通气

66. 2岁小儿发热伴惊厥，最常见的疾病为

A. 中枢神经系统感染

B. 热性惊厥

C. 中毒性菌痢

D. 癫痫

E. 破伤风

67. 关于单纯性热性惊厥的叙述，正确的是

A. 首次发作年龄常<6个月

B. 惊厥发作时间持续15分钟以上

C. 一次热程惊厥发生2次以上

D. 可有惊厥持续状态发生

E. 都有热性惊厥的家族史

68. 良性家族性新生儿惊厥的临床特征不包括

A. 存在家族遗传性

B. 生后2~3天即可发病

C. 发作形式以痉挛发作为主

D. 发作持续时间一般较短

E. 体格检查无明显神经系统异常体征

69. 以下属于中枢性呼吸衰竭的呼吸改变的是

A. 阵发性呼吸困难

B. 吸气困难为主（有三凹征）

C. 呼气困难为主，有哮鸣音

D. 呼吸节律不整

E. 仅有腹式呼吸

70. 关于Ⅰ型呼吸衰竭的说法，不正确的是

A. 缺氧不伴二氧化碳潴留

B. Ⅰ型呼吸衰竭常由于肺换气功能障碍所致

C. Ⅰ型呼吸衰竭常由于通气功能障碍所致

D. 可因低氧血症所致通气代偿性增加

E. 二氧化碳排出过多可导致 $PaCO_2$ 降低

71. 诊断急性呼吸衰竭的动脉血气标准是

A. Ⅰ型呼吸衰竭 PaO_2 <60mmHg，Ⅱ型呼吸衰竭 PaO_2 <60mmHg 和 $PaCO_2$ >50mmHg

B. Ⅰ型呼吸衰竭 PaO_2 <50mmHg，Ⅱ型呼吸衰

竭 $PaO_2<50mmHg$ 和 $PaCO_2>60mmHg$

C. Ⅰ型呼吸衰竭 $PaO_2<60mmHg$，Ⅱ型呼吸衰竭 $PaO_2<50mmHg$ 和 $PaCO_2>60mmHg$

D. Ⅰ型呼吸衰竭 $PaO_2<50mmHg$，Ⅱ型呼吸衰竭 $PaO_2<50mmHg$ 和 $PaCO_2>75mmHg$

E. Ⅰ型呼吸衰竭 $PaO_2<60mmHg$，Ⅱ型呼吸衰竭 $PaO_2<50mmHg$ 和 $PaCO_2>60mmHg$

72. 急性呼吸衰竭的主要诊断方法是

A. 血气分析　B. 生化检查

C. 胸部CT　D. 心电图

E. 胸部X线片

73. 以下选项不是呼吸衰竭低氧血症产生机制的是

A. 弥散面积减少

B. 弥散膜增厚

C. 通气/血流比例（V/Q）失调

D. 心脏及大血管右向左分流

E. 通气量不足

74. 急性肾衰竭选择血液净化疗法时，血钾浓度至少应达到

A. 5.0mmol/L　B. 5.5mmol/L

C. 6.0mmol/L　D. 6.5mmol/L

E. 7.0mmol/L

75. 以下属于肾功能不全失代偿期的指标的是

A. 血Cr、BUN正常，CCr 80～120ml/($1.73m^2\cdot min$)

B. 血Cr、BUN升高，CCr 0～10ml/($1.73m^2\cdot min$)

C. 血Cr、BUN升高，CCr 10～30ml/($1.73m^2\cdot min$)

D. 血Cr、BUN正常，CCr 50～80ml/($1.73m^2\cdot min$)

E. 血Cr、BUN升高，CCr 30～50ml/($1.73m^2\cdot min$)

76. ARDS目前最主要的治疗是

A. 肺泡表面活性物质

B. 体外膜肺氧合（ECMO）

C. 山莨菪碱或东莨菪碱

D. CPAP/PEEP

E. 肾上腺皮质激素

77. 诊断急性呼吸窘迫综合征（ARDS）时，PaO_2/FiO_2 应

A. ≤150mmHg　B. ≤200mmHg

C. ≤250mmHg　D. ≤300mmHg

E. ≤350mmHg

78. 以下情况不易引起多器官功能障碍综合征（MODS）发生的是

A. 败血症　B. 支原体肺炎

C. 严重创伤　D. 休克

E. 急性坏死出血性胰腺炎

79. 以下属于急性呼吸窘迫综合征重要体征的是

A. 发绀、鼻扇、吸气性三凹征

B. 心率增快、肝脏增大

C. 心率增快、心音低钝、可闻及奔马律

D. 发热、咳嗽、烦躁

E. 双肺可闻及密集中、小水泡音，以左下肺为著

80. 急性呼吸窘迫综合征的影像学表现，最常见的是

A. 胸部X线显示双肺纹理增多、模糊，中下肺可见片状阴影

B. 胸部X线显示双肺弥漫性浸润影

C. 胸部CT显示肺实质病变不均匀，肺损伤以中上肺叶最为严重

D. 胸部CT显示肺实质呈磨玻璃样改变，肺损伤以下叶最为严重

E. 胸部X线显示双肺透过度增强伴有节段性或小叶性肺不张

81. 改善急性呼吸窘迫综合征（ARDS）缺氧

的主要方法是

A. 鼻导管给氧

B. 简易面罩给氧

C. 呼吸末正压通气给氧

D. 头罩给氧

E. 不重复吸收面罩给氧

82. 急性呼吸窘迫综合征动脉血气分析的常见表现为

A. 低氧血症、低碳酸血症、呼吸性碱中毒

B. 低氧血症、高碳酸血症、呼吸性碱中毒

C. 低氧血症、低碳酸血症、呼吸性酸中毒

D. 低氧血症、高碳酸血症、呼吸性酸中毒

E. 低氧血症、低碳酸血症、代谢性碱中毒

83. 关于急性呼吸窘迫综合征的主要病理生理改变，以下不正确的是

A. 肺微血管通透性增高

B. 肺容积增高

C. 肺泡渗出富含蛋白质的液体

D. 肺水肿及透明膜形成

E. 肺间质纤维化

84. 关于急性呼吸窘迫综合征的病因，以下无关的是

A. 损伤　　B. 感染

C. 吸烟　　D. 休克

E. 药物中毒

85. ARDS 患儿早期易发生的症状为

A. 肺部阴影

B. 呼吸加快

C. 明显的发绀

D. 肺部啰音

E. 呼吸慢而深

86. 急性呼吸窘迫综合征发生低氧血症的主要机制是

A. 肺泡毛细血管通透性增高

B. 肺泡表面活性物质生成减少

C. 肺顺应性降低

D. 肺通气/血流比例失调

E. 肺不张、肺水肿

87. 关于急性呼吸窘迫综合征的临床关键点，叙述不正确的是

A. 明确诱发急性呼吸窘迫综合征的原发疾病

B. 小潮气量通气和肺保护策略是机械通气的基本原则

C. 24 小时内的 ICU 救治是提高急性呼吸窘迫综合征存活率的关键之一

D. 存在进行性呼吸困难和一般给氧不能纠正的顽固性低氧血症

E. 机械通气方式首选高频振荡通气

88. 关于弥散性血管内凝血（DIC）的叙述，不正确的是

A. 是一个独立的疾病

B. 早期高凝状态，可无临床症状或轻微症状

C. 消耗性低凝期以广泛多部位出血为主要表现

D. 临床表现复杂且差异很大

E. 典型临床表现：出血、休克或微循环衰竭、微血管栓塞、微血管病性溶血

89. 栓塞时常伴有 DIC 发生，主要见于

A. 血栓栓塞　　B. 脂肪栓塞

C. 空气栓塞　　D. 羊水栓塞

E. 化脓菌栓塞

90. 在 DIC 的原发病中，以下疾病最为常见的是

A. 恶性肿瘤
B. 严重创伤
C. 羊水栓塞
D. 蛇咬伤
E. 感染性疾病

91. 由 DIC 引起的贫血属于
A. 失血性贫血
B. 缺铁性贫血
C. 中毒性贫血
D. 再生障碍性贫血
E. 溶血性贫血

92. 肝素治疗弥散性血管内凝血（DIC）的主要作用是
A. 增加凝血因子Ⅷ活性
B. 防止微血栓形成
C. 增加凝血因子Ⅲ的含量
D. 中和血小板第三因子
E. 溶解微血栓

93. 导致 DIC 发生的关键环节是
A. 纤溶酶原激活物的生成
B. 凝血因子Ⅴ的激活
C. 组织因子激活
D. 组织因子大量入血
E. 凝血酶生成增加

94. DIC 时，血液凝固性表现为
A. 凝固性先增高后降低
B. 凝固性无明显变化
C. 凝固性增高
D. 凝固性降低
E. 凝固性先降低后增高

95. DIC 的治疗，最根本的措施是
A. 抗凝治疗
B. 及时补充凝血因子
C. 积极抗休克
D. 消除病因
E. 输血

96. 关于 DIC 的发病机制，叙述正确的是
A. 是由于各种原因导致血小板减少而引起的广泛性出血
B. 凝血因子减少，凝血酶原时间和活化部分凝血活酶时间延长即可诊断 DIC
C. 发生发展过程中涉及凝血、抗凝、纤溶等多个系统
D. 是肝脏凝血因子合成不足而导致的一系列出凝血功能异常
E. 组织因子释放、血管内皮细胞损伤不是 DIC 的启动因素

97. 关于 DIC 的治疗，以下叙述正确的是
A. 原发病的治疗是终止 DIC 病理过程最为关键和根本的措施
B. 输注血小板是 DIC 治疗中必不可少的环节
C. 早期应用凝血酶原复合物
D. 不推荐肝素抗凝治疗，因会加重 DIC 的出血表现
E. 糖皮质激素是治疗 DIC 的常规措施

98. 关于 DIC，以下叙述不正确的是
A. 肝素可以溶解血栓
B. 严重创伤可引起 DIC
C. 严重感染可引起 DIC
D. 肝素可以抑制微血栓进一步形成
E. 低分子右旋糖酐可以疏通微循环

99. MODS 患儿 DIC 早期，临床上最常用的抗凝剂是
A. 肝素
B. 双嘧达莫
C. 氯吡格雷
D. 阿司匹林
E. 华法林

100. MODS 病因中最常见的感染部位是
A. 肺脏
B. 肾脏
C. 心脏
D. 腹腔

E. 肝脏

101. 以下哪项不是弥散性血管内凝血（DIC）的临床表现

A. 出血　　B. 休克

C. 栓塞　　D. 溶血

E. 阻塞性黄疸

102. MODS 中最先出现的器官功能障碍主要是

A. 心功能障碍

B. 急性呼吸窘迫综合征

C. 弥散性血管内凝血

D. 肝功能障碍

E. 胃肠功能障碍

103. 6 个月婴儿胸外心脏按压的合适频率为

A. 60～70 次/分

B. 70～90 次/分

C. 100～120 次/分

D. 110～130 次/分

E. 140～160 次/分

104. 中毒时催吐的禁忌证为

A. 暴饮暴食者

B. 肢体瘫痪者

C. 变质、变酸食品

D. 昏迷者

E. 胃窦炎

105. 当一人进行非婴儿心肺复苏时，呼吸与心脏按压的合适比例为

A. 1∶10　　B. 1∶5

C. 2∶5　　D. 2∶30

E. 2∶15

106. 标准现场心肺复苏程序主要包括

A. 开放气道、人工呼吸、胸外按压

B. 开放气道、人工呼吸、肾上腺素

C. 开放气道、胸外按压、肾上腺素

D. 给氧、胸外按压、肾上腺素

E. 开放气道、给氧、胸外按压

107. 复苏中异丙肾上腺素的缺点为

A. β 受体作用

B. 有降低血压作用

C. 引起心律失常

D. 应用剂量需较大

E. 易产生耐受性

108. 进行面罩加用人工呼吸的治疗，其有效的标志为

A. 两肺闻及呼吸音

B. 胸廓随加压而起伏

C. 尿量增多

D. 心率增快

E. 呼吸监护仪提示存在呼吸运动

109. 心脏按压的指征是

A. 心音消失

B. 心率 <60 次/分

C. 呼吸停止

D. 心音消失或心率 <60 次/分伴无循环征象

E. 外周动脉的搏动消失

二、A2 型题

110. 患儿，男，5 岁，因局部脓肿发生休克。经补足血容量，纠正酸中毒，血压、脉搏仍未好转，但无心衰现象，测中心静脉压为 15cmH_2O。其下一步的治疗措施首选

A. 给予 5% 碳酸氢钠溶液

B. 应用血管收缩剂

C. 给予小剂量糖皮质激素

D. 应用血管扩张剂

E. 补充高渗盐溶液

111. 患儿，女，12 岁，因吃宿食后出现腹泻，解水样便，次数多，量多。查体：眼眶凹陷，四肢凉，尿量极少，毛细血管再充盈时间大于 6 秒。该患儿可能存在

A. 休克 B. 低血糖
C. 低钾 D. 低钙
E. 高钾

112. 患儿，男，10 岁，受凉后出现发热、咳嗽、乏力，服用感冒药无效，次日出现心悸、胸闷、烦躁不安。查体：面色苍白、皮肤发凉，可见大理石样花纹，血压 80/50mmHg，心率 160 次/分，第一心音低钝，门诊给予扩容及血管活性药物。患儿很快出现神志不清、面色青灰、呼吸急促，血压测不到，急诊入院。该患儿的休克属于

A. 感染性休克
B. 低血容量性休克
C. 心源性休克
D. 中毒性休克
E. 低血压性休克

113. 患儿，男，2 岁，发病季节 1 月份，因"突然高热、呕吐、烦躁 8 小时，伴皮疹 2 小时"入院。体检：面色青灰，脑膜刺激征阴性，臀部及四肢见大量瘀斑，四肢厥冷，皮肤发绀，有大理石样花纹，脉搏细速，血压下降，诊断为暴发型流行性脑脊髓膜炎休克型。以下不属于抢救休克措施的是

A. 扩充血容量
B. 纠正代谢性酸中毒
C. 扩血管药物
D. 肾上腺皮质激素
E. 肝素

114. 患儿，女，6 个月，发热、咳嗽 1 周，烦躁、惊厥 1 次。查体：体温 39℃，呼吸 50 次/分，双肺满布细小水泡音，心率 140 次/分，脑膜刺激征阴性。最可能的诊断是

A. 腺病毒肺炎合并中毒性脑病
B. 支气管肺炎合并高热惊厥
C. 毛细支气管炎合并心力衰竭
D. 毛细支气管炎合并高热惊厥
E. 支气管肺炎合并心力衰竭

115. 患儿 18 个月，流涕，轻咳 1 天。今早突然抽搐 1 次，持续 2～3 分钟，当时体温 39.8℃，抽搐后状态良好，不吐，颈软。最可能的诊断是

A. 中枢神经系统感染
B. 癫痫
C. 高热惊厥
D. 中毒性脑病
E. 败血症

116. 患儿，男，4 岁半，因"咳嗽 1 周，咯血数小时"急诊入院，咯血量为Ⅱ～Ⅲ度。入院后应做的紧急处理是

A. 抗感染
B. X 线检查
C. 纤维支气管镜检查
D. 积极止血，保持呼吸道通畅
E. 取半卧位，无需特殊处理

117. 患儿，男，5 岁，患支气管哮喘。从 1 岁至 5 岁类似喘息发作 4 次，肺功能明显降低，支气管舒张试验阳性。2 天前因感冒再次诱发咳喘发作，使用口服和局部吸入糖皮质激素及支气管舒张剂无缓解。查体：面色青灰，呼吸困难，大汗淋漓，不能平卧，三凹征阳性，心音较低钝，双肺呼吸音降低，无哮鸣音。此时可能为

A. 哮喘持续状态
B. 合并细菌性肺炎
C. 水、电解质失衡
D. 发生肺源性心脏病
E. 使用 β_2 受体激动剂过量

118. 患儿，女，10 个月，体重 10kg，头围 45cm，方颅，前囟 1.5cm，平坦。今晨突然抽搐 1 次，持续 1～2 分钟缓解。当时测体温 36.5℃，抽搐后即入睡。醒后活动如常。查血钙 1.75mmol/L，血磷 45mmol/L。患儿发生惊厥最可能的原因是

A. 脑积水、脑发育不良

B. 低血糖症发作

C. 癫痫

D. 低钙惊厥

E. 高热惊厥

119. 患儿，女，9 个月，冬季出生，足月顺产，混合喂养，未加辅食。今晨突然面肌、眼角、口角抽动约半分钟，抽搐发作缓解后精神如常，不伴发热，无吐、泻。体格检查：体温 37℃，会逗笑，会坐，会双手交换玩具，前囟平坦，颈无抵抗，面神经征可疑阳性，余未见异常。优先考虑的诊断及进一步检查为

A. 中枢神经系统感染，行腰椎穿刺

B. 脓毒症，做血培养

C. 低钙惊厥，查血钙水平

D. 癫痫，做脑电图

E. 低血糖，查血糖

120. 患儿，男，7 岁，水肿、血尿、少尿 6 天，头痛、恶心、呕吐 3 天。来急诊时突然发生惊厥，随即昏迷。BP 160/94mmHg。除给予镇静剂外，应首选的处理措施是

A. 脱水剂静推

B. 硝普钠静脉滴注

C. 硫酸镁静脉滴注

D. 利血平肌内注射

E. 血液透析

121. 患儿，3 个月，单纯母乳喂养，因咳嗽 1 天，惊厥 1 次就诊。查体：T 38℃，嗜睡状，面色苍白，前囟膨隆，张力高，四肢肌张力阵发性增高，院外查 Hb 70g/L，采血部位仍有渗血。入院后应首先做以下哪项检查帮助患儿明确诊断

A. 胸片　　B. 血电解质

C. 脑脊液　　D. 脑电图

E. 头颅 CT

122. 患儿，女，5 个月，患有维生素 D 缺乏性佝偻病。在开始维生素 D 治疗时，突然出现惊厥，应立即采取的措施为

A. 气管切开

B. 肌内注射维生素 D

C. 静脉滴注钙剂

D. 给予抗炎、脱水药

E. 立即将舌尖拉出口外，人工呼吸

123. 患儿，男，8 岁，因尿少、水肿 3 天，头痛、呕吐 1 天来院急诊。就诊时突然意识丧失、惊厥发作。查体：颜面明显水肿，意识不清，四肢抽动。测血压为 170/120mmHg，即予紧急处理。以下措施中不正确的是

A. 腰椎穿刺，脑脊液检查

B. 苯巴比妥钠肌内注射

C. 20% 甘露醇静脉滴注

D. 二氮嗪静脉快速注射

E. 吸氧

124. 患儿，女，11 个月，发热 4 天，惊厥 2 次收入院。查体：体温 38.7℃，烦躁不安，心率 120 次/分，心音有力，双肺呼吸音清，腹软，前囟隆起，张力较高。为明确诊断，此患儿首先应做的检查是

A. 头颅 B 超

B. 血气分析

C. 胸片

D. 脑脊液常规和生化

E. 超声心动图

125. 患儿，男，6 岁，尿少、头痛 3 天，呕吐 3 次，惊厥 1 次。查体：嗜睡，颜面水肿，眼眶周围见针尖样瘀点。以下选项中对解释其临床表现最有意义的检查是

A. 水肿程度　　B. 脑膜刺激征
C. 血压　　D. 锥体束征
E. 脑脊液检查

126. 患儿，8 个月，诊断为急性支气管肺炎入院。血气分析结果：pH 7.35，PaO_2 45mmHg，$PaCO_2$ 55mmHg。诊断考虑为

A. Ⅰ型呼吸衰竭
B. 高碳酸血症
C. 低氧血症
D. Ⅱ型呼吸衰竭
E. 失代偿性呼吸性酸中毒

127. 患儿，男，9 岁，颜面水肿 4 天，近 2 天加重，水肿渐及全身，尿少。今晨感觉上腹部不适，频咳，气急。体检：体温 37.5℃，眼睑及下肢水肿，血压 150/100mmHg，心率 116 次/分，心音钝，两肺呼吸音粗，肝肋下 2.0cm。尿常规：蛋白（++），红细胞 20~30 个/HP，血尿素氮 26.5mmol/L，肌酐 362μmol/L。诊断考虑为

A. 急性肾炎伴肺炎
B. 急性肾炎伴急性肾衰竭
C. 急性肾炎伴循环充血
D. 急性肾炎伴高血压脑病
E. 急性肾炎伴心肌炎

128. 患儿，女，9 岁，阑尾炎术后 12 小时出现少尿（10ml/h），血尿素氮 25mmol/L，肌酐 178μmol/L，尿比重 1.030，尿钠 13mmol/L，尿量减少。最可能的原因是

A. 肾后性急性肾衰竭
B. 肾前性急性肾衰竭
C. 急性肾小管坏死
D. 慢性肾衰竭
E. 急性间质性肾炎

129. 患儿，男，12 岁，因患急性肾炎住院，血压 165/115mmHg，烦躁、头痛，并有一过性失明，每日尿量约 500ml。应诊断为

A. 心力衰竭
B. 肾衰竭
C. 高血压脑病
D. 代谢性酸中毒
E. 并发化脓性脑膜炎

130. 患儿，8 岁，落水后吸入污水致呼吸困难，伴紫绀、发热。听诊双肺大量湿啰音。诊断为急性呼吸窘迫综合征（ARDS）。行机械通气治疗时正确的给氧方法是

A. 吸气末正压通气
B. 呼气末正压通气
C. 吸气初正压通气
D. 呼气初正压通气
E. 吸气初负压通气

131. 患儿，女，5 岁，因急腹症入院。急救过程中先后出现少尿、呼吸困难、颜面发绀、嗜睡、意识障碍、消化道出血等症状。该患儿应诊断为

A. DIC
B. 急性肾衰竭
C. MODS
D. 急性呼吸窘迫综合征
E. 消化性溃疡

132. 患儿，女，10 岁，患金黄色葡萄球菌肺炎入院 5 天。后出现全身皮肤黄染、颜面发绀、惊厥、低血压。考虑并发

A. MODS　　B. 肝功能衰竭
C. 中毒性脑病　　D. 休克
E. 呼吸衰竭

133. 患儿，男，7 岁，毒蛇咬伤 2 小时入院，伴少尿，血红蛋白尿，全身皮肤瘀斑、瘀点，四肢凉，大理石样花纹。需警惕

A. MODS　　B. DIC

C. 肾衰竭　　D. 休克

E. 心力衰竭

134. 患儿，男，3 岁，严重腹腔感染，见全身皮肤瘀斑、瘀点及出血点，考虑并发 DIC。以下哪项检查对 DIC 所致出血和原发免疫性血小板减少症的鉴别诊断没有意义

A. 活化部分凝血活酶时间

B. 凝血酶时间

C. 纤维蛋白原含量测定

D. 血浆鱼精蛋白副凝试验

E. 血小板计数

135. 患儿，男，9 岁，误服有机磷农药 4 小时来急诊室。查体：神志清醒，全身颤动，大汗，瞳孔缩小，双肺闻及大量湿啰音，心率 62 次/分，腹部未见异常。入院后首要的治疗是

A. 血液透析　　B. 镇静剂

C. 洗胃　　D. 导泻

E. 利尿剂

三、A3/A4 型题

（136～138 题共用题干）

患儿，男，8 岁，消化道大出血，血压曾下降至 50/30mmHg，紧急手术。术后 2 天出现少尿，补液治疗后，尿量无明显增加。查体：血压 100/65mmHg，贫血貌，HCO_3^- 21mmol/L，血肌酐 120μmol/L。尿常规：比重 1.015，蛋白（++），血红蛋白 80g/L。

136. 该患儿最可能的诊断是

A. 肾前性少尿

B. 急性肾小管坏死

C. 急性间质性肾炎

D. 尿路梗阻

E. 肾动脉梗阻

137. 该患儿的检查结果中不正确的是

A. 尿钠增高

B. 尿渗透压降低

C. 血尿素氮/血肌酐升高

D. 颗粒管型

E. 尿沉渣镜检可见少量红、白细胞

138. 以下治疗措施中，正确的是

A. 静脉点滴呋塞米

B. 静脉点滴碳酸氢钠

C. 静脉点滴新鲜全血

D. 静脉点滴氯化钾

E. 血液透析

（139～141 题共用题干）

患儿，男，6 岁，2 天前有严重车祸撕脱伤。现患儿体温 38.5℃，四肢凉，全身多处皮肤瘀斑及出血点，伴黄疸，血红蛋白尿，BP 60/35mmHg，血小板计数 55×10^9/L，纤维蛋白原 1.2g/L，肝功能正常。

139. 该患儿最可能的诊断是

A. 休克

B. DIC

C. 肝病合并凝血功能障碍

D. 原发免疫性血小板减少症

E. MODS

140. 该患儿出血，与以下因素关系最为密切的是

A. 凝血因子Ⅻ被激活

B. 凝血因子大量消耗，纤溶活性增强

C. 肝脏合成凝血因子障碍

D. 血管通透性增高

E. 抗凝血酶物质增加

141. 该患儿突然出现抽搐发作、意识障碍，查血红蛋白 110g/L。最可能的原因是

A. 急性颅内感染

B. 颅内出血
C. 脑栓塞
D. 头部外伤
E. 电解质紊乱

(142～144题共用题干)

患儿，女，8个月，因发热、咳嗽3天，到医院就诊。体检：T 38℃，R 50次/分，HR 152次/分，SpO_2 90%，精神萎靡，有吸气三凹征，口唇轻度发绀，两肺闻及较多湿性啰音及少许哮鸣音、痰鸣音，心音欠有力，腹软，肝右肋下约2.5cm。

142. 最有可能的诊断是
A. 重症肺炎
B. 毛细支气管炎
C. ARDS
D. 肺炎合并心衰
E. Ⅰ型呼吸衰竭

143. 最有价值的临床辅助检查是
A. 血常规、血气分析
B. 心电图、血气分析
C. 胸部X线片、血常规
D. 胸部X线片、血气分析
E. 胸部CT、血常规

144. 若在治疗过程中，患儿出现进行性呼吸窘迫，缺氧症状愈来愈明显，胸片提示两肺大片间质和实质浸润影。此时尚需考虑的诊断为
A. Ⅰ型呼吸衰竭
B. Ⅱ型呼吸衰竭
C. ARDS
D. 肺出血
E. 心力衰竭

(145～146题共用题干)

患儿，女，9岁，不慎溺水后2小时出现呼吸困难急诊入院。查体：BP 100/70mmHg、R 50次/分、P 120次/分。烦躁不安，口唇发绀，双肺可闻及湿啰音。X线胸片示双肺呈大片状浸润阴影。

145. 该患儿首选的检查是
A. 心电图　　B. 头部CT
C. 血气分析　　D. 超声心动图
E. 胸部CT

146. 在治疗中应及早使用的是
A. 高浓度鼻导管吸氧
B. 增加输液量
C. 面罩吸氧
D. 呼吸兴奋剂
E. PEEP/CPAP

(147～149题共用题干)

患儿，女，9岁，因“服用毒物（具体不详）8小时”入院。查体：神志恍惚，肌肉震颤，瞳孔缩小，流涎，多汗，肺部较多湿啰音，呼出气有蒜臭味。

147. 患儿最有可能是
A. 镇静剂中毒
B. 有机磷农药中毒
C. 有机氮农药中毒
D. 吗啡中毒
E. 亚硝酸盐中毒

148. 确诊最有价值的辅助检查是
A. 胸部X片
B. 头颅CT
C. 尿4-氯邻甲苯胺测定
D. 脑脊液常规、生化检查
E. 血液胆碱酯酶活性测定

149. 关于治疗措施，以下正确的是
A. 因已中毒8小时，故无需再洗胃
B. 纳洛酮0.4～0.8mg肌内、皮下或静脉注射
C. 1%亚甲蓝1.2mg/kg加葡萄糖液缓慢静脉注射
D. 早期、足量使用阿托品，一旦阿托品

化后即应停用

E. 解磷定 15～30mg/kg 静脉缓慢注射，必要时可于 2～4 小时后重复

（150～151 题共用题干）

患儿，男，11 岁，进行性少尿伴水肿 5 天。昨日起出现恶心、呕吐、气喘，偶有头痛。查体：血压 170/100mmHg，颈静脉怒张，双肺底闻及湿啰音。血生化：血尿素氮 26mmol/L，肌酐 335μmol/L，血钾 6.8mmol/L。

150. 该患儿若拟给予静注呋塞米来利尿，该药的常用剂量是每次

A. 1～2mg/kg　　B. 6～16mg/kg

C. 0.1～1mg/kg　　D. 0.5～1mg/kg

E. 10～20mg/kg

151. 该患儿经保守治疗无效，拟行透析治疗，以下选项中不属于透析指征的是

A. 严重水潴留，肺水肿、脑水肿的倾向

B. 血钾 > 6.5mmol/L

C. 尿素氮 > 28.6mmol/L

D. 血肌酐 > 707.2μmol/L

E. 血浆碳酸氢根 > 14mmol/L

四、B1 型题

（152～155 题共用备选答案）

A. 呼吸节律不整

B. 呼吸肌群活动减弱、呼吸幅度减小或消失

C. 辅助呼吸肌活动增强、三凹征明显

D. 进行性呼吸窘迫、缺氧明显

E. 呼吸节律整齐，平稳

152. 周围性呼吸衰竭的呼吸改变为

153. 中枢性呼吸衰竭的呼吸改变为

154. 呼吸肌麻痹的呼吸改变为

155. ARDS 的呼吸改变为

（156～157 题共用备选答案）

A. 0.01mg/kg（1：10000）

B. 0.01mg/kg（1：1000）

C. 0.02mg/kg（1：10000）

D. 0.1mg/kg（1：10000）

E. 0.1mg/kg（1：1000）

156. 心肺复苏时，标准肾上腺素剂量为

157. 从气管插管注入肾上腺素时，其标准剂量为

五、X 型题

158. 关于脓毒症抗感染治疗，正确的是

A. 诊断脓毒性休克后 1 小时内应静脉使用有效抗微生物制剂

B. 尽快确定和去除感染灶

C. 降钙素原、C－反应蛋白动态监测有助于指导抗生素治疗

D. 尽可能在应用抗生素前获取血培养或其他感染源培养

E. 全覆盖、统一的经验性抗感染药物治疗

159. 关于脓毒症呼吸支持治疗，以下措施正确的是

A. 保持呼吸道通畅

B. 高流量鼻导管供氧或面罩氧疗

C. 应尽量避免有创机械通气治疗

D. 面罩氧疗无效，可给予无创正压通气治疗

E. 插管前液体复苏和应用血管活性药物，以避免插管时休克加重

160. 以下符合 ARDS 临床表现的是

A. 呼吸费力

B. 呼吸频率加快

C. 阵发性呼吸困难

D. 发绀

E. 心率加快

161. 以下选项中属于引起心源性休克的常见病因的是

A. 严重腹泻

B. 重症病毒性心肌炎

C. 严重心律失常

D. 急性心肌梗死

E. 严重充血性心力衰竭

162. 以下情况属于心源性休克的是

A. 暴发性心肌炎引起的休克

B. 心脏压塞导致的休克

C. 严重心律失常导致的休克

D. 扩张型心肌病引起的休克

E. 左向右分流型先天性心脏病导致的休克

163. 关于儿童“冷休克”的临床征象，正确的是

A. 肢端发凉

B. 外周动脉搏动减弱

C. 尿量减少或无尿

D. 血压下降

E. 毛细血管再充盈时间正常或缩短

164. 以下选项中属于重症哮喘采用有创机械通气指征的是

A. 出现低氧血症

B. 出现Ⅱ型呼吸衰竭

C. 严重呼吸困难、点头呼吸

D. 出现意识模糊

E. 无创机械通气无效

165. 关于哮喘持续状态的即刻处理，正确的是

A. 应用抗生素

B. 吸入速效 β_2 受体激动剂

C. 静脉应用糖皮质激素

D. 静滴氨茶碱

E. 静脉补液

166. 符合单纯性热性惊厥的是

A. 年龄小于 6 个月

B. 反复多次惊厥

C. 体温 39℃

D. 可有强直 – 阵挛性发作

E. 惊厥持续时间 <10 分钟

167. 关于多器官功能障碍综合征（MODS）的概念，以下选项不正确的是

A. MODS 与炎症介质释放过多有关

B. 肝肾综合征符合 MODS 的诊断标准

C. 促炎反应和抗炎反应失衡可以造成 MODS

D. 肺炎合并心力衰竭符合 MODS 的诊断标准

E. MODS 是发生在全身炎症反应综合征基础上的

168. 引起惊厥发作的常见病因包括

A. 细菌性脑膜炎

B. 发作性睡病

C. 低血糖

D. 恶性高血压

E. 颅内出血

169. 新生儿呼吸窘迫综合征的诊断依据包括

A. 临床表现

B. 哭闹

C. 血气分析

D. X 线检查结果

E. 血电解质

170. 引起急性呼吸窘迫综合征的直接因素包括

A. 肺挫伤

B. 吸入有毒气体

C. 重症肺炎

D. 体外循环

E. 淹溺

171. 需要与 DIC 鉴别的疾病包括

A. 原发免疫性血小板减少症

B. 溶血性尿毒症综合征

C. 原发性纤溶亢进症

D. 严重肝病

E. 过敏性紫癜

02

下篇　试题答案与解析

第一章　总　论

一、A1 型题

1. A　前囟的正确测量方法是对边中点的连线。

2. E　女孩的青春期开始年龄和结束年龄都比男孩早 2 年左右。

3. D　儿童的肠屏障功能差。

4. C　胎儿期：从受精卵形成到出生为止，共 40 周。新生儿期：自胎儿娩出脐带结扎时开始至 28 天之前。婴儿期：自出生到 1 周岁之前。幼儿期：自 1 周岁至满 3 周岁之前。学龄前期：自 3 周岁至 6 ~ 7 周岁入小学前。学龄期：自入小学起（6 ~ 7 岁）至青春期前。

5. B　儿童时期生殖系统发育最迟。

6. A　出生时右心室重量与左心室接近。

7. C　上下呼吸道的分界是环状软骨。上呼吸道包括鼻、咽、喉，下呼吸道包括气管和支气管。

8. D　<1 岁，心左界在左锁骨中线外1 ~ 2cm；1 ~ 4 岁，左锁骨中线外 1cm；5 ~ 12 岁，左锁骨中线上或锁骨中线内 0. 5 ~ 1cm。

9. B　婴儿期来自母体的抗体逐渐减少，自身免疫功能尚未成熟，抗感染能力较弱，易发生各种感染和传染性疾病。

10. E　人体各器官、系统的发育顺序遵循一定的规律。如神经系统发育较早，脑在生后 2 年内发育较快；淋巴系统在儿童期迅速生长，于青春期前达高峰，以后逐渐下降；生殖系统发育较晚。

11. A　新生儿期在生长发育和疾病发生方面具有非常明显的特殊性，患病率高，病死率也高，故 A 正确。婴儿期为小儿生长发育最迅速的时期。幼儿期应预防发生意外伤害和中毒，预防传染病等。学龄前期应重视生活卫生习惯。学龄期应预防龋齿，保护视力。

12. C　代谢性酸中毒为最常见的酸碱平衡紊乱。

13. B　不同年龄的体液分布（占体重的百分比%）见下表。

年龄	细胞外液		细胞内液	总量
	血浆	间质液		
足月新生儿	6	37	35	78
1 岁	5	25	40	70
2 ~ 14 岁	5	20	40	65
成人	5	10 ~ 15	40 ~ 45	55 ~ 60

14. D　血钾浓度正常仅代表细胞外液中的钾浓度暂时恢复正常，细胞内钾及体内总钾可能仍然处于缺乏状态，因此需要连续补钾 3 ~ 5 天，直至细胞内钾及总钾量也恢复正常。

15. D　婴儿期各系统器官的生长发育虽然也在持续进行，但是不够成熟完善，尤其是消化系统，常常难以适应对大量食物的消化吸收，容易发生消化道功能紊乱。

16. A　婴儿期前 3 个月发展比较快，前 3 个月的增长约等于后 9 个月的增长。

17. C　乙肝疫苗要求在 2 ~ 8℃ 的条件下避光储存和运输。

18. B 急性支气管肺炎的主要病理生理变化是支气管－肺泡炎症引起的通气和换气障碍，导致缺氧（低氧血症）和二氧化碳潴留（高碳酸血症）。

19. E 引起脓胸的致病菌目前以金黄色葡萄球菌最常见。

20. C 动脉导管未闭因血流增加，升主动脉可扩张；Marfan 综合征常合并升主动脉瘤；主动脉瓣狭窄可引起升主动脉狭窄后扩张；梅毒性主动脉炎后期继发升主动脉扩张及动脉瘤。

21. B 肺泡壁破裂融合致含气腔隙大于10mm 时称为肺大疱。

22. A 十二指肠闭锁时，腹部平片可见"双气泡"征，为扩张的胃及十二指肠上段。

23. B 呕吐物是原奶汁，不伴有任何不适，可能是由于喂养不当、吃的过饱、胃里存有气体等。

24. E 小儿急性肠套叠，原发性占 95%；80% 的患儿年龄在 2 岁以内；健康肥胖儿多见。小儿回盲部系膜尚未完全固定，活动度较大是容易发生肠套叠的结构因素。当幼儿哭闹、呕吐，伴有果酱样大便时应高度怀疑肠套叠的可能。

25. C 用于鉴别血尿与血红蛋白尿的主要方法是尿沉渣检查。血尿有红细胞，而血红蛋白尿无红细胞。

26. B 感知觉的发育包括视感知发育、听感知发育、味觉和嗅觉发育、皮肤感觉的发育，促进婴儿感知觉发展的主要目的是促进其神经精神的发育。

27. A 复苏时为畅通气道，可采用保持头部后仰，抬高下巴或向前上方托举下颌的方法，以防舌根后坠压迫咽后壁而阻塞气道。

28. C PEEP 可增加功能残气量而非潮气量。

29. A 鼻导管吸氧可达到的吸入氧浓度为 30%。

30. A 骨干与软骨相接的干骺端是长骨的生长区。

31. E 2∶1 指 NaCl 和 $NaHCO_3$ 的比是2∶1，临床常用的只有 0.9% NaCl 和 1.4% $NaHCO_3$是等张含钠液。

32. D PEEP 即呼气末正压通气，为呼吸机在吸气相产生正压，气体进入肺部，在呼气末气道开放时，气道压力仍保持高于大气压，以防止肺泡萎缩凹陷。

33. E 单人复苏婴儿和儿童时，在胸外按压 30 次和开放气道后，立即给予 2 次有效人工呼吸，即胸外按压和人工呼吸的比率为 30∶2；若为双人复苏则为 15∶2。

34. B 脐静脉和脐动脉都是胎儿的，胎儿血液通过脐动脉到达胎盘，血液吸收了母体养分后通过脐静脉回到胎儿。

35. A 出生后第 1 天心电图电轴右偏，右心前导联呈 RS 波伴 T 波直立，而左心前导联呈 RS 型伴 T 波倒置；生后 3～4 天，随着右心室压力下降，则右心前导联 T 波转为倒置，而左心前导联 T 波转为直立。

36. C 胎儿正常血液循环的特点：①胎儿的营养代谢与气体交换是通过胎盘与脐血管来完成的。②只有体循环，几乎无肺循环。③胎儿体内绝大部分是混合血（肝脏是纯动脉血供应）。④静脉导管、卵圆孔及动脉导管是胎儿血液循环中的特殊通道。⑤胎儿时期肝血的含氧量最高，心、脑、上肢次之，而下半身血的含氧量最低。

37. A 妊娠头 3 个月，胎儿心血管发育容易受到有害环境因素影响。

38. E 8～14岁心率平均应为60～90次/分。

二、A2型题

39. D T波高尖为高钾血症的特征性心电图表现。

40. C 猩红热属于乙类传染病，要求在诊断后24小时内通过传染病疫情监测信息系统进行报告。

41. E 传染病报告施行属地化管理。施行首诊医生负责制，医院内诊断的传染病病例，报告卡由首诊医生负责填写，由医院预防保健科或疾控处或传防科的专业人员负责进行网络直报。

42. C 低渗性脱水不伴有休克时，用2/3张液体纠正。

43. A 该患儿 HCO_3^- 13mmol/L（<21mmol/L），pH 7.28（<7.35）符合代谢性酸中毒诊断。

44. E 重度脱水时，应予2∶1等张含钠液20ml/kg，总量小于300ml，于30～60分钟内输完。

45. A 精神稍差，略有烦躁不安，皮肤稍干燥，弹性好，眼眶稍凹陷为轻度脱水的征象。血钠为137mmol/L，在正常范围内，故属于轻度等渗性脱水。

三、A3/A4型题

46. E 左心室壁厚度大约是8～11mm。

47. C 心室分为左心室和右心室，左心室壁厚度大约是8～11mm，右心室壁厚度约为左心室壁厚度的1/3。

四、B1型题

48～49. B、C ①年长儿心胸比值应小于50%。②婴儿心胸比值应小于55%。

50～52. E、C、A ①球囊房间隔造口术可增加心房水平的分流，为完全性大动脉转位、左心发育不良综合征等疾病的姑息疗法。②介入性封堵手术将特制的封堵器经心导管送至心腔内关闭异常通道，常用于治疗动脉导管未闭、房间隔缺损、室间隔缺损等。③膜部室间隔缺损、继发孔型房间隔缺损、动脉导管未闭、肺动脉瓣狭窄等均可首选介入治疗，而法洛四联症为复杂性先天性心脏病，根治疗法是外科手术。

五、X型题

53. AC 学龄前期儿童体格生长发育速度已经减慢，处于稳步增长状态；而智能发育更加迅速，与同龄儿童和社会事物有了广泛的接触，知识面得以扩大，自理能力和初步社交能力能够得到锻炼。智能发育更加成熟是学龄期儿童的特点。意外伤害发生率高是幼儿期的特点。发病率高，死亡率高是新生儿期的特点。

54. ACDE 自1周岁至满3周岁之前为幼儿期。体格生长发育速度较前稍减慢，而智能发育迅速，同时活动范围渐广，接触社会事物渐多。此期小儿对危险的识别能力和自我保护能力都有限，因此意外伤害发生率非常高，应特别注意防护。易患各种传染病是婴儿期的发育特点，由于婴儿体内来自母体的抗体逐渐减少，自身的免疫功能尚未成熟，抗感染能力较弱，易发生各种感染和传染性疾病。

55. ABCD 小儿肾脏具有浓缩和稀释功能、肾小管的重吸收和分泌功能、调节酸碱平衡功能、肾小球滤过功能和内分泌功能，主要合成肾素和前列腺素 E_2，不产生ADH。肾脏是ADH的靶器官。

56. ABCD 胎儿出生后血液循环的改变：出生后脐血管阻断，呼吸建立，肺泡扩张，肺循环阻力下降，从右心经肺动脉流入肺的血液增多，使肺静脉回流至左心房的血量也增多，左心房压力因而增高。当左心房压力超过右心房时，卵圆孔瓣膜在功能上关闭，到出生后5～7个月，解剖上大多闭合。同时，由于肺循环压力的降低和体循环压力的升高，流经动脉导管的血流逐渐减少，最后停止，形成功能性关闭。

57. BCDE　心导管检查的适应证主要包括：超声心动图检查资料不够完善，手术前需要更多的评估心脏解剖结构或血流动力学的信息；复杂型先天性心脏病外科修补术或姑息手术后随访；介入性心导管术；电生理检查或经导管射频消融术。

第二章　生长发育

一、A1 型题

1. D　婴儿期是生长发育极其旺盛的阶段，是小儿体格发育的第一个高峰。青春期是儿童到成人的过渡期，受性激素等因素的影响，体格生长出现出生后的第二个高峰。

2. C　新生儿已有视觉感应功能，但只能看清 15 ~ 20cm 内的事物。第 2 个月开始有头眼协调；3 ~ 4 个月头眼协调较好；6 ~ 7 个月时目光可随上下移动的物体垂直方向转动；8 ~ 9 个月时开始出现视深度感觉；18 个月时已能区别各种形状；2 岁时可区别垂直线与横线；5 岁时已可区别各种颜色；6 岁时视深度已充分发育。

3. C　青春期的体格生长发育再次加速，出现第二次生长高峰，同时生殖系统发育也加速并渐趋成熟。

4. A　新生儿期指自胎儿娩出脐带结扎时开始至 28 天之前，按年龄划分，此期实际包含在婴儿期内。由于此期在生长发育和疾病发生方面具有非常明显的特殊性，患病率高，死亡率也高，因此被单独列为婴儿期中的一个特殊时期。

5. C　评价体格生长的常用方法有均值离差法和百分位法，但目前一般都用百分位法。

6. C　视觉 6 岁时发育成熟（A 错）；出生时对冷的刺激比对热的刺激敏感（B 错）；生后3 ~ 7 天听觉已相当良好（C 对）；味觉敏感期为 4 ~ 5 个月（D 错）；3 岁时能分辨上下方位（E 错）。

7. E　6 月龄小儿能靠双手支撑，稳坐片刻；6 ~ 7 月龄开始独坐；7 ~ 8 月龄独坐稳。

8. D　儿童运动发育中用拇、示指取物的年龄是 9 ~ 10 个月。

9. E　爬应从 3 ~ 4 个月时开始训练，8 ~ 9 个月可用双上肢向前爬。

10. A　淋巴系统在儿童期迅速发育，于青春期前达高峰，以后逐渐下降。

11. D　出生时身长平均为 50cm，前 3 个月身长增长约 11 ~ 13cm，约等于后 9 个月的增长值，1 岁时身长约 75cm；2 岁时身长约 87cm；2 岁以后身高每年增长 6 ~ 7cm。

12. E　12 个月时尚未萌牙者为乳牙萌出延迟，多见于佝偻病、营养不良、甲状腺功能减退症、先天愚型等。

13. C　出生后 4 ~ 10 个月开始萌牙，最晚 2 岁半出齐（20 个）。牙齿数 = 月龄 − 4（或 6）。

14. E　体重 = 年龄 × 2 + 8（kg），身高 = 年龄 × 7 + 75（cm）。小儿出生时头围约为 34cm，出生后前 3 个月增加 6cm，后 9 个月增加 6cm，第 2 年内又增加 2cm。故 2 岁时头围 48cm，5 岁时头围 50cm，15 岁时头围接近成人，约为 54 ~ 58cm。

15. C　正常儿童 1 岁左右就能模仿说单词和动作。

16. C　判断长骨的生长，婴儿早期应摄膝部 X 线片，年长儿摄左手腕部 X 线骨片，以了解其腕骨、掌骨、指骨的发育。

17. B　儿童运动发育遵循的规律是：自上而下，由近至远，由粗到精，从不协调到协调，先正向运动后反向运动。

18. A　女性第二性征发育主要包括：卵巢、子宫、输卵管、乳房的变化。

19. C　身材匀称是以坐高（顶臀长）/身高（长）的比值反映下肢生长的状况。

20. E　前囟最迟于2岁闭合，后囟6～8周龄闭合，颅缝常在3～4个月闭合，腕部骨化中心在6个月时出现，上下部量相等的时间约为12岁。

21. D　儿童2岁会说2～3个字构成的句子。

22. D　小儿9～13个月有意识叫爸妈，其余选项为2岁儿童行为发育特点。

23. D　遗传决定了生长发育的潜力，这种潜力从受精卵开始就受到环境因素的作用与调节，表现出个体的生长发育模式。因此，生长发育水平是遗传与环境共同作用的结果。

24. B　吸吮反射出生后即出现，是第一个条件反射。

25. C　韦氏学前及初小儿童智能量表适宜年龄为4～6.5岁；韦氏儿童智力量表适宜年龄为6～16岁；盖塞尔发育诊断量表适宜年龄为4周～6岁。

26. D

27. D　贝莉婴儿发育量表适用于2～30个月婴幼儿，包括精神发育量表、运动量表和婴儿行为记录。

28. C　正常足月婴儿生后第1个月体重增加可达1～1.7kg，生后3～4个月体重约等于出生时体重的2倍；第1年内婴儿前3个月体重的增加值约等于后9个月内体重的增加值，即12月龄时婴儿体重约为出生时的3倍（10kg），是生后体重增长最快的时期，系第一个生长高峰；生后第2年体重增加2.5～3.5kg；2岁至青春前期体重增长减慢，年增长值约2kg。

29. D　通过测量上臂围评估1～5岁小儿营养状况：>13.5cm为营养良好，12.5～13.5cm为营养中等，<12.5cm为营养不良。

30. C　新生儿出生后1周内因奶量摄入不足、水分丢失、胎粪排出，可出现暂时性体重下降，或称生理性体重下降，约在生后第3～4天达最低点，以后逐渐回升，至出生后第7～10天应恢复到出生时的体重。

31. B　指距是两上肢水平伸展时两中指尖的距离，代表上肢长骨的生长。正常人的指距值略小于身高值。

32. C　出生时头围相对大，平均33～34cm。第1年前3个月头围的增长值约等于后9个月头围的增长值（6cm），即1岁时头围约为46cm；生后第2年头围增长减慢，约为2cm，2岁时头围约48cm；2～15岁头围仅增加6～7cm。

33. A　出生时胸围32cm，略小于头围1～2cm。

34. E　经眉弓上缘、枕骨结节左右对称环绕头一周的长度为头围。

35. C　克汀病的身材不匀称，上部量大。

36. D　人体各器官、系统的发育顺序遵循一定规律，生殖系统发育较晚。

37. C　新生儿出生时前囟即对边中点连线为1～2cm。前几个月头颅增长快，前囟也随着变大，约至6个月时最大，达到2.5～3cm。

38. D　腕部出生时无骨化中心，10岁时腕部骨化中心出全，共10个，1~9岁腕部骨化中心的数目大约等于其岁数加1。

39. A 第1年内婴儿前3个月体重的增加值约等于后9个月内体重的增加值。前3个月身长的增长值约等于后9个月的增长值。

40. E 丹佛发育筛查法主要用于6岁以下儿童的发育筛查，实际应用时对4.5岁以下的儿童较为适用。

41. E 出生时头围相对大，平均33~34cm。第1年前3个月头围的增长值约等于后9个月头围的增长值（6cm），即1岁时头围约为46cm；生后第2年头围增长减慢，约为2cm，2岁时头围约48cm；2~15岁头围仅增加6~7cm。头围的测量在2岁以内最有价值。

42. D 儿童生长发育虽按一定的总规律发展，但因在一定范围内受遗传、环境的影响，存在着相当大的个体差异。因此，儿童的生长发育水平有一定的正常范围，所谓的“正常值”不是绝对的，评价时必须考虑个体的不同的影响因素，才能做出正确的判断。

43. D 头状骨、钩骨骨化中心于3个月左右出现，选项A正确。3个月左右抬头动作的出现使颈椎前凸，即出现第一个生理弯曲；6个月后能坐，出现胸椎后凸，即出现第二个生理弯曲，选项B正确。出生时腕部尚无骨化中心，股骨远端及胫骨近端已出现骨化中心，10岁时出全，共10个，选项C正确。生后第1年脊柱生长快于四肢，以后四肢生长快于脊柱，选项D错误。后囟出生时已接近闭合，6~8周龄闭合，选项E正确。

44. C 儿童时期发育最早的系统是神经系统。

45. D 新生儿幽门括约肌较发达，贲门和胃底部肌张力较低。

46. C 婴儿出生时坐高（顶臀长）占身高（长）的比例是67%。

47. B 牙齿的生长与骨骼有一定关系，但因胚胎来源不完全相同，牙齿与骨骼的生长不完全平行。出生时乳牙已骨化（C对），乳牙牙孢隐藏在颌骨中，被牙龈覆盖；恒牙的骨化从新生儿期开始（A对），18~24个月时第三恒臼齿已骨化（B错）。乳牙萌出顺序一般为下颌先于上颌、自前向后（D对），大多于3岁前出齐（E对）。

48. C 小儿出生时味觉发育已很完善。4~5个月时甚至对食物轻微的味道改变已很敏感，为味觉发育关键期。

49. C 不论男女孩，在青春期前的1~2年中生长速度略有减慢。女孩在乳房发育后（约9~11岁），男孩在睾丸增大后（约11~13岁）身高开始加速生长，经1~2年生长达第二个高峰。

50. A 新生儿已会哭叫，3~4个月咿呀发音；6~7月龄时能听懂自己的名字；12月龄时能说简单的单词，如“再见”、“没了”。18月龄时能用15~20个字，指认并说出家庭主要成员的称谓；24月龄时能指出简单的人、物名和图片，而到3岁时能指认许多物品名，并说由2~3个字组成的短句；4岁时能讲述简单的故事情节。

51. D 注意缺陷多动障碍是一种神经发育障碍，常见于男孩。为学龄儿童中常见的行为障碍，但有70%的患儿症状会持续到青春期，是影响终生的慢性疾病，需要长期的干预。

52. C 指距是两上肢水平伸展时两中指尖的距离，代表上肢长骨的生长。

53. C 注意缺陷多动障碍在学龄期儿童

的发病率高达3%～5%。

54. B　前囟是由两块额骨和两块顶骨组成的。

55. B　注意缺陷多动障碍主要表现为注意力不集中、多动、冲动行为，常伴有学习困难，但智能正常或接近正常。其核心症状为注意缺陷、多动和冲动。

56. A　头长占身长（高）的比例在新生儿为1/4，到成人后为1/8。

57. A　正常儿童1岁左右头围与胸围的增长在生长曲线上形成头、胸围的交叉。

58. D　注意缺陷多动障碍的常见治疗药物有中枢兴奋剂（哌甲酯）、选择性去甲肾上腺素再摄取抑制剂（托莫西汀）、中枢去甲肾上腺素调节药物（可乐定）、三环类抗抑郁药等。但是中枢兴奋剂（哌甲酯）等用于抽动症时会使抽动症状加重。而去甲肾上腺素调节药物（托莫西汀、可乐定等）可以有效控制抽动症状。

59. C　生长水平是将某一年龄时点所获得的某一项体格生长指标测量值（横断面测量）与生长标准或参照值比较，得到该儿童在同年龄、同性别人群中所处的位置，即为此儿童该项体格生长指标在此年龄的生长水平。

60. D　8～9个月时开始出现视深度感觉。8～9个月可用双上肢向前爬。7～8个月的小儿可表现出认生。3～4个月时头可转向声源，听到悦耳声时会微笑。9～10个月时可用拇、示指拾物，喜撕纸。

61. C　小儿4～10个月乳牙开始萌出，最晚两岁半出齐。

62. C　体型匀称度表示体型（形态）生长的比例关系，常用的指标有身高的体重（W/H）以及年龄的体质指数（BMI/age）。

63. D　青春期是指从第二性征开始出现到完全成熟这一时段。第二性征出现是青春期发育的标志。

64. C　①T细胞在出生时才发育成熟，而B细胞由于缺乏抗体及T细胞多种信号的辅助刺激，故B细胞产生抗体的功能低下。与T细胞免疫相比，B细胞免疫发育较迟缓（A错）。②IgG在胎龄8周时开始通过胎盘转运给胎儿，在妊娠晚期达高峰。IgG类抗体应答需在生后3个月出现（B错）。③胎儿期已能产生IgM，出生后更快（C对）。④足月新生儿B细胞数量高于成人，但产生抗体的能力低下（D错）。⑤IgG是唯一能通过胎盘的免疫球蛋白（E错）。

65. C　足月新生儿在睡眠时平均心率为120次/分，醒时可增至140～160次/分，且波动较大，范围为90～160次/分。

二、A2型题

66. C　根据体重、身长推算月龄约为3～4个月；大笑出声，抬头90°，亦为3～4个月儿童的表现。

67. C　1～6岁正常儿童体重计算公式为：体重（kg）＝年龄（岁）×2＋8。1～6岁正常儿童身长（高）计算公式为：身长（高）（cm）＝年龄（岁）×7＋75。因此2岁小儿正常身高为89cm，正常体重为12kg。该儿童体重属稍偏低，身高低于正常值11cm，应结合骨龄判断骨骼是否符合2岁儿童发育情况。

68. D　身高（cm）＝年龄(岁)×7＋75，体重（kg）＝年龄(岁)×2＋8；3岁前乳牙萌全，共20个。故该小儿的标准体重应该为14kg，身高为96cm，乳牙萌全。小儿生长发育个体之间存在差异，故该小儿生长发育基本正常。

69. B 头状骨、钩骨应该在 3 个月左右出现，三角骨应该在 2 ~ 2.5 岁左右出现。根据腕部骨化中心的数目大约为其岁数加 1，推断该小儿应为幼儿期 2 岁。

70. A 小儿出生时胸围平均 32cm，略小于头围 1 ~ 2cm，1 岁左右头围与胸围相等，此后胸围逐渐大于头围。患儿 1 岁，头围 46cm，胸围应该与头围相等，也为 46cm。

71. A 小儿出生时身长平均值为 50cm，1 岁时身长约 75cm，增长约 25cm；前 3 个月身长增长约 11 ~ 13cm，约等于后 9 个月的增长值，故 65cm 时为 5 ~6 个月。

72. D 乳牙在生后 4 ~ 10 个月开始萌出，3 岁前出齐，2 岁以内乳牙数等于月龄减 4 ~ 6，因此推断该小儿小于两岁，月龄为 6 ~ 8 个月。3 ~ 12 月龄小儿体重（kg）=［年龄（月）+9］/2。该小儿体重 7kg，推算月龄至少为 5 个月。6 个月时能双手向前撑住独坐。综合推断，该小儿应该为 6 个月左右。

73. B 语言理解和表达均遵循一定的进程，若超过一定的月龄仍未具备该能力，提示可能存在语言发育迟缓，如 3 岁无短句或句子表达，不能自发交流，词汇有限，不能理解或回答简单问题。根据该患儿病史提示可能存在语言发育迟缓。患儿神经心理测试提示 DQ 为 79，大于 75，故可排除全面发育迟缓；而 4 岁以下儿童神经、运动系统发育尚不成熟，所以尚不能诊断为智力障碍。该患儿无注意缺陷多动障碍的症状，故也可排除。

74. C 7 ~ 8 个月能独坐，脊柱出现了第二个弯曲胸椎后凸，能发“爸爸”“妈妈”等复音，但无意识，可大笑，不会说“再见”。

75. E 一般采用生长速度、生长水平共同评价小儿的体格发育。

76. E 注意缺陷多动障碍为学龄儿童中常见的行为障碍，主要表现为注意力不集中、多动、冲动行为，常伴有学习困难，但智能正常或接近正常。根据题干“学习成绩波动，最好 100 分，最差 60 ~ 70 分”，可排除选项 B；患儿身高与年龄相称，排除 D；根据临床表现排除 A 和 C。

77. C 1 岁时身长约 75cm，2 岁达 85 ~ 87cm，2 岁以后到 12 岁前（青春期前）身高每年增长 6 ~ 7cm。前囟最迟于 2 岁闭合。乳牙总共 20 颗，3 岁前出齐。综合判断该小儿应该为 3 岁左右。

78. C 1 ~ 6 岁小儿身高（cm）= 年龄（岁）×7 + 75，推测小儿年龄可能为 2 岁多。前囟最迟于 2 岁闭合。乳牙总共 20 颗，3 岁前出齐。同样推测小儿年龄为 2 岁多。不同年龄小儿血压的正常值可用公式推算：收缩压（mmHg）= 80 +（年龄 ×2）；舒张压应该为收缩压的 2/3，推测小儿年龄为 3 岁。因此综合考虑该小儿最可能的年龄为 3 岁。

79. E 注意缺陷多动障碍（ADHD）的治疗，推荐药物治疗和行为治疗联合疗法。药物治疗主要使用中枢兴奋剂（盐酸哌甲酯）、非中枢兴奋剂（盐酸托莫西汀）、中枢去甲肾上腺素调节药物（可乐定）及中枢 α_2 受体激动剂（胍法辛），其中盐酸哌甲酯为治疗 ADHD 的一线药物。

80. A 该女婴 11 个月，四大能区均有落后，首先行筛查性评估，即行 DDST，若异常，进一步行盖塞尔诊断性评估。

81. B 新生儿俯卧时能抬头 1 ~ 2 秒，3 月龄抬头 45°，俯卧掌支撑大致在 3 ~ 5 个月，因此此阶段符合 1 ~ 2 月龄儿童特点。

82. E 注意缺陷多动障碍（ADHD）缺乏特异的病因学或病理学改变，也没有可以辅助诊断的特殊体征或实验室检查，因此诊断主要依据病史和对特殊行为症状的观察、描述和追踪观察。临床常用的行为评定量表有Conners父母问卷，教师评定表，Achen－bach儿童行为评定量表及教师报告表等。

83. E　小儿3岁时，会交替单足上楼梯，会骑三轮车，能从40cm的高处跳下，会向上跳，会用足尖走路。3.5岁时，能将球举过头顶扔出。

84. A　筛查性测试包括：丹佛发育筛查测试（DDST），适宜年龄为2月龄～6岁；绘人试验，适宜年龄为5～9.5岁；图片词汇测验（PPVT），适宜年龄为4～9岁；学前儿童能力筛查，适宜年龄为4～6.5岁；瑞文测验联合型，适宜年龄为5～16岁。诊断性测试包括：贝莉婴儿发育量表（Bayley），适宜年龄为2月龄～2.5岁；盖塞尔发育诊断量表（Gesell），适宜年龄为4周至6岁；韦氏学前及初小智力量表（WPPSI），适宜年龄为4～6.5岁；韦氏儿童智力量表修订版（WISC－R），适宜年龄为6～16岁；斯坦福－比奈智力量表，适宜年龄为2～18岁。

85. A　一般女孩青春期从11～12岁到17～18岁，个体之间存在生长差异，该女孩属于正常生长。该女孩现在身高在正常值范围下限，且现在刚到青春期，可观察一段时间，如果发育迟缓，很可能是甲状腺功能减退症。

86. C　注意缺陷多动障碍主要表现为注意力不集中、多动、冲动行为，常伴有学习困难，但智能正常或接近正常。

三、A3/A4型题

87. C　出生时胸围略小于头围。1岁左右胸围约等于头围。1岁至青春前期胸围应大于头围。根据该题提供的数据：体重10kg，身长80cm，前囟已闭，出牙12颗，胸围大于头围。推断该小儿月龄最可能为18个月。

88. A　体重易于准确测量，是最易获得的反映儿童生长与营养状况的指标。该小儿体重在9～12kg之间，介于1～2岁正常儿童体重。

89. E　小儿3岁时才会跑。

90. C　6个月时能双手向前撑住独坐；8个月会扶着栏杆站起来，该小儿还不会扶站，推断可能月龄是6～7个月。7～8个月小儿可表现出认生。6个月左右下中切牙正在萌出。综合判断该小儿最可能的月龄为6～7个月。

91. B　足月新生儿出生时身长平均为50cm，第一年前3个月的增长约等于后9个月，1岁时身长约75cm。因此推断该小儿的身长可能为65cm。

92. C　小儿6个月时能双手向前撑住独坐，8个月时能坐稳。该小儿能独坐稳，可排除选项A、B。出生时头围平均33～34cm，1岁时头围约为46cm。该小儿头围43cm，可排除选项D、E。

93. E　18个月小儿能认识和指出身体的各部分。不符合该小儿所具备能力。

94. A　体重（kg）＝年龄（岁）×2＋8，该小儿的标准体重应该为12kg，患儿已经超过标准体重的25%，故属于超重。

95. A　皮下脂肪分布情况是评估营养状况的重要指标。

96. B　2岁系幼儿期，引起肥胖的原因为脂肪细胞数目的增多或体积的增大，故应常规检查血脂。

四、B1型题

97～101. A、B、D、C、E　①腕部于出

生时无骨化中心，其出生后的出现次序为：头状骨、钩骨（3 个月左右）、下桡骨骺（约 1 岁）、三角骨（2 ~ 2.5 岁）、月骨（3 岁左右）、大小多角骨（3.5 ~ 5 岁）、舟骨（5 ~ 6 岁）、下尺骨骺（6 ~ 7 岁）、豆状骨（9 ~ 10 岁）。10 岁时出全，共 10 个，故 1 ~ 9 岁腕部骨化中心的数目大约为其岁数加 1。②出生时后囟很小或已闭合，最迟约 6 ~ 8 周龄闭合。③人一生有乳牙（共 20 个）和恒牙（共 28 ~ 32 个）两副牙齿。生后 4 ~ 10 个月乳牙开始萌出，13 个月后未萌出者为乳牙萌出延迟。④6 岁左右萌出第一颗恒牙（第一恒磨牙，在第二乳磨牙之后，又称为 6 龄齿）。⑤前囟出生时约 1 ~ 2cm，以后随颅骨生长而增大，6 月龄左右逐渐骨化而变小，最迟于 2 岁闭合。

102 ~ 105. B、A、C、D　2 ~ 3 个月时小儿以笑、停止啼哭等行为，以眼神和发音表示认识父母；3 ~ 4 个月的婴儿开始出现社会反应性的大笑；7 ~ 8 个月的小儿可表现出认生、对发声玩具感兴趣等；9 ~ 12 个月时是认生的高峰。

106 ~ 108. E、A、C　①生长激素缺乏患儿身材矮小，运动发育正常，智力正常，骨龄落后，身材匀称。②甲状腺功能减退症患儿身材矮小，运动发育延迟，智力落后，骨龄落后，身材不匀称。③脑积水患儿身高正常，运动发育延迟，智力落后，骨龄正常，身材匀称。

五、X 型题

109. BCDE　小儿生长发育的总规律是：①生长发育是连续的，有阶段性的过程；②各系统、器官生长发育不平衡；③生长发育的个体差异；④生长发育的一般规律：由上到下、由近到远、由粗到细、由低级到高级，由简单到复杂。

110. CE　儿科临床中最常用的诊断性测试如贝莉婴儿发育量表、盖塞尔发育量表、格里菲斯发育评估量表、韦氏学前及初小儿童智能量表、韦氏儿童智能量表修订版、儿童适应行为评定量表等。丹佛发育筛查试验、绘人测试、图片词汇测试这三项属于筛查性评估工具。

111. BCD　出生时脊柱无弯曲，仅呈轻微后凸。3 个月左右抬头动作的出现使颈椎前凸；6 个月后能坐，出现胸椎后凸；1 岁左右开始行走，出现腰椎前凸。这样的脊柱自然弯曲至 6 ~ 7 岁才为韧带所固定。

112. ABCE　2 岁以内小儿 Babinski 征阳性可为生理现象，选项 D 错误。

113. BCE　婴儿期以无意注意为主，随着年龄的增长逐渐出现有意注意。再认是以前感知的事物在眼前重现时能被认识；重现是以前感知的事物虽不在眼前出现，但可在脑中重现。1 岁内婴儿只有再认而无重现，随年龄的增长，重现能力亦增强。1 岁以后的儿童开始产生思维，在 3 岁以前只有最初级的形象思维；3 岁以后开始有初步抽象思维；6 ~ 11 岁以后儿童逐渐学会综合分析、分类比较等抽象思维方法，具有进一步独立思考的能力。

114. ABCD　注意缺陷多动障碍的常见共患病为对立违抗障碍和品性障碍、焦虑障碍、心境障碍、学习障碍、抽动障碍、特定运动技能发育障碍、抑郁障碍、孤独症谱系障碍等。

115. ABCD　因体脂与体液变化较大，体重在体格生长指标中最易波动（A 对）。体重易于准确测量，是最易获得的反映儿童生长与营养状况的指标（B 对）。出生后体重增长应为胎儿宫内体重生长曲线的延续（C 对）。随年龄的增加，儿童体重的增长逐渐减慢（D

对）。2 岁至青春前期体重增长减慢，年增长值约 2kg（E 错）。

116. BCDE　皮肤感觉包括触觉、痛觉、温度觉及深感觉等。新生儿眼、口周、手掌、足底等部位的触觉已很灵敏，而前臂、大腿、躯干的触觉则较迟钝。新生儿已有痛觉，但较迟钝；第 2 个月起才逐渐改善。出生时温度觉已很灵敏。

第三章　儿童保健

一、A1 型题

1. D　新生儿期，生后 1 周内的新生儿发病率和死亡率极高，婴儿死亡中约 2/3 是新生儿，<1 周的新生儿的死亡数占新生儿期死亡数的 70% 左右。故新生儿保健是儿童保健的重点，而生后 1 周内新生儿的保健是重中之重。

2. C　双歧杆菌、乳酸杆菌、酪酸梭状芽孢杆菌等有助于调节肠道正常菌群的生态平衡，抑制病原菌定植与侵袭。

3. D　世界卫生组织目前推荐纯母乳喂养至 6 个月，母乳喂养可持续至 2 岁。母乳是最适合婴儿发育的天然食品。6 个月以后开始添加辅食，推荐以富含铁的米粉作为首次添加的食品，辅食的添加遵循由少到多、由薄到厚、由一种到多种循序渐进的原则。

4. B　婴儿期的体格生长十分迅速。

5. C　幼儿期是社会心理发育最为迅速的时期，由于感知能力和自我意识的发展，对周围环境产生好奇、乐于模仿，但对危险的识别和自我保护能力都有限，因此意外伤害发生率非常高，应格外注意保护。

6. A　新生儿期指自胎儿娩出脐带结扎时开始至 28 天之前，按年龄划分，此期实际包含在婴儿期内。由于此期在生长发育和疾病方面具有非常明显的特殊性，且发病率高，死亡率也高，因此被单独列为婴儿期中的一个特殊时期。

7. E　儿童的生长发育是一个连续渐进的动态过程，不应被人为地割裂认识。但是在这个过程中，随着年龄的增长，儿童的解剖、生理和心理等功能确实在不同的阶段表现出与年龄相关的规律性。因此，在实际工作中将儿童年龄分为七期：胎儿期、新生儿期、婴儿期、幼儿期、学龄前期、学龄期、青春期。

8. C　因患儿大便实验室检查有较多的脂肪球，故母亲自己应减少脂肪摄入。

9. B　人乳中维生素 D 含量比牛乳低，母乳喂养的小儿较牛乳喂养的小儿发生低钙血症的概率高。

10. B　小儿出生时即刻注射卡介苗及乙肝疫苗；满月时打乙肝第二针；2 个月注射脊髓灰质炎灭活疫苗；3 个月、4 个月和 4 周岁分别口服脊髓灰质炎减毒活疫苗；3、4、5 个月每月一针百白破疫苗；满半岁时乙肝第三针要接种完；8 个月接种麻疹疫苗。

11. B　接种麻疹疫苗后保护性抗体是 IgG，一般半个月后产生，1 个月达到高峰，保持数年或更久。

12. D　麻疹疫苗的初种时间是 8 个月。

13. B　由于出生后外界环境温度要明显低于母亲子宫内温度，因此需要积极保暖，尤其在冬春季节，温度保持在 20℃～22℃左右，湿度以 55% 为宜。

14. C　破伤风—类毒素，白喉—类毒素，麻疹—减毒活疫苗，卡介苗—减毒活疫苗，流行性脑脊髓膜炎—多糖疫苗，百日咳—灭活疫苗，乙型脑炎—减毒活疫苗或灭活疫苗，脊髓灰质炎—减毒活疫苗或灭活疫苗。

15. E　我国 1 岁内小儿需完成的基础计

划免疫包括卡介苗、乙肝疫苗、脊髓灰质炎疫苗、百日咳－白喉－破伤风混合疫苗、麻疹疫苗。

二、A2 型题

16. B　此三种物质在体内通过氧化分解供给人体能量，通过对其代谢产物的测定可得出其占总供能的百分比。在婴幼儿中，蛋白质的主要功能不是供给能量，其供能仅占8%～15%。脂类在婴幼儿占35%～45%，年长儿占25%～30%。碳水化合物是人体最主要的供能营养素，占50%～60%。

17. C　这种现象属于生理性乳腺肿大，系通过胎盘从母体获得的激素导致的乳腺增生，无需特殊处理。

18. D　从临床诊断和治疗需要考虑，可先根据大便常规有无白细胞将腹泻分为两组：①大便无或偶见少量白细胞者；②大便有较多的白细胞者。

三、X 型题

19. ABCD　皮肤锻炼：①婴儿皮肤按摩：按摩时可用少量婴儿润肤霜使之润滑，在婴儿面部、胸部、腹部、背部及四肢有规律地轻柔捏握，每天早晚进行，每次15分钟以上。按摩可刺激皮肤，有益于循环、呼吸、消化功能及肢体肌肉的放松与活动；同时也是父母与婴儿之间最好的情感交流方式之一。②温水浴：可提高皮肤适应冷热变化的能力，还可促进新陈代谢，增加食欲。冬季应注意室温、水温，做好温水浴前的准备工作，减少体表热能散发。③擦浴：7～8个月以后的婴儿可进行身体擦浴。水温32～33℃，待婴儿适应后，水温可逐渐降至26℃。先用毛巾浸入温水，拧至半干，然后在婴儿四肢做向心性擦浴，擦毕再用干毛巾擦至皮肤微红。④淋浴：适用于3岁以上儿童，效果比擦浴更好。每日1次，每次冲淋身体20～40秒，水温35～36℃，浴后用干毛巾擦至全身皮肤微红。待儿童适应后，可逐渐将水温降至26～28℃。

20. ABCE　幼儿期由于感知能力和自我意识的发展，对周围环境产生好奇、乐于模仿，幼儿期是社会心理发育最为迅速的时期。保健重点有：①合理膳食搭配、安排规律生活。这个年龄阶段除了需要提供丰富、平衡的膳食，保证儿童体格发育以外，需要注意培养儿童良好的进食行为和卫生习惯。同时，应培养幼儿的独立生活能力，安排规律生活，养成良好的生活习惯。②促进语言及各种能力的发展。③定期体检、预防疾病。选项D属于学龄前期的保健特点，不属于幼儿期保健特点。

21. ABCD　卡介苗接种后2周左右局部可出现红肿浸润，8～12周后结痂。个别患儿腋下淋巴结肿大或锁骨下淋巴结肿大。接种后4～6周局部有小溃疡，应保护创口不受感染，如果出现肿大淋巴结破溃，涂5%异烟肼软膏。不可切开引流。

22. ACDE　6个月以内婴儿每月健康检查1次，7～12个月婴儿则2～3个月检查1次，高危儿、体弱儿宜适当增加检查次数。生后第2年、第3年每6个月1次，3岁以上每年1次。

23. ABCDE　按照我国规定，婴儿必须在1岁内完成卡介苗，脊髓灰质炎三价混合疫苗，百日咳、白喉、破伤风类毒素混合制剂，麻疹减毒活疫苗及乙型肝炎病毒疫苗接种的基础免疫。

第四章 营养和营养障碍疾病

一、A1 型题

1. C 母乳的乳糖含量高，但蛋白质含量、饱和脂肪酸含量、钙磷含量较牛奶低，对酸碱缓冲力小，不影响胃酸的酸度，利于酶发挥作用。

2. B 陶瑟征是用血压计袖带如测血压样缠绕上臂，打气使血压维持在收缩压与舒张压之间，阳性者 5 分钟内被测试一侧手出现痉挛症状。

3. A 皮肤的光照合成是人类维生素 D 的主要来源。人类皮肤中的 7－脱氢胆骨化醇（7－DHC），是维生素 D 生物合成的前体，经日光中紫外线（290～320nm 波长）照射，变为胆骨化醇，即内源性维生素 D_3。

4. D 颅骨软化是佝偻病最早出现的体征，主要见于 3～6 个月的婴儿。方颅多见于 8～9 个月的佝偻病患儿。胸廓畸形多见于 1 岁左右的佝偻病患儿。下肢畸形多见于 1 岁以上佝偻病患儿。手镯、足镯征多见于 6 个月以上的佝偻病患儿。

5. D 每 100ml 母乳提供的能量大约为 67kcal。

6. E 佝偻病早期血清 25－(OH) D_3 下降，PTH 升高，一过性血钙下降，血磷降低，碱性磷酸酶正常或稍高；此期常无骨骼病变，骨骼 X 线可正常，或钙化带稍模糊。

7. C 营养不良患儿皮下脂肪消耗的顺序先是腹部，其次为躯干、臀部、四肢，最后为面颊。

8. D 维生素 D 的首次羟化在肝脏进行，第二次羟化在肾脏进行。

9. A 营养不良的诊断除了病史及体格检查外，主要根据体重、身高、体重/身高进行分型和分度，可分为体重低下、生长迟缓和消瘦。

10. C 凡是母亲感染 HIV、患有严重疾病应停止哺乳，如慢性肾炎、糖尿病、恶性肿瘤、精神病、癫痫或心功能不全等。乳母患急性传染病时，可将乳汁挤出，经消毒后哺喂。乙型肝炎的母婴传播主要发生在临产或分娩时，是通过胎盘或血液传递的，因此乙型肝炎病毒携带者并非哺乳的禁忌证。母亲感染结核病，经治疗，无临床症状时可继续哺乳。

11. D 营养不良的早期表现是活动减少，精神较差，体重生长速度不增。

12. A 肾内的 1－α 羟化酶缺乏，导致 25－(OH)D_3不能转化为 1,25－(OH)$_2D_3$，从而导致维生素 D 依赖性佝偻病。

13. D 婴儿的体重、推荐摄入量以及配方制品规格是估计婴儿配方摄入量的必备资料，应该按照配方奶的说明进行正确配制。一般市售婴儿配方奶粉 100g 供能约 500kcal，以＜6月龄婴儿为例，能量需要量为 90kcal/(kg·d)，故需婴儿配方奶粉约 18g/(kg·d)或 135ml/(kg·d)。

14. A 维生素 D 缺乏性手足搐搦症的紧急处理方法：惊厥期应立即吸氧，迅速控制惊厥或喉痉挛；尽快给予葡萄糖酸钙，缓慢静脉注射或滴注；急诊情况控制后，按维生素 D

缺乏性佝偻病给予维生素 D 治疗。

15. C　手镯足镯多见于6个月以上儿童。

16. B　初乳中含有丰富的 SIgA，人乳中的 SIgA 在胃中稳定，不被消化，可在肠道发挥作用。SIgA 黏附于肠黏膜上皮细胞表面，封闭病原体，阻止病原体吸附于肠道表面，使其繁殖受抑制，保护消化道黏膜，抗多种病毒、细菌。

17. A　肥胖可发生于任何年龄，但最常见于婴儿期、5~6岁和青春期，且男童多于女童。

18. B　维生素 D 缺乏性手足搐搦症多见于婴儿时期，主要是由于维生素 D 缺乏，以致血清钙浓度降低，而甲状旁腺不能代偿性分泌增加，神经－肌肉兴奋性增强，出现惊厥和手足搐搦等症状。当总血钙低于 1.75 ~ 1.8mmol/L（<7~7.5mg/dl），或离子钙低于 1.0mmol/L（4mg/dl）时可引起神经－肌肉兴奋性增高，出现抽搐。升血钙、降血磷的内分泌腺是甲状旁腺，甲状旁腺反应迟钝无法代偿性分泌增加，可致此病。

19. D　婴儿期佝偻病激期骨骼 X 线显示长骨钙化带消失，干骺端呈毛刷样、杯口状改变；骨骺软骨盘（生长板）增宽（>2mm）；骨质稀疏，骨皮质变薄；可有骨干弯曲畸形或青枝骨折，骨折可无临床症状。

20. A　皮下脂肪层厚度是判断营养不良程度的重要指标之一。蛋白质营养不良患儿皮下脂肪逐渐减少以致消失，最先累及的部位是腹部。

21. D　辅助食品引入的原则：①从少到多；②从一种到多种；③从细到粗；④从软到硬；⑤注意进食技能培养。

22. B　血清锌是临床常用的判断人体锌营养状况的生物学指标。

23. A　维生素 D 缺乏性佝偻病后遗症期多见于2岁以后的儿童。因婴幼儿期严重佝偻病，残留不同程度的骨骼畸形。

24. A　血浆白蛋白浓度降低为其特征性改变，但其半衰期较长而不够灵敏。前白蛋白和视黄醇结合蛋白较敏感，胰岛素样生长因子1（IGF－1）不受肝功能影响，被认为是早期诊断灵敏可靠的指标。

25. D　应迅速控制惊厥：可用10%水合氯醛，每次40~50mg/kg，保留灌肠；或地西泮每次0.1~0.3mg/kg 肌内或缓慢静脉注射。

26. D　维生素 D 缺乏性佝偻病骨样组织堆积于干骺端，骺端增厚，向外膨出形成佝偻病串珠，手、足镯。

27. D　维生素 D 缺乏性手足搐搦症患儿血清钙低于1.75mmol/L 时可出现惊厥、喉痉挛和手足搐搦。

28. B　儿童水的需要量与能量摄入、食物种类、肾功能成熟度、年龄等因素有关。婴儿新陈代谢旺盛，水的需要量相对较多，为110~155ml/(kg·d)，以后每3岁减少约25ml/(kg·d)。

29. B　维生素 D 缺乏性佝偻病：①初期，血钙正常或稍低、血磷降低、碱性磷酸酶升高或正常；②激期，血钙稍降低、血磷明显降低，碱性磷酸酶明显升高；③恢复期，血钙和血磷数天内恢复正常，碱性磷酸酶1~2个月后逐渐正常；④后遗症期，无特殊改变。

30. A　维生素 D 缺乏性佝偻病的骨骼改变往往在生长最快的部位最明显，不同年龄有不同表现。方颅是颅骨骨样组织增生，致额骨及顶骨双侧对称性隆起形成的。肋膈沟（郝氏沟）是膈肌附着处肋骨受膈肌牵拉而内陷形成的一道横沟。鸡胸或漏斗胸：肋骨骺部内陷，以致胸骨向前突出形成。O形腿或X形腿是骨质软化和肌肉松弛，小儿开始站立与行走后双下肢负重而导致的。脊柱后突或侧弯是韧带松弛导致的。

31. A 佝偻病的颅骨软化多发生于3～6个月的婴儿。

32. E 营养不良可并发自发性低血糖，患儿可突然表现为面色灰白，神志不清，脉搏减慢，呼吸暂停，体温不升，但一般无抽搐，若诊治不及时，可危及生命。

33. B 相对于成人，小儿的生长发育需要较多的热量与营养素。

34. D 缺锌影响味蕾细胞更新和唾液磷酸酶的活性，使舌黏膜增生、角化不全，以致味觉敏感度下降，发生食欲缺乏、厌食和异嗜癖。

35. A 小儿基础代谢的能量需要量较成人高，随年龄增长逐渐减少。如婴儿的BMR约为55kcal（230.12kJ）/（kg·d），7岁时BMR为44kcal（184.10kJ）/（kg·d），12岁时约需30kcal（125.52kJ）/（kg·d），成人时为25kcal（104.60kJ）～30kcal（125.52kJ）/（kg·d）。

36. A 一般轻－中度营养不良，热量从每天251～335kJ（60～80kcal）/kg、蛋白质从每天3g/kg开始，逐渐增至每天热量628kJ（150kcal）/kg、蛋白质3.5～4.5g/kg。体重接近正常后，再恢复至生理需要量。对于重度营养不良，一般建议热量从每天167～251kJ（40～60kcal）/kg、蛋白质从每天1.5～2g/kg、脂肪从每天1g/kg开始，并根据情况逐渐少量增加，当增加能量至满足追赶生长需要时，一般可达628～711kJ（150～170kcal）/kg，蛋白质3.0～4.5g/kg。待体重接近正常后，再恢复到正常生理需要量。

37. E 锌缺乏的临床表现：①味觉敏感度下降，发生食欲缺乏、厌食和异嗜癖。②生长迟缓、体格矮小、性发育延迟。③免疫功能降低。④智能发育延迟。⑤脱发、皮肤粗糙、皮炎、地图舌、反复口腔溃疡、伤口愈合延迟、视黄醛结合蛋白减少而出现夜盲、贫血等。铅中毒可引起腹部绞痛，锌缺乏一般不引起腹部绞痛。

38. D 维生素D缺乏性手足搐搦症是维生素D缺乏性佝偻病的伴发症状之一，多见于6个月以内的小婴儿。

39. D 蛋白质同化类固醇制剂能促进机体对蛋白质的合成，增进食欲，如肌内注射苯丙酸诺龙，每次10～25mg，每周1～2次，连续2～3周。

40. E 儿童蛋白质－能量营养不良的病因可分为原发性和继发性两种。在继发性病因中消化系统解剖或功能异常引起消化吸收障碍是最常见的。长期发热，各种急、慢性传染病以及慢性消耗性疾病等均可致分解代谢增加、食物摄入减少及代谢障碍，也是引起营养不良的常见原因，但不是最常见的原因。

41. C 维生素D缺乏性佝偻病早期的多汗、烦躁等神经兴奋性增高症状无特异性，因此仅根据临床表现的诊断准确性较低。活性维生素D是维生素D_3在血浆中的主要存在形式，早期表现为明显降低，是诊断早期维生素D缺乏性佝偻病的可靠指标。在初期，血清钙正常或稍低、血磷浓度降低；选项A、D所述并不是早期表现。

42. B 生长发育所需能量为小儿所特有，每增加1g体重约需能量21kJ。若能量供给不足，可使生长发育缓慢或停止。

43. D 维生素是维持机体正常代谢和生理功能所必需的一大类有机化合物，不产生能量，人体需要量极微。碳水化合物包括单糖（葡萄糖、双糖）和多糖（主要为淀粉），为供能的主要来源。蛋白质主要功能是构成机体组织和器官的重要成分，次要功能是供能，占总能量的8%～15%。脂类包括脂肪（甘油三酯）和类脂，是机体的第二供能营养素。糖、脂肪和蛋白质在机体内完全氧化供能，淀粉类物质在体内可转化为糖，产生能量。能为机体提供能量的物质包括糖、脂肪、蛋白质、淀粉类。

44. D　肠病性肢端皮炎是一种常染色体隐性遗传病，因小肠缺乏吸收锌的载体，故可表现为严重缺锌。

45. C　婴幼儿对蛋白质的需要量比成人相对多，是因为他们不但需要蛋白质来补充丢失的热量，而且还需要它来增长和构成新组织。包括中枢神经系统在内，幼年各种组织均处于旺盛的发育时期，若长期缺乏蛋白质，可引起智力障碍、生长发育迟缓、体重过轻以及贫血等。蛋白质摄入量不足，意味着负氮平衡，即摄入的氮少而丢失的氮较多，组织蛋白的分解大于合成，身体组织亏损，健康受到影响。所以婴幼儿对蛋白质的需要量比成人要高。

46. C　婴儿生后1周胰蛋白酶活性增加，1个月时已达成人水平。

47. A　吸吮是促进泌乳的关键点和始发动力，正常足月儿生后应尽早开奶（生后15分钟～2小时内）。尽早开奶可减轻婴儿生理性黄疸，同时还可减少生理性体重下降、低血糖的发生。

48. D　人乳含较多乳铁蛋白，初乳中含量更丰富（可达1741mg/L），是人乳中重要的非特异性防御因子。人乳的乳铁蛋白对铁有强大的螯合能力，能夺走大肠埃希菌、大多数需氧菌和白念珠菌赖以生长的铁，从而抑制细菌的生长。

49. B　0～2个月的小婴儿每天多次、按需哺乳。

50. A　腹部皮下脂肪厚度：0.4～0.8cm属于轻度营养不良；0.4cm以下属于中度营养不良；基本消失属于重度营养不良。

51. D　25－羟胆骨化醇有抗佝偻病活性，但作用不强。再次羟化成1，25－二羟胆骨化醇后，活性约为前者的100～200倍。

52. B　初乳量少，淡黄色，碱性，每天量15～45ml，初乳含脂肪较少而蛋白质较多（主要为免疫球蛋白）。初乳中维生素A、牛磺酸和矿物质的含量颇丰富，并含有初乳小球，对新生儿的生长发育和抗感染能力十分重要。初乳中乳糖含量低。

53. B　婴儿期钙的沉积高于生命的任何时期，2岁以下小儿，每天钙在骨骼中增加约200mg。

54. C　1岁内婴儿蛋白质的推荐摄入量（RNI）为1.5～3.0g/(kg·d)。

55. C　维生素D在体内必须经过两次羟化作用后才能发挥生物效应。首先经肝细胞发生第一次羟化，生成25－羟维生素D_3［25－(OH)D_3］，25－(OH)D_3是循环中维生素D的主要形式。循环中的25－(OH)D_3与α－球蛋白结合被运载到肾脏，在近端肾小管上皮细胞线粒体中的1－α羟化酶的作用下再次羟化，生成有很强生物活性的1，25－二羟维生素D，即1，25－$(OH)_2D_3$。

56. A　牛乳中主要含甲型乳糖。

57. D　0～6月龄婴儿脂肪供能占总能量的百分比为45%～50%。

58. D 人乳所含酪蛋白为β-酪蛋白，含磷少，凝块小。人乳的脂肪酶使脂肪颗粒易于消化吸收。人乳中酪蛋白与乳清蛋白的比例为1∶4，与牛乳（4∶1）有明显差别，易被消化吸收。人乳中钙、磷比例适当（2∶1）。人乳中铁含量为0.05mg/dl与牛奶（0.05mg/dl）相似，但人乳中铁吸收率（49%）高于牛奶（10%）。

59. E 人乳中含低分子量的锌结合因子-配体，易吸收，锌利用率高，因此母乳喂养可预防锌缺乏。

60. B 双歧杆菌、乳酸杆菌在肠道细菌总数中占绝对的优势。人工喂养儿中两者虽也是肠道中的优势菌群，但就数量方面，母乳喂养儿粪便中的双歧杆菌、乳酸杆菌比人工喂养儿高10倍。

61. D 佝偻病活动期（激期）的主要临床表现是出现甲状旁腺激素（PTH）功能亢进和钙、磷代谢失常的典型骨骼改变，表现部位与该年龄骨骼生长速度较快的部位相一致。

62. E 营养不良患儿应该选择高蛋白、高能量的食物，食物中应含有丰富的维生素和微量元素。

63. E 隐匿型维生素D缺乏性手足搐搦症的血钙水平为1.75～1.88mmol/L，没有典型的发作症状，但可通过刺激神经肌肉而引出体征。血清钙低于1.75mmol/L时可出现惊厥、喉痉挛和手足搐搦。

64. A 营养不良时缺乏蛋白质，特别是缺乏白蛋白，导致血浆胶体渗透压降低，从而形成水肿。

65. C 佝偻病肋骨串珠以肋骨与肋软骨交界处最明显。

二、A2 型题

66. E 该病例诊断为轻度营养不良，说明该患儿仍处于营养不良的早期。营养不良多见于1岁以内的婴儿，体重不增是最早出现的症状。随着营养不良的加重，才会出现身长低于正常、皮肤干燥、皮下脂肪减少、肌张力低下。

67. A 转乳期食物的引入见下表：

月龄	食物性状	种类
4～6 月	泥状食物	菜泥、水果泥、含铁配方米粉、配方奶
7～9 月	末状食物	稀（软饭）、配方奶、肉末、菜末、蛋、鱼泥、豆腐、水果
10～12 月	碎食物	软饭、配方奶、碎肉、碎菜、蛋、鱼肉、豆制品、水果

68. D 6月龄以内婴儿的营养性维生素D缺乏性佝偻病以颅骨改变为主，前囟边较软，颅骨薄，检查者用双手固定婴儿头部，指尖稍用力压迫枕骨或顶骨的后部，可有压乒乓球样的感觉。

69. D 应鼓励多进食富含锌的动物性食物如肝、鱼、瘦肉、禽蛋、牡蛎等。植物性食物含锌少，素食者容易缺锌。

70. E 婴幼儿突发无热惊厥，且反复发作，发作后神志清醒而无神经系统体征，结合查体佝偻病体征，总血钙低于1.75mmol/L，应当首先考虑维生素D缺乏性手足搐搦症。低血糖症的血糖常低于2.8mmol/L；低镁血症的血镁常低于0.58mmol/L；婴儿痉挛症常突然发作，头部及躯干、上肢均屈曲，手握拳，下肢弯曲至腹部，呈点头哈腰状搐搦和意识障碍，发作数秒至数十秒自停，常伴智力异常；维生素D缺乏性佝偻病诊断不够确切，故选项A、B、C、D不正确。

71. C 维生素D缺乏性手足搐搦症典型表现为：①惊厥。②手足搐搦，见于较大婴儿、幼儿，突发手足痉挛呈弓状，双手呈腕部屈曲状，手指伸直，拇指内收贴近掌心，强直痉挛；足部踝关节伸直，足趾同时向下弯曲。③喉痉挛。该患儿临床表现符合该病诊断。

72. A　儿童常规补锌，每天剂量为元素锌0.5～1.0mg/kg。

73. A　重度营养不良体重低下：低于同年龄、同性别参照人群值的均值减3SD。4岁女孩的平均体重为15.81kg±1.68kg，平均身高102.8cm±3.9cm，故该患儿应属于重度营养不良。眼部的症状和体征是维生素A缺乏症经典的或最早被认识到的表现。夜盲或暗光中视物不清最早出现，持续数周后，开始出现干眼症的表现，外观眼结膜、角膜干燥，失去光泽，自觉痒感，泪减少，眼部检查可见结膜近角膜边缘处干燥起皱褶，角化上皮堆积形成泡沫状白斑，称结膜干燥斑或毕脱斑。

74. B　营养性维生素D缺乏性佝偻病活动期典型症状：6月龄以内婴儿的佝偻病以颅骨改变为主，稍用力压有乒乓球样的感觉；至7～8月龄，变成“方盒样”头型即方头（从上向下看），头围也较正常增大。X线显示长骨钙化带消失，干骺端呈毛刷样、杯口状改变；骨骺软骨盘（生长板）增宽（>2mm）；骨质稀疏，骨皮质变薄。血钙稍降低，血磷明显降低，碱性磷酸酶明显升高。

75. B　身材瘦小，明显方颅，肋膈沟，下肢可见O形腿；实验室检查示：血钙稍低，血磷降低；X线摄片示长骨干骺端呈毛刷样，并有杯口状改变，均为维生素D缺乏性佝偻病的临床表现。A选项，题干中只是描述该患儿营养状况欠佳，身材瘦小，诊断营养不良尚缺乏有力证据；C选项，该疾病常有惊厥、抽搐等表现；D选项，抗维生素D性佝偻病是一种肾小管遗传缺陷性疾病，血钙多正常，血磷明显降低，对维生素D治疗无效；E选项，软骨营养不良呈短肢型矮小，X线可以鉴别。

76. E　维生素D缺乏性佝偻病的诊断主要根据病史、临床表现、血生化检查及骨骼X线表现。血清25-(OH) D_3（正常11～60ng/ml）和1，25-$(OH)_2D_3$（正常0.03～0.06μg/L）水平在佝偻病初期就已明显降低，为可靠的早期诊断指标。当血清25-(OH) D_3 <8ng/ml时即可诊断为维生素D缺乏。

77. B　小儿无神经体征，白细胞正常，但血清钙明显低于正常，因此首先考虑维生素D缺乏性手足搐搦症。

78. D　佝偻病活动期（激期），7～8个月时，颅骨软化消失，变成“方盒样”头型，头围增大。

79. C　男婴冬季出生，日照不足，未及时添加辅食，说明存在维生素D不足可能。4个月出现烦躁、夜间哭闹不安、多汗、体检颅骨软化，均为维生素D缺乏性佝偻病的表现。

80. D　营养性维生素D缺乏性佝偻病的病因：①围生期维生素D不足；②日照不足；③生长速度快，需要增加；④食物中补充维生素D不足；⑤疾病影响（胃肠道或肝胆疾病影响维生素D吸收）。

81. B　锌缺乏可表现为：①消化功能减退：食欲缺乏、厌食和异嗜癖。②生长发育落后：线性生长下降、生长迟缓、体格矮小、性发育延迟。③免疫功能降低：容易发生感染。④智能发育延迟。⑤其他：如脱发、皮肤粗糙、皮炎、地图舌、反复口腔溃疡、伤口愈合延迟、视黄醛结合蛋白减少而出现夜盲、贫血等。

82. C　营养不良的早期表现是活动减少，精神较差，体重生长速度不增。随营养不良加重，体重逐渐下降，主要表现为消瘦。皮下脂肪层厚度是判断营养不良程度的重要指标之一。该患儿腹壁皮下脂肪0.7cm，据此判断患儿应为营养不良。

83. E 佝偻病激期X线显示长骨钙化带消失，干骺端呈毛刷样、杯口状改变；骨骺软骨盘（生长板）增宽（>2mm）；骨质稀疏，骨皮质变薄；可有骨干弯曲畸形或青枝骨折，骨折可无临床症状。

84. C 维生素D缺乏性佝偻病初期主要表现为神经兴奋性增高，如易激惹、烦闹、汗多刺激头皮而摇头等；激期主要表现为骨骼改变和运动发育迟缓，实验室检查指标为血钙降低，碱性磷酸酶升高显著；恢复期临床症状或特征减轻或消失，血清钙磷浓度恢复正常；后遗症期多见于2岁以后的儿童，残留不同程度的骨骼畸形或运动功能障碍。故根据题干，患儿处于佝偻病激期。

85. A 营养性维生素D缺乏性佝偻病治疗：①补充维生素D：原则以口服为主，一般剂量为每天50～100μg（2000～4000IU），连服1个月后，改为400～800IU/d；②补充钙剂；③辅助治疗。

86. A

87. E 维生素D缺乏性手足搐搦症，维生素D缺乏时，血钙下降而甲状旁腺不能代偿性分泌增加，则低血钙不能恢复，一般血清总钙量<1.75～1.8mmol/L，或离子钙<1.0mmol/L时，即可引起神经－肌肉兴奋性增高，出现抽搐症状。

88. A 维生素D缺乏性佝偻病可以看成是机体为维持血钙水平而对骨骼造成的损害。长期严重维生素D缺乏造成肠道吸收钙、磷减少（C、D对）和低钙血症，以致甲状旁腺功能代偿性亢进（A错），甲状旁腺激素（PTH）分泌增加以动员骨钙释出，使血清钙浓度维持在正常或接近正常的水平；但PTH同时也抑制肾小管重吸收磷，导致机体严重的钙、磷代谢失调，特别是严重低血磷的结果；细胞外液中的钙磷乘积降低，导致钙在骨骼组织上的沉积障碍（B对）。细胞外液钙、磷浓度不足破坏了软骨细胞正常增殖、分化和凋亡的程序；钙化管排列紊乱，使长骨钙化带消失、骺板失去正常形态，参差不齐；骨基质不能正常矿化，成骨细胞代偿增生，碱性磷酸酶分泌增加（E对），骨样组织堆积于干骺端，骺端增厚，向外膨出形成串珠、手足镯。骨膜下骨矿化不全，成骨异常，骨皮质被骨样组织替代，骨膜增厚，骨皮质变薄，骨质疏松，负重出现弯曲；颅骨骨化障碍而颅骨软化，颅骨骨样组织堆积出现方颅。

89. B 根据患儿临床表现及血清锌水平可考虑诊断为锌缺乏。

90. E 维生素D缺乏性手足搐搦症的诊断：突发无热惊厥，且反复发作，发作后神志清醒而无神经系统体征，同时有佝偻病存在，总血钙低于1.75mmol/L，离子钙低于1.0mmol/L。

91. B 该患儿体重低于同性别、同身高（长）参照人群值的均值减2SD，应为消瘦。

92. D 患儿已1岁，未添加辅食，婴儿出生时体重约3.3kg，1岁时约为出生时的3倍（10kg）。该患儿体重与年龄不符，且皮下脂肪消失，属于重度营养不良。题干中的信息不能支持重度脱水的诊断。

三、A3/A4型题

93. D 该患儿最近大便次数增多，应先检查大便常规。

94. C 母亲摄入脂肪过多，可通过乳汁分泌。小儿如大便化验有较多的脂肪球，母亲自己应减少脂肪的摄入。

95. B　每次哺乳过程中乳汁的成分可随时间而变化。刚开始分泌的乳汁脂肪含量少，蛋白质含量高，中间分泌的乳汁脂肪含量逐渐增加而蛋白质含量逐渐降低，最后分泌的乳汁中脂肪含量最高。因此该患儿如需继续哺母乳，此时应仅吸吮最初一部分乳汁。

96. C　轻度营养不良，精神状态正常；重度营养不良可有皮下脂肪消失，精神萎靡，反应差，体温偏低，脉细无力，无食欲，腹泻、便秘交替。

97. B　营养不良时可有多种维生素缺乏，以维生素 A 缺乏常见。由于免疫功能低下，易患各种感染，加重营养不良，从而形成恶性循环。还可并发自发性低血糖。肾小管重吸收功能减退，尿量增多而尿比重下降。

98. A　对于重度营养不良，一般建议热量从每天 167 ~ 251kJ/kg、蛋白质从每天1. 5 ~ 2g/kg、脂肪从每天 1g/kg 开始，并根据情况逐渐少量增加。同时还要补充各种维生素、微量元素等。同时给予各种消化酶（胃蛋白酶、胰酶等）以助消化。必要时可肌内注射蛋白质同化类固醇制剂如苯丙酸诺龙，每次 10 ~ 25mg，每周 1 ~ 2 次，连续 2 ~ 3 周，以促进机体对蛋白质的合成、增进食欲。对进食极少或拒绝进食者可试用胰岛素葡萄糖疗法，肌内注射正规胰岛素 2 ~ 3U/次，每天 1 次，在注射前需先口服 20 ~ 30 克葡萄糖或静脉注射 25% 葡萄糖 40 ~ 60ml 以防发生低血糖，每 1 ~2周为 1 个疗程。

99. E　治疗过程中热量、蛋白质、脂肪调整速度应按具体情况而定，不宜过快，否则会引起胃肠功能紊乱。

100. E　患儿如突然意识不清，面色苍白，脉搏细弱，呼吸浅表，多汗，考虑发生了低血糖，应静脉注射高渗葡萄糖。

101. D　3 岁儿童的正常身高应达到 95cm 左右，体重为 14kg 左右，该患儿身材矮小，体重比正常体重减轻超过 40%，且皮肤苍白，腹部皮下脂肪厚度约 0. 3cm，可判断为小儿营养不良。小儿心功能不全，症状与成人相似，主要为乏力、活动后气急，安静时心率、脉搏增快，呼吸浅快。营养性贫血则通常有心率、脉搏增快，甚至出现心衰表现。长期的婴幼儿腹泻是引起营养不良的病因之一。根据题干，营养不良的诊断更准确。先天性甲状腺功能减退症通常表现为腹胀、便秘等。

102. A　维生素 A 缺乏时，眼部病变是最早出现的症状，常表现为眼泪减少，眼干不适，眼球结膜有毕脱斑，角膜因干燥、浑浊而软化。

103. D　营养不良的并发症有自发性低血糖，常在清晨发作，表现为心悸，突然面色苍白、神志不清、体温不升、呼吸暂停等。急性心力衰竭时有明显的呼吸困难、粉红色泡沫样痰。低钙血症引起喉痉挛常有抽搐且神志清楚。低钾血症引起呼吸肌麻痹常伴有四肢瘫痪。脱水引起休克时常有严重脱水表现，如皮肤弹性消失等。

104. B　出现低血糖时应立即静脉注射高渗葡萄糖以补充血糖。

105. B　正常足月男婴出生时体重约 3. 3kg，生后第 1 月体重增加可达 1 ~ 1. 7kg，生后 3 ~4 月体重约等于出生时的 2 倍（6. 6kg 左右）。该小儿 7 个月，体重只有 5kg，故属于营养不良。

106. A　小儿营养状况主要通过精神、面色、皮下脂肪、肌肉的情况进行评估。

107. A　体格生长应选择易于测量、有较大人群代表性的指标来表示。常用的形态指标有体重、身高（长）、坐高（顶臀长）、头围、胸围、上臂围、皮褶厚度等。儿童体格生长评价包括生长水平、生长速度以及匀称度三个方面。

108. D 营养不良还可并发自发性低血糖，可突然表现为面色灰白、神志不清、脉搏减慢、呼吸暂停、体温不升但无抽搐，若诊治不及时，可危及生命。

109. E 患儿平时易惊，多汗，睡眠少，查体枕后有乒乓球感，可能为维生素 D 缺乏症的表现，现在出现双眼凝视，手足抽动，故考虑为维生素 D 缺乏性手足搐搦症。

110. A 维生素 D 缺乏性手足搐搦症的处理为吸氧、止痉，补钙，补充维生素 D，患儿现已止痉，故此后的处理为补钙。

四、X 型题

111. ACD 维生素 D 缺乏性手足搐搦症隐匿型没有典型发作，但可通过刺激神经、肌肉而引出下列体征：①面神经征；②腓反射；③陶瑟征。

112. ABCE 锌缺乏不会引起地方性甲状腺肿，其余都可以出现。

113. ABCD 母乳中含锌、铜、碘等矿物质较高。

114. ABDE 动物性食物不仅含锌丰富而且易于吸收，坚果类（核桃、板栗、花生等）含锌也不低，其他植物性食物则含锌少，故素食者容易缺锌。发锌不能反映近期体内的锌营养状况。锌缺乏的诊断主要依据病史、临床表现，空腹血清锌浓度测定和餐后血清锌浓度反应试验也有助于锌缺乏诊断。提倡母乳喂养，坚持平衡膳食是预防缺锌的主要措施。

115. ACDE 维生素 D 的生理功能：①促小肠黏膜细胞合成一种特殊的钙结合蛋白（CaBP），增加肠道钙的吸收，磷也伴之吸收增加，1，25 -（OH）$_2$D$_3$可能有直接促进磷转运的作用；②增加肾近曲小管对钙、磷的重吸收，特别是磷的重吸收，提高血磷浓度，有利于骨的矿化作用；③对骨骼钙的动员：与甲状旁腺协同使破骨细胞成熟，促进骨重吸收，旧骨中钙盐释放入血；另一方面刺激成骨细胞促进骨样组织成熟和钙盐沉积。

116. ABCD 多晒太阳是预防维生素 D 缺乏及维生素 D 缺乏性佝偻病的简便而有效的措施。母乳中钙、磷比例适宜，利于钙的吸收。孕妇的饮食应含有丰富的维生素 D、钙、磷和蛋白质等营养物质。母乳喂养或部分母乳喂养婴儿，应从出生数天即开始补充维生素 D。新生儿生后两周给予预防剂量的维生素 D 至 2 岁。早产儿、低出生体重儿或双胎，生后就应给予维生素 D。

117. ABDE 初乳为孕后期与分娩 4 ~ 5 天以内的乳汁；5 ~ 14 天为过渡乳；14 天以后的乳汁为成熟乳。母乳中铁的含量较低，因此随着婴儿月龄的增长，需要及时添加含铁的食物作为补充。

118. ABCE 婴儿总能量消耗包括 5 个方面：基础代谢率、食物热力作用、活动所需、生长所需和排泄的消耗。其中不包括思维活动。

119. ABCE 维生素 PP 即烟酸，属于水溶性维生素类。

120. ABCD 锌参与维生素 A 的代谢，锌缺乏导致暗适应异常，但不参与维生素 D 代谢。

121. ACDE 提倡母乳喂养，坚持平衡膳食是预防缺锌的主要措施，戒绝挑食、偏食、吃零食的习惯。对可能发生缺锌的情况如早产儿、人工喂养儿、营养不良儿、长期腹泻、大面积烧伤等，均应适当补锌。

122. ABCD　每次哺乳过程，乳汁的成分亦随时间而变化。如将哺乳过程分为三部分，第一部分乳汁脂肪低而蛋白质高，第二部分乳汁脂肪含量逐渐增加而蛋白质含量逐渐降低，第三部分乳汁中脂肪含量最高。

123. BDE　初乳含丰富的 SIgA，早产儿母亲乳汁的 SIgA 高于足月儿。人乳中的催乳素也是一种有免疫调节作用的活性物质，可促进新生儿免疫功能的成熟。人乳中含有大量免疫活性细胞，初乳中更多，其中 85% ~ 90% 为巨噬细胞，10% ~15% 为淋巴细胞。人乳含较多乳铁蛋白，初乳中含量更丰富（可达 1741mg/L），是人乳中重要的非特异性防御因子。人乳中的溶菌酶能水解革兰阳性细菌胞壁中的乙酰基多糖，使之破坏并增强抗体的杀菌效能。

124. ABCE　牛磺酸属生长调节因子，是由半胱氨酸转化而来，它对婴儿神经系统和视网膜的发育有重要作用。

125. ABCD　锌缺乏的治疗方法：①针对病因治疗原发病。②饮食治疗：鼓励多进食富含锌的动物性食物。③补充锌剂：常用葡萄糖酸锌，每日剂量为元素锌 0.5 ~ 1.0mg/kg，相当于葡萄糖酸锌 3.5 ~ 7mg/kg，疗程一般为 2 ~ 3 个月。长期静脉输入高能量者，每日锌用量为：早产儿 0.3mg/kg，足月儿 ~ 5 岁 0.1mg/kg，>5 岁 2.5 ~ 4mg/d。长期补锌也可能有锌中毒的风险。锌中毒可干扰铜代谢，引起低铜血症、贫血、中性粒细胞减少、肝细胞中细胞色素氧化酶活力降低等中毒表现。

126. ABCE　营养不良常见的并发症有：维生素 A 缺乏症、呼吸道感染、腹泻病、缺铁性贫血以及低血糖等，佝偻病较少见。

第五章　新生儿与新生儿疾病

一、A1 型题

1. E　正常出生体重儿是指出生体重≥2500g 并≤4000g 的新生儿。

2. A　低出生体重儿是指出生体重<2500g 的新生儿，其中出生体重<1500g 称为极低出生体重儿（VLBW），出生体重<1000g 称为超低出生体重儿（ELBW）。

3. E　巨大儿是指出生体重>4000g 的新生儿。

4. C　棕色脂肪分布在肩胛间，颈旁，腋部及肾周等处，约占体重的 1.5%。当新生儿遇到寒冷时，皮肤的特殊传感器引起去甲肾上腺素的释放增多，去甲肾上腺素促使棕色脂肪发生代谢作用，促进 3.5AMP 的产生，后者激活解脂酶，从而催化甘油三酯分解为甘油和脂肪酸，一部分脂肪酸进入血液循环氧化产热，另一部分脂肪酸再酯化产热，以上即为新生儿体热产生的过程。

5. B　应首先迅速清理呼吸道，刺激呼吸。无自主呼吸者，可轻弹足底并使用促醒药纳洛酮，必要时进行人工口对口呼吸，同时给予面罩吸氧。

6. D　新生儿败血症最常见的感染途径是产后感染。

7. D　新生儿生后 2～3 天出现的黄疸多考虑生理性黄疸；病理性黄疸常于生后 24 小时出现，进展快，全身症状明显。

8. E　正常足月儿是指胎龄≥37 周并<42 周，出生体重≥2500g 并≤4000g、无畸形或疾病的活产婴儿。

9. C　惊厥是重度新生儿缺氧缺血性脑病常见症状。控制惊厥有助于降低脑细胞代谢。首选苯巴比妥，肝功能不良者改用苯妥英钠。

10. C　轻度新生儿缺氧缺血性脑病症状最明显的时间是出生 24 小时内。症状在 72 小时内消失，预后较好。

11. D　新生儿胃幽门括约肌较发达，食管下段括约肌发育不成熟，控制能力差。

12. D　生理性黄疸也称为非病理性高胆红素血症。人类初生时胆红素产量大于胆红素排泄量，在我国几乎所有足月新生儿在生后早期都会出现不同程度的暂时性血清胆红素增高。生理性黄疸是排除性诊断，其特点为：①一般情况良好；②足月儿生后 2～3 天出现黄疸，4～5 天达高峰，5～7 天消退，最迟不超过 2 周；早产儿黄疸多于生后 3～5 天出现，5～7 天达高峰，7～9 天消退，最长可延迟到 3～4 周；③每天血清胆红素升高<85μmol/L 或每小时<0.5mg/dl；④血清总胆红素值尚未超过小时胆红素曲线（Bhutani 曲线）的第 95 百分位数，或未达到相应日龄、胎龄及相应危险因素下的光疗干预标准。

13. C　病理性黄疸的特点：①生后 24 小时内出现黄疸；②血清总胆红素值已达到相应日龄及相应危险因素下的光疗干预标准，或超过小时胆红素风险曲线的第 95 百分位数；或胆红素每天上升超过 85μmol/L（5mg/dl）或每小时>0.5mg/dl；③黄疸持续时间长，足月儿>2 周，早产儿>4 周；④黄疸退而复现；

⑤血清结合胆红素 > 34μmol/L（2mg/dl）。

14. D　新生儿缺氧缺血性脑病伴有颅内出血者多见于早产儿。由于早产儿体内维生素 K_1 缺乏，常诱发出血。

15. B　新生儿是指从脐带结扎到生后 28 天内的婴儿。

16. B　新生儿出生 4 天后出现黄疸，首先不考虑新生儿溶血病。因为大多数 Rh 溶血病患儿生后 24 小时内出现黄疸并迅速加重，而多数 ABO 溶血病在第 2 ~ 3 天出现。

17. C　生后 24 小时内出现的黄疸，首先应考虑新生儿溶血病。主要临床表现为新生儿黄疸出现早，多数在出生后 24 ~ 48 小时内出现皮肤明显黄染，并且迅速加重。

18. D　新生儿寒冷损伤综合征的皮肤硬肿最先出现在小腿，其次是大腿外侧、整个下肢、臀部、面颊、上肢、全身。

19. A　新生儿败血症产后感染常见的致病菌为金黄色葡萄球菌，细菌从脐部和皮肤，黏膜，呼吸道、消化道侵入血液。

20. E　胆红素脑病为新生儿溶血病最严重的并发症，主要见于血清总胆红素（TSB）> 20mg/dl（342μmol/L）或（和）上升速度 > 0. 5mg/dl（8. 5μmol/L）、胎龄 > 35 周新生儿；低出生体重儿在较低血清总胆红素水平，如 10 ~ 14mg/dl（171 ~ 239μmol/L）也可发生胆红素脑病；患儿多于生后 4 ~ 7 天出现症状。

21. D　新生儿缺氧缺血性脑病控制惊厥首选苯巴比妥，负荷量为 20mg/kg，于 15 ~ 30 分钟静脉滴入，若不能控制惊厥，1 小时后可加 10mg/kg，12 ~ 24 小时后给予维持量，每天 3 ~ 5mg/kg。顽固性抽搐者加用咪达唑仑，每次 0. 1 ~ 0. 3mg/kg 静脉滴注；或加用水合氯醛 50mg/kg 灌肠。

22. D　足月儿出生时吞咽功能已完善，但食管下部括约肌松弛，胃呈水平位，幽门括约肌较发达，故易溢乳甚至呕吐。

23. E　临床上常用的新生儿原始反射包括觅食反射、吸吮反射、握持反射、拥抱反射。正常足月儿也可出现年长儿的病理性反射，如 Kernig 征、Babinski 征和 Chvostek 征等，腹壁和提睾反射不稳定，偶可出现阵发性踝阵挛。

24. C　Apgar 评分 8 ~ 10 分为正常，4 ~ 7 分为轻度窒息，0 ~ 3 分为重度窒息。

25. A　新生儿生后 24 小时接种卡介苗。

26. A　乙肝疫苗的预防接种：生后 24 小时内、1 个月、6 个月时应各注射重组酵母乙肝疫苗 1 次。

27. A　母亲为乙肝病毒携带者，婴儿应于生后 6 小时内肌内注射高价乙肝免疫球蛋白。

28. D　过期产儿是指胎龄≥42 周（≥294 天）的新生儿。

29. C　新生儿主要靠棕色脂肪化学产热（A 错）。早产儿体温调节中枢功能更不完善，棕色脂肪少，产热能力差，寒冷时更易发生低体温，甚至硬肿症（B 错）。中性温度是指机体维持体温正常所需的代谢率和耗氧量最低时的环境温度（C 对）。出生体重、生后日龄不同，中性温度也不同；出生体重越低、日龄越小，所需中性温度越高。不显性失水过多可增加热的消耗，适宜的环境湿度为 50% ~ 60%（D 错）。新生儿皮下脂肪薄，体表面积相对较大（E 错）。

30. B　避免输液过量是预防和治疗脑水肿的基础，每天液体总量不超过 60 ~ 80ml/kg。新生儿缺氧缺血性脑病的治疗中有缺氧才需要供氧，有循环或心功能障碍才需要用多巴胺，有酸中毒才需要纠正酸中毒，有脑水肿表现才需要用脱水剂。

31. A 新生儿败血症在病原菌未明确前，可结合当地菌种流行病学特点和耐药菌株情况选择针对革兰阳性菌和革兰阴性菌的两种抗生素联合使用。氨基糖苷类抗生素因可能产生耳毒性，目前我国禁止在新生儿期使用。

32. B 新生儿败血症根据发病时间分早发型和晚发型。早发型是指生后7天内起病，晚发型是指出生7天后起病。

33. D 新生儿巨细胞病毒感染常见的后遗症有感觉性神经性耳聋，智力、运动发育障碍，甚至脑性瘫痪、癫痫、视力障碍、牙釉质钙化不全、支气管肺发育不良等。其中感觉性神经性耳聋是最常见的后遗症（出生时无症状者发生率为10%～15%，症状性高达60%），多在1岁左右出现，常为双侧性，并呈进行性加重。

34. A 目前尚无国际公认的新生儿低血糖诊断标准，我国新生儿低血糖的诊断标准是血糖<2.2mmol/L。

35. B X线平片显示门静脉充气征及肠壁积气对诊断新生儿坏死性小肠结肠炎有特异性的价值，要多次随访检查，观察动态变化。

36. E 新生儿坏死性小肠结肠炎确诊病例需绝对禁食及胃肠减压，Ⅰ期72小时，Ⅱ期7～10天，Ⅲ期14天或更长。

37. D 新生儿低血糖时可无任何临床症状。据统计，无症状性是症状性低血糖的10～20倍。症状性低血糖患儿可出现嗜睡、食欲缺乏、喂养困难、发绀、呼吸暂停、面色苍白、低体温甚至昏迷。也可能出现烦躁、激惹、震颤、反射亢进、高调哭声甚至抽搐。

38. A 各种病因所致低氧血症引起机体防御性反射，肠系膜血管强烈收缩，肠管血流量减少至正常的35%～50%，致肠黏膜缺血性损伤。

39. C 新生儿全血血清葡萄糖>7.0mmol/L，或血清葡萄糖水平>8.40mmol/L为新生儿高血糖的诊断标准。

40. C 新生儿分泌型IgA缺乏，易发生呼吸道和消化道感染。

41. A 新生儿窒息的病因：（1）孕母因素：①孕母有慢性或严重疾病，如心、肺功能不全，严重贫血、糖尿病、高血压等；②妊娠并发症：妊娠期高血压疾病等；③孕母吸毒、吸烟或被动吸烟、年龄≥35岁或<16岁以及多胎妊娠等。（2）胎盘因素：前置胎盘、胎盘早剥和胎盘老化等。（3）脐带因素：脐带脱垂、绕颈、打结、过短或牵拉等。（4）胎儿因素：①早产儿或巨大儿；②先天性畸形：如食管闭锁、喉蹼、肺发育不良、先天性心脏病等；③宫内感染；④呼吸道阻塞：羊水或胎粪吸入等。（5）分娩因素：头盆不称、宫缩乏力、臀位、使用产钳、胎头吸引，产程中麻醉药、镇痛药或催产药使用等。

42. B 血培养是诊断新生儿败血症的金标准。

43. C 新生儿出血症是由于维生素K缺乏导致体内某些维生素K依赖凝血因子（Ⅱ、Ⅶ、Ⅸ、Ⅹ）活性降低的出血性疾病。

44. B 新生儿缺氧缺血性脑病最重要的治疗是早期维持正常血糖、血气，维持良好血液循环。

45. E 出生时，中性粒细胞约占0.65，淋巴细胞约占0.30。生后4～6天两者比值相等即形成第一个交叉，4～6岁时两者又相等，形成第二个交叉。6岁以后中性粒细胞增多，淋巴细胞减少，与成人相似。

46. B　卡介苗接种后的阳性反应硬结直径多在5～9mm，颜色浅红，边缘不整、较软，阳性反应持续时间较短，2～3天即消失，有较明显的逐年减弱的倾向。

47. B　足月儿钠需要量为1～2mmol/(kg·d)，<32周的早产儿为3～4mmol/(kg·d)。

48. D　足月儿大脑皮层兴奋性低，睡眠时间长，觉醒时间一昼夜仅为2～3小时。大脑对下级中枢抑制较弱，且锥体束、纹状体发育不全，常出现不自主和不协调动作。

49. A　导致新生儿胆红素生成过多的原因包括：①红细胞增多症；②血管外溶血；③同族免疫性溶血；④感染，以金黄色葡萄球菌及大肠埃希菌引起的败血症多见；⑤肠-肝循环增加；⑥红细胞酶缺陷；⑦红细胞形态异常；⑧血红蛋白病等。

50. E　新生儿非特异性免疫和特异性免疫均不成熟。皮肤黏膜薄嫩易损伤；脐残端未完全闭合，离血管近，细菌易进入血液；呼吸道纤毛运动差，胃酸、胆酸少，杀菌力差；同时分泌型IgA缺乏，易发生呼吸道和消化道感染。血浆中补体水平低，调理素活性低，多形核白细胞产生及储备均少，且趋化性及吞噬能力低下（E对）。

51. E　革兰阴性杆菌败血症的患儿可能会发生感染性休克，出现血压下降，心率增快，四肢湿冷，有时甚至可能会出现多器官衰竭等。

52. A　新生儿寒冷损伤综合征治疗的关键为正确复温。复温原则为循序渐进，逐渐复温。

53. E　新生儿坏死性小肠结肠炎（NEC）的病因及发病机制十分复杂，迄今尚未完全清楚，多数认为是多因素共同作用所致。①早产：由于肠道屏障功能不成熟，胃酸分泌少，胃肠道动力差，消化酶活力低，消化道黏膜通透性高，当喂养不当、罹患感染和肠壁缺血时易导致肠黏膜损伤。此外，肠道免疫功能不成熟，产生分泌型IgA能力低下，也有利于细菌侵入肠壁繁殖。②肠黏膜缺氧缺血：凡导致缺氧缺血的疾病，如围生期窒息、严重呼吸暂停、严重心肺疾病、休克、双胎输血综合征、红细胞增多症、母亲孕期滥用可卡因等，可能导致肠壁缺氧缺血引起肠黏膜损伤。③感染：多数认为是NEC的最主要病因。败血症、肠炎或其他严重感染时，病原微生物或其毒素可直接损伤黏膜，或通过激活免疫细胞产生细胞因子，参与NEC的发病过程。此外，肠道内细菌的繁殖造成的肠管过度胀气也可导致肠黏膜损伤。常见的致病菌有肺炎克雷伯杆菌、大肠埃希菌、梭状芽孢杆菌、链球菌、乳酸杆菌、肠球菌、凝固酶阴性葡萄球菌等。④肠道微生态环境的失调：早产儿或患病新生儿由于开奶延迟、长时间暴露于广谱抗生素等原因，肠道内正常菌群不能建立，病原菌在肠道内定植或优势菌种形成并大量繁殖，侵袭肠道，引起肠黏膜损伤。⑤其他：摄入配方奶的渗透压高（>400mmol/L）和某些渗透压较高的药物，如维生素E、氨茶碱、吲哚美辛，也与NEC发生有关，有报道大剂量静脉免疫球蛋白输注、浓缩红细胞的输注可能会增加NEC的发生风险。

54. B　新生儿坏死性小肠结肠炎腹部X线平片主要表现为麻痹性肠梗阻、肠壁间隔增宽、肠壁积气、门静脉充气征、部分肠袢固定（表明该段肠管病变严重）、腹水和气腹。肠壁积气和门静脉充气征为本病的特征性表现，可与一般麻痹性肠梗阻相鉴别。

55. E 引起溢乳的原因主要是新生儿胃呈水平位，胃容量小，贲门口松弛，幽门括约肌紧张，同时喂奶过程中吸入空气也较多。

56. D 常见的几种特殊生理状态：①生理性黄疸。②“马牙”和“螳螂嘴”：在口腔上腭中线和齿龈部位，有黄白色、米粒大小的小颗粒，是由上皮细胞堆积或黏液腺分泌物积留形成，俗称“马牙”，数周后可自然消退；两侧颊部各有一隆起的脂肪垫，有利于吸吮乳汁。两者均属正常现象，不可挑破，以免发生感染。少数初生婴儿在下切齿或其他部位有早熟齿，称新生儿齿，通常不需拔除。③乳腺肿大和假月经：男女新生儿生后4～7天均可有乳腺增大，如蚕豆或核桃大小，2～3周消退，与新生儿刚出生时体内存有一定数量来自于母体的雌激素、孕激素和催乳素有关。新生儿出生后体内的雌激素和孕激素很快消失，而催乳素却维持较长时间，故导致乳腺肿大。部分婴儿乳房甚至可分泌出少许乳汁；切忌挤压，以免感染。部分女婴由于生后来自母体的雌激素突然中断，出生后5～7天阴道流出少许血性或大量非脓性分泌物，可持续1周。④新生儿红斑：生后1～2天，在头部、躯干及四肢常出现大小不等的多形性斑丘疹，称为“新生儿红斑”，1～2天后自然消失。⑤粟粒疹：是由于皮脂腺堆积，在鼻尖、鼻翼、颜面部形成小米粒大小黄白色皮疹，脱皮后自然消失。

57. C 溶血的患儿可以输血浆10～20ml/kg或白蛋白1g/kg，以增加其与未结合胆红素的联结，减少胆红素脑病的发生，但是不可大量输注，否则新生儿循环血量会增加，导致循环淤血。

二、A2型题

58. B 新生儿化脓性脑膜炎一般表现包括面色苍白、反应欠佳、精神减退、吮乳减少、发热、少哭、拒乳、腹胀、黄疸、惊厥、休克等。根据患儿临床表现考虑化脓性脑膜炎可能，故应行腰椎穿刺、脑脊液常规及培养。

59. D 新生儿缺氧缺血性脑病，为控制惊厥，应首选苯巴比妥，负荷量为20mg/kg，于15～30分钟静脉滴注，若不能控制惊厥，1小时后可加10mg/kg。

60. A 本患儿为足月新生儿，生后48h，血清总胆红素达297.5μmol/L（17.5mg/dl），已达到相应日龄的光疗干预标准，应予光照疗法。本患儿无换血指征。

61. D 患儿为7天足月新生儿，生后3天出现黄疸，一般情况良好，无贫血，胆红素大致正常，可判断为生理性黄疸。

62. D 新生儿娩出后立即置于预热的辐射保暖台上，或因地制宜采取保暖措施。置新生儿头轻微仰伸位。该患儿存在窒息，应吸出污染的羊水，保持气道通畅。用温热干毛巾快速擦干全身。用手拍打或手指轻弹患儿的足底或摩擦背部2次以诱发自主呼吸（D错）。该患儿心率<100次/分，应立即正压通气。如有效正压通气30秒后心率持续<60次/分，应同时进行胸外心脏按压。

63. C 缺氧缺血可造成多脏器受损：①中枢神经系统：缺氧缺血性脑病和颅内出血；②呼吸系统：羊水或胎粪吸入综合征、肺出血以及呼吸窘迫综合征等；③心血管系统：持续性肺动脉高压、缺氧缺血性心肌病，后者表现为各种心律失常、心力衰竭、心源性休克等；④泌尿系统：肾功能不全、肾衰竭及肾静脉血栓形成等；⑤代谢方面：低血糖或高血糖、低钙血症及低钠血症、低氧血症、高碳酸血症及黄疸加重或时间延长等；⑥消化系统：应激性溃疡、坏死性小肠结肠炎；⑦血液系统：弥散性血管内凝血（常在生后数小时或数天内出现）、血小板减少。

64. D　新生儿呼吸窘迫综合征，又称新生儿肺透明膜病，指新生儿出生后不久即出现进行性呼吸困难和呼吸衰竭等症状，主要是由于肺表面活性物质（PS）含量减少，使肺泡表面张力增加，呼气末功能残气量（FRC）降低，肺泡趋于萎陷。新生儿呼吸窘迫综合征患儿肺功能异常主要表现为肺顺应性下降，气道阻力增加，通气/血流降低，气体弥散障碍及呼吸功增加，从而导致缺氧、代谢性酸中毒及通气功能障碍所致的呼吸性酸中毒；由于缺氧及酸中毒使肺毛细血管通透性增高，液体漏出，使肺间质水肿和纤维蛋白沉着于肺泡表面形成嗜伊红透明膜，进一步加重气体弥散障碍，加重缺氧和酸中毒，并抑制 PS 合成，形成恶性循环。此外，严重缺氧及混合性酸中毒也可导致新生儿持续性肺动脉高压（PPHN）的发生。

65. A　患儿出生时有窒息史，羊水污染，出现气促、发绀、呻吟、三凹征阳性，双肺可闻及粗湿啰音，故诊断为胎粪吸入性肺炎；病情进展，左肺呼吸音减弱，故考虑合并气胸。

66. E　该患儿巩膜、皮肤明显黄染，食欲缺乏，肝大，应考虑是否存在新生儿败血症、新生儿黄疸。因此需完善血培养、血常规、母婴血型检查、血清胆红素测定等检查。患儿无大便次数及大便性状改变，可暂不行粪便常规检查。

67. D　新生儿寒冷损伤综合征又称新生儿硬肿症，发病原因有：（1）内在因素：新生儿体温调节功能低下：①新生儿体温调节中枢发育不成熟，体表面积大，易于散热。产热主要依靠棕色脂肪组织，新生儿棕色脂肪组织产热代偿能力有限，还缺乏寒战的物理产热。②新生儿皮下脂肪中缺少饱和脂肪酸转变为不饱和脂肪酸的酶，饱和脂肪酸含量比不饱和脂肪酸多，其熔点比较高，当皮下脂肪温度降低到一定程度时，易发生凝固继而出现皮肤硬肿。（2）外在因素：主要为寒冷、感染：①寒冷：本症常发生在寒冷季节和地区。寒冷刺激对新生儿的影响取决于多种因素，出生体重越低、胎龄越小、环境温度越低、暴露寒冷时间越长，越易发生硬肿症。②感染：重症肺炎、败血症、化脓性脑膜炎等。③其他：新生儿缺氧、低血糖会抑制棕色脂肪组织产热，易发生硬肿症。

68. C　新生儿娩出后黄疸出现早且迅速加重，有母子血型不合，最可能的诊断为新生儿 ABO 溶血病。

69. A　新生儿 Apgar 评分标准见下表。

体征	评分标准			评分	
	0 分	1 分	2 分	1 分钟	5 分钟
皮肤颜色	青紫或苍白	身体红，四肢青紫	全身红		
心率（次/分）	无	＜100	＞100		
弹足底或插鼻管反应	无反应	有些动作，如皱眉	哭，喷嚏		
肌张力	松弛	四肢略屈曲	四肢活动		
呼吸	无	慢，不规则	正常，哭声响		

70. D　该患儿皮肤黄染，判断处于胆红素代谢高峰，但吃奶好，血清胆红素稍高，可暂不予特殊处理。可暂停母乳，24～72 小时后复查血清胆红素，保暖，加强人工喂养，保持大便通畅，促进胆红素消退。

71. B 患儿23天，母乳喂养，皮肤有黄染，母乳性黄疸有可能，同时患儿是因为发热就诊，尿感、败血症有可能存在，而黄疸也往往在发生感染的同时出现或加重。该患儿23天仍有黄疸，肝肿大，质中，婴儿肝炎综合征也需考虑。

72. D 该新生儿出生时羊水被胎粪污染，Apgar评分 =0（皮肤苍白） +1（心率 <100次/分） +1（皱眉） +0（肌张力松弛） +1（呼吸慢） =3分，为重度窒息。

73. B 足月儿是指，37周≤胎龄 <42周（260~293天）的新生儿。大于胎龄儿，是指婴儿的出生体重在同胎龄平均出生体重的第90百分位以上。因此可判断该患儿为足月儿，大于胎龄儿。

74. C 新生儿胎龄291天，未超过293天，所以不能属于过期儿；其体重为3850g，属于正常体重，故为足月儿。

75. D 早产儿是指胎龄 <37周（ <259天）的新生儿。小于胎龄儿是指婴儿的出生体重在同胎龄平均出生体重的第10百分位以下。极低出生体重儿是指出生体重 <1500g。因此可判断该患儿为早产儿，小于胎龄儿，极低出生体重儿。

76. A 假月经是指部分女婴由于生后来自母体的雌激素突然中断，出生后5~7天阴道流出少许血性或大量非脓性分泌物，可持续1周。

77. C 该患儿以黄疸进行性加重为主要表现，并出现嗜睡、肌张力减弱，吸吮反射变弱，首先考虑合并胆红素脑病。

78. B 头颅影像学将脑室周围 – 脑室内出血分为4级，Ⅰ级：单或双侧室管膜下生发基质出血；Ⅱ级：脑室内出血，但无脑室扩大；Ⅲ级：脑室内出血伴脑室扩大；Ⅳ级：脑室扩大伴脑室旁白质损伤或脑室周围终末静脉出血性梗死。

79. C 该患儿黄疸出现早，且范围较大，首先考虑新生儿溶血病。

80. D 该患儿母乳喂养，一般情况好，肝不大，大便色黄，41天黄疸仍未退，考虑为母乳性黄疸。

81. D 该患儿一般情况差，主要表现为不吃、不哭、体温不升。且脐部红肿，有脓性分泌物提示脐部感染。黄疸有时也是败血症的唯一表现，表现为黄疸迅速加重，或退而复现，严重时可发展为胆红素脑病。因此，综上考虑为败血症。

82. B 新生儿湿肺多见于足月儿或足月剖宫产儿，是由于肺内液体吸收及清除延迟所致，为自限性疾病。生后数小时内出现呼吸增快（ >60~80次/分），但一般状态及反应较好，重者也可有青紫及呻吟等表现。听诊呼吸音减低，可闻及粗湿啰音。X线胸片显示肺纹理增粗和斑点状云雾影，常见毛发线（叶间积液）。一般2~3天症状缓解消失，治疗主要为对症治疗。该患儿肺部症状重，1天后症状明显好转，故考虑新生儿湿肺。

83. A 新生儿败血症无特异性表现，多表现为中毒征象、迅速衰竭、黄疸加重。该患儿日龄4天，白细胞 20×10^9/L，中性粒细胞75%，考虑新生儿败血症。

84. D 该患儿有窒息史，无明显肺部症状，生后48小时内有神经系统的异常症状和体征，表现为嗜睡，前囟紧张，四肢肌张力差，拥抱反射消失，最可能的诊断是新生儿缺氧缺血性脑病。面色微绀，心率较慢，心音较低钝，说明患儿窒息程度较重。

85. E　患儿考虑诊断为新生儿缺氧缺血性脑病，支持治疗包括：①根据血气给予不同方式的氧疗；②维持脑和全身的良好血流灌注；③维持血糖在正常范围，以提供神经细胞代谢所需能源；④纠正酸碱平衡紊乱。

86. C　该患儿的诊断为败血症，治疗过程中病情恶化，有出血点，提示可能存在DIC；同时有双眼凝视，前囟隆起，提示颅内压升高，有中枢神经系统的感染，则最可能诊断为化脓性脑膜炎。

87. B　患儿心音有力，肺部听诊未见异常，且没有出现心力衰竭的临床表现，所以立即进行强心剂治疗是不正确的。但患儿口周发绀，呼吸快，偶有不规则，出现缺氧、呼吸衰竭的表现，故应给予吸氧纠正缺氧，同时注意保温并监护生命体征，行血气分析明确是否存在呼吸衰竭及呼吸衰竭的类型，为进一步的治疗提供依据。

88. A　该患儿考虑为ABO血型不合导致的新生儿溶血病，血清总胆红素达到光疗标准，应先行光照疗法。

89. C　核黄疸后遗症表现可有：①手足徐动：经常出现不自主、无目的和不协调的动作；②眼球运动障碍：眼球向上转动障碍，形成落日眼；③听觉障碍：耳聋，对高频音失听；④牙釉质发育不良：牙呈绿色或深褐色。此外，也可留有脑瘫、智能落后、抽搐、抬头无力和流涎等后遗症。

90. B　该患儿无明显宫内感染表现，选项A不支持。患儿现食欲减退，烦躁，呕吐，皮肤黄染，考虑败血症（B对）。总胆红素未见明显升高，血红蛋白未见明显降低，不考虑溶血病（C错）。患儿现生后7天，暂不考虑母乳性黄疸（D错）。患儿无特殊面容、腹胀、便秘、嗜睡等表现，暂不考虑甲状腺功能减退症（E错）。

91. B　患儿生后1分钟Apgar评分5分，提示有新生儿窒息史。出生24小时出现易激惹、肌张力稍增强，拥抱反射增强等表现，最可能的诊断是新生儿缺氧缺血性脑病。

92. C　新生儿坏死性小肠结肠炎多见于早产儿，早产儿主要在生后2～3周发病，典型表现为腹胀、呕吐和血便，多数初起表现为胃潴留增加、腹胀和呕吐等喂养不耐受的症状，以及呼吸窘迫、呼吸暂停、嗜睡、体温波动等全身症状。随后出现大便性状改变、血便。该患儿症状为频繁呕吐、不思饮食、腹渐胀、腹泻伴血丝等，提示其为消化系统疾病。同时查体发现肠鸣音弱，又未见包块，X线腹部检查未见肠梗阻，提示肠麻痹。因此，最可能的诊断为新生儿坏死性小肠结肠炎。

93. C　患儿为孕周小于37周早产儿，肺表面活性物质合成不足，结合其临床表现，发生新生儿呼吸窘迫综合征的可能性最大。

三、A3/A4型题

94. D　新生儿脐炎轻者脐轮与脐周皮肤红肿，或伴有少量脓性分泌物。重者脐部和脐周明显红肿发硬，脓性分泌物量多，可向周围皮肤或组织扩散，引起腹壁蜂窝织炎、皮下坏疽、腹膜炎、败血症等。新生儿败血症早期症状、体征常不典型，无特异性，尤其是早产儿。一般表现为反应差、嗜睡、少吃、少哭、少动，甚至不吃、不哭、不动，发热或体温不升，体重不增或增长缓慢等症状。出现以下表现时应高度怀疑败血症：①黄疸：有时是败血症的唯一表现，表现为黄疸迅速加重，或退而复现，严重时可发展为胆红素脑病；②肝脾大：出现较晚，一般为轻至中度肿大；③出血倾向：皮肤黏膜瘀点、瘀斑，消化道出血、肺出血等；④休克：皮肤呈大理石样花纹，毛细血管再充盈时间延长，血压下降，尿少或无尿；⑤其他：呕吐、腹胀、中毒性肠麻痹、呼吸窘迫或暂停、青紫；⑥可合并肺炎、脑膜炎、坏死性小肠结肠炎、化脓性关节炎、肝脓肿和骨髓炎等。该患儿脐部存在感染，肝脾大，皮肤黄染，拒乳，精神差，体温不升，面色灰暗，四肢稍凉，因此应考虑为新生儿脐炎，新生儿败血症。

95. E 正常新生儿生后脐部可有金黄色葡萄球菌、表皮葡萄球菌、大肠埃希菌、链球菌等定植，局部分泌物培养阳性并不表示存在感染，必须具有脐部的炎症表现，应予鉴别。该患儿有脐部的炎症表现，血培养是诊断新生儿败血症的金标准，同时可明确病原菌。

96. A 由于新生儿血脑屏障发育不完善，败血症容易并发脑膜炎。

97. D 若无禁食母乳的指征可不禁母乳。

98. C 肺表面活性物质对新生儿正常肺功能的维持起着重要的作用，其主要作用是降低肺泡表面的张力，防止呼气末肺泡塌陷。一般在孕18～20周开始产生，继之缓慢上升，35～36周迅速增加达肺成熟水平。该患儿34周出生，属早产儿，生后进行性呼吸困难及发绀，两肺呼吸音低，深吸气末可闻及少量湿啰音，首先考虑肺表面活性物质含量低。

99. E 新生儿呼吸窘迫综合征多见于早产儿，生后不久（一般6小时内）出现呼吸窘迫，并呈进行性加重。主要表现为呼吸急促（>60次/分）、呼气呻吟、青紫、鼻扇及吸气性三凹征，严重时表现为呼吸浅表，呼吸节律不整、呼吸暂停及四肢松弛。结合该患儿临床表现可诊断为此病。

100. E 对于所有存在新生儿呼吸窘迫综合征高危因素的早产儿，生后早期应用持续气道正压通气，可减少肺表面活性物质应用及气管插管。

101. B 该患儿黄疸出现早，进展快，肝大，贫血，网织红细胞计数升高，血清总胆红素升高，1分钟胆红素8μmol/L，首先考虑新生儿溶血病。

102. D 若临床判断为新生儿溶血病，首先应进行血型抗体检查明确诊断。

103. D 以未结合胆红素升高为主的新生儿溶血病，治疗应立即行光照疗法减轻黄疸，预防胆红素脑病。

104. E 患儿生后3天血清总胆红素达289μmol/L，不能用生理性黄疸来解释；父母血型分别为AB型和O型，小儿血型应为A型或B型，而Rh血型均为Rh阳性，所以考虑有ABO血型不合溶血病的可能，对此病的明确诊断要进行抗人球蛋白试验。D项测定血型只能明确是否存在母婴血型不合，而不能诊断发生了溶血病。

105. C 患儿在出生后3天出现黄疸，血清总胆红素升高，其母亲血型为O型、父亲血型为AB型（从父母血型可推出患儿的血型是A型或B型），符合ABO血型不合溶血病的特征，应诊断为ABO血型不合溶血病。

106. A 光疗是降低血清非结合胆红素的简单而有效的方法，对新生儿溶血病光疗失败后的患儿，才考虑换血疗法。

107. B 该患儿黄疸出现早而且已超过生理性黄疸的范围，母亲为O型Rh阳性，直接抗人球蛋白试验仅为弱阳性，所以应为新生儿ABO血型不合溶血病。G-6-PD缺乏症直接抗人球蛋白试验阴性，而且发病有诱因。

108. D ABO溶血病患儿红细胞上结合的抗体较少，抗人球蛋白试验常为阴性或弱阳性，而抗体释放试验阳性率高，亦为确诊试验。

109. B　光疗是降低血清未结合胆红素最有效而简单的方法，应首选。

110. E　新生儿溶血病的发生与发展和抗感染治疗无直接关系。

111. D　该患儿为 ABO 血型不合溶血病，最佳选择 AB 型血浆，O 型红细胞。

112. B　该患儿有心率则为 1 分，清理呼吸道有反应则为 1 分，共 2 分。

113. A　窒息经初步复苏效果不好，应立即复苏气囊面罩加压给氧。

114. A　复苏气囊面罩加压给氧后仍好转不明显，而且心率小于 60 次/分，应立即气管插管加压给氧，并胸外心脏按压。

115. B　该患儿已有呼吸衰竭，所以应机械通气维持呼吸，改善氧合。

116. C　该患儿呼吸衰竭已改善，但仍有酸中毒，所以应给予碳酸氢钠纠正酸中毒。

117. C　该患儿为过期产儿，巨大儿，羊水Ⅲ度污染，Apgar 评分 3 分，重度窒息，应诊断为高危儿。

118. E　该患儿 42^{+3} 周分娩，体重大于 4000g，应诊断为过期产儿，巨大儿。

119. A　胎粪吸入综合征常见于足月儿或过期产儿，多有宫内窘迫史和（或）出生窒息史。症状轻重与吸入羊水的性质（混悬液或块状胎粪等）和量的多少密切相关。于生后即开始出现呼吸窘迫，随胎粪逐渐吸入远端气道，12 ~ 24 小时呼吸困难更为明显，表现为呼吸急促（通常 >60 次/分）、青紫、鼻翼扇动和吸气性三凹征等，少数患儿也可出现呼气性呻吟。查体可见胸廓饱满似桶状胸，听诊早期有鼾音或粗湿啰音，继之出现中、细湿啰音。该患儿有明确的吸入胎粪污染的羊水病史，生后不久出现呼吸窘迫，可考虑该诊断。

120. C　胎粪吸入综合征 X 线检查可见两肺透过度增强伴有节段性或小叶性肺不张，也可仅有弥漫性浸润影或并发纵隔气肿、气胸等。

121. B　严重胎粪吸入综合征常伴有新生儿持续性肺动脉高压，主要表现为严重发绀，其特点为：吸氧浓度大于 60%，发绀仍不缓解，哭闹、哺乳或躁动时发绀加重，发绀程度与肺部体征不平衡（发绀重、肺部体征轻），部分患儿胸骨左缘第二肋间可闻及收缩期杂音，严重者可出现休克和心力衰竭。该患儿目前肺血管阻力高且给氧后发绀不能改善，可考虑并发此病。

122. D　新生儿呼吸窘迫综合征多见于早产儿，生后不久（一般 6 小时内）出现呼吸窘迫，并呈进行性加重。主要表现为呼吸急促（>60 次/分）、呼气呻吟、青紫、鼻扇及吸气性三凹征，严重时表现为呼吸浅表，呼吸节律不整、呼吸暂停及四肢松弛。该患儿胎龄 33 周为早产儿，且临床表现符合新生儿呼吸窘迫综合征的诊断。

123. E　新生儿呼吸窘迫综合征的 X 线检查具有特征性表现：①两肺呈普遍性的透过度降低，可见弥漫性均匀一致的细颗粒网状影，即毛玻璃样改变；②在弥漫性不张肺泡（白色）的背景下，可见清晰充气的树枝状支气管（黑色）影，即支气管充气征；③双肺野均呈白色，肺肝界及肺心界均消失，即白肺。

124. C　对已确诊的新生儿呼吸窘迫综合征，使用 CPAP 联合应用肺表面活性物质（PS），是治疗的最佳选择。

125. A　患儿用氧，应进行血氧监测，使

PaO_2维持在50～80mmHg，经皮血氧饱和度（$TcSO_2$）维持在90%～95%，注意供氧中毒。

126. D 每种PS产品均有各自的推荐剂量，多数报道首剂100～200mg/kg，第二剂或第三剂给予100mg/kg；对已确诊新生儿呼吸窘迫综合征，首剂200mg/kg的疗效优于100mg/kg。

127. E 随着病情逐渐好转，由于肺顺应性的改善，肺血管阻力下降，有30%～50%患儿于新生儿呼吸窘迫综合征恢复期出现动脉导管开放（PDA），分流量较大时可发生心力衰竭、肺水肿。故恢复期的新生儿呼吸窘迫综合征患儿，其原发病已明显好转，若突然出现对氧气的需求量增加、难以矫正和解释的代谢性酸中毒、喂养困难、呼吸暂停、周身发凉发花及肝脏在短时间内进行性增大，应注意本病。若同时具备脉压差增大，水冲脉，心率增快或减慢，心前区搏动增强，胸骨左缘第二肋间可听到收缩期或连续性杂音，应考虑本病。该患儿表现符合动脉导管开放的诊断。

128. D 吲哚美辛为非限制性环氧化酶抑制剂，对环氧化酶-1和环氧化酶-2均有抑制作用，能使66%～98.5%的动脉导管开放（PDA）关闭。

129. C 湿肺多见于足月儿或剖宫产儿，生后数小时内出现呼吸增快（>60～80次/分），但一般状态及反应较好，重者也可有青紫及呻吟等表现。听诊呼吸音减低，可闻及湿啰音。X线胸片显示肺气肿、肺门纹理增粗和斑点状云雾影，常见毛发线（叶间积液）。因此该患儿可能诊断为湿肺。

130. E 新生儿湿肺是由于肺内液体吸收及清除延迟所致，为自限性疾病，一般2～3天症状缓解消失，可不予特殊处理。如发绀明显，可予氧疗。

131. A 符合换血的指征有：①产前确诊为新生儿溶血病，出生时有贫血，脐血红蛋白<120g/L，水肿，肝脏肿大，心力衰竭者。②血清胆红素生后24h>17μmol/L，24～48h>257μmol/L，每天胆红素上升>85μmol/L，或经综合治疗血清总胆红素继续上升达342μmol/L者。③出现早期胆红素脑病症状者。④早产儿及前一胎有死胎，全身水肿，严重贫血者，可放宽换血指征。该患儿Hb 90g/L，血清总胆红素390μmol/L，已达换血指征，应立即换血。

132. B 该患儿血清总胆红素明显升高，若发生抽搐，首先考虑胆红素脑病。

133. D 该患儿考虑新生儿溶血病，且患儿血型为O型，则可能为Rh溶血，应行直接抗人球蛋白试验检查。

134. B 新生儿窒息复苏方案中，首先应尽量吸净呼吸道黏液，保持气道通畅。

135. A 正压通气指征：①呼吸暂停或喘息样呼吸；②心率<100次/分。对有以上指征者，要求在黄金一分钟内实施有效的正压通气。

136. C 若面罩正压给氧无效应行气管插管。

137. D 新生儿颅内出血主要与出血部位和出血量有关：轻者可无症状，大量出血者可在短期内病情恶化而死亡。常见的症状与体征有：①神志改变：激惹、嗜睡或昏迷；②呼吸改变：增快或减慢，不规则或暂停；③颅内压力增高：前囟隆起、血压增高、抽搐、角弓反张、脑性尖叫；④眼征：凝视、斜视、眼球震颤等；⑤瞳孔：不等大或对光反射消失；⑥肌张力：增高、减弱或消失；⑦其他：不明原因的苍白、贫血和黄疸。该患儿为早产儿（<32周）、极低出生体重儿，生后28小时突

然出现呼吸不规则、面色苍白、前囟饱满等表现，应考虑并发颅内出血。

138. A　治疗可选择使用维生素 K_1、血凝酶等止血药，酌情使用新鲜冰冻血浆。

139. B　该患儿为早产儿，出生后进行性呼吸困难 25 分钟，无明显发绀表现，应首先进行床旁胸片检查观察肺部情况。

140. C　该患儿为早产儿，呼吸困难但无发绀表现，考虑肺表面活性物质缺乏所致，应尽快应用肺表面活性物质。

141. A　在窒息、严重感染、创伤等危重状态下，血中儿茶酚胺、皮质醇、胰高血糖素水平显著升高，糖异生作用增强而引起应激性高血糖。考虑该患儿高血糖为缺氧应激所致。

142. A　颅内出血早期，新生儿常出现躁动，全身肌肉紧张，双目凝视，四肢有抖动。该患儿出现四肢抖动，双目凝视，可能的原因为颅内出血。

143. C　对于重度（肛温 <30℃）新生儿寒冷损伤综合征（硬肿症）的复温治疗，应每小时使体温升高 1℃，在 12 ~ 24 小时内恢复正常体温。

144. B　患儿突然出现面色发绀，呕吐血性泡沫样液体，考虑发生肺出血，应立即行胸片检查。

145. A　此时最有效的治疗措施为尽早气管插管正压通气。

四、X 型题

146. ABDE　新生儿呼吸频率较快，安静时约为 40 次/分（A 对）。足月儿在生后 24 小时内排胎便，2 ~ 3 天排完（B 对）。足月儿血压平均为 70/50mmHg（C 错）。新生儿出生时已具备多种暂时性原始反射，临床上常用的原始反射：觅食反射、吸吮反射、握持反射以及拥抱反射（D 对）。新生儿心率波动范围较大，通常为 90 ~ 160 次/分（E 对）。

147. ACDE　新生儿体温调节中枢功能尚不完善，皮下脂肪薄，体表面积相对较大，皮肤表皮角化层差，易散热，早产儿尤甚。寒冷时无寒战反应而靠棕色脂肪化学产热。

148. BE　新生儿 ABO 溶血病是由于母子 ABO 血型不合引起的新生儿溶血，多见于母亲的血型为 O 型，婴儿为 A 型或 B 型。

149. ABCD　新生儿 Apgar 评分的内容包括皮肤颜色（appearance）、心率/脉搏（pulse）、对刺激的反应（grimace）、肌张力（activity）和呼吸（respiration）五项指标。

150. ABCD　当饥饿、缺氧、脱水、酸中毒、头颅血肿或颅内出血时，更易出现黄疸或使原有黄疸加重。

151. ABCE　胎便由胎儿肠道分泌物、胆汁及咽下的羊水等组成，呈糊状、墨绿色。足月儿在生后 24 小时内排胎便，2 ~ 3 天排完。早产儿由于胎粪形成较少及肠蠕动差，胎粪排出常延迟。

152. ACDE　遗传性球形红细胞增多症是一种红细胞膜先天缺陷所致的溶血性贫血。贫血、黄疸和脾大是该病的三大临床特征，而且在慢性溶血性贫血的过程中易出现急性溶血发作。发病年龄越小，症状越重，新生儿期起病者出现急性溶血性贫血和高胆红素血症；婴儿和儿童患者贫血的程度差异较大，大多为轻至中度贫血。黄疸可见于大部分患儿，多为轻度，呈间歇性。几乎所有患儿有脾大，且随年龄增长而逐渐显著，溶血危象时肿大明显。肝脏多为轻度肿大。

153. BD 湿肺是由于肺内液体吸收及清除延迟所致（A错）。早产儿呼吸浅快不规则，易出现周期性呼吸（5~10秒短暂的呼吸停顿后又出现呼吸，不伴有心率、血氧饱和度变化及青紫）及呼吸暂停或青紫（B对）。肺表面活性物质是由Ⅱ型肺泡上皮细胞合成并分泌的一种磷脂蛋白复合物（C错），是起表面活性作用的重要物质，孕18~20周开始产生，继之缓慢上升，35~36周迅速增加达肺成熟水平（E错）。新生儿呼吸频率较快，安静时约为40次/分左右，如持续超过60次/分称呼吸急促，常由呼吸或其他系统疾病所致（D对）。

154. AD 高危儿是指已发生或可能发生危重疾病而需要监护的新生儿。常见于以下情况：①母亲疾病史：孕母有糖尿病、感染、慢性心肺疾患、吸烟、吸毒或酗酒等史，母亲为Rh阴性血型或过去有死胎、死产或性传播疾病史等；②母孕史：孕母年龄>40岁或<16岁，母孕期有阴道流血、妊娠高血压、先兆子痫或子痫、羊膜早破、胎盘早剥、前置胎盘等；③分娩史：难产、手术产、急产、产程延长、分娩过程中使用镇静或止痛药物史等；④新生儿：窒息、多胎儿、早产儿、小于胎龄儿、巨大儿、宫内感染、遗传代谢性疾病和先天性畸形等。

155. CD 新生儿红细胞寿命相对短（早产儿低于70天，足月儿约80天，成人为120天）（A错）。早产儿胎龄越小，白蛋白含量越低，其联结胆红素的量也越少（B错）。新生儿出生时肝细胞内Y蛋白含量极微（生后5~10天达正常）（C对）。出生时肝细胞将结合胆红素排泄到肠道的能力暂时低下，早产儿更为明显，可出现暂时性肝内胆汁淤积（D对）。在新生儿，肠蠕动性差和肠道菌群尚未完全建立，而肠腔内β-葡萄糖醛酸酐酶活性相对较高，可将结合胆红素转变成未结合胆红素，再通过肠道重吸收，导致肠-肝循环增加，血胆红素水平增高（E错）。

156. BD 母乳喂养相关的黄疸常指母乳喂养的新生儿在生后一周内，由于生后数天内热卡和液体摄入不足、排便延迟等，使血清胆红素升高，几乎2/3母乳喂养的新生儿可出现这种黄疸（A错）。黄疸常可通过增加母乳喂养量和频率而得到缓解（D对）。母乳性黄疸表现为非溶血性高未结合胆红素血症（B对）。母乳性黄疸一般不需任何治疗，停喂母乳24~48小时，黄疸可明显减轻，但一般可以不停母乳（C错）。母乳性黄疸的确切机制仍不完全清楚；有研究表明部分母亲母乳中的β-葡萄糖醛酸酐酶水平较高，可在肠道通过增加肠葡萄糖醛酸与胆红素的分离，使未结合胆红素被肠道再吸收，从而增加了肝脏处理胆红素的负担；也有研究提示与肝脏UGT酶基因多态性有关（E错）。

157. ABE Rh溶血病一般不发生在第一胎，是因为自然界无Rh血型物质，Rh抗体只能由人类红细胞Rh抗原刺激产生（A对）。当存在ABO血型不符合时，Rh血型不合的溶血常不易发生（B对）。Rh溶血病中以RhD溶血病最常见，其次为RhE，由于e抗原性最弱，故Rhe溶血病罕见（C错）。当母亲Rh阳性（有D抗原），但缺乏Rh系统其他抗原如E，若胎儿具有该抗原时，也可发生Rh不合溶血病（D错）。既往输过Rh阳性血的Rh阴性母亲，其第一胎可发病（E对）。

158. ABD 新生儿坏死性小肠结肠炎的典型表现为腹胀、呕吐和血便，多数初起表现为胃潴留增加、腹胀和呕吐等喂养不耐受的症状，以及呼吸窘迫、呼吸暂停、嗜睡、体温波动等全身症状。

159. ABCE　坏死性小肠结肠炎需绝对禁食及胃肠减压，X线片异常征象消失后可逐渐恢复经口喂养（A对）。一般可选氨苄西林、哌拉西林或第三代头孢菌素，如血培养阳性，参考其药敏选择抗生素。如为厌氧菌首选甲硝唑，肠球菌考虑选用万古霉素（B对）。由于禁食时间较长，给予胃肠外营养，保证每天378～462kJ/kg的能量供给（C对）。有凝血机制障碍时可输新鲜冰冻血浆，严重血小板减少可输注血小板（D错）。出现休克时给予抗休克治疗（E对）。

160. BCDE　肠穿孔是新生儿坏死性小肠结肠炎手术治疗的绝对指征，但通过内科积极的保守治疗，临床表现持续恶化，出现腹壁红斑、酸中毒、低血压等也意味着需要手术治疗。

161. ABE　新生儿化脓性脑膜炎是由各种化脓性细菌引起的脑膜炎症，常继发于败血症或为败血症的一部分（E对）。新生儿化脓性脑膜炎临床表现不典型，颅内压增高表现出现较晚，缺乏脑膜刺激征（A对）。李斯特菌脑膜炎患儿皮肤可出现典型的红色粟粒样小丘疹，主要分布在躯干，皮疹内可发现李斯特菌（B对）。前囟紧张、饱满、隆起，骨缝逐渐增宽已是晚期表现（C错）。产前感染极罕见（D错）。

162. ACDE　足月儿出生时肾结构发育已完成，但功能仍不成熟。肾稀释功能虽与成人相似（C对），但其肾小球滤过率低、浓缩功能差（B错，E对），故不能迅速有效地处理过多的水和溶质，易发生水肿。早产儿肾浓缩功能更差，肾小管对醛固酮反应低下，对钠的重吸收功能差，易出现低钠血症。葡萄糖阈值低，易发生糖尿（D对）。碳酸氢根阈值极低和肾小管排酸能力差（A对）。

第六章　免疫性疾病

一、A1 型题

1. E　风湿热诊断标准中的主要表现包括：①心脏炎（杂音、心脏增大、心包炎、充血性心力衰竭）；②多发性关节炎；③舞蹈病；④环形红斑；⑤皮下结节。

2. B　风湿热的一般症状为发热，热型不规则。

3. C　风湿热患儿的心脏炎可表现为心肌炎、心内膜炎和心包炎，但产生心尖部（2～3）/6 级杂音只能是二尖瓣受侵造成关闭不全导致，累及了瓣膜诊断为心内膜炎（C 对）。风湿热所导致的心肌炎（A 错）可产生奔马律、心尖部轻度收缩期吹风样杂音（未明确对杂音进行分级，故不作为最佳选项）及主动脉瓣区舒张中期杂音。风湿热所导致的心包炎（B 错）可有心前区疼痛，心底部可闻及心包摩擦音。

4. E　虽然单独使用丙种球蛋白也可以治疗川崎病（C 错），但丙种球蛋白 + 阿司匹林可预防冠状动脉病变的发生，所以川崎病急性期的最佳治疗药物是丙种球蛋白 + 阿司匹林（E 对）。糖皮质激素可促进血栓的形成，增加发生冠状动脉病变的风险（B 错）。糖皮质激素 + 阿司匹林（D 错）用于丙种球蛋白治疗无效的患儿。

5. D　抗 RNP 抗体阳性率约 40%，对 SLE 特异性不高；抗双链 DNA 抗体对 SLE 的特异性高达 95%，但敏感性只有 70%，对确诊 SLE 和判断狼疮的活动性有很大的参考价值；抗 Scl－70 抗体是弥漫性系统性硬皮病的标志性抗体；抗 Sm 抗体对 SLE 的特异性高达 99%，但敏感性仅为 25%，可作为 SLE 回顾性诊断的重要依据；抗 Jo－1 抗体是皮肌炎的较特异的抗体。故抗 Sm 抗体特异性最高。

6. C　急性风湿热累及心脏形成心脏炎时，宜早期使用糖皮质激素，剂量为泼尼松每天 2mg/kg，最大不超过 60mg/d。

7. D　ASO≥500 U/ml 说明链球菌感染。

8. C　乙型溶血性链球菌感染后，链球菌菌体成分及其产物与相应的抗体作用，形成免疫复合物，沉积在关节、心肌、心脏瓣膜，导致Ⅲ型变态反应性组织损伤，风湿热发病。

9. B　红细胞沉降率是反映红细胞悬浮稳定性的一个指标。在某些疾病情况下（如风湿热、活动性肺结核等），红细胞彼此能较快地以凹面相贴，称为红细胞叠连，导致摩擦力减小，红细胞沉降率加快。血浆中纤维蛋白原、球蛋白和胆固醇含量增高时，可加速红细胞叠连和沉降率；血浆中白蛋白、卵磷脂含量增多时，则可抑制叠连发生，降低沉降率。

10. C　激素冲击疗法适用于急性暴发性危重 SLE，如急性肾衰竭、神经精神性狼疮的癫痫发作或明显精神症状、严重溶血性贫血；而禁用于活动性胃肠道出血。大剂量激素冲击疗法可诱导或加重消化道溃疡或出血。

11. A　系统性红斑狼疮是一种全身性疾病，各系统和组织器官均可受累。皮肤狼疮带是特征性的变化之一，它是指在正常皮肤处取材的皮肤，表皮与真皮连接处有免疫球蛋白 IgG（或 IgM）沉着。这种表现较特异地存在于系统性红斑狼疮中。

12. C　系统性红斑狼疮是常见的Ⅲ型超敏反应性疾病，发病机制是患儿体内产生抗核抗体，与核物质如DNA等形成免疫复合物，随血流沉积到机体的多个部位，引起多系统、多器官的炎症损伤。

13. A　流行病学调查显示类风湿关节炎的发病有一定的遗传倾向，遗传基因 *HLA* - *DR*4、*TNF* 基因、性别基因、球蛋白基因等与类风湿关节炎的发病和发展有关。而 *HLA* - *B*27 与强直性脊柱炎的发病有关，与类风湿关节炎的发病和发展无关。

14. C　抗磷脂抗体是一种自身抗体。目前临床应用的抗磷脂抗体包括抗心磷脂抗体、狼疮抗凝物等。A、B、D 三个选项虽均为自身抗体，但不属于抗磷脂抗体。

15. B　类风湿关节炎的滑膜组织有大量 $CD4^+$T 细胞浸润，其次为 B 细胞和浆细胞。

16. C　川崎病发生冠状动脉瘤或狭窄者，可无临床表现，少数可有心肌梗死的症状。冠状动脉损害多发生于病程第 2 ~ 4 周，但也可发生于疾病恢复期。心肌梗死和冠状动脉瘤破裂可致心源性休克甚至猝死。

17. C　过敏性紫癜的临床表现为：①皮肤紫癜。②患儿可出现消化道症状，常见脐周或下腹部疼痛，伴恶心、呕吐，部分患儿有便血。③关节肿痛。④肾脏症状：多数患儿出现血尿、蛋白尿及管型尿，伴血压增高和水肿，称为紫癜性肾炎，少数呈肾病综合征表现。⑤其他：中枢神经系统病变是本病潜在威胁之一，患儿偶可因颅内出血导致惊厥、瘫痪、昏迷以及失语，个别患儿有鼻出血、牙龈出血、咯血等症状。

18. B　过敏性紫癜有皮肤紫癜、胃肠道、关节和肾脏的症状。一般预后好，极少数可死于肠套叠、肠出血、肠坏死。一旦出现外科情况，需立即手术。

19. E　幼年类风湿关节炎 X 线骨关节摄片可见关节面破坏、关节间隙变窄和邻近骨骼骨质疏松。

20. C　风湿热的特征性表现为风湿性心脏炎，其中风湿性心内膜炎最常累及二尖瓣，其次为二尖瓣和主动脉瓣联合受累。

21. B　过敏性紫癜是以小血管炎为主要病变的系统性血管炎，可累及小动脉、小静脉等，临床特点为血小板不减少性紫癜。

22. D　过敏性紫癜患儿血清 IgA 升高，补体 C3、C4 正常或升高。

23. D　过敏性紫癜患儿血清 IgA 明显增高。

24. D　过敏性紫癜最容易出现肾炎样临床表现。

25. E　系统性红斑狼疮（SLE）目前不能根治，可予强有力的药物控制，主要的药物是糖皮质激素，一般选用泼尼松或泼尼松龙。活动较产重的 SLE 需联合免疫抑制剂（雷公藤多苷、环磷酰胺和羟氯喹）。

26. B　风湿热的常见致病菌是 A 组乙型溶血性链球菌，其感染咽喉部以后，可以诱发全身的结缔组织炎症，从而导致风湿热发病，出现关节炎、心脏炎等临床症状。

27. D　风湿热活动的指标有：C - 反应蛋白阳性（D 对）、血沉增快（A 错）、血小板计数正常（B 错）、α2 球蛋白和黏蛋白增高（C 错）。血沉增快时血浆白蛋白减少（E 错）。

28. B　无心脏炎的急性风湿热患儿须卧

床休息至少2周；急性期有心脏炎的患儿宜绝对卧床休息至急性症状完全消失、血沉接近正常，逐渐起床活动；若伴心力衰竭则应在心功能恢复后再卧床3~4周。

29. E 川崎病的主要表现：①发热：体温可达39~40℃，持续7~14天或更长，呈稽留或弛张热型，抗生素治疗无效。②球结合膜充血，于起病3~4天出现，无脓性分泌物，热退后消散。③唇及口腔表现：唇充血皲裂，口腔黏膜弥漫充血，舌乳头突起、充血，呈草莓舌。④手足症状：急性期手足硬性水肿和掌跖红斑，恢复期指（趾）端甲下和皮肤交界处出现膜状脱皮，指（趾）甲有横沟，重者指（趾）甲亦可脱落。⑤皮肤表现：多形性红斑和猩红热样皮疹，常在第1周出现。肛周皮肤发红、脱皮。⑥颈淋巴结肿大：单侧或双侧，表面不红，无化脓，可有触痛。

30. B 免疫球蛋白测定是B细胞免疫功能测定的常用方法（B对）。外周血淋巴细胞计数用于病毒感染疾病及肿瘤的诊断（A错）。血清补体测定用于检测各种急性炎症（C错）。ASO试验用于检测与溶血性链球菌感染相关的疾病（D错）。嗜异性凝集试验用于诊断传染性单核细胞增多症（E错）。

31. B 由于糖皮质激素可促进血栓形成，增加冠状动脉瘤及冠状动脉疾病的发生风险，影响冠脉病变修复，因此不宜单独使用，应与阿司匹林和双嘧达莫合并应用（B对）。阿司匹林（A错）单独使用可以抗血栓的形成从而达到治疗的目的。静脉注射丙种球蛋白（C错），早期应用，可迅速退热、预防冠状动脉病变的发生。双嘧达莫（D错）是除阿司匹林外可单独使用的抗血小板聚集药物。心脏手术（E错）可在严重的冠脉病变发生时进行。

32. D 小儿急性风湿热发生充血性心力衰竭时，使用强心剂如洋地黄制剂容易中毒，故要用快速制剂、剂量小，避免洋地黄中毒。

33. E 母体的补体不传输给胎儿，新生儿补体经典途径成分（CH50、C3、C4和C5）活性是其母亲的50%~60%，生后3~6个月达到成人水平。

34. B 多关节型RF阳性者最易出现多关节畸形，故一旦确诊，即应早期加用糖皮质激素治疗，以减少关节畸形的发生（B对）。非甾体类抗炎药物或其他治疗无效的全身型JIA可加服泼尼松（A错）。少关节型不主张用肾上腺皮质激素全身治疗（C错）。虹膜睫状体炎轻者可用扩瞳剂及肾上腺皮质激素类眼药水点眼（D错）。对银屑病关节炎不主张用肾上腺皮质激素（E错）。

35. C 80% SLE患儿在病程中会出现皮疹，包括颧部呈蝶形分布的红斑、盘状红斑、指掌部和甲周红斑、指端缺血、面部及躯干皮疹，其中以鼻梁和双颧颊部呈蝶形分布的红斑最具特征性。

36. C 川崎病患儿血小板早期正常，第2~3周时增多。

37. C 川崎病的心脏表现为冠状动脉的损害，心电图表现不是诊断条件。

38. E 40%~50%的风湿热患儿累及心脏，是风湿热唯一的持续性器官损害。

39. D 儿童SLE的预后与疾病的活动程度、肾脏损害的类型和进展情况、临床血管炎的表现及多系统受累情况有关。弥漫增殖性狼疮肾炎（Ⅳ型）和持续中枢神经系统病变预后最差。

40. B 免疫学异常中抗核抗体（ANA）阳性对于SLE有重要诊断意义，其中周边型抗核抗体对 SLE 诊断价值最大。抗双链 DNA 抗体，对本病有高度特异性，并与疾病活动性密切相关。抗 Sm 抗体是 SLE 的标志性抗体，特异性高，敏感性差，一旦出现有诊断价值。

41. B　多数患儿在病程中出现血细胞异常。主要表现为不同程度的贫血，可以是慢性疾病引起的缺铁性贫血和肾功能不全或出血引起的贫血，也可以是自身免疫性溶血性贫血。部分患儿白细胞减少、血小板减少。有些病例以血小板减少起病，常误诊为血小板减少性紫癜。

42. C　此选项说的太绝对，舞蹈病占风湿热患儿的 3% ~10%，50% ~80% 风湿热患儿 ASO 升高，但不是所有患儿都增高。

43. A　①环形红斑是风湿热皮肤症状的一种表现；②结节性红斑是一种主要累及皮下脂肪组织的急性炎症性疾病，多见于中青年女性；③多形性红斑是一种急性自限性炎症性皮肤病，常伴发黏膜损害，皮疹呈多形性，典型损害为靶形或虹膜状损害；④蝶形红斑是见于系统性红斑狼疮患儿两侧面颊对称性的面部红斑，通过鼻梁相连，颜色可以是淡红色也可以是鲜红色，如一只蝴蝶覆之，故称为蝶形红斑，是系统性红斑狼疮特异性较高的一种皮损；⑤圆形红斑则多见于药疹。

44. B　无心脏炎的患儿可用非甾体抗炎药，如阿司匹林，每天 100mg/kg，最大量≤3g/d，分次服用，2 周后逐渐减量，疗程 4 ~8 周。

45. B　肾脏受累不仅是小儿 SLE 最常见和最严重的危及生命的靶器官损害之一，也是影响远期预后的关键。50% ~80% 的患儿存在肾脏受累，亦可作为 SLE 的首发症状。肾脏受累是结节性多动脉炎最常见的表现。部分干燥综合征和血管炎的患儿可出现肾脏损害。皮肌炎一般不会出现肾脏损害。

46. A　类风湿因子（RF）是一种以变性 IgG 分子的 Fc 段为靶抗原的自身抗体。按免疫球蛋白类型 IgM、IgG、IgA、IgE、IgD 五类，其中 IgM - RF 为主要类型。其滴度与病情活动、预后相关。RF 阳性是类风湿关节炎诊断标准之一，其阳性还可见于系统性红斑狼疮、干燥综合征、系统性硬化症等风湿性疾病和部分感染性疾病，如肝炎、结核、感染性心内膜炎等。

47. C　风湿热预后主要取决于心脏炎的严重程度、首次发作是否得到正确抗风湿热治疗以及是否正规抗链球菌治疗。

48. E　急性风湿热时，可有关节、皮肤、心脏和神经系统受累，表现为心脏炎、多关节炎、舞蹈病、环形红斑和皮下结节。肾脏一般不会受累及。

49. E　风湿热主要为关节疼痛，一般无头痛表现。

50. E　全身型幼年特发性关节炎：任何年龄皆可发病，但大部分起病于 5 岁以前。本型的发热呈弛张高热，每天体温波动在37℃ ~40℃之间。其皮疹特点为随体温升降而出现或消退。关节症状主要是关节痛或关节炎，为多关节炎或少关节炎，伴四肢肌肉疼痛，常在发热时加剧，热退后减轻或缓解。关节症状既可首发，又可在急性发病数月或数年后才出现。部分有神经系统症状。此型可伴肝、脾大，淋巴结肿大，心包炎、胸膜炎。

51. D　SLE 在合并神经精神症状以及严重肾脏损害时，使用静脉激素冲击治疗。

二、A2 型题

52. E　小儿患者，发热 7 天，抗生素治疗无效入院（川崎病发热持续 7 ~14 天或更长，抗生素治疗无效），查体：球结膜充血，口唇皲裂，草莓舌，颈部淋巴结肿大，全身可见多形性红斑（川崎病表现）。结合患儿病史、体征可诊断为川崎病。临床治愈出院后2个月猝死于家中，其最可能的死因是冠状动脉瘤破裂（E对）。川崎病为自限性疾病，多数预后良好。部分患儿发生冠状动脉瘤，可导致猝死。心肌炎（A错）多有病毒感染史，起病隐匿，有乏力、活动受限、心悸、胸痛等症状，少数患儿可发生心力衰竭并发严重心律失常、心源性休克，死亡率高。脑栓塞（B错）多有风湿性心脏病、心房颤动、或大动脉粥样硬化等病史，起病急骤，出现“三偏”征及颅内高压。脑出血（C错）多有高血压及动脉粥样硬化病史，突发意识障碍及偏瘫。心包炎（D错）多于感染症状发生10～20天后出现胸痛等症状，部分患儿可伴有肺炎和胸膜炎。

53. C 风湿性心脏炎时宜早期使用泼尼松（C对）。根据题目中所给出的一系列条件：发热、上感病史、双膝关节肿痛、心电图示PR间期延长，血沉50mm/h，可诊断出该小儿为风湿热，同时有风湿性心脏炎和关节炎的表现。风湿性心脏炎时宜早期使用糖皮质激素，如泼尼松（C对）等，无心脏炎的患儿可使用水杨酸制剂，如阿司匹林（B错）等一系列的非甾体抗炎药。洋地黄类强心药物（B错），不良反应较多，小儿急性风湿热所引起的心力衰竭，忌用或慎用强心苷类药物。青霉素（E错）类抗生素主要用来清除链球菌感染，以及预后和预防。免疫抑制剂（A错）可用于治疗小儿肾病综合征，而不是风湿性心脏炎。

54. E 糖皮质激素目前仍是治疗SLE最常用最有效的药物，适用于急性暴发型狼疮和（或）有重要脏器如肾脏、中枢神经、心肺和有溶血性贫血等病变的SLE。最常用的为泼尼松，剂量为每天0.5～1mg/kg，病情稳定后2周或6周后缓慢减量。如果病情允许，以小于10mg/d泼尼松的小剂量长期维持。

55. D 本例患儿发热9天，眼结膜充血，口唇鲜红、干裂，舌呈草莓样，皮肤有浅红色斑丘疹，右颈部淋巴结蚕豆大小，指、趾端少许膜状脱皮，血中白细胞增多，中性粒细胞增多，血小板增多，血沉加快，考虑诊断为川崎病（D对）。未见口周苍白圈、杨梅舌等特异症状，排除猩红热（A错）。无关节肿胀，排除幼年类风湿关节炎（B错）。无咽峡炎症状，早期白细胞升高，排除传染性单核细胞增多症（C错）。无黄疸、出血、休克等症状，排除金黄色葡萄球菌败血症（E错）。

56. D 发热、关节痛、心脏炎（心率增快出现奔马律）、皮肤环形红斑是风湿热的主要临床表现。其实验室检查常有血沉增快，CRP（C-反应蛋白）阳性，白细胞增多和贫血。根据题干该患儿可诊断为风湿热，该病可导致二尖瓣关闭不全，故为预防此病还应继续进行长效青霉素肌注。避免关节损伤（A错）属于幼年特发性关节炎的预防治疗。忌海鲜（B错）主要是针对海鲜过敏小儿的预防措施。减少体育运动（C错）、加强休息是减少诱发许多疾病（如哮喘）和愈后恢复的必要措施，并不是本题的最佳选项。激素吸入维持（E错）是小儿支气管哮喘长期控制的首选。

57. C 该患儿的临床表现属于多器官受累，具有系统性红斑狼疮的诊断标准中的5项，①神经系统病变：癫痫样发作；②关节炎2处；③浆膜炎：胸膜炎与心包炎；④血液系统异常：血红蛋白、白细胞和血小板下降；⑤肾脏病变：尿蛋白（++），故考虑诊断为系统性红斑狼疮（C 对）。

58. D 心肌炎的心脏杂音不明显，较多出现期前收缩等心律失常（A 错）。先天性心脏病常表现为生长发育落后、气短、乏力等症状（B 错）。类风湿关节炎常伴发热和关节炎，主要侵犯小关节，关节炎无游走性特点（C 错）。急性风湿热在确定链球菌感染证据的前提下，有两项主要表现（心脏炎、多发性关节炎、舞蹈病、环形红斑、皮下小结）或一项主要表现伴两项次要表现（发热、关节痛、风湿热既往史、血沉增快、C－反应蛋白阳性、贫血、PR 间期延长等）即可做出诊断。该患儿首先考虑急性风湿热，可进一步完善链球菌感染检查以确诊（D 对）。急性白血病有发热、骨痛、贫血、出血倾向，肝、脾、淋巴结肿大等（E 错）。

59. D 该患儿有心脏炎表现（心率增快及奔马律），有发热，又有四肢关节酸痛，猩红热感染史，可判断为风湿热（D 对）。扁桃体炎会有扁桃体肿大充血的表现（A 错）。肺炎会有肺部啰音和全身中毒症状（E 错）。

60. C 因患儿治疗效果不明显，肌酐较高，所以需要肾脏穿刺以明确病理类型，以便制定下一步治疗方案。

61. C 阿司匹林适用于无心脏炎的一般风湿热病例。泼尼松适用于有心脏炎的患儿，出现心力衰竭者应用大剂量糖皮质激素以外，还可加用利尿剂减轻心脏负荷。

62. D 风湿热一旦确诊，即使咽拭子培养阴性也应给予一个疗程的青霉素治疗，以彻底清除溶血性链球菌感染。溶血性链球菌感染持续存在或再感染，均可使风湿热进行性恶化，因此根治链球菌感染是治疗风湿热必不可少的措施。

63. B 药物的反跳现象是指长时间使用某种药物治疗疾病，突然停药后，原来症状复发并加剧的现象，多与停药过快有关。

64. E 过敏性紫癜多急性起病，首发症状以皮肤紫癜为主，少数以腹痛、关节炎或肾脏症状首先出现。起病前 1～3 周常有上呼吸道感染史。临床主要表现：皮肤紫癜、胃肠道症状（阵发性剧烈腹痛等）、关节症状、肾脏症状（肾炎表现）和出血倾向。该患儿双下肢对称性出血点、腹痛是过敏性紫癜的临床表现，同时伴有血尿，符合过敏性紫癜肾炎的临床表现。

65. E 该患儿反复皮肤紫癜，双下肢和臀部对称分布，皮疹高出皮面、压之不褪色，伴腹痛和关节肿痛，故首先考虑过敏性紫癜。

三、A3/A4 型题

66. C 10 岁患儿，发热伴双手指间关节和掌指关节肿痛及活动受限，双侧膝关节肿胀，以右侧明显，被动活动受限。血沉和 C－反应蛋白升高，血白细胞升高，符合幼年类风湿关节炎表现。风湿热主要表现为发热、游走性关节炎、心脏炎（心肌炎、心内膜炎、心包炎等）、皮肤环形红斑、舞蹈病等，不会导致关节畸形。过敏性紫癜皮疹多位于四肢伸侧，关节肿痛多为四肢大关节。关节结核可出现关节活动受限，但高热、疼痛症状不明显，无红肿热痛表现。化脓性关节炎多发生于大关节，红肿热痛明显。

67. B 膝关节早期关节病变检查首选核磁共振。

68. E 风湿热有心脏炎和血 ASO 升高表现，可通过心脏超声和血 ASO 检查排除。

69. B 非甾体抗炎药可帮助减轻患儿的

关节肿胀和疼痛，是初诊幼年类风湿关节炎的首选药物。

70. B 发热5天以上，伴下列5项临床表现中4项者，排除其他疾病后，即可诊断为川崎病：①四肢变化：急性期掌跖红斑，手足硬性水肿；恢复期指趾端膜状脱皮。②多形性皮疹。③眼结合膜充血，非化脓性。④唇充血皲裂，口腔黏膜弥漫充血，舌乳头突起、充血呈草莓舌。⑤颈部淋巴结肿大。本患儿的症状及体征符合川崎病的诊断标准。

71. B 一般将川崎病的冠状动脉病变严重度分为四度：①正常（0度）：年龄<3岁冠状动脉内径$<2.5mm$，3~5岁内冠状动脉内径$<3mm$，>5岁冠状动脉内径$<3.5mm$；②轻度（Ⅰ度）：瘤样扩张明显而局限，内径$<4mm$；③中度（Ⅱ度）：可为单发、多发或广泛性，内径4~7mm；④重度（Ⅲ度）：巨瘤内径$\geq 8mm$，多为广泛性，累及1支以上。

72. B 静脉注射丙种球蛋白和口服阿司匹林是目前较为公认的川崎病治疗方案。宜在发病早期（病程10天内，尤其是5~7天）应用丙种球蛋白，剂量2g/kg，于8~12小时内静脉缓慢输入。

73. B 根据患儿的临床表现（心率增快，可闻及期前收缩，心尖部第一心音减弱，心电图检查异常，C-反应蛋白增高）可诊断为风湿性心肌炎。

74. A 风湿性心肌炎诊断标准中常伴有链球菌感染的证据，抗透明质酸酶属于链球菌感染的证据检查。

75. C 该患儿已出现心脏受累，且病情较重，宜采取糖皮质激素治疗，首选泼尼松。

76. A 抗核抗体是筛选结缔组织病的主要指标，见于几乎所有的系统性红斑狼疮患儿。根据患儿皮肤表现及多器官受累表现，考虑为系统性红斑狼疮。

77. D 结合患儿临床表现和尿常规检查结果，最可能的诊断是系统性红斑狼疮。

78. B 系统性红斑狼疮（SLE）经合理治疗后可缓解，包括糖皮质激素、免疫抑制剂、静脉注射免疫球蛋白等。糖皮质激素是治疗SLE的首选药物。

79. E 激素对过敏性紫癜急性期腹痛和关节痛可予缓解，如出现消化道出血、血管性水肿、严重关节炎等，建议使用泼尼松或地塞米松或甲泼尼龙，症状缓解后即可停用。

80. C 过敏性紫癜的外周血：白细胞正常或增加，中性粒细胞和嗜酸性粒细胞可增高；除非严重出血，一般无贫血。血小板计数正常甚至升高，出血和凝血时间正常，血块退缩试验正常，部分患儿毛细血管脆性试验阳性。

四、X型题

81. ABCE 在系统性红斑狼疮（SLE）中，脾脏肿大的患儿仅为少数，不是SLE的主要体征。

82. ABCD 抗双链DNA抗体与系统性红斑狼疮相关。

83. ABCD 风湿热属于自身免疫性疾病，与溶血性链球菌感染有关，以心脏病变对机体影响最重，皮下小结和环形红斑有助于临床诊断。风湿热引起的关节炎多为游走性，愈后不留畸形。

84. DE 风湿热的皮肤症状：①环形红斑：呈环形或半环形边界明显的淡色红斑，大小不等，中心苍白，出现在躯干和四肢近端，呈一过性，或时隐时现呈迁延性，可持续数周。②皮下小结：呈坚硬无痛结节，与皮肤不粘连，直径 0.1 ~ 1cm，出现于肘、膝、腕、踝等关节伸面，或枕部、前额头皮以及胸、腰椎棘突的突起部位，经 2 ~ 4 周消失。

85. ABCE　NSAIDs（非甾体抗炎药）的不良反应包括胃出血、肠穿孔、肾间质性损害、胃溃疡等。他汀类降脂药可导致横纹肌肌肉溶解。

86. BD　地方性克汀病属于代谢性疾病，急性胰腺炎属于炎症性疾病，均与自身免疫无关。

第七章　感染性疾病

一、A1 型题

1. A　麻疹的隔离期：无并发症者隔离至出疹后 5 天，有并发症者隔离至出疹后 10 天。

2. C　根据流行病学资料、麻疹接触史、急性发热、畏光、眼鼻卡他症状等，应怀疑麻疹的可能。皮疹出现以前，依靠 Koplik 斑（柯氏斑）可以确诊。热高疹出，顺序出疹，可融合。疹退后皮肤脱屑及色素沉着等特点，可帮助做出回顾性诊断。

3. B　麻疹是经呼吸道空气飞沫途径传播的传染性较强的急性传染病。

4. B　由于麻疹病程中持续高热，食欲缺乏或护理不当，可致营养不良和维生素缺乏。有研究显示，麻疹患儿维生素 A 浓度与麻疹症状的严重程度成负相关。由于维生素 A 缺乏，可出现视力障碍，甚至角膜穿孔、失明。

5. D　风疹和麻疹均为呼吸道传染病，临床表现有所差异，但也有部分相似的症状，确诊需检查血清风疹特异性 IgM 抗体、麻疹特异性 IgM 抗体以鉴别。

6. D　风疹是经飞沫通过呼吸道传播的传染病。

7. B　幼儿急疹主要由人类疱疹病毒 6 型（HHV－6）感染引起。

8. C　幼儿急疹临床表现的特点是高热数天后，在热降或热退的过程中出现皮疹。

9. B　新生儿及小婴儿百日咳可无典型痉咳，往往咳嗽几声后即出现屏气、发绀、窒息，甚至惊厥或心脏骤停。

10. E　百日咳的抗生素治疗首选红霉素，每天 30～50mg/kg，口服或静脉滴注，疗程 7～10 天。或用罗红霉素，胃肠道反应少，每天 5～10mg/kg，口服，分 2 次，疗程 7～10 天；亦可用阿奇霉素，每天 10mg/kg，疗程 3 天。

11. B　卡介苗接种后的阳性反应硬结直径多在 5～9mm，颜色浅红，边缘不整、较软，阳性反应持续时间较短，2～3 天即消失，有较明显的逐年减弱的倾向，一般3～5 年内逐渐消失。

12. A　采用酶联免疫吸附试验（ELISA 法）进行麻疹病毒特异性 IgM 抗体检测，敏感性和特异性均好，出疹早期即可发现阳性。

13. A　麻疹的病原体为麻疹病毒。

14. B　流行性脑脊髓膜炎是由脑膜炎双球菌引起的化脓性脑膜炎，多为隐性感染。致病菌由鼻咽部侵入血液循环，形成败血症，最后局限于脑膜及脊髓膜，形成化脓性脑脊髓膜病变。

15. A　麻疹可使机体免疫功能暂时降低，致使体内潜伏的结核病灶活动、恶化（A 对）；原发型肺结核确诊靠病史、临床表现、实验室检查、结核菌素试验及肺部影像学进行综合诊断（B 错）；有效预防结核病的方法为控制传染源（C 错）；卡介苗（BCG）接种有条件限制，并非所有儿童可接种（D 错）；原发综合征为小儿最常见的结核病（E 错）。

16. C　结核性脑膜炎时蛛网膜下腔大量炎症渗出物积聚，因重力关系、脑底池腔大、脑底血管神经周围的毛细血管吸附作用等，使炎症渗出物易在脑底诸池聚集。

17. D　小儿结核病的特点为临床表现不明显，即症状及体征均不明显，但胸片肺部病变显著。

18. B　潜伏结核感染的诊断要点有：①病史多有结核病接触史。②临床表现有或无结核中毒症状，体格检查可无阳性发现。③胸部X线检查正常。④结核菌素试验阳性。⑤应注意与慢性扁桃体炎、反复上呼吸道感染、泌尿道感染及风湿热相鉴别。

19. C　小儿结核病属Ⅳ型变态反应。结核杆菌侵入人体后，需经4～8周产生细胞免疫，同时也产生变态反应。

20. E　水痘最常见的并发症为皮肤继发感染，如脓疱疮、丹毒、蜂窝织炎，甚至由此导致的脓毒症等。

21. B　在感染中毒时具有吞噬异物及病原体功能的网状内皮细胞增生，致肝、脾大。

22. D　由于结核杆菌的致病损伤是细胞免疫损害，故感染结核杆菌后是否发病，机体的细胞免疫功能强弱起决定作用。

23. D　手足口病的主要感染病原体是EV－A71和CV－A16。

24. B　目前正规接种卡介苗后，极个别儿童出现严重结核杆菌播散感染。发生这种情况的根本原因是可能有先天性细胞免疫功能缺陷。

25. C　呼吸道为主要传染途径，小儿吸入带结核分枝杆菌的飞沫或尘埃后即可引起感染，形成肺部原发病灶。少数经消化道传染者，产生咽部或肠道原发病灶；经皮肤或胎盘传染者少见。

26. E　异型麻疹主要见于接种过麻疹灭活疫苗而再次感染麻疹野病毒株者。典型症状是持续高热、乏力、肌痛、头痛或伴有四肢水肿，皮疹不典型，呈多样性，出疹顺序不规则，易并发肺炎。

27. C　麻疹患儿的免疫反应受到暂时抑制，可以使潜伏结核病灶变为活动甚至播散，引起粟粒型肺结核或结核性脑膜炎。

28. B　流行性腮腺炎常先见一侧，然后另一侧也相继肿大（A对）。腮腺肿大可持续5天左右，以后逐渐消退（B错）。一次感染后多可获得终身免疫（C对）。腮腺炎患儿和健康带病毒者是本病的传染源（D对）。颈前下颌处颌下腺和舌下腺亦明显肿胀，并可触及椭圆形腺体（E对）。

29. B　流行性腮腺炎为急性呼吸道传染病，患儿须隔离至腮腺肿大消退或发病后10天，接触者应立即检疫3周。

30. C　流行性乙型脑炎传染源是感染的动物和人，猪自然感染率最高，所以是主要的传染源。

31. C　支气管肺炎是流行性乙型脑炎常见的并发症，尤其是对于咳嗽及吞咽反射减弱、消失甚至昏迷的患儿，最容易发生支气管肺炎。

32. B　乙脑是人畜共患的自然疫源性疾病，人和动物感染乙脑病毒后可发生病毒血症，成为传染源。人感染后毒血症期短暂，血中病毒含量少，不是主要的传染源。猪的感染率高，感染后血中病毒含量多，病毒血症期长，且猪的饲养范围广，更新快，是本病的主要传染源。本病主要通过蚊虫叮咬而传播。本病具有严格的季节性。在我国主要流行于夏秋季，约有90%的病例发生在7、8、9月份，发病高度分散。

33. C 儿童乙型肝炎的主要感染途径是母婴垂直传播。

34. B HBsAg是HBV感染的标志，高滴度提示有病毒复制（A错）。HBeAg是病毒复制的标志（B对）。HBsAg转阴有可能是由于病毒变异所引起，且转阴并不代表病毒完全被清除（C错）。抗-HBe出现表明病毒复制停止，见于急性感染恢复期、慢性感染非复制期，不具有保护性（E错）。抗-HBc高滴度表示病毒复制，低滴度提示既往感染（D错）。

35. A 母婴传播是儿童感染艾滋病的主要途径。感染本病的孕妇可以通过胎盘、产程中及产后血性分泌物或喂奶等方式传播给婴儿。

36. D 小儿艾滋病确诊标准是：≥18个月患儿HIV抗体阳性或HIV-RNA阳性；<18个月患儿2次不同时间的样本HIV-RNA阳性者可确诊。

37. B 典型麻疹出疹期皮疹初为红色斑丘疹，呈充血性，疹间可见正常皮肤，不伴痒感。以后部分融合成片，颜色加深呈暗红。皮疹按出疹的先后顺序开始消退，疹退后皮肤留有棕褐色色素沉着伴糠麸样脱屑。

38. E 流行性脑脊髓膜炎的流行病学：①传染源：人是本菌唯一的天然宿主。带菌者和流脑患儿是本病的传染源。患儿在潜伏期末和急性期均有传染性。治疗后细菌很快消失，流行期间人群带菌率可达50%以上，故带菌者作为传染源比患儿更重要（A、B对）。②传播途径：经呼吸道传播（C对），病原菌主要是通过咳嗽、喷嚏等经飞沫直接从空气中传播。密切接触亦对传染本病有重要意义。③人群易感性：人群普遍易感，儿童发病率高，但6个月以内的婴儿可自母体获得免疫而很少发病；故以5岁以下尤其是6个月~2岁的婴幼儿发病率最高。成人发病率低。人感染后可对本群病原菌发生持久免疫力，各群间有交叉免疫但不持久（E错）。人群感染后多数为无症状带菌者，仅1%为典型流脑表现。④流行特征：在温带地区可出现地方性流行，全年经常有散发病例出现，但在冬、春季节会出现发病高峰（D对）。

39. E 革兰阴性杆菌可释放内毒素，造成机体组织受损，并启动严重炎症反应，引起微循环障碍，进而导致有效血容量不足、重要脏器灌注不足而发生感染性休克。

40. C 疟疾的流行病学特征：①传染源：疟疾患儿和带疟原虫者（A、B错）。②传播途径：疟疾的传播媒介为雌性按蚊，经叮咬人体传播（C对）。③人群易感性：人对疟疾普遍易感。感染后虽可获得一定程度的免疫力，但不持久（D、E错）。

41. B 带菌者或患者为伤寒的唯一传染源（A对）。日常生活密切接触是伤寒散发流行的传播途径；苍蝇和蟑螂等媒介可机械性携带伤寒杆菌引起散发流行（B错）。水源被污染是本病最重要的传播途径，常可引起暴发流行（C对）。伤寒发病后可获得较稳固的免疫力，第二次发病少见（D对）。伤寒可发生于任何季节，但以夏秋季多见（E对）。

42. A 甲类传染病包括鼠疫和霍乱。

43. D 艾滋病是由人类免疫缺陷病毒（HIV）所引起的一种传播迅速、病死率极高的感染性疾病。

44. B 抗-HBs是唯一的保护性抗体。

45. D 细菌性痢疾主要表现为腹痛、腹泻、黏液脓血便以及里急后重等，可伴有发热及全身毒血症状，严重者可出现感染性休克和中毒性脑病。

46. B　手足口病好发于5岁以下儿童，3岁以下年龄组发病率最高。

47. C　蛲虫病是小儿常见的肠道寄生虫病，以夜间肛门周围及会阴部瘙痒为主要特征。

48. D　儿童感染HIV可分为四期：潜伏期、急性期、无症状期、艾滋病期。

49. D　紫外线及γ射线不能灭活HIV。

二、A2 型题

50. B　麻疹合并脑炎：患儿常在出疹后2～6天再次发热，临床表现和脑脊液改变与病毒性脑炎相似，与麻疹轻重无关。该患儿有麻疹病史，根据患儿神经系统病变的临床表现及脑脊液检查结果，首先考虑麻疹并发脑炎。

51. D　水痘需要上报，水痘不在甲、乙、丙类传染病之列，属于其他法定传染病和重点监测传染病，一般报告时限为24小时。

52. B　水痘病毒为DNA病毒；水痘发病时使用阿司匹林易增加发生Reye综合征的风险。

53. C　支气管淋巴结结核是小儿原发型肺结核X线胸片最为常见者。分3种类型：①炎症型：呈现从肺门向外扩展的密度增高阴影，边缘模糊，此为肺门部肿大淋巴结阴影；②结节型：表现为肺门区域圆形或卵圆形致密阴影，边缘清楚，突向肺野；③微小型：其特点是肺纹理紊乱，肺门形态异常，肺门周围呈小结节状及小点片状模糊阴影。该患儿抗生素治疗无效，结合麻疹病史及胸片表现，可诊断为支气管淋巴结结核。

54. D　患儿有发热、咳嗽、眼鼻卡他症状，发热4天后出现皮疹，皮疹首见于耳后、发际处，符合麻疹的特点。

55. D　患儿发病特点符合高热3～5天，热退疹出的特点，考虑幼儿急疹。

56. D　流行性腮腺炎的隔离期为腮腺开始肿大至肿胀完全消退为止。

57. A　中毒性细菌性痢疾临床以严重毒血症状、休克和（或）中毒性脑病为主，而局部肠道症状很轻或缺如。此患儿急起高热，意识障碍，休克状态，血常规提示细菌感染，高度怀疑中毒性细菌性痢疾。

58. D　水痘的皮疹特点为向心性分布，呈斑疹、丘疹、疱疹，可见破溃，故诊断为水痘。

59. C　3岁小儿出生时接种过卡介苗，2岁时PPD试验为（+），属接种后正常反应，但最近PPD试验转为（++），提示新近有结核感染的可能。

60. D　普通型流行性脑脊髓膜炎的发病过程分为3个阶段：上呼吸道感染期、败血症期和脑膜炎期。该患儿病程较短，临床表现为高热、呕吐、皮肤瘀点，尚无脑膜刺激征等神经系统表现，因此临床可考虑患儿暂时处于败血症期。

61. D　患儿7月发病，起病急，病程4天出现明显神经系统症状及病理反射阳性，考虑为乙脑。乙脑患儿急性起病，出现发热、头痛、呕吐、抽搐等，可有肌张力增强，病理反射阳性，此患儿符合本病诊断。

62. D　抢救措施中一般以降温、止痉、防治呼吸衰竭为主，无需扩充血容量。即使出现水、电解质平衡紊乱需要补液，也不能选择等张液，而必须选择低张液，且输液量不宜过多，以防脑水肿。

63. C　流行性乙型脑炎的并发症以支气管肺炎最多见，多因昏迷患儿呼吸道分泌物不易咳出，或应用人工呼吸机后引起。

64. D 根据患儿母亲有乙肝病史，而且该患儿在 5 年前有 HBsAg 携带史，故要考虑为慢性乙型肝炎可能。慢性乙肝根据肝脏功能损害程度可以进一步分为轻、中、重型。重型有明显或持续肝炎症状，伴肝掌、蜘蛛痣、脾大，ALT 反复升高，白蛋白明显下降，Tbil 增高 ≥5 倍，PTA 40% ~60%，胆碱酯酶 < 2500U/L，后 4 项中任何 1 项符合，即可诊断。结合患儿病程及临床症状应考虑为慢性重型肝炎。患儿重度黄染，应为慢性重型黄疸型乙型肝炎。

65. D 幼儿急疹是婴幼儿常见的一种急性发热出疹性疾病，其特点是在高热 3 ~5 天后热度突然下降，皮肤出现玫瑰红色的斑丘疹，如无并发症可很快痊愈。

66. C 患儿临床表现符合麻疹的特点。患儿出疹后 5 天高热不退，咳、喘重，查体肺部有水泡音，提示肺炎可能；肝大、心率加快、发绀，提示心力衰竭可能。

67. A 该患儿夏季发病，有惊厥和循环衰竭表现，肛查见黏液脓血便，临床最可能的诊断为中毒性菌痢，其惊厥系中毒性脑病所致。

68. E 病例中三个抗体阳性表示患儿感染了乙型肝炎病毒，但已经被免疫清除，处于恢复期阶段。

三、A3/A4 型题

69. B 幼儿急疹的特点为发热 3 ~5 天后热退疹出，多见于 6 个月 ~2 岁的小儿。

70. E 幼儿急疹系病毒感染，不合并细菌感染时，一般不使用抗生素治疗。

71. A 水痘有斑疹、丘疹、疱疹、结痂共存的特点，水疱内浑浊，故根据该特点，加之患儿有长期应用激素史，考虑水痘。

72. E 对于水痘最有帮助的辅助检查是疱疹液病毒分离。

73. E 对于白血病、器官移植、长期使用糖皮质激素或免疫抑制剂的患儿，在接触水痘后 72 小时内应用水痘 - 带状疱疹免疫球蛋白肌内注射，可预防水痘发生。一般患儿如已发生水痘，则不必再用。

74. B 流行性脑脊髓膜炎的临床表现有发热、头痛、呕吐、皮肤瘀点及颈项强直等脑膜刺激征表现。脑脊液呈化脓性改变。

75. A 脑脊液检查及瘀点涂片找细菌是流行性脑脊髓膜炎重要的病原学诊断方法。

76. C 患儿双耳垂下肿痛，双侧腮腺肿大，应询问患儿是否患过流行性腮腺炎及有无腮腺炎接触史。

77. C 患儿有喷射性呕吐，应行脑脊液检查。

78. D 患儿发热伴双耳垂下肿痛 3 天，头痛 1 天，喷射性呕吐 3 次。发热伴双耳垂下肿痛，体检双侧腮腺肿大，为急性腮腺炎的表现。头痛伴喷射性呕吐，提示中枢神经系统受累，合并脑膜脑炎。

79. D 患儿 7 月下旬发病，起病急，病程 4 天，出现明显神经系统症状及病理反射阳性，应考虑为乙脑。

80. C 流行性乙型脑炎的主要传播媒介是三带喙库蚊。

81. E 该患儿为幼儿，病程较长，以咳嗽为主要症状，特征为阵发性痉挛性咳嗽伴“鸡鸣”样吼声，有舌系带溃疡，为痉咳时舌外伸，舌系带反复摩擦门齿所致。外周血白细胞增高以淋巴细胞分类为主，无百日咳疫苗接种史，故百日咳可能性大。

82. B　百日咳可并发支气管肺炎、吸入性肺炎、肺气肿、百日咳脑病、营养不良及结核病恶化，但以并发支气管肺炎最常见。

四、X 型题

83. ABCD　接触传染性疾病后无需预防性口服抗病毒药物。

84. AD　麻疹在出疹前 2～3 天至出疹后 5 天传染性最强，因此隔离期通常为出疹后 5 天；如遇麻疹并发肺炎、喉炎、脑炎等，隔离期应延长至出疹后 10 天。

85. BCDE　链霉素为半杀菌药，能杀死在碱性环境中生长、分裂、繁殖活跃的细胞外结核菌。

86. ABCE　人类免疫缺陷病毒（HIV）直接侵犯人体的免疫系统，主要攻击 $CD4^{+}$ T 细胞，破坏人体的细胞免疫和体液免疫。它主要存在于感染者和患儿的体液（如血液、精液、阴道分泌物、乳汁等）及多种器官中，可通过含 HIV 的体液交换或器官移植而传播，可通过胎盘传播。

87. ABCD　沙门菌感染的临床类型分型：①胃肠炎型：为常见的临床类型，约占 70%，多有不洁饮食（尤其是动物性食物）史。②伤寒型：症状极似伤寒，但潜伏期较短（平均 3～10 天），病程亦较短（10～14 天），病情多较轻，无明显系统症状或有胃肠道表现。③败血症型：散发发病，多发生于儿童及抵抗力减低的患儿。④局部化脓型：出现于菌血症阶段或菌血症之后，发热时或热退后。以上 4 种临床类型，常发生相互重叠，故不易明确划分。

88. ABE　艾滋病可以分为以下三期：①急性感染期；②无症状感染期；③艾滋病期。

89. ABCD　乙胺丁醇为抑菌药物；其余均为杀菌药物。

90. AD　志贺菌血清型繁多，根据生化反应和 O 抗原的不同，将志贺菌属分为 4 个血清群（即痢疾志贺菌、福氏志贺菌、鲍氏志贺菌、宋内志贺菌，又依次称为 A、B、C、D 群），共 47 个血清型或亚型（其中 A 群 15 个、B 群 13 个、C 群 18 个、D 群 1 个）。我国以福氏和宋内志贺菌占优势。福氏志贺菌感染易转为慢性；宋内志贺菌感染引起症状轻，多呈不典型发作；痢疾志贺菌的毒力最强，可引起严重症状。

91. ABDE　儿童 HIV 感染 90% 以上经母婴传播，宫内与产时感染是最主要的传播方式。摄入带病毒的母乳或注射含病毒的血制品或使用被病毒污染的医疗器械也可获得感染。

92. ABCE　血吸虫的保虫宿主包括牛、猪、犬、羊、马、狗、猫及鼠等。

93. BCDE　血吸虫病是由血吸虫成虫寄生于人体静脉系统所引起的一种寄生虫病。

94. ABCD　风疹的临床表现为发热 1～2 天出疹，皮疹为斑丘疹，疹间皮肤正常，皮疹迅速分布于全身，出疹时伴耳后、枕后淋巴结肿大，疹退后皮肤无脱屑、无脱皮、无色素沉着。

95. ABCD　水痘的皮疹多见于头面部、躯干和皮肤黏膜交界处，呈向心性分布，而四肢皮疹少见。

第八章 消化系统疾病

一、A1 型题

1. A 婴幼儿肠黏膜肌层发育差，肠系膜柔软而长，结肠无明显结肠带与脂肪垂，升结肠与后壁固定差，易发生肠扭转和肠套叠。

2. E 小儿腹泻病是多病原、多因素引起的以腹泻为主的一组疾病。主要特点为大便次数增多和性状改变，可伴有发热、呕吐、腹痛等症状及不同程度的水、电解质、酸碱平衡紊乱。

3. D 腹泻的治疗原则：调整饮食，预防和纠正脱水，合理用药，加强护理，预防并发症。不同时期的腹泻病治疗重点各有侧重，急性腹泻多注意维持水、电解质平衡；迁延性及慢性腹泻则应注意肠道菌群失调及饮食疗法。应避免使用止泻剂。

4. C 慢性胃炎症状无特异性，体征很少，X线检查一般只有助于排除其他胃部疾病，故确诊要靠胃镜及胃黏膜活组织检查。

5. C 肠道内感染多是外来病原体侵犯肠道所致。

6. D 慢性胃炎常见症状为反复发作、无规律性的腹痛，疼痛经常出现于进食过程中或餐后，多数位于上腹部、脐周，部分患儿部位不固定，轻者为间歇性隐痛或钝痛，严重者为剧烈绞痛。常伴有食欲缺乏、恶心、呕吐、腹胀，继而影响营养状况及生长发育。

7. D 慢性胃炎的活动性是指中性粒细胞出现，它存在于固有膜、小凹上皮和腺管上皮之间，严重者可形成小凹脓肿。故中性粒细胞浸润是判断慢性胃炎有无活动的病理学依据。浆细胞浸润、淋巴细胞浸润是慢性炎症的表现。淋巴滤泡形成、肠上皮化生为慢性胃炎可出现的组织学变化，但它们都不是判断慢性胃炎有无活动的病理学依据。

8. C Barrett 食管由于慢性胃食管反流，食管下端的鳞状上皮被增生的柱状上皮替代，抗酸能力增强，但更易发生食管溃疡、狭窄和腺癌。溃疡较深者可发生气管食管瘘，因此需定期复查内镜。

9. B 胃食管反流病可发生咳嗽、哮喘及咽喉炎等消化道外症状，少部分患儿甚至以咳嗽、哮喘为首发或主要表现。这些消化道外症状与反流物刺激食管黏膜致炎症和痉挛有关。

10. C 质子泵抑制剂（PPI）如奥美拉唑通过非竞争性不可逆的对抗作用，抑制胃壁细胞内的质子泵，其抑酸作用强且持久，用于胃食管反流病的诊断性治疗。多潘立酮属于促胃肠动力药；枸橼酸铋钾、铝碳酸镁属于胃黏膜保护药；雷尼替丁属于 H_2受体拮抗剂，一般均不用于胃食管反流病的诊断性治疗。

11. C 非萎缩性胃炎的基本病理变化是上皮细胞变性，小凹上皮细胞增生与固有膜内炎性细胞浸润，有时可见到表面上皮及小凹上皮的肠上皮化生，不伴固有腺体的减少。病变部位常以胃窦部明显，多为弥漫性。胃镜检查为胃黏膜充血、水肿及点状出血与糜烂或伴有黄白色黏液性渗出物。

12. D 已证实幽门螺杆菌（Hp）的胃内感染是胃炎的主要病因，在活动性、重度胃炎中 Hp 检出率很高。慢性胃炎的家族聚集倾向也表明了 Hp 在家族成员间的传播。

13. A 正常吞咽时，食管下端括约肌（LES）即松弛，食物得以进入胃内。一过性 LES 松弛与吞咽时引起的 LES 松弛不同，它无先行的吞咽动作和食管蠕动的刺激，松弛时间更长，LES 压力的下降速率更快，LES 的最低压力更低，使胃内容物反流入食管。目前认为一过性 LES 松弛是引起胃食管反流病的主要原因。

14. B 急性胃炎常见病因有应激如脑外伤、严重烧伤；药物如非甾体抗炎药物；食物过敏；创伤和物理因素；十二指肠 - 胃反流；胃黏膜血液循环障碍；精神紧张等。幽门螺杆菌感染（B 错，为本题正确答案）是慢性胃炎最常见的病因，与急性胃炎无关。

15. A 疱疹性口腔炎多见于 1 ~ 3 岁婴幼儿，在公共场所容易传播，发病无明显季节差异。常好发于颊黏膜、齿龈、舌、唇内、唇红部及邻近口周皮肤。所属淋巴结常肿大和压痛，可持续 2 ~ 3 周。

16. E 行急诊胃镜检查，一般应在大出血后 24 ~ 48 小时内进行，可见以多发性糜烂出血灶和黏膜水肿为特征的急性胃黏膜损害。

17. C 一般认为应激状态下胃黏膜微循环不能正常运行而造成黏膜缺血、缺氧，是发病的重要环节。

18. E 肠内营养时输入速度过快及溶液浓度过高时，肠黏膜不能吸收完全，导致肠内渗透压升高，产生腹胀、腹泻。长期应用引起肠炎、肠道细菌移位等，但一般不引起胃炎。

19. D 急性糜烂性胃炎确诊依赖急诊胃镜检查。内镜可见以多发性糜烂、出血和浅表性溃疡为特征的胃黏膜病变。

20. D 慢性胃炎的确诊主要依赖内镜检查和胃黏膜活检组织学检查。其他检查手段有胃液分析、血清促胃液素（胃泌素）检查、自身抗体以及血清维生素 B_{12} 浓度和维生素 B_{12} 吸收试验。幽门螺杆菌检测有助于病因检查。

21. D 幽门螺杆菌呈弧形、S 形或海鸥状，有鞭毛，革兰染色阴性。微需氧，营养要求高。

22. E 胃食管反流病的临床表现多样，包括反流物刺激食管引起的表现和食管以外的刺激表现，选项中只有胸骨后疼痛是反流物刺激食管引起的表现，而其余四个选项均为食管以外的刺激症状。属于食管以外刺激症状的还有咽喉炎等。

23. D 溃疡的定义是黏膜缺损超过黏膜肌层，来和糜烂区别，这是病理组织学损伤的基本标准。深者可达肌层甚至浆膜层。

24. A 胃食管反流病的检查方法很多，其中 24 小时 pH 监测是最可靠的方法，能监测到有无反流、反流次数、反流最长时间、反流与症状的关系等，因而能区分生理性与病理性反流。

25. C 小儿胃食管反流较常见，但绝大多数为生理性反流，大部分在生后 12 ~ 18 个月内呕吐症状消失。如无适当治疗，可发展为胃食管反流病。

26. D 低钾血症时主要表现为神经肌肉兴奋性降低，如骨骼肌无力，出现腱反射迟钝或消失。平滑肌受累出现腹胀、肠鸣音减弱。心肌受损时出现心音低钝，心电图显示 ST 段降低、T 波平，出现 U 波，但不会 T 波高尖。

27. A 由于溃疡在各年龄阶段的好发部位、类型和演变过程不同，临床症状和体征也有所不同，年龄越小，症状越不典型，不同年龄患儿的临床表现有各自的特点（E 对）。新生儿期以继发性溃疡为主，生后 2～3 天亦可发生原发性溃疡（A 错）。婴儿期继发性溃疡多见（B 对）。幼儿期胃溃疡和十二指肠溃疡发病率相等（C 对）。学龄前及学龄期以原发性十二指肠溃疡多见（D 对）。

28. B 消化性溃疡的维持治疗：对症状严重、反复发作、有并发症或高危因素的患儿，主张给予 H_2 受体拮抗剂，如西咪替丁、雷尼替丁、法莫替丁、尼扎替丁，维持治疗 1～2 年。

29. C 新生儿期继发性溃疡多见，常表现急性起病，呕血、黑便。

30. C 低渗性脱水口渴不明显，高渗性脱水口渴明显。

31. A 学龄期小儿消化性溃疡以原发性十二指肠溃疡多见，主要表现为反复发作脐周及上腹部胀痛、烧灼感，饥饿时或夜间多发。

32. D 龛影为消化性溃疡比较特征性的 X 线表现，具有诊断价值。

33. A 多潘立酮用药禁忌指出：1 岁以下儿童由于其血脑屏障发育不完善，故不能排除对 1 岁以下儿童产生中枢不良反应的可能性。

34. C 病毒性肠炎主要病原为轮状病毒，属于呼肠病毒科轮状病毒属。

35. B 产毒性大肠埃希菌肠炎的发病机制是刺激细胞环磷酸腺苷（cAMP）增多，引起小肠持续过度分泌而腹泻。

36. A 质子泵抑制剂如奥美拉唑、兰索拉唑、埃索美拉唑等。

37. A 轮状病毒肠炎最常见的并发症是心肌炎。

38. B 年长儿原发性十二指肠球部溃疡多见，主要表现为反复发作脐周及上腹部胀痛、烧灼感。饥饿时或夜间多发，严重时可有呕血、便血、贫血。

39. A 疱疹性口腔炎为单纯疱疹病毒Ⅰ型感染所致。

40. A 小儿腹泻补液应遵循先快后慢、先浓后淡、先盐后糖、见尿补钾的原则。要定量、定性、定时。第 1 天定量包括补充累积损失量、继续丢失量和生理需要量。定性即输液的种类，低渗性脱水给予 2/3 张含钠液，等渗性脱水给予 1/2 张含钠液，高渗性脱水给予 1/3 张含钠液，扩容用 2∶1 等张含钠液。判断脱水性质有困难时，可按等渗性脱水处理。应在 8～12 小时补充累积损失部分，继续丢失量和生理需要量于 12～16 小时滴完。

41. A 小儿急性腹泻病的治疗是综合治疗，应包括饮食疗法、液体疗法、对症处理，如有感染控制感染，而不需要洗胃。

42. A 空肠弯曲菌引起的主要疾病是婴幼儿急性胃肠炎，临床表现为痉挛性腹痛、腹泻、血便或果酱样便。

43. A 溃疡性结肠炎 X 线钡剂灌肠时，急性期肠管痉挛激惹呈“线样征”。

44. E 乙醇与非甾体抗炎药均可破坏胃黏膜屏障，使 H^+ 及胃蛋白酶逆向弥散入黏膜而导致胃黏膜的急性糜烂。但一些危重疾病，如严重创伤、大面积烧伤、败血症、颅内病变、休克及重要器官的功能衰竭等严重应激状态也是常见的病因。

45. A 应激性溃疡泛指休克、创伤、手术后和严重全身性感染时发生的急性胃炎，多伴有出血症状，是一种急性胃黏膜病变。

46. E 急性胃炎的治疗原则：积极去除病因，治疗原发疾病和创伤，纠正存在的病理生理紊乱，同时服用抑制胃酸分泌的药物及胃黏膜保护剂，止血、促进黏膜修复。无需进行胃切除手术。

二、A2 型题

47. E 致病性大肠埃希菌肠炎好发于夏天，大便每天10余次，量中，蛋花汤样，常有黏液，大便常规有少量白细胞。与轮状病毒肠炎好发于秋冬季、蛋花汤样大便、一般不含黏液、大便常规常无白细胞不同。

48. D 脱水患儿入院后的主要治疗方法为补液，纠正水、电解质平衡紊乱。

49. C 尿钾的排出与血钾水平成比例，原来因腹泻丢失，血钾降低，又经补液后稀释，钾可随尿液排出，但不会大量排出。

50. E 慢性腹泻可导致锌吸收不良，锌有助于肠黏膜修复。

51. D 鹅口疮多见于新生儿和婴幼儿，口腔黏膜表面覆盖白色乳凝块样小点或小片状物，可逐渐融合成大片，不易擦去，周围无炎症反应，强行剥离后局部黏膜潮红、粗糙，可有溢血。不痛，不流涎，一般不影响吃奶，无全身症状。

52. A 患儿大便次数增多，量多，尿少，BP 60/30mmHg，神萎，前囟、眼眶明显凹陷，口唇樱红，皮肤干燥伴花纹，腹胀，属重型腹泻、重度脱水、酸中毒、电解质紊乱，并有低血容量休克存在，故最重要的处理是扩容、纠正酸中毒和水、电解质紊乱。

53. A 患儿系急性腹泻并脱水入院，需行便常规明确腹泻类型，查血清钾、钠、氯及二氧化碳结合力、尿酮体评估电解质及酸碱平衡，按千克体重计算补液以纠正脱水，无需洗胃治疗。

54. B 该患儿为学龄期儿童，病程长达2年，以腹痛、腹泻、脓血便为主要表现，抗生素治疗无效，因此除外感染性腹泻包括细菌性痢疾，因多次寻找阿米巴原虫均阴性，该病可能性小。因此，应考虑炎症性肠病、非特异性结肠炎等，也需除外肠结核的可能性。故结肠镜检查应为首选。

55. B 该患儿突发剧烈腹痛，查体示腹部压痛及肌紧张，应考虑急性腹膜炎；结合患儿平素有空腹痛病史且为年长儿，提示十二指肠溃疡可能，故考虑溃疡穿孔。

56. C 婴儿冬季发病，大便次数增多，呈蛋花汤样，不含黏液，且便常规白细胞（-），符合轮状病毒肠炎特点。

57. C 金黄色葡萄球菌肠炎表现为发热、呕吐、腹泻、不同程度的中毒症状、脱水和电解质紊乱，甚至发生休克。典型大便为暗绿色，量多带黏液，少数为血便。大便镜检有大量脓细胞和成簇的革兰阳性球菌，培养有葡萄球菌生长，凝固酶阳性。

58. B 根据患儿的临床表现即反复发作腹痛2个月余，且在进食时或餐后出现，加上中上腹压痛，考虑为慢性胃炎。

59. E 腹泻患儿进食少，吸收不良，从大便丢失钙、镁，可使体内钙、镁减少，低钙血症在活动性佝偻病和营养不良患儿中更多见。但是脱水、酸中毒时由于血液浓缩、离子钙增多等原因，不易出现低钙的症状，待脱水、酸中毒纠正后则出现低钙症状（手足抽搐）。极少数久泻和营养不良患儿输液后出现震颤、抽搐。

60. E 腹泻病儿童易发生低钾血症而需补钾。其静脉补钾原则为：见尿补钾，补钾量按 3～4mmol/kg（0.3～0.4g/kg），钾溶液浓度为不超过 0.3%，补钾时间应不少于 6～8 小时，补钾要维持 4～6 天。

61. C 小儿腹泻时常有不同程度的水、电解质和酸碱平衡紊乱，如脱水、代谢性酸中毒、低钾血症、低钙血症等。低钾血症时有精神萎靡、四肢无力、腹胀、肠鸣音减弱等神经、肌肉兴奋性降低表现。

62. C 根据患儿症状和体征，考虑小儿腹泻病。应检查便常规、血气分析和血电解质。根据便常规有无白细胞可将腹泻分为侵袭性细菌以外的病原感染和侵袭性炎症病变两组；根据测定电解质可了解有无低钠、低钾、低钙等电解质紊乱；血气分析测定有助于判断有无酸碱平衡失调。

63. E 患儿因腹泻丢失和摄入不足而使体内钙、镁减少。但在脱水、酸中毒时由于血液浓缩及离子钙增加，可不出现低钙症状。当脱水、酸中毒纠正后，血钙被稀释及离子钙减少，易出现惊厥。所以该患儿首先考虑低血钙。

64. A 患儿右下腹痛 3 天，加重 3 小时，查体示腹部膨隆且有腹膜炎征象，考虑阑尾炎穿孔。

65. E 引起胃食管返流的原因为抗返流屏障功能低下，食管廓清能力降低，胃、十二指肠功能失常和食管黏膜的屏障功能破坏，E 项应为食管下括约肌松弛而不是食管下括约肌松弛障碍。

66. D 低钾血症临床表现为四肢肌肉软弱无力，腱反射减弱或消失；呼吸肌受累则出现呼吸困难，吞咽困难；精神萎靡，表情淡漠；心音低钝，心律失常，可致低血压；腹胀，食欲缺乏。

三、A3/A4 型题

67. D 该患儿尿少，前囟、眼窝明显凹陷是脱水表现；皮肤花纹，肢端冷，脉弱是外周循环衰竭表现，故应为重度脱水。呼吸深长，精神萎靡，为酸中毒表现。

68. C 重度脱水其失水量约为体重的 10% 以上。中度脱水失水量占体重的 5%～10%。轻度脱水失水量占体重的 3%～5%。

69. A 对于重度脱水、有循环衰竭症状者，需迅速扩容，以恢复有效血循环量及改善肾血流量。第一步补液应给予 2∶1 等张含钠液，20ml/kg，于 30～60 分钟内静脉滴注。累积丢失量应在 8～12 小时内完成。继续丢失量与生理维持量在 12～16 小时内滴完。

70. D 患儿 12 小时无尿，呼吸深大，前囟、眼窝明显凹陷，皮肤弹性差，四肢冰凉等临床表现表明其已经出现重度脱水伴休克，故首先应该予以 2∶1 等张含钠液，按 20ml/kg，最大不超过 300ml，于 30～60 分钟内输入。

71. B 重度脱水第 1 天的补液量按 150～180ml/kg 进行，前 8 小时补总量的一半，后 16 小时补另一半。

72. A 患儿出现心音低钝、腹胀等临床表现，考虑低钠血症或低钾血症。血钠目前正常，故考虑低钾血症。患儿入院时血钾正常，且无尿，故补液期间很可能未注意补钾。脱水纠正后，一方面，体内循环血量增加，造成稀释性低钾血症；另一方面失水时钾离子由细胞内转向细胞外，待脱水纠正后，钾离子进入细胞内，造成低钾血症。

73. A 患儿服用阿司匹林，且有消化道出血症状，应行胃镜检查，明确诊断。

74. D 消化道出血应暂禁饮食。

75. A 患儿有非甾体抗炎药物服用史，故可考虑诊断为药物性胃炎。

76. C 长期口服糖皮质激素可导致胃溃

疡，患儿口服泼尼松 2 周后出现上腹痛，呕吐咖啡样物，面色苍白伴黑便，考虑为胃溃疡出血。

77. A　胃镜检查可明确胃黏膜有无溃疡、出血，出血多时可内镜下止血治疗。

78. C　A、B、D、E 四项分别为抑酸、止血、保护胃黏膜、止血的作用，C 项为胃炎及消化性溃疡用药，现患者有出血，不适宜使用。

四、B1 型题

79～82. D、B、C、E　①中度脱水指失水量占体重的 5%～10%；等渗性脱水指血清钠在正常范围内（130～150mmol/L）。②轻度脱水：表示有 3%～5% 体重或相当于 30～50ml/kg 体液的减少。③低渗性脱水时血清钠低于 130mmol/L。④重度脱水：表示有 10% 以上的体重减少或相当于体液丢失 100～120ml/kg。

五、X 型题

83. CE　补钾静脉滴注浓度不能超过 0.3%；应持续补 4～6 天，因不仅要补充细胞外液的钾，还要补充细胞内钾及总钾。

84. ABDE　轮状病毒肠炎的主要表现为大便次数多，水分多，蛋花汤样，伴有发热和上呼吸道感染症状，可并发脱水、酸中毒，但大便性状不会是脓血样。

85. ACDE　新生儿期胰脂酶分泌极少，几乎无法测定，2～3 岁后达成人水平。胰淀粉酶发育较差，3 个月后活性逐渐增高。生后 1 周胰蛋白酶活性增加，1 个月时已达成人水平。

86. BCDE　胸痛是胃食管反流病的非典型症状，是由反流物刺激食管痉挛所致。疼痛可发生在胸骨后，可为剧烈刺痛，可放射到后背、胸部、肩部、颈部、耳后等部位，有时酷似心绞痛。

87. ACDE　烧心是胃食管反流病的常见症状，常在餐后 1 小时出现，而不是半小时出现。

88. ABCD　急性胃炎发病急骤，轻者仅有食欲缺乏、腹痛、恶心、呕吐，严重者可出现呕血、黑便、脱水、电解质及酸碱平衡紊乱。有感染者常伴有发热等全身中毒症状。

89. ABCD　等渗性脱水：水和电解质成比例丢失，临床表现为一般脱水症状。低渗性脱水：电解质的丢失多于水的丢失，血清钠 < 130mmol/L，除有一般脱水体征外，易出现外周循环衰竭，表现为皮肤花斑，四肢厥冷，血压下降，尿少或无尿等休克症状。高渗性脱水：水的丢失多于电解质的丢失，血清钠 > 150mmol/L，脱水体征不明显。血钠增高后刺激中枢而出现明显口渴、高热、烦躁不安，皮肤黏膜干燥，肌张力增高，甚至出现惊厥。

90. ABCD　消化性溃疡手术治疗指征包括难治性大出血、合并穿孔、幽门梗阻保守治疗无改善、慢性难治性疼痛。

91. ACDE　腹部平片检查可以判断大肠及小肠有无扭转、梗阻以及有无气体或积液等。消化性溃疡行腹部平片检查无意义。

第九章　呼吸系统疾病

一、A1 型题

1. C　小儿呼吸道的非特异性和特异性免疫功能均较差。婴幼儿的分泌型 IgA、IgG 均降低，因此易患呼吸道感染。

2. B　呼气峰流速（PEF）通过袖珍式峰速仪来测定，有助于诊断和评估哮喘。便于携带，简单易操作，适用于患儿在家每日客观监测气流受限情况。

3. D　异丙托溴铵系 M 受体拮抗剂，具有解除支气管痉挛，控制哮喘发作的作用。吸入后相对于沙丁胺醇起效慢，但作用时间长。

4. D　扁桃体包括腭扁桃体和咽扁桃体，腭扁桃体 1 岁末逐渐增大，4～10 岁发育达高峰，14～15 岁时渐退化。

5. B　发热按病因分感染性疾病、非感染性疾病和分类不明的疾病。婴幼儿期最多见的发热原因是病毒和细菌引起的呼吸道感染。

6. E　咳嗽变异型哮喘属于哮喘的特殊类型，气道高反应性是基本特征，因此最具临床诊断价值的依据为支气管扩张剂诊断性治疗后咳嗽明显缓解。

7. D　毛细支气管炎主要表现为下呼吸道梗阻症状，出现呼气性呼吸困难、呼气相延长伴喘息。

8. C　引起上呼吸道感染最常见的病原体是病毒感染（A 错）。婴幼儿全身症状相对重而且容易出现并发症（B、D、E 错）。特殊类型的上感包括疱疹性咽峡炎和咽结膜热（C 对）。

9. C　年长儿若患 A 组乙型溶血性链球菌咽峡炎，以后可引起急性肾小球肾炎和风湿热。

10. B　急性上呼吸道感染通常情况下是以对症治疗为主，往往不需要应用抗感染的药物。

11. D　反复呼吸道感染一年四季均可发病，但尤其是冬春季为重，主要表现为反复发生的上呼吸道感染、支气管炎、肺炎等，而症状、体征无明显特征。

12. D　上呼吸道感染临床表现由于年龄、体质、病原体及病变部位的不同，病情的缓急、轻重程度也不同。年长儿症状较轻，婴幼儿则较重且以全身症状为主。

13. E　急性上呼吸道感染是小儿时期最常见的疾病。其中病毒感染可占 90% 以上，主要有鼻病毒、呼吸道合胞病毒、流感病毒、副流感病毒、柯萨奇病毒、埃可病毒、腺病毒、人类偏肺病毒、冠状病毒等。病毒感染后可继发细菌感染，最常见为溶血性链球菌，其次为肺炎链球菌、流感嗜血杆菌等。肺炎支原体不仅可引起肺炎，也可引起上呼吸道感染。

14. D　急性上呼吸道感染病变若向邻近器官组织蔓延可引起中耳炎、鼻窦炎、咽后壁脓肿、扁桃体周围脓肿、颈淋巴结炎、喉炎、支气管炎及肺炎等。风湿热是乙型溶血性链球菌上呼吸道感染后引起的免疫炎症性疾病，而不是直接蔓延引起。

15. B　因为腺病毒肺炎易导致闭塞性细支气管炎，从而引起肺动脉高压，长时间肺动脉高压，最终出现心力衰竭，故腺病毒肺炎最易出现的并发症是心力衰竭（B 对）。张力性气胸一般是慢性阻塞性肺炎的并发症（A 错）。肺脓肿（C 错）、肺大疱（D 错）、脓气胸、脓胸（E 错）是金黄色葡萄球菌肺炎的并发症。

16. A　铁锈色痰是肺炎链球菌肺炎的特征性痰液表现（A 对）。肺炎支原体肺炎可有阵发性刺激性咳嗽，痰少，而无铁锈色痰（B 错）。葡萄球菌肺炎为脓性痰和脓血性痰（C 错）。肺炎克雷伯菌肺炎痰液特点为砖红色胶冻样痰（D 错）。病毒性肺炎引起的是少量白色黏液痰（E 错）。

17. C　支气管哮喘的临床表现为反复发作的喘息、气急、胸闷或咳嗽等症状，常在夜间及凌晨发作或加重，多数患儿可自行缓解或经治疗后缓解（凌晨从睡眠状态向清醒状态切换时，迷走神经兴奋性突然从夜间的低迷转向高兴奋，波动幅度较大，此时对气管收缩作用明显，极易引起支气管哮喘发作）（C 对）。慢性肺脓肿有咳嗽、咳脓痰、反复发热及咯血等症状，但无凌晨加重的特点（A 错）。慢性支气管炎多为晨间咳嗽，睡眠时有阵咳或排痰，不是凌晨反复出现（B 错）。肺结核咳嗽较轻，干咳或少量黏液痰，症状无明显周期性变化（D 错）。支气管扩张主要症状为持续或反复的咳嗽、咳痰或咳脓痰，感染时可出现咳嗽加重，痰量增多（E 错）。

18. A　支气管哮喘缓解期多无明显异常，哮喘发作时可见两肺透亮度增加，呈过度充气状态。支气管扩张典型的 X 线表现为粗乱肺纹理中有多个不规则的蜂窝状透亮阴影或沿支气管的卷发状阴影，感染时阴影内出现液平面。慢性支气管炎 X 线可见肺纹理增粗紊乱。心力衰竭，X 线可见心影增大。肺结核可见肺野内圆形或片状阴影的病灶。

19. D　静脉应用糖皮质激素是哮喘患儿出现持续状态的一线治疗方案，应尽早使用（D 对）。病情严重时不能以吸入治疗替代全身糖皮质激素治疗，以免延误病情。脱敏治疗和去除诱导因素都是预防复发的治疗措施（A、E 错）。口服氨茶碱类药物一般是作为缓解药物用于小儿哮喘急性发作的治疗（B 错）。口服免疫抑制剂一般作为在无法避免接触过敏原或药物治疗无效时的治疗手段，且安全性有待进一步研究，故不予考虑（C 错）。

20. B　气道高反应性（AHR）是指气道对各种刺激因子如变应原、理化因素、运动、药物等呈现的高度敏感状态，表现为患儿接触这些刺激因子时气道出现过强或过早的收缩反应，有症状的哮喘患儿几乎都存在 AHR。气道慢性炎症是导致 AHR 的最重要机制（B 对），当气道受到变应原或其他刺激后，多种炎症细胞释放炎症介质和细胞因子，引起气道上皮损害、上皮下神经末梢裸露等，从而导致气道高反应性，因此 AHR 是哮喘的重要综合性机制，而不是神经机制（A 错）。肺泡巨噬细胞激活可进一步诱发 AHR（D 错）。AHR 常有家族倾向，受遗传因素的影响（E 错）。出现 AHR 者并非都是哮喘（C 错），如长期吸烟、接触臭氧、病毒性上呼吸道感染、慢性阻塞性肺疾病等也可出现 AHR，但程度相对较轻。因此 AHR 检测阳性者不可以直接诊断为支气管哮喘。

21. A　由于吗啡能抑制呼吸及抑制咳嗽反射以及释放组胺而致支气管收缩，故不可用于支气管哮喘患儿发作时。氨茶碱为磷酸二酯酶抑制剂，增加细胞内 cAMP 水平，松弛支气管平滑肌，减轻呼吸困难。泼尼松是糖皮质激素的一种，是目前控制哮喘最有效的药物。肾上腺素、沙丁胺醇均可激动 $β_2$ 受体，扩张支气管平滑肌，缓解哮喘症状。

22. D 支原体肺炎属于间质性肺炎（A对），炎症累及肺间质、支气管（C对）、细支气管等部位，X线片显示均质性的片状阴影（B对），有的患儿病情从肺门附近向外伸展，显示肺门阴影增浓（E对）。肺炎支原体肺炎不侵入肺实质，因此无多发空洞（D错，为本题正确答案），多发空洞多见于金黄色葡萄球菌肺炎。

23. D 氨茶碱能松弛支气管平滑肌，用于治疗支气管哮喘和哮喘持续状态（A错）。肾上腺素激动 β_2 受体，舒张支气管平滑肌，可用于缓解支气管哮喘（B错）。特布他林为短效 β_2 受体激动剂，可用于支气管痉挛的急性发作治疗（C错）。色甘酸钠主要用于支气管哮喘的预防性治疗，能防止变态反应或运动引起的速发和迟发性哮喘反应（D对）。异丙肾上腺素选择性作用于β受体，对 β_1 和 β_2 受体无选择性，平喘作用强大，但不良反应多（E错）。

24. B 肺炎链球菌并不产生真正的外毒素，荚膜多糖抗原也不会引起组织坏死。消散期白细胞大量破坏，产生蛋白溶解酶，使渗出物中的纤维素被溶解，因而愈后通常不会遗留肺损伤及纤维瘢痕。

25. C 大叶性肺炎实变期患儿，早期肺部体征无明显异常，仅有胸廓呼吸运动幅度变小，轻度叩浊（B对），呼吸音减低和胸膜摩擦音（A对）。实变时的典型体征为叩浊、语颤增强和支气管呼吸音（E对）。消散期可闻及湿啰音（D对）。而气管向健侧移位多见于气胸、大量胸腔积液等（C错）。

26. A 肺炎链球菌肺炎的典型病理变化分4期：充血水肿期、红色肝样变期、灰色肝样变期和溶解消散期。消散期渗出物被溶解吸收或咳出，病变消散后肺组织的结构和功能大多恢复正常。

27. B 金黄色葡萄球菌肺炎由于病变发展迅速，组织破坏严重，故易形成肺脓肿、脓胸、脓气胸、肺大疱、皮下气肿、纵隔气肿。

28. B Ⅰ型呼吸衰竭即低氧性呼吸衰竭，特点是以低氧血症为主，不伴有高碳酸血症。支气管哮喘导致可逆的气流受限，使病变部位的肺泡通气不足，肺动脉血无法得到充分的氧合，通气/血流比值变小（B对），导致弥散障碍（C错）。因此，对于Ⅰ型呼吸衰竭，弥散障碍是其结果，通气/血流比值变小是其原理和机制。肺泡通气不足一般会造成氧分压降低，二氧化碳分压升高，是Ⅱ型呼吸衰竭的主要发病机制（A错）。肺内分流是指肺动脉内的静脉血未经氧合直接流入肺静脉，支气管哮喘病变部位主要是气道，一般不累及血管，一般不能造成这种情况（D错）。氧耗量增加常见于运动增加的情况下，重症哮喘氧耗量也可增加，但是正常人可以通过增加通气量来防止缺氧，只有在伴有通气功能障碍时，氧耗量增加才能造成呼吸衰竭，因此氧耗量增加通常不是主要机制（E错）。

29. D 具有臭味甚至奇臭无比的胸腔积液，是厌氧菌感染分泌物的特点。涂片革兰染色并不能区别需氧菌与厌氧菌。

30. A 哮喘是多种细胞（如嗜酸性粒细胞、肥大细胞、T淋巴细胞、中性粒细胞及气道上皮细胞等）和细胞组分共同参与的气道慢性炎症性疾病，这种慢性炎症导致气道反应性的增加，通常出现广泛多变的可逆性气流受限。

31. C 肺炎重度感染常可发生休克，但肺炎支原体肺炎一般均不重。肺炎支原体的致病性不是因其毒性太大，而是可能与患儿对病原体或其代谢产物的过敏反应有关，所以肺炎支原体肺炎一般不会发生感染中毒性休克。

32. D　激素可以作用于气道炎症形成过程中的诸多环节，有效抑制气道炎症，而气道炎症是气道高反应性的重要机制，因此吸入糖皮质激素是目前用于控制支气管哮喘患儿气道高反应性最主要的措施（D 对）。H_1 受体拮抗剂可通过抑制黏附分子（黏附分子是参与机体炎症反应和免疫反应的重要成分）来阻断及抑制气道反应性炎症中的嗜酸性粒细胞浸润和 T 淋巴细胞、单核细胞的趋化活性。虽然可以通过控制气道炎症进而影响气道高反应性，但不是哮喘临床常用的药物（A 错）。吸入支气管舒张剂主要用于哮喘急性发作的治疗，对控制哮喘患儿气道高反应性无明显作用（B 错）。特异性免疫治疗，如：抗 IgE 抗体疗法，主要用于经吸入 ICS 和 LABA 联合治疗后症状仍未控制且血清 IgE 水平增高的重症哮喘患儿（C 错）。白三烯调节剂通过调节白三烯的生物活性而发挥抗炎作用，同时可以舒张支气管平滑肌，并不控制气道高反应性，适用于阿司匹林哮喘、运动性哮喘和伴有过敏性鼻炎哮喘患儿的治疗（E 错）。

33. D　支气管哮喘的典型特点为呼气性呼吸困难，其余选项均常表现为吸气性呼吸困难。

34. A　典型的支气管哮喘可出现反复发作的胸闷、气喘及呼吸困难、咳嗽等症状。在发作前常有鼻塞、打喷嚏、眼痒等先兆症状，发作严重者可短时间内出现严重呼吸困难、低氧血症。有时咳嗽为唯一症状（咳嗽变异型哮喘）。

35. C　如果在正常肺泡呼吸音部位听到支气管呼吸音（正常听到此音部位：胸骨柄、喉部、胸骨上窝），则为异常的支气管呼吸音，或称管样呼吸音。常见于以下疾病：①肺组织实变，如大叶性肺炎；②肺内大空腔，如肺脓肿或空洞型肺结核；③压迫性肺不张。

36. D　支气管哮喘是由于细支气管狭窄引起的阵发性呼吸困难，肺暂时性处于过度充气状态，吸气时气道阻力小，呼气时气道阻力增大。

37. A　胸腔积液压迫肺组织，引起心悸、呼吸困难。可穿刺抽液减压，配合使用利尿剂、糖皮质激素、氨茶碱等，不能应用强效镇静剂。

38. B　毛细支气管炎主要由呼吸道合胞病毒引起，副流感病毒、腺病毒、鼻病毒、人类偏肺病毒、博卡病毒、肺炎支原体也可引起本病。

39. E　肺炎链球菌属于革兰阳性细菌，感染肺部以后可以导致大叶性肺炎，出现发热、胸痛、咳嗽、咳痰等。

40. D　支气管哮喘的主要病理基础是气道的非特异性炎症。当患儿接触外源性的变应原时，可以激活机体内的肥大细胞、嗜酸性粒细胞及巨噬细胞等，并使这些细胞聚集在气道内，分泌各种炎症因子，从而导致气道慢性炎症。此外气道对各种病原具有高度敏感性也会刺激哮喘发作。

41. E　外源性哮喘是由于机体接触某些抗原（如尘埃、螨、花粉、病毒、细菌、真菌、蟹、牛奶等）后产生 IgE 抗体，吸附于支气管表面，当抗原再次进入机体后与 IgE 抗体结合，肥大细胞释放出生物活性物质，引起支气管痉挛。

42. A　肾上腺糖皮质激素具有增强平滑肌细胞 β_2 受体的反应性及活化腺苷环化酶和抑制磷酸二酯酶活性的作用，能阻止白三烯等生物活性物质的生成及释放和抑制免疫反应。

目前，激素是预防和控制哮喘患儿气道炎症反应及降低气道对各种刺激因子高反应性的最有效药物。

43. E 哮喘发作期主要体征为：呼吸幅度减低，叩诊过清音，两肺满布哮鸣音，合并感染者可闻及湿啰音，可有发绀。其中，最具诊断意义的体征为听诊两肺满布哮鸣音。轻症哮喘可以逐渐自行缓解，缓解期无任何症状和异常体征。哮喘严重发作持续在 24 小时以上者称为哮喘持续状态。

44. D 支原体肺炎首选的抗生素是大环内酯类药物，包括传统的红霉素，也包括新大环内酯类的药物，例如罗红霉素、阿奇霉素等。因此，肺炎支原体肺炎首选大环内酯类抗生素治疗（D 对）。干酪性肺炎需要抗结核治疗，首选异烟肼、利福平、吡嗪酰胺和乙胺丁醇（A 错）。肺炎链球菌肺炎首选青霉素 G（B 错）。葡萄球菌肺炎首选耐青霉素酶的半合成青霉素或头孢菌素（C 错）。克雷伯菌肺炎治疗首选氨基糖苷类抗生素（E 错）。

45. E 鉴别结核性的胸腔积液和肿瘤引起的癌性胸腔积液，最重要的手段为胸腔穿刺，然后取出相应胸水进行细胞学与细菌学检查。

46. C 胸水细胞沉淀中找到恶性细胞或胸膜活检发现癌组织是诊断癌性胸水的“金标准”。

47. E 导致胸腔积液的原因包括：①胸膜毛细血管静水压增高；②胸膜毛细血管通透性增加；③胸膜毛细血管胶体渗透压力下降；④淋巴管引流功能下降；⑤胸膜毛细血管损伤。

48. C 氨茶碱在支气管哮喘与心源性哮喘中均可应用，并有较好疗效。

49. E 重症肺炎合并喘息、脑水肿、休克及 ARDS 时，可用肾上腺皮质激素治疗以改善症状和病情。但在肺炎并发脓胸或胸腔积液引起肺压迫症状时，肾上腺皮质激素无助于缺氧症状的改善。

50. D 重症肺炎为在肺炎基础上出现心、脑、消化道等肺外脏器功能障碍，临床常表现为心力衰竭、脑水肿、消化道出血、呼吸衰竭。出现上述情况称为重症肺炎。

51. B 金黄色葡萄球菌容易进入血液内，导致脓毒血症，容易在肺内繁殖形成脓胸。

52. A 肢体水肿在小儿肺炎合并心衰诊断中不是很重要。多种疾病均可以引起肢体水肿。肺炎合并心衰的表现是呼吸困难突然加重，面色苍白，心率增快，肝脏增大等。

53. D 肺炎衣原体肺炎大部分为轻症，发病常隐匿，多有发热。

54. D 小儿重症肺炎常并发心力衰竭、呼吸衰竭、中毒性脑病和消化道功能障碍。

55. B 咽扁桃体又称腺样体，6 个月已发育，位于鼻咽顶部与后壁交界处。

56. C 腭扁桃体 1 岁末逐渐增大，4 ~ 10 岁发育达高峰，14 ~ 15 岁时渐退化，故扁桃体炎常见于年长儿，婴儿则少见。

57. A 由于小儿胸廓解剖特点，肺容量相对较小，使呼吸受到一定限制，而小儿代谢旺盛，需氧量接近成人，为满足机体代谢和生长需要，只有增加呼吸频率来代偿，故年龄愈小，呼吸频率愈快（A 对）。婴幼儿胸廓活动范围受限，呼吸辅助肌发育不全，故呼吸时肺向横膈方向移动，呈腹（膈）式呼吸（B 错）。小儿肺活量为 50 ~ 70ml/kg。在安静情况下，年长儿仅用肺活量的 12.5% 来呼吸，而婴幼儿则需用 30% 左右，说明婴幼儿呼吸储备量较小（C 错）。小儿气道管径细小，气道阻力大于成人（D 错）。婴幼儿因呼吸中枢发育不完善，呼吸运动调节功能较差，迷走神经兴奋占优势，易出现呼吸节律不齐、间歇呼吸及呼吸暂停等，尤以早产儿、新生儿明显（E 错）。

58. C　婴幼儿胸廓活动范围小，呼吸肌发育不全，肌纤维较细，间质较多且肌肉组织中耐疲劳的肌纤维所占的比例少，故小儿呼吸肌肌力弱，容易疲劳，易发生呼吸衰竭。小儿膈肌较肋间肌相对发达，且肋骨呈水平位，肋间隙小，故婴幼儿为腹式呼吸。

59. E　肺炎支原体肺炎是学龄儿童及青年常见的一种肺炎（A 对）。病初有全身不适、乏力、头痛（B 对）。肺部体征多不明显，甚至全无（C 对）。热度不一，可呈高热、中等度热或低热（D 对）。少数可闻及干、湿啰音，但大多很快消失，故体征与剧咳及发热等临床症状不一致，为本病特点之一（E 错）。

60. B　肺炎支原体无细胞壁，所以青霉素对支原体肺炎无效。支原体肺炎使用大环内酯类抗生素，常见的大环内酯类抗生素有阿奇霉素或者罗红霉素。

61. D　支原体肺炎是由支原体感染引起，可导致支原体抗体阳性。检测支原体抗体有助于确定支原体肺炎的诊断，但支原体抗体阳性不足以做出明确诊断，因为可能是假阳性或过去曾有过支原体感染。为了确定支原体肺炎的诊断，可能需要动态监测支原体抗体。如果复查时支原体抗体发生明显变化，则可能是支原体感染，还需要根据患儿的具体临床症状和胸部 CT 等相关情况进行综合判断。

62. D　喉炎多为急性上呼吸道感染的一部分，有时在麻疹、流感、肺炎等病程中并发，以麻疹喉炎发病较多且病情较重。

63. A　急性感染性喉炎多继发于上呼吸道感染，也可为急性传染病的前驱症状或并发症，有不同程度发热。夜间突发声音嘶哑，犬吠样咳嗽和吸气性喉鸣，患儿面色可发灰、发绀等，症状白天轻，夜间重。

64. B　婴幼儿时期最常见的肺炎是支气管肺炎，又称为小叶性肺炎。

65. C　2 岁以下婴幼儿的气管腔隙更细小，在发生感染时，由于气管黏膜水肿及分泌物增多，更容易引起气管发生堵塞，导致患儿出现明显的呼吸困难。因此 2 岁以下小儿易患毛细支气管炎。

66. C　利尿剂主要通过促进体内电解质和水分排出，使血容量减少，血压下降，对提高 β 受体对平喘药的敏感性无帮助。

67. B　沙丁胺醇治疗哮喘急性发作的药理基础为兴奋 β_2 肾上腺素能受体，扩张支气管。

68. C　吸入溴化异丙托品治疗哮喘的药理机制为拮抗 M 胆碱能受体，抑制腺体分泌，减轻气道炎症。

69. B　皮质激素对水痘病程有不利影响，可导致病毒播散，一般不宜用。

70. A　肺炎常见的病原体有呼吸道合胞病毒、腺病毒、肺炎链球菌、金黄色葡萄球菌、肺炎支原体、衣原体等。

71. B　支气管肺炎又称小叶性肺炎，指炎症累及细支气管、终末细支气管及其远端肺泡，是以肺小叶为中心的急性化脓性炎症。

72. E　大叶性肺炎最常见的致病菌为肺炎链球菌。

73. D　巨细胞病毒感染者首选更昔洛韦。

巨细胞病毒属于人类疱疹病毒 5 型，系 DNA 病毒。

74. A 大叶性肺炎实变的肺叶体积与正常相符。

75. D 小儿肺炎的停止用药标准一般为体温正常后 5～7 天，症状、体征消失后 3 天。

76. E 病毒性肺炎影像学表现一般无特异性。

77. B 肺炎呼吸性酸中毒会引起血液 pH 下降，肺动脉痉挛，血钾升高。由于 CO_2 潴留，可出现高碳酸血症，使脑血管扩张。

78. C 液气囊腔是金黄色葡萄球菌肺炎的特征表现。

二、A2 型题

79. B 本例特点为小婴儿，发热伴咳嗽 1 周，肺内可闻细小水泡音，为典型幼儿支气管肺炎表现。曾出现烦躁、惊厥 1 次，脑膜刺激征（－），考虑合并高热惊厥可能性大。心率 140 次/分，不够婴儿合并心衰的诊断标准（＞160 次/分）。如为毛细支气管炎，应可闻及呼气性哮鸣音。腺病毒肺炎的肺部体征多以实变和肺气肿改变为主。

80. A 高热惊厥的好发年龄为 6 个月至 3 岁，上感引起者占 60%；常在病初体温急剧升高时发生，体温常达 39～40℃以上；全身性抽搐伴有意识障碍，但惊厥停止后，意识很快恢复；一般只发作 1 次，抽搐时间短暂，数秒至数分钟，一般不超过 5～10 分钟；神经系统检查为阴性；脑脊液检查除压力增高，无异常发现。根据以上特点可做出诊断。

81. D 患儿发热、咳嗽较剧烈，X 线显示较临床体征显著，且使用阿莫西林、头孢噻肟治疗 6 天无效，支原体肺炎可能性大。感染中毒症状不重，青霉素类、头孢菌素类药物治疗无效及 X 线结果不支持金黄色葡萄球菌肺炎或大叶性肺炎；患儿结核中毒症状不明显，X 线结果不支持肺结核。患儿无嗜睡、精神萎靡、喘憋等表现，腺病毒肺炎可能性小。

82. C 该患儿考虑高热惊厥，听诊呼吸音粗，可闻及湿啰音，考虑肺炎可能性大。

83. A 金葡菌肺炎与腺病毒肺炎两者病情均重，金葡菌肺炎症状体征出现较早，有明显细菌感染中毒表现；腺病毒肺炎症状重，体征出现较晚。

84. C 金葡菌肺炎一般多见于＜6 个月龄的婴幼儿，感染中毒症状重，WBC 升高，X 线示肺浸润，肺大疱，脓肿影，该患儿与此不符。呼吸道合胞病毒肺炎可有喘憋、呼吸困难、发绀，多发于 1 岁以内小儿，X 线示肺纹理粗，可见肺气肿表现。该患儿表现以咳嗽为主，X 线亦不支持。腺病毒肺炎多发于 6 个月至 2 岁的婴幼儿，呈稽留高热，感染中毒症状重，咳嗽较重，易并发多系统损害。X 线示肺实变影，可有胸膜炎、胸腔积液，体征不明显时即可有 X 线表现，该患儿与此表现相似。肺炎支原体肺炎热型不定，热程长，咳嗽严重；体征不明显，可有其他系统症状；X 线示肺门阴影增浓，均一实变影，该患儿与此不符。肺炎链球菌肺炎多发于＞2 岁小儿，X 线示大叶实变影，WBC 升高，核左移。患儿与此不符。

85. B 支气管炎以咳嗽为主要表现，一般无发热或仅低热，肺部呼吸音粗或有干啰音。支气管肺炎病理为肺泡毛细血管充血，肺泡内水肿和渗出，故以发热、咳嗽、肺部中小水泡音为主要表现。毛细支气管炎多发生于 2 岁以下小儿，多数在 6 个月以内，以喘憋、三凹征和哮鸣音为主要临床特点，喘憋缓解期亦可闻及中、细湿啰音，一般由病毒感染引起，不引起白细胞升高。上呼吸道感染无肺部体征。支气管哮喘一般表现为反复发作的喘息、呼吸困难，发作时双肺呼气相哮鸣音，应用平喘药或可自行缓解。

86. A　疱疹性咽峡炎属于急性上呼吸道感染的两种特殊类型之一，病原体为柯萨奇病毒A组。好发于夏秋季。起病急骤，临床表现为高热、咽痛、流涎、厌食、呕吐等。体格检查可发现咽部充血，在咽腭弓、软腭、腭垂的黏膜上可见多个2～4mm大小灰白色的疱疹，周围有红晕，1～2天后破溃形成小溃疡，疱疹也可发生于口腔的其他部位。病程为1周左右。

87. E　支原体肺炎多见于学龄儿童，以咳嗽为突出症状，可有发热、咽痛、肌肉酸痛。咳嗽开始为干咳，后为顽固性剧咳，胸部X线有间质性肺炎表现。该患儿最可能的诊断是肺炎支原体肺炎，故治疗首选大环内酯类抗生素，如红霉素、阿奇霉素等。

88. C　支气管哮喘发作时可并发肺部感染、气胸、肺不张等。突发胸痛、气急、呼吸困难，应考虑并发气胸。

89. D　该患儿的同学中有数人发病（明显的流行病史），同时伴有发热、头痛、肌肉痛、咽充血以及扁桃体Ⅰ度肿大的临床表现，符合流行性感冒的特征，应诊断为流行性感冒（D对）。急性扁桃体炎属于急性上呼吸道感染的一种，急性上呼吸道感染会有鼻塞、流涕、喷嚏等典型症状，与该患儿的症状不符（A、B错）。疱疹性咽峡炎的体格检查有咽部充血、在咽腭弓、软腭、腭垂的黏膜上可见多个2～4mm大小灰白色的疱疹（C错）。川崎病一般有长期发热、球结合膜充血、手足硬性水肿和掌跖红斑、颈淋巴结肿大的表现（E错）。

90. B　呼吸道合胞病毒肺炎常见于1岁以内，以喘憋、三凹征和呼吸困难为主要特征，可伴中等程度发热，肺内呼气相哮鸣音为主，可闻及细湿啰音。胸片显示两肺小点片状影，伴肺气肿，与本例表现相符。腺病毒肺炎多为稽留高热或弛张热，热程可长达2周以上，中毒症状重，肺部体征出现较晚，且可有肺部实变体征，肺部X线改变较肺部体征出现早。支气管肺炎以2岁以下婴幼儿多见，主要临床表现为发热、咳嗽、气促和肺部较多量固定性中、细湿啰音，于深吸气末更为明显。肺部X线以两肺下野、中内带出现大小不等小斑片状影为主。婴幼儿肺炎支原体肺炎热型不定，病程较长，刺激性咳嗽为突出表现，肺部X线改变多样化为其特征。若感染性喘息发作3次以上应考虑支气管哮喘的可能，应用支气管舒张剂有显著疗效者支持诊断。

91. C　本题临床表现不典型，可采取排除法，腺病毒肺炎发热一般39℃以上，中毒症状重，啰音出现晚，可排除。肺炎链球菌肺炎常见于5岁以下，起病急骤，高热达40℃，不符合题意。肺炎支原体肺炎主要表现为发热、咳嗽、咽痛、肌肉酸痛等，不符合题意。金黄色葡萄球菌肺炎临床特点为起病急、病情严重、进展快、全身中毒症状明显，故排除。因此只有呼吸道合胞病毒肺炎符合题意。

92. B　双肺可闻及较固定的中、细湿啰音为支气管肺炎的重要体征。

93. E　患儿持续咳嗽>4周，常在运动、夜间和（或）凌晨发作或加重，以干咳为主，不伴有喘息，经较长时间抗生素治疗无效使用支气管舒张剂诊断性治疗可使咳嗽发作缓解。符合咳嗽变异型哮喘的诊断。

94. E　哮喘急性期胸部X线正常或呈间质性改变，可有肺气肿或肺不张。胸部X线还可排除或协助排除肺部其他疾病，如肺炎、肺结核、气管支气管异物和先天性呼吸系统畸形等。

95. B 患儿咳嗽，有痰咳不出，双肺未闻及中、小湿啰音为支气管炎诊断要点。

96. B 患儿反复发作喘息，发作时双肺可闻及弥漫性哮鸣音，体温正常，符合支气管哮喘的诊断。

97. D 患儿持续高热，感染中毒症状重，结合血常规白细胞总数正常，肺部听诊示肺炎，支持病毒感染性肺炎。腺病毒为引起小儿重症肺炎的主要病原体，符合以上特点。

98. E 支气管肺炎高发年龄为2岁内婴幼儿，其特点为发热、咳嗽、气促、肺内可闻中、细湿啰音。胸片见小斑片状阴影，以双肺下野、中内带居多。大叶性肺炎及支原体肺炎以年长儿居多。腺病毒肺炎持续高热、喘憋症状突出。毛细支气管炎多见于2~6个月小儿，肺内可闻及呼气性哮鸣音。

99. E 根据患儿临床表现首先考虑急性毛细支气管炎，主要的治疗是平喘。

100. B 患儿既往体健，病史短，一般情况尚可，基本可除外恶性肿瘤和结缔组织病合并胸腔积液。患儿接种过卡介苗，卡介苗瘢痕阳性，PPD（-），胸腔穿刺液不是以淋巴细胞为主，基本除外结核性胸膜炎。而血常规正常，抽出液体为黄色稀薄液体而非脓性液体，基本可除外化脓性胸膜炎。故本例最可能的诊断为支原体肺炎合并胸腔积液。

101. A 5个月男婴，体温38℃，咳嗽、喘憋明显。查体：呼吸急促，鼻扇，三凹征明显，双肺听诊满布哮鸣音（高热、喘憋、鼻扇、三凹征明显、双肺听诊满布哮鸣音，符合呼吸道合胞病毒肺炎的特点），偶闻中、小水泡音，胸部X线片：双侧肺纹理增强，可见小片状阴影，肺气肿改变明显，则该患儿最可能的诊断为呼吸道合胞病毒肺炎（A对）。肺炎支原体肺炎和肺炎衣原体肺炎都是多见于学龄儿童（婴幼儿很少见），肺炎支原体肺炎的特征性表现是刺激性干咳，肺炎衣原体肺炎的咳嗽可持续1~2个月，因此不能诊断为肺炎支原体肺炎（B错）和肺炎衣原体肺炎（E错）。腺病毒肺炎一般见于6个月~2岁的儿童（5个月婴儿少见），典型的临床表现是频繁咳嗽，三凹征很少见，不符合该患儿的表现，不能诊断为腺病毒肺炎（C错）。金黄色葡萄球菌肺炎的病变发展迅速，组织破坏严重，易形成肺脓肿、脓胸及其他器官的迁徙性化脓灶，该病例不符合金黄色葡萄球菌肺炎的特点（D错）。

102. B 肺炎支原体的特点是：①肺炎支原体是介于细菌与病毒之间的一种微生物（A对）。②大环内酯类药物对本病有良好效果，四环素儿童不推荐（B错）。③X线胸部摄片四种表现包括肺门阴影增浓，间质性肺炎，支气管肺炎，均一的片状阴影似大叶性肺炎改变，对诊断本病很有帮助（C对）。④支原体感染后咳嗽常较剧，可似百日咳（D对）。⑤支原体感染后特点为症状重，体征轻。肺部不一定出现阳性体征（E对）。

103. E 患儿有肺炎，现症状加重，有呼吸困难、烦躁等，体征有肺部呼吸音减弱，上肺叩诊过清音，考虑气胸可能，应立即胸腔穿刺抽气，缓解症状。

104. A 金黄色葡萄球菌肺炎是由金黄色葡萄球菌引起的急性肺化脓性炎症，多表现为急骤起病，高热、寒战、胸痛，脓性痰。若患儿表现为低体温，虽白细胞降低，但并不是病情得到初步控制的表现。

105. E　患儿，发热3天，并且咽部有充血、咽峡及软腭部有疱疹及溃疡，由此可诊断为疱疹性咽峡炎，一般导致疱疹性咽峡炎的病原体是柯萨奇病毒（E对）。金黄色葡萄球菌一般引发的是细菌性肺炎（D错）。导致咽结合膜热的病原体是腺病毒（A错）。副流感病毒和流感病毒是引起流行性感冒的病原体（B、C错）。

106. D　毛细支气管炎常发生于2岁以下小儿，多数在6个月以内，以喘憋、三凹征和哮鸣音为主要临床特点，喘憋缓解期亦可闻及中、细湿啰音。一般由病毒感染引起，不引起白细胞升高。

107. E　患儿诊断为病毒性肺炎合并心衰，肺炎合并心力衰竭的治疗包括：吸氧、镇静、利尿、强心、应用血管活性药物等，无需使用大量的激素。

108. B　支气管肺炎抗感染治疗用药时间：一般应持续至体温降至正常后5~7天，症状、体征消失后3天停药。支原体肺炎至少使用抗菌药物2~3周。葡萄球菌肺炎在体温正常后2~3周可停药，一般总疗程大于等于6周。

109. C　患儿目前血氧饱和度低，且可闻及痰鸣音，首先应该保持呼吸道通畅（吸痰），吸氧。

110. E　患儿有上感症状，但上感时不会有哮鸣音；急性发病，且年轻，不符合慢性支气管炎喘息型；心肌炎除心率增快>100次/分外，还应有心电图改变和血清学依据。故正确诊断应为支气管哮喘。

111. B　胸片所示考虑支气管肺炎可能性大，结合患儿病史、体征、实验室检查与X线胸片表现考虑为金黄色葡萄球菌肺炎可能。

112. D　右下肺野可见云雾状阴影为肺炎支原体肺炎的可能影像学表现，结合患儿刺激性咳嗽，体征轻，抗生素治疗效果不佳，应诊断为肺炎支原体肺炎。故首选肺炎支原体抗体以明确诊断。

113. C　金黄色葡萄球菌由于病变发展迅速，组织破坏严重，故易形成肺脓肿、脓胸、脓气胸、肺大疱、皮下气肿、纵隔气肿。

114. D　该病例为小婴儿，急性起病，以咳嗽、喘息为主要表现，且为第一次喘息发作，查体体温中等热，无感染中毒症状，可见呼吸、心率增快，可见吸气性三凹征，呼气相延长，双肺可闻及大量哮鸣音和少量细湿啰音，符合毛细支气管炎表现。

三、A3/A4型题

115. C　婴儿的第一次感染性喘息发作大多数是毛细支气管炎。毛细支气管炎见于2岁以内的婴幼儿，尤其是2~6个月的婴儿，出现上呼吸道感染表现后2~3日内出现持续性干咳、发作性喘息，呼吸浅快，鼻翼扇动，发绀，三凹征明显，肺部听诊呼气相呼吸音延长，呼气性哮鸣音，严重时呼吸音减低或消失，喘憋缓解时可闻及细湿啰音。

116. C　毛细支气管炎主要由呼吸道合胞病毒引起，故一般血培养不作为常规检查。

117. A　该患儿为8个月婴儿，急性起病，表现为咳嗽、喘息，且为第一次喘息发作，未见高热，无感染中毒症状，肺部体征主要表现为哮鸣音伴少量细湿啰音，并伴有呼吸频率增快、呼气相延长、吸气性三凹征，符合毛细支气管炎病例特点。

118. A　毛细支气管炎最常见的病原体为呼吸道合胞病毒，故首选鼻咽拭子呼吸道病毒抗原检查。

119. C 患儿清醒时氧饱和度小于 90% 时，提示有缺氧表现，需住院治疗。

120. B 根据患儿临床表现，考虑肺炎可能，故首先应该行胸部 X 线检查以明确肺炎诊断。

121. B 患儿心率增快，心音低钝，肝脏增大，考虑出现心衰。患儿高热不退，且中毒症状重，结合其他表现，考虑为腺病毒肺炎。

122. D 肺炎合并心衰患儿应首先纠正心衰，故应选洋地黄制剂以强心。

123. C 肺炎支原体肺炎多见于年长儿，临床常有发热，热型不定，热程 1～3 周，刺激性咳嗽为突出表现，可有咽痛、胸痛、肌肉酸痛的症状。肺部体征不明显。X 线改变分 4 种：①肺门影加重；②支气管肺炎改变；③间质性肺炎改变；④均一的片状阴影似大叶性肺炎改变。

124. C 起病 2 周后，约 2/3 的患儿冷凝集试验阳性，滴度逐步升高时，更有诊断价值。目前用于检测肺炎支原体感染的实验诊断方法有肺炎支原体分离培养、冷凝集试验、肺炎支原体特异性抗体检测及 PCR 等。

125. D 早期适当抗生素治疗可减轻症状，缩短病程。本病有自限性，多数病例不经治疗可自愈。大环内酯类抗生素，如红霉素，仍是肺炎支原体感染的首选药物。四环素类也用于肺炎支原体肺炎的治疗。因肺炎支原体无细胞壁，青霉素或头孢菌素等抗生素无效。

126. E 1 岁婴儿，发热、咳嗽 3 天，伴咽充血、双侧扁桃体肿大，双肺闻及中细湿啰音，符合急性支气管肺炎的表现。

127. D 患儿有感染史，现出现神经精神症状，查脑脊液压力升高，余无异常，考虑并发中毒性脑病。

128. C 患儿肺部症状明显，考虑并发脓气胸可能，应进一步做胸部 X 线片检查。

129. C 患儿血钠小于 130mmol/L，尿钠大于 20mmol/L 且肾功能及肾上腺皮质功能正常，考虑抗利尿激素异常分泌综合征。

130. D 患儿有喘憋、呼气性呼吸困难等症状，为典型的支气管哮喘表现（D 对）。肺结核做细菌培养可鉴别，支气管异物会有吸气性呼吸困难，大叶性肺炎会有发热等症状，急性支气管炎肺部不会闻及哮鸣音。

131. E 哮喘发作时禁用镇静类药物。

132. E 喘息性支气管炎表现为支气管炎伴喘息，有哮鸣音但无明显的呼吸困难，发作缓慢，随炎症控制喘息可控制，病程常 1 周左右。毛细支气管炎常发生在 6 个月～2 岁的小儿，该患儿年龄不符。肺炎时可闻及水泡音，该小儿无水泡音。气管异物常有呛咳病史。患儿症状及体征符合支气管哮喘的诊断。

133. A 通过胸部 X 线检查可见哮喘发作时两肺透亮度增加，呈过度充气征象，以确诊。

134. C 支气管哮喘首选 β_2 受体激动剂，如吸入型沙丁胺醇（C 对）。抗生素主要用于细菌性感染（A 错），利巴韦林主要用于病毒感染（B 错），骨化三醇是维生素 D_3 的最重要活性代谢产物之一，常用于甲状旁腺功能低下症及血液透析患儿的肾性营养不良（D 错），多巴酚丁胺是 β 肾上腺素受体激动剂，常用于治疗心衰等（E 错）。

135. B 若患儿哮喘持续存在，则可氧疗，给予支气管扩张剂，全身应用糖皮质激素等。比索洛尔为 β 受体拮抗剂，不能用于哮喘持续状态。

136. B　若患儿病情恶化，出现呼吸音减弱，可表现为严重的呼吸困难、缺氧等，此时需要立即进行机械通气，维持呼吸道的通畅。

137. A　患儿发热、胸痛，且右胸部饱满，叩诊浊音，呼吸音减弱，白细胞增多，中性粒细胞百分比升高，首先考虑为急性脓胸。

138. C　急性脓胸应首选胸腔穿刺，抽出胸水，进行培养，查明致病菌，从而制订治疗方案。

139. C　14 个月幼儿，发热、咳嗽 3 天，双肺满布中细湿啰音，胸片示右下肺点片状阴影，考虑支气管肺炎的表现。气急、发绀、烦躁，肝脏增大，提示合并心力衰竭。

140. E　肺炎合并心衰的紧急治疗原则为吸氧、镇静、强心、血管活性药物。

141. B　急性喉炎的临床表现有发热、犬吠样咳嗽、声嘶、吸气性喉鸣和三凹征。

142. B　Ⅲ度喉梗阻的治疗包括氧疗、糖皮质激素雾化吸入治疗，对于烦躁不安者适当镇静，上述治疗无效时可行气管切开术。患儿心率增快、心音低钝是由于喉梗阻造成的，以对症治疗、解除梗阻为主。

四、B1 型题

143～145. B、A、C　①毛细支气管炎最常见的病原体是呼吸道合胞病毒。②柯萨奇病毒 A 组是引起儿童疱疹性咽峡炎的最常见病毒。③引起儿童咽结膜热的常见病毒是腺病毒 3、7 型。

146～147. B、C　①吸入性糖皮质激素是支气管哮喘长期控制治疗的首选药物。②吸入速效 β_2 受体激动剂是支气管哮喘急性发作的首选药物。

五、X 型题

148. ACDE　小儿急性喉炎为吸气末喉鸣音。

149. BCDE　支气管哮喘患儿的气道反应性增高，但并不是所有气道反应性增高的患儿都是支气管哮喘，例如 COPD。

150. ACDE　肺炎链球菌肺炎的治疗首选青霉素 G。轻症患儿每日用量为 240 万单位，分 3 次肌内注射。病情稍重者，每日剂量 240 万～480 万单位，分次静脉滴注，每 6～8 小时 1 次，滴注时每次用量尽可能在 1 小时内滴完，以维持有效血浓度。重症及并发脑膜炎者，每日可增至 1000 万～3000 万单位，分 4 次静脉滴注。对青霉素过敏者，或感染耐青霉素菌株者，可用头孢噻肟或头孢曲松等药物，多重耐药菌感染者可用万古霉素、替考拉宁等。

151. ABDE　支气管哮喘发作时患儿可出现严重的呼气性呼吸困难（B 对），被迫采取坐位或端坐位（D 对），呼吸辅助肌参与呼吸，严重者大汗淋漓伴发绀（E 对）。呼吸动度变小，呈吸气位（C 错）。由于多数并发肺气肿，所以语音震颤减弱（A 对）。两肺可闻及干啰音及哮鸣音。

152. ABCD　毛细支气管炎是一种婴幼儿较常见的下呼吸道感染，多见于 2～6 个月的小婴儿（B 对）。主要由呼吸道合胞病毒引起（A 对）。部分毛细支气管炎患儿日后可发生反复喘息发作，甚至发展为哮喘（C 对）。肺部体征主要为呼气相哮鸣音，亦可闻及中细湿啰音，叩诊可呈过清音（D 对）。全身中毒症状较轻，少见高热（E 错）。

153. ABDE　腺病毒肺炎临床表现为：①发热：可达 39℃以上，呈稽留热或弛张热，热程长，可持续 2～3 周；②中毒症状重：面色苍白或发灰，精神不振，嗜睡与烦躁交替；③呼吸道症状：咳嗽频繁，呈阵发性喘憋，轻重不等的呼吸困难和发绀；④消化系统症状：腹泻、呕吐和消化道出血；⑤可因脑水肿而致嗜睡、昏迷或惊厥发作。体格检查发现：①肺部啰音出现较迟，多于高热3～7天后才出现，肺部病变融合时可出现实变体征；②肝脾增大，由于单核－吞噬细胞系统反应较强所致；③麻疹样皮疹；④出现心率加速、心音低钝等心肌炎、心力衰竭表现；亦可有脑膜刺激征等中枢神经系统体征。

154. ABC 腺病毒肺炎X线特点：①肺部X线检查改变较肺部啰音出现早，故强调早期摄片；②大小不等的片状阴影或融合成大病灶，甚至一个大叶；③病灶吸收较慢，需数周或数月。腺病毒肺炎不会并发脓气胸。

155. ABCD 抗生素治疗肺炎的原则：①有效和安全是选择抗菌药物的首要原则；②在使用抗菌药物前应采集合适的呼吸道分泌物或血标本进行细菌培养和药物敏感试验，以指导治疗，在未获得培养结果前，可根据经验选择敏感药物；③选用的药物在肺组织中应有较高的浓度；④轻症患儿口服抗菌药物有效且安全，对重症肺炎或因呕吐等致口服难以吸收者，可考虑胃肠道外抗菌药物治疗；⑤适宜剂量、合适疗程；⑥重症患儿宜静脉联合用药。

156. ABCE 上呼吸道感染可波及邻近器官，或向下蔓延。可引起中耳炎、鼻窦炎、颈淋巴结炎、支气管炎、肺炎等，年长儿患链球菌性上呼吸道感染可引起急性肾炎、风湿热等。手足口病是柯萨奇病毒感染引起，在口腔内可见小疱疹或溃疡，手足部可见斑丘疹或疱疹，不属于上呼吸道感染并发症。

157. BCDE 金黄色葡萄球菌肺炎的X线特征为肺浸润、肺脓肿、肺大疱和脓气胸，还可有胸腔积液。

158. ABCE 渗出液的特点是：外观较黏稠，易凝固；比重>1.018；蛋白$>30g/L$；胸水LDH/血清LDH>0.6；Rivalta试验（+）；白细胞数$>500\times10^6/L$。

第十章　心血管系统疾病

一、A1 型题

1. B　心脏发育的关键期一般从第 2 周开始直到第 8 周。正常情况下第 2 周开始形成原始心脏，原始心脏包括三部分，即心房、心室、心球。到怀孕第 5 周房间隔形成，心室间隔在第 8 周的时候形成，从而完成四腔心的发育。

2. B　正常 <2 岁的小儿，心尖搏动见于左第 4 肋间，其左侧最远点可达锁骨中线外 1cm；5～6 岁时在左第 5 肋间，锁骨中线上。

3. C　法洛四联症可出现右向左分流，血氧低，继发周围血红细胞计数和血红蛋白浓度明显增高。

4. B　大多数先天性心脏病无法用药物治愈，但动脉导管未闭患儿出生 1 周以内使用吲哚美辛可使 90% 患儿痊愈（B 对）。法洛四联症（A 错）、房间隔缺损（C 错）、室间隔缺损（D 错）、大血管部分转位（E 错）的治愈必须采取手术的方法。

5. D　先天性心脏病的发病机制：胎儿发育的环境因素：①感染，妊娠前三个月患病毒或细菌感染，尤其是风疹病毒，其次是柯萨奇病毒，其出生的婴儿先心病的发病率较高。②其它：如羊膜的病变，胎儿受压，妊娠早期先兆流产，母体营养不良、糖尿病、苯丙酮尿症、高血钙，放射线和细胞毒性药物在妊娠早期的应用，母亲年龄过大等均有使胎儿发生先心病的可能。遗传因素：先心病具有一定程度的家族发病趋势，可能因父母生殖细胞、染色体畸变所引起。遗传学研究认为，多数的先心病是由多个基因与环境因素相互作用所形成的。

6. A　室间隔缺损超声心动图可见左心房、左心室内径增宽。

7. A　室间隔缺损合并肺动脉高压者左向右分流减少，P_2亢进，杂音减弱，X 线示肺动脉段膨隆，心电图示右心室肥厚。

8. B　法洛四联症由于存在室间隔缺损，所以肺动脉和主动脉几乎同时显影。

9. D　房间隔缺损，是左右心房间的间隔出现漏口，胎儿出生后，体循环压力大于肺循环压力，左心房压高于右心房，房间隔缺损时会出现左向右分流。收缩期因心脏收缩，且右心室增大，通过肺动脉瓣的血流量增多、速度加快，造成肺动脉瓣相对缩窄，而在左胸骨旁第 2 肋间可闻及 2～3 级喷射性收缩期杂音。

10. A　房间隔缺损时，P_2 增强，由于右心室容量增加，收缩时喷射血流时间延长，肺动脉瓣关闭落后于主动脉瓣，且不受呼吸影响，导致 P_2固定分裂。

11. E　完全性大动脉转位主要表现为青紫，而且比法洛四联症的青紫出现更早，半数出生时即存在。

12. C　学龄前期是病情一般的常见先天性心脏病患儿手术的适合时期。

13. D　法洛四联症由肺动脉狭窄、室间隔缺损、主动脉骑跨、右心室肥厚四种畸形组成。四种畸形中以肺动脉狭窄最重要，是决定患儿病理生理改变及临床严重程度的主要因素。由于肺动脉狭窄，血液进入肺循环受阻，引起右心室代偿性肥厚。肺动脉狭窄轻者，右心室压力仍低于左心室，故左向右分流；肺动脉狭窄严重时，右心室血液进入骑跨的主动脉（右向左分流），因而出现青紫。

14. A 胺碘酮和索他洛尔均为Ⅲ类抗心律失常药物，可用于各种心律失常，而胺碘酮因其无明显的减弱心肌收缩力的作用，故为合并心功能不全时首选。索他洛尔因有部分 β 受体阻断作用，有减弱心肌收缩力作用，严重心衰时为禁忌。多巴酚丁胺及氟卡胺一般不用于室性期前收缩。普罗帕酮禁用于器质性心脏病及严重心力衰竭，且普罗帕酮本身具有致心律失常作用，总死亡率及猝死的风险反而增加，应避免使用。

15. B 左心室收缩时，必须克服动脉血压，所以高血压能增加左心室的后负荷（B 对）。二尖瓣反流（A 错）、房间隔缺损（C 错）、主动脉瓣反流（D 错）和室间隔缺损（E 错）增加左心室前负荷。

16. A 左心室压力比右心室压力高，室间隔缺损时会出现一部分血流经室间隔缺损部分分流入右心室到肺动脉至肺循环，造成肺动脉高压及肺动脉扩张。同样主动脉血压明显高于肺动脉，动脉导管未闭会出现大量血液从主动脉通过导管流向肺动脉，从而出现肺动脉高压及肺动脉扩张。因此室间隔缺损和动脉导管未闭患儿由于肺动脉扩张压迫喉返神经而引起声音嘶哑（A 对）。小儿主动脉扩张多见于马方综合征（B 错）。由于喉返神经位置较高，左、右心房扩张都很难累及喉返神经（C、D、E 错）。

17. B 室间隔缺损时的血流动力学改变为收缩期左心室部分血流通过缺损部分分流到右心室，并很快进入肺循环，使肺循环血流量增加，因此当心脏舒张时，较多的血流从肺循环经左心房回流入左心室，导致左心室舒张期容量负荷增加、左心室扩大。虽然从肺循环进入左心房的血流也增多，但在左心房停留的时间短暂，因此所受影响不如左心室明显。右心室舒张期容量负荷不增加，右心室收缩期后负荷可增加，但仅发生于肺动脉压力增高之后，故右心室扩大发生于晚期；右心房负荷状态一般不受影响。

18. C 艾森曼格综合征即大型室间隔缺损，当右心室收缩压超过左心室收缩压时，左向右分流逆转为双向分流或右向左分流，出现持续性发绀，并逐渐加重。

19. A 动脉导管未闭患儿可在胸骨左缘上方闻及连续性“机器”样杂音，占整个收缩期与舒张期，常伴有震颤，杂音向左锁骨下、颈部和背部传导，当肺血管阻力增高时，杂音的舒张期成分可能减弱或消失。

20. B 动脉导管未闭基本 X 线征象是肺血增多，左心室和左心房增大，主动脉结突出或增宽，以及心脏大血管的搏动增强。最典型的 X 线征象是主动脉结增宽凸出，余征象其他心脏病亦可发生。

21. B 法洛四联症的杂音主要是肺动脉狭窄所致，为位于胸骨左缘 2/6 ~ 3/6 级的喷射样收缩期杂音，因此取决于肺动脉狭窄程度（B 对）。因室间隔缺损大小为非限制性，左、右室之间压力差基本为零，在此基础上，根据肺动脉狭窄程度，出现左向右、双向或右向左分流，均不是影响心脏杂音响度的主要因素。主动脉骑跨程度是患儿出现青紫的病因，不是影响心脏杂音响度的主要因素。右室肥厚是因右心室流出道梗阻，导致右心室后负荷加重所引起的代偿性肥厚，不是影响心脏杂音响度的主要因素。

22. D　β受体阻断剂能使心率减慢，心肌收缩力减弱，心输出量减少，心肌耗氧量下降，故适合法洛四联症缺氧发作时使用，特别是伴有心动过速时。

23. B　室间隔缺损时一部分左心室血液通过缺损部分进入右心室，症状和心脏改变与缺损大小密切相关。小型室间隔缺损分流少，可无症状，因此最不可能出现右心室肥大，心脏亦无明显改变。

24. C　右心排血量降低时肺血减少。房间隔缺损，构成左向右的分流，右心房、右心室因容量过负荷而增大，肺血增多。

25. C　室间隔缺损分流量大时，在心尖区可闻及二尖瓣相对狭窄的较柔和的舒张中期杂音。

26. C　房间隔缺损患儿的心电图：大多有右心室肥大伴不完全性右束支传导阻滞。心电轴右偏，右心房与右心室肥大，PR间期延长。

27. D　正常情况下，肺动脉瓣的关闭时间较主动脉瓣的关闭时间延迟0.03秒，当这个时间间隔增大就会产生心音分裂。房间隔缺损时，由于右心室的容量增加，收缩时喷射血流的时间延长，肺动脉瓣关闭更落后于主动脉瓣，从而出现第二心音固定分裂。

28. B　左向右分流的先天性心脏病包括房间隔缺损、室间隔缺损、动脉导管未闭，以上三者随着病情的发展都可出现明显的肺动脉高压。而在出现明显的肺动脉高压时，首先房间隔缺损的主要改变为右心房、右心室增大，其次室间隔缺损的主要改变以右心室增大为主，最后动脉导管未闭的主要改变为心尖左移上翘，实为右心室增大的表现。因此，左向右分流型先天性心脏病出现显著肺动脉高压时，共有的主要改变就是右心室增大。左心室增大多见于高血压等疾病。左心房增大，多见于心脏瓣膜病，尤以二尖瓣狭窄最多。右心房在房间隔缺损时可见增大。左心房、左心室增大多见于二尖瓣关闭不全。

29. D　左向右分流型先心病常见于房缺、室缺、动脉导管未闭，均可手术治疗，近年还可介入治疗，最佳治疗年龄是学龄前期。出现梗阻性肺动脉高压导致反向分流者临床出现发绀为手术禁忌证。

30. A　法洛四联症由肺动脉狭窄、室间隔缺损、主动脉骑跨、右心室肥厚四种畸形组成。其中决定发绀程度的是肺动脉狭窄程度。肺动脉狭窄多伴有右室流出道狭窄，或有肺动脉及其分支的狭窄，甚至缺如，导致右心室压力高，右向左分流加重。

31. A　室间隔缺损，房间隔缺损，动脉导管未闭及法洛四联症这四种先天性心脏病的患儿均存在肺动脉压力高或分流等，常易反复发生呼吸道感染，如肺炎等。

32. B　需考虑植入永久起搏器的指征：心脏扩大伴心功能不全；有阿–斯综合征发作史；QTc间期延长，Holter证实有尖端扭转型室速者；活动耐量明显下降；清醒时RR间期最长>3秒，睡眠时>5秒；新生儿心室率<55次/分，儿童<40次/分；QRS间期明显增宽，伴心室率<该年龄组第5百分位。

33. B　室间隔缺损由胚胎期室间隔发育不全所致，是最常见的先天性心脏病，约占我国先天性心脏病的50%。

34. C　病毒性心肌炎的确诊有赖于心内膜、心肌或心包组织内病毒的检出。

35. A　病毒性心肌炎的临床诊断依据：①心功能不全、心源性休克或心脑综合征；②心脏扩大（X线或心超检查）；③心电图示较严重的心律失常或ST段压低，T波低平/倒置持续4天以上；④CK－MB升高或心肌肌钙蛋白（cTnI或cTnT）阳性；具有上述2项，可临床诊断心肌炎。发病同时或发病前1～3周有病毒感染的证据支持诊断。

36. D 自心内膜、心肌、心包活体组织检查、病理或心包穿刺液检查发现以下之一者可确诊：分离到病毒；用病毒核酸探针查到病毒核酸；特异性病毒抗体阳性。

37. C 病毒性心肌炎心肌损害的血生化指标中，磷酸激酶（CPK）在早期多有增高，其中以来自心肌的同工酶（CK－MB）为主。

38. E 少数重症患儿可发生心力衰竭并发严重心律失常、心源性休克，死亡率高。其余选项均为轻型病毒性心肌炎的临床表现。

39. D 婴儿室上性心动过速的心电图特征是心率快而匀齐，心室率250～300次/分，RR间期绝对匀齐，可有继发性ST－T改变，但QRS波群形态基本正常。

40. E 房性期前收缩的心电图表现：①提前出现的P′波；②P′R间期正常或轻度延长；③P′波形态与窦性P波不同（方向相同）；④P′后QRS波群可正常或畸形；⑤常有不完全的代偿间歇。

41. A 充血性心力衰竭时的血流动力学异常主要表现为心输出量降低，心室舒张末压力增高。

42. E 动态心电图主要用于检测常规心电图难以捕捉的一过性心律失常，监测患儿24小时内心律变化规律，对发生的心律失常进行定性和定量分析，但不能对产生心律失常的病因进行判断。

43. C 阵发性室上性心动过速可用兴奋迷走神经的方法纠正。Valsalva动作、按压颈动脉窦、诱发恶心等可使心动过速突然减慢至正常。

44. B 心电图示PR间期＞0.20秒，应诊断为一度房室传导阻滞。

45. B 震颤常见于某些产生高速分流的先天性心脏病，如室间隔缺损、动脉导管未闭以及心脏瓣膜狭窄，如二尖瓣狭窄、主动脉瓣狭窄、肺动脉瓣狭窄等。瓣膜关闭不全时震颤较少见。

46. D 正常小于2岁的小儿，心尖搏动见于左第4肋间，其左侧最远点可达锁骨中线外1.0cm。

47. B 80%婴儿动脉导管生后3个月左右在解剖上逐渐闭合成为动脉韧带，若不闭合持续开放即称为动脉导管未闭。

48. D 法洛四联症由四种畸形组成：右心室流出道梗阻、室间隔缺损、主动脉骑跨、右心室肥厚。由于主动脉骑跨于两心室之上，主动脉除接受来自左心室的血液外还直接接受一部分来自右心室的静脉血，输送到全身各部，因而出现青紫；同时，肺动脉的狭窄使肺循环进行气体交换的血流量减少，更加重了青紫的程度，生后3～6个月即可出现青紫（D对）。活动耐力下降（A错）、蹲踞现象（B错）、阵发性呼吸困难（C错）、杵状指（趾）（E错）等症状多出现于生后6～18个月。

49. D 法洛四联症主要的畸形组成为右心室流出道梗阻。右心室流出道为肌肉组织，当患儿哭吵、排便、体力活动加剧时可导致右心室流出道痉挛，使流入肺动脉血流急剧减少，产生发绀加重、呼吸深而快、狭窄杂音消失，严重者导致晕厥、抽搐。

50. B 法洛四联症右心室流出道梗阻最多见的是右室漏斗部狭窄，其次是瓣膜合并漏斗部狭窄，在狭窄之间可形成第三心室。单纯瓣膜狭窄较少见。

51. C 地高辛的作用随着血浓度增高而增高，不良反应发生率也相应增高。血浓度1～3ng/ml时，有治疗作用，不良反应较少；血浓度超过3ng/ml时，易发生中毒。血浓度达到4ng/ml或更高时，几乎都发生中毒。因此长期使用地高辛治疗时，需监测血药浓度，1～3ng/ml为有效浓度，临床上常控制在2ng/ml左右，既有效，又安全。

52. C 左心室扩大时心尖向下、向外移位，故C项不属于左心室扩大的表现。

53. C 小型室间隔缺损心肺X线检查无明显改变，或肺动脉段延长或轻微突出，肺野轻度充血。中型缺损心影轻度到中度增大，左、右心室增大，以左心室增大为主，主动脉弓影较小，肺动脉段扩张，肺野充血。大型缺损心影中度以上增大，左、右心室增大，多以右心室增大为主，肺动脉段明显突出，肺野明显充血。

54. D 洋地黄中毒的心电图表现最常见室性期前收缩，多表现为二联律，也可见阵发性心动过速、房性期前收缩、心房颤动及房室传导阻滞。

55. C 糖皮质激素可促进心肌中酶的活力，改善心肌功能，减轻心肌炎性反应和抗休克。一般用于抢救急症病例，如重型患者合并心源性休克、致死性心律失常（三度房室传导阻滞、室性心动过速）。

56. A 与成人一样，新生儿及婴儿的PR间期与心率成反比，心率快则PR间期短，心率慢则PR间期长。

57. C 心肌炎的病原以引起肠道和呼吸道感染的各种病毒最常见，如柯萨奇病毒A和B、埃可病毒、脊髓灰质炎病毒、流感和疱疹病毒，其中最常见的是柯萨奇病毒B。

58. E A、B、C、D选项的心脏病都可以出现左室收缩功能降低的临床表现，而甲状腺功能亢进症是全身处于高代谢状态，心率增快，一般心排血量高于正常。

59. C 左向右分流型先天性心脏病如室间隔缺损、动脉导管未闭等可发生心力衰竭。心内膜弹力纤维增生症和扩张型心肌病可发生心力衰竭。法洛四联症一般不引起心力衰竭。

二、A2型题

60. E 正常心脏在儿童生长发育旺盛阶段或发热、剧烈运动等应激情况下可出现2级以下的柔和的收缩期杂音而不伴有心电图、胸片或超声心动图的异常。

61. A 肺循环血量增多提示存在左向右分流，左室血量少，体循环血量少，故考虑分流存在于心房水平。

62. C 根据患儿的杂音特点：胸骨左缘2～3肋间闻及3/6级收缩期喷射性杂音、P_2增强且固定分裂，应诊断为房间隔缺损。

63. B 胸骨左缘第3～4肋间可闻及3级收缩期杂音，可触到收缩期震颤是室间隔缺损的典型体征。X线胸片见左心室增大，肺动脉段突出也符合室间隔缺损表现。

64. A 房间隔缺损杂音特点是胸骨左缘第2～3肋间有2～3级喷射性收缩期杂音，P_2增强伴固定分裂。

65. B 患儿在法洛四联症的基础上有阵发性抽搐、晕厥的临床表现，其原因是肺动脉狭窄。法洛四联症本身就易发生缺氧紫绀，当患儿哭闹时，在肺动脉漏斗部狭窄的基础上突然发生该处肌部痉挛，引起一时性肺动脉梗阻，会进一步加重缺氧，导致患儿出现抽搐、青紫加重、神智不清等临床表现。

66. D 患儿诊断为肺动脉瓣狭窄，右心室收缩压超过50mmHg，可导致心肌损害，因此需要行狭窄解除手术，球囊瓣膜成形术是大多数患儿的首选治疗方法。

67. D 法洛四联症婴儿易发生缺氧，常见诱因有吃奶、哭闹、情绪激动、感染、贫血等，表现为阵发性呼吸困难，严重者可出现突然晕厥、抽搐，可持续数分钟或更长时间。

68. B 小型室间隔缺损临床常无症状，多在体检时偶然发现，胸骨左缘3~4肋间可闻及收缩期杂音，胸片、心电图可无明显改变或仅有轻度左室增大或肺充血。中型和大型室间隔缺损可产生明显的肺充血临床表现，胸片、心电图显示肺充血、左房及左室增大，发生肺动脉高压时可有右室增大。

69. C 该患儿根据典型的前驱期感染史（发热伴腹泻5天）、相应的临床表现（胸闷、心悸2天）、心电图（二度房室传导阻滞）、心肌酶学检查［血清肌钙蛋白T（+）］显示的心肌损伤证据，考虑病毒性心肌炎。

70. C 根据患儿症状、体征及辅助检查，考虑病毒性心肌炎，应行心肌酶谱检查。

71. B 患儿心电图有明显异常，心肌酶高，有发热、腹泻等感染病史，最可能的诊断是病毒性心肌炎。

72. E 根据病例所示杂音特点提示为室间隔缺损，因畸形引起血流改变冲击心内膜，病原菌易停留，而引发感染性心内膜炎。结合该病例有发热及皮肤瘀点，考虑室间隔缺损伴感染性心内膜炎诊断。

73. E 患儿症状、体征及心电图检查结果提示病毒性心肌炎，引起此病最常见的病毒为柯萨奇病毒（E对）。腺病毒可致腺病毒肺炎（A错）。单纯疱疹病毒可致疱疹性口腔炎（B错）。乙肝病毒可致乙型肝炎（C错）。麻疹病毒是麻疹的致病病毒（D错）。

74. B 胸骨左缘第2~3肋间2/6~3/6级收缩期杂音，肺动脉瓣区第二心音增强，伴固定分裂为房间隔缺损的特异性表现。

75. B 胸骨左缘3~4肋间收缩期杂音，肺动脉瓣区第二心音亢进，胸部X线显示主动脉结（弓）影缩小，符合室间隔缺损的表现。

76. E 室间隔缺损者易并发支气管炎、充血性心力衰竭、肺水肿及感染性心内膜炎。

77. A 两肺闻及粗湿啰音和哮鸣音，肝肋下3cm，是上呼吸道感染合并心力衰竭的表现。

78. A 室间隔缺损合并支气管肺炎（A对）临床表现有室间隔缺损（胸骨左缘第3、4肋间可闻及3/6级粗糙收缩期杂音）和支气管肺炎（呼吸道感染、双肺可闻及湿啰音）两种疾病的共同表现。心脏听诊对鉴别先天性心脏病有重要意义：①室间隔缺损：胸骨左缘3、4肋间可闻及3~4级粗糙的全收缩期杂音，可触及收缩期震颤。分流量大时，在心尖区可有二尖瓣相对狭窄的较柔和的舒张中期杂音。②房间隔缺损：左第2肋间近胸骨旁可闻及2~3级喷射性收缩期杂音，同时伴有第一心音亢进、P_2增强和固定分裂。③动脉导管未闭：在胸骨左缘上方可闻及占整个收缩期和舒张期的连续性“机器”样杂音，并伴有P_2增强。当肺血管阻力增高时，杂音的舒张期成分可能是减弱或消失。④肺动脉瓣狭窄：胸骨左缘第2、3肋间可闻及洪亮的4/6级以上喷射性收缩期杂音，向左上胸、心前区、颈部、腋下及背面传导。并伴有第二心音分裂。⑤法洛四联症：胸骨左缘第2~4肋间可闻及2~3

级粗糙喷射性收缩期杂音。一般无收缩期震颤。

79. D　正常情况下，右心室流入肺动脉的血液是含 CO_2 多的静脉血，左心室流入主动脉的血液是含氧量高的动脉血。如肺动脉血氧含量超过右心室，说明主动脉血液流入肺动脉，即动脉导管未闭。

80. C　患儿具有动脉导管未闭的体征：胸骨左缘第 2 肋间闻及响亮的连续性“机器”样杂音，伴有震颤，脉压增宽，有周围血管搏动征。

81. B　肺动脉狭窄较轻者，可有左向右分流，患儿可无明显青紫。肺动脉狭窄严重者，出现明显的右向左分流，青紫严重。

82. D　胸骨左缘第 2 肋间处闻及连续性“机器”样杂音是动脉导管未闭的体征，患儿脉压增大，且因分流量大，而出现左心室增大。

83. D　法洛四联症是一种发绀型先天性心脏病。多于生后 2～6 个月动脉导管关闭之后青紫加重，患儿可有杵状指，X 线检查：心影呈“靴形”，肺血减少。

84. D　肺动脉瓣狭窄压差大于 30mmHg，可予球囊导管扩张术。

85. D　法洛四联症包括肺动脉狭窄、室间隔缺损、主动脉骑跨和右心室肥厚。早期出现发绀是其主要临床表现。本例患儿胸部 X 线检查为“靴型心”、肺动脉段凹陷及肺血减少，符合法洛四联症诊断。动脉导管未闭、房间隔缺损及室间隔缺损均为左向右分流型先天性心脏病，胸部 X 线检查的共同特点是肺动脉段凸出、肺血增多。艾森曼格综合征为房间隔或室间隔缺损晚期伴肺动脉高压，右心室压力高于左心室时，血自右向左分流，而出现永久性发绀。

86. E　本题患儿为典型的法洛四联症，其胸部 X 线片表现符合此诊断。

87. B　患儿，男，3 岁，自幼体弱（动脉导管未闭可致喂养困难、体重不增、生长发育落后），多次患肺炎（动脉导管未闭导致肺循环血量增多，而易反复发生呼吸道感染）。查体：胸骨左缘第 2 肋间连续性“机器”样杂音，有震颤，肺动脉瓣区第二心音亢进（动脉导管未闭的典型杂音特点），脉压增高（动脉导管未闭收缩压增高，舒张压下降，脉压增高），综合患儿的病史、症状、体征，考虑为动脉导管未闭。

88. E　患儿有先天性心脏病，胸骨左缘第 2、3 肋间有连续性杂音提示动脉导管未闭。患儿下肢水肿、气促、咳嗽，肝大提示心力衰竭。感染性动脉炎、充血性心力衰竭、感染性心内膜炎等是动脉导管未闭常见的并发症。亚急性感染性心内膜炎常发生于风湿性心脏瓣膜病、室间隔缺损、动脉导管未闭等心脏病的基础上，主要表现为低、中度发热，进行性贫血，乏力，盗汗，肝、脾大，杵状指（趾），实验室检查可发现镜下血尿和轻度蛋白尿。

89. A　该患儿临床表现提示合并心力衰竭。有临床症状如呼吸道感染和充血性心力衰竭时应进行抗感染、强心、利尿、扩血管等内科处理，一般不用强效镇静剂。

90. C　患儿症状（反复呼吸道感染）、体征（胸骨左缘第 3、4 肋间可闻及收缩期杂音）符合室间隔缺损的诊断。发热，呼吸明显增快，心率快，双肺闻及中、小水泡音（可能有左心功能不全），肝大、下肢水肿（有右心功能不全的表现），符合肺炎合并心力衰竭的诊断。

91. C　早产儿动脉导管未闭的处理视分

流大小、呼吸窘迫综合征情况而定。症状明显者，需抗心力衰竭治疗，生后 1 周内可以用吲哚美辛治疗，往往具有较好的效果。

92. C 病毒性心肌炎通常不使用肾上腺皮质激素。对重型患儿合并心源性休克、致死性心律失常（三度房室传导阻滞、室性心动过速）、心肌活体组织检查证实慢性自身免疫性心肌炎症反应者应足量、早期应用。

93. B 室间隔缺损当出现肺动脉高压右向左分流时，可出现青紫。查体可见胸骨左缘 3～4 肋间可闻及 3～4 级全收缩期杂音，伴有收缩期震颤。分流量大时，心尖部（二尖瓣区）可听到舒张中期高流量杂音。肺动脉瓣区第二心音增强，伴有肺动脉高压者亢进。

94. C 肺动脉瓣狭窄后，肺动脉段扩张凸出为特征性 X 线表现。

95. B 房间隔缺损时，出现左向右分流，使右心房血量增多，右心室扩大，大量血流通过肺动脉瓣时，形成相对狭窄，故可在胸骨左缘第 2～3 肋间闻及 2～3 级喷射性收缩期杂音。由于右心室容量增加，收缩时喷射血流时间延长，肺动脉瓣关闭更落后于主动脉瓣，出现不受呼吸影响的第二心音固定分裂。随着肺动脉高压的进展，左向右分流逐渐减少，第二心音增强，固定性分裂消失，收缩期杂音缩短，舒张期杂音消失，但可出现肺动脉瓣及三尖瓣关闭不全的杂音。因此该患儿首先考虑房间隔缺损。

96. C 根据本例临床资料，因无发绀史首先排除 D、E 项。胸片无右心房、右心室增大，不符合房缺的诊断。胸片示左房、左室大，主动脉影增宽，符合动脉导管未闭的血流动力学变化，即肺动脉除接受右心血外，还接受主动脉分流来的血，故循环血量增加，致左房、左室增大。

97. C 法洛四联症的症状为发绀，缺氧，蹲踞。体征：生长发育迟缓，常有杵状指（趾），胸骨左缘第 2～4 肋间可闻及粗糙的喷射样收缩期杂音。心电图电轴右偏，右室肥厚。X 线胸片：心脏大小正常或稍增大，心尖圆钝上翘，肺动脉段凹陷，构成“靴形”心脏，肺门血管影缩小，两侧肺野透亮度增加。侧支循环丰富者，两肺肺野呈现网状血管影。该患儿符合该病诊断。

98. C 室间隔缺损患儿往往易患呼吸道感染，在胸骨左缘第 3、4 肋间可听到粗糙的收缩期杂音，肺动脉瓣区第二心音亢进，左、右心室均肥大，肺动脉段明显突出，肺血增多，主动脉弓影较小。

99. A 房间隔缺损时体格检查胸骨左缘第 2 肋间可闻及 2～3 级喷射性收缩期杂音；当肺循环血流量超过体循环达 1 倍以上时，在胸骨左下缘第 4～5 肋间可出现三尖瓣相对狭窄的舒张早中期杂音。可有 P_2 增强，胸部 X 线心脏外形轻至中度增大，以右心房及右心室为主。

100. B

101. E 对于先心病，最有价值的检查是心导管造影，胸部 X 线可辅助诊断。

102. B 依据患儿心电图表现（心率增快 180 次/分，QRS 波正常，RR 绝对整齐），考虑为室上性心动过速。

103. A 普罗帕酮、维拉帕米及 ATP 均可以用于室上性心动过速患儿，但维拉帕米 1 岁以下婴儿禁用。ATP 剂量应为 0.2～0.4mg/kg。

三、A3/A4 型题

104. C 患儿临床表现符合法洛四联症的特点。心脏造影是评估肺血管发育的金标准。

105. E 决定是否施行根治手术，主要取决于左、右肺动脉发育，左心室发育和冠状动脉发育情况。

106. D　先天性心脏病拍胸片可了解心外形、位置及肺血情况。

107. D　除心脏彩超外，心导管造影是先天性心脏病明确诊断的重要检查方法。

108. E　根据口唇黏膜发绀，轻度杵状指（趾）和特征性心脏杂音，本患儿考虑为法洛四联症。法洛四联症可合并脑血栓形成，若为细菌性栓子，则形成脑脓肿。患儿呼吸道感染后出现神经系统症状，同时血常规提示细菌感染存在，故考虑合并脑脓肿。

109. E　将患儿的并发症治愈后，应进一步手术治疗法洛四联症。

110. C　病毒性心肌炎的主要并发症是心力衰竭、心律失常，严重者可发生心源性休克。结合患儿的临床表现及心电图检查，考虑合并心源性休克。

111. D　病毒性心肌炎合并心源性休克时，不宜采用生理盐水短时间扩容，以免增加心脏容量负荷。

112. A　患儿胸骨左缘 2～3 肋间可闻及 3/6 级收缩期喷射性杂音，P_2 增强，固定分裂，提示房间隔缺损。

113. C　房间隔缺损心脏杂音形成的最直接原因是经肺动脉瓣的血流量增多。

114. B　房间隔缺损最典型的心电图改变是不完全性右束支传导阻滞和右心室增大。

115. A　该患儿有喂养困难、哭声低弱、腹胀、尿少、水肿等症状，查体示心脏扩大、心率加快、心音低钝、奔马律、肺底部湿啰音等，提示充血性心力衰竭。

116. C　恶心、呕吐、食欲不振、头晕、嗜睡以及 ST 段鱼钩样压低是地高辛中毒常见的表现。

117. C　根据患儿突发心率加快，压迫眼球后心率恢复正常的特点，考虑诊断为室上性心动过速。

118. C　根据患儿的心电图表现（PR 间期 <0.12 秒，QRS 波起始部可见 δ 波且波群时限增宽），可诊断预激综合征。

119. E　洋地黄会缩短旁路不应期使心室率增快，因此发作时不宜选用。

120. C　幼儿身体瘦弱，反复肺炎，胸部 X 线检查示肺血多，符合左向右分流型先天性心脏病；左心房、左心室增大符合室间隔缺损或动脉导管未闭；主动脉影增宽则仅有动脉导管未闭符合诊断。

121. D　患儿临床表现及胸部 X 线特点提示为动脉导管未闭。心电图最可能表现为左心室肥厚。

122. C　根据患儿的病史、临床表现和查体结果，可以考虑室间隔缺损的初步诊断。由于患儿有发热、咳嗽、气促等症状，以及口唇发绀、心率快、心脏杂音、肺部湿啰音、肝肿大、双足背部轻度水肿等体征，提示可能存在肺炎及心力衰竭。室间隔缺损时，导致左心室和右心室的血液混合，使得肺动脉内的血液增加，肺循环过载和肺动脉高压。长期存在的肺动脉高压和肺循环过载会引起肺部感染、心脏功能逐渐受损，出现肺炎、充血性心力衰竭的症状和体征。

123. B　洋地黄是一种正性肌力药物，可以增加心脏收缩力和心排出量。但在室间隔缺损合并心衰的情况下，洋地黄的使用可能会进一步加重心脏负担，导致心衰症状加剧。其他处理方法可能有益于改善患儿的病情：吸氧可以帮助患儿纠正缺氧；静脉滴注抗生素可以帮助控制感染症状，避免病情加重；静脉注射钙剂有利于纠正电解质紊乱和心律失常；应用利尿剂可以减轻患儿水肿。

124. A 为了明确诊断，了解期前收缩的类型，必须进行心电图检查。根据心电图有无P′波的存在、P′波的形态、PR间期的长短以及QRS波的形态来判断期前收缩属于何种类型。

125. A 室性期前收缩的心电图特征有：①QRS波提前，其前无异位P波；②QRS波宽大、畸形，T波与主波方向相反；③期前收缩后多伴有完全代偿间歇。

126. D 一般认为，若期前收缩次数不多，无自觉症状，或期前收缩虽频发呈联律性，但形态一致，活动后减少或消失则不需用药治疗。对在器质性心脏病基础上出现的期前收缩或有自觉症状、心电图上呈多源性者，则应予以抗心律失常药物治疗。根据期前收缩的不同类型选用药物。可服用普罗帕酮或普萘洛尔等β受体拮抗剂。房性期前收缩若用以上药物无效，可改用洋地黄类。室性期前收缩必要时可选用利多卡因、美西律和莫雷西嗪等。同时，如果存在原发病，则需要予以针对性治疗。

127. D 患儿心率增快突发突止，心率在160～200次/分，首先考虑室上性心动过速（室上速）。

128. E 刺激迷走神经时，不能同时按摩两侧颈动脉窦。

129. B 血流动力学不稳定，应选择使用同步电复律。

130. A 1岁以下婴儿不宜用维拉帕米，易发生致命的血流动力学副作用。

131. C 病毒性心肌炎患儿可有前驱感染症状、心音低钝、并发心律失常。

132. B 病毒性心肌炎患儿实验室检查可有CK－MB的升高。

133. E 患儿心前区可闻及心包摩擦音，不宜行心包穿刺术，以免引起粘连及感染。

四、B1型题

134～137. B、E、D、C ①以往有缺氧发作者，可以口服普萘洛尔。平时应去除引起缺氧发作的诱因，如贫血、感染，尽量保持患儿安静。②利多卡因、普罗帕酮属于Ⅰ类；普萘洛尔、美托洛尔属于Ⅱ类；胺碘酮属于Ⅲ类。③利多卡因用于室性心动过速。④卡托普利为血管紧张素转化酶抑制剂，可使醛固醇分泌减少，排钾减少，血钾增高。

138～139. B、C 胚胎3周时开始出现心搏，4周时已经有血液循环。

140～142. B、A、E ①室间隔缺损属于左向右分流型，胸部X线示肺血多，左心室经缺损处分流至右心室，进入肺动脉至肺循环，肺血增多，左心室血量多，左心室大。②房间隔缺损，左心房血流分流至右心房，右心房、右心室增大，肺血多。③肺动脉瓣狭窄时，肺血少，右心室肥大。

143～144. C、D ①吲哚美辛可使前列腺素合成减少，可促进早产儿动脉导管关闭。②前列腺素 E_1 及 E_2 具有扩张动脉导管的作用。

145～148. C、B、A、C ①动脉导管未闭由于舒张压降低，脉压增宽，可出现周围血管征。②房间隔缺损和室间隔缺损均属于左向右分流型，但室间隔缺损更易使肺血增多，更容易在婴儿期反复发生肺炎。③房间隔缺损由于右心室容量增加，收缩期喷射血流时间延长，肺动脉瓣关闭落后于主动脉瓣，出现不受呼吸影响的 P_2 固定分裂。④动脉导管未闭舒张压降低，脉压增宽。

149～151. C、E、D ①动脉导管未闭属于左向右分流型先天性心脏病，当发生肺动脉显著高压时，可出现艾森曼格综合征。②肺动脉瓣狭窄属于无分流型先天性心脏病。③法洛四联症患儿在肺动脉漏斗部狭窄的基础上突然发生该处肌部痉挛，引起一时性肺动脉梗阻，使脑缺氧加重。

152～153. C、A ①当肺动脉压超过主动脉压时，左向右分流明显减少或停止，产生肺动脉血流逆向分流入降主动脉，患儿出现下半身青紫，左上肢有轻度青紫，而右上肢正常。②房间隔缺损时，左心房血流向右心房，右心房、右心室血容量多，而左心室及主动脉血少。

154～155. B、D ①球囊瓣膜成形术是大多数肺动脉瓣狭窄患儿的首选治疗方法。②法洛四联症根治疗法是外科手术。

156～158. C、D、B ①主动脉缩窄属于无分流型先天性心脏病。左心室射血阻力增加，左心室肥大。②法洛四联症属于右向左分流型先天性心脏病，可有持续发绀。③完全性大动脉转位未治疗，约 90% 的患儿在 1 岁以内死亡。

159～160. D、E ①动脉导管未闭血流动力学为左向右分流，肺动脉内为主动脉通过未闭导管分流的血，因此，含氧量高，压力也高。②室间隔缺损的心导管检查结果示右心室血氧含量高于右心房，偶尔导管可通过缺损到达左心室。

161～164. A、C、D、B ①肺动脉瓣狭窄听诊时胸骨左缘第 2、3 肋间有洪亮的 4/6 级以上喷射性收缩期杂音，向左上胸、心前区、颈部、腋下及背面传导。②动脉导管未闭时，由于主动脉压力在收缩期或舒张期均明显高于肺动脉压力，导致整个心动周期动脉导管水平的持续性分流，产生胸骨左缘第 2 肋间连续性杂音。③室间隔缺损时，由于左心室的收缩期压力明显高于右心室，导致收缩期室间隔水平的左向右分流，产生胸骨左缘第 3～4 肋间收缩期杂音。④房间隔缺损的杂音不是心房水平的分流产生的，左右心房的压差很小，故左向右分流不产生杂音。但分流使右房、右室血容量增多，导致肺动脉瓣相对狭窄，产生功能性杂音，因此杂音是胸骨左缘第 2 肋间柔和收缩期杂音，一般不超过 3 级，一般不伴有震颤。

165～166. A、C ①动脉导管未闭时主动脉向肺动脉分流，导致肺血增多，肺动脉段凸出；肺血增多导致回流至左房、左室血流量增多，左心房、左心室增大。②房间隔缺损时血液自左心房分流至右心房，使右心房、右心室血容量增多，进入肺部血流增多，导致肺充血，肺动脉段凸出。

五、X 型题

167. ACE 轻型病毒性心肌炎不需用强心药及激素治疗。

168. ABDE 对于室间隔缺损，大中型缺损和难以控制的充血性心力衰竭者，肺动脉压力持续升高超过体循环压的 1/2 或肺循环与体循环血流量之比大于 2∶1，或年长的儿童合并主动脉瓣脱垂、反流等应及时手术处理。大型缺损在 6 个月内发生内科难以控制的充血性心力衰竭，包括反复罹患肺炎和生长缓慢，应予手术治疗；6 个月～2 岁小儿，虽然心力衰竭能控制，但肺动脉压力持续增高超过体循环压的 1/2，或者 2 岁以后肺循环量与体循环量之比大于 2∶1，亦应及时手术修补。晚期器质性肺动脉高压，有双向或右向左分流为主者，不宜手术。

169. ABCD 右向左分流型先天性心脏病才会出现蹲踞现象，右向左分流时，导致静脉血进入了动脉血，从而使动脉血氧含量减少。患儿蹲踞时下肢屈曲，使静脉回心血量减少，减轻了心脏负荷，同时下肢动脉受压，体循环阻力增加，使右向左分流量减少，缺氧症状暂时得以缓解。故蹲踞现象出现在右向左分流的先天性心脏病。左向右分流型先天性心脏病可出现：①胸骨左缘收缩期杂音，收缩期左心的收缩压增加，从而发生左向右分流。②容易并发肺部感染，当发生左向右分流时，导致右心前负荷增加，肺动脉血回流发生障碍，大量的血淤积在肺部，因此易发生肺部感染。③生长发育落后，大量的血液从左心直接进入右心，使体循环血量减少，影响小儿的生长发育。④肺动脉瓣区第二心音增强，发生左向右分流时，肺充血，从而使右心的后负荷增加，所以肺动脉瓣区第二心音增强。

170. BCE 肺动脉瓣狭窄患儿生长发育多正常，大多无发绀。

171. ABDE 缺氧发作是法洛四联症的临床表现，室缺一般不会出现。

172. ABDE 法洛四联症的病理解剖：右心室流出道及肺动脉狭窄、对合不良型室间隔缺损、主动脉增粗伴骑跨和继发性右心室肥厚。

173. BCDE 房间隔缺损由于左心房压高于右心房，血流动力学存在左向右分流，可导致右心血流量增多、肺动脉压力增大、肺血增多，而体循环血流量减少。

第十一章　泌尿系统疾病

一、A1 型题

1. C　急性肾炎发病前多有呼吸道或皮肤的链球菌前驱感染史，然后经 1 ~ 3 周无症状间歇期而发病。间歇期长短与前驱感染部位有关；呼吸道感染者 6 ~ 12 天，皮肤感染者 14 ~ 28 天。

2. A　儿童急性肾小球肾炎主要以链球菌感染后肾炎多见，因此防治感染是预防的根本措施。

3. C　急性肾小球肾炎如有严重水肿、高血压，则应严格限制钠盐的摄入量，每日控制在 0.5 ~ 1g。否则可能会引起心力衰竭和高血压脑病。

4. A　Ⅱ型急进性肾小球肾炎，又称免疫复合物型，因肾小球内循环免疫复合物的沉积或原位免疫复合物形成。免疫学检查是区分急进性肾小球肾炎分型的主要依据，而不是光镜下改变。Ⅰ型伴血清抗肾小球基底膜抗体阳性，Ⅲ型伴血清抗中性粒细胞胞浆抗体阳性。系膜细胞重度增生为急性肾小球肾炎的病理改变特征，急进性肾小球肾炎的特征性病理改变是肾小球壁层上皮细胞增生形成新月体。

5. C　感染或其他原因引起血管内有效循环血量减少，肾血流减少，表现为肾实质血管收缩，血管阻力增加，靠近髓质血管床开放，皮质缺血，肾小球滤过率降低，出现少尿，引起急性肾衰竭。

6. E　急性肾小球肾炎起病初期血清 C3 及总补体下降，8 周内恢复正常。

7. A　血尿颜色的不同和尿的酸碱度有关，50% ~ 70% 的急性肾小球肾炎患儿有肉眼血尿，酸性尿呈浓茶色，中性或弱碱性尿呈鲜红色。

8. E　急性肾小球肾炎一般预后良好。肉眼血尿持续 1 ~ 2 周转为镜下血尿。少量镜下血尿及微量蛋白尿有时可迁延半年至一年才消失。一般认为持续性高血压、大量蛋白尿或肾功能损害者预后较差。肾组织增生病变重，伴有较多新月体形成者预后差。

9. E　严重循环充血常发生在起病 1 周内，由于水、钠潴留，血容量增加所致。

10. A　急性肾炎出现全身循环充血时最主要的治疗是使用利尿剂加血管扩张剂，以减少循环血量，改善循环充血征象，降压并减轻肺水肿。

11. A　本病严重病例是指合并严重循环充血、高血压脑病及急性肾功能衰竭者。这些并发症常发生在起病后 1 ~ 2 周内，故在疾病的急性期强调卧床休息，给予对症处理直至症状消失，避免并发症的发生。

12. B　急性肾小球肾炎多有前驱感染史，临床表现轻重悬殊，轻者全无临床症状，仅见镜下血尿，重者可呈急进性过程，短期内出现肾功能不全。典型表现有水肿、血尿、蛋白尿、高血压、尿量减少。

13. B　血管紧张素转换酶抑制剂（ACEI）有使肾小球滤过率下降和保钾的作用，故急性肾炎伴肾功能不全和高血钾时，不宜选用 ACEI，以免发生肾功能恶化、加重高血钾。

14. B 急性肾小球肾炎的患儿会出现水肿下行，水肿是非凹陷性水肿。

15. A 小儿急性肾小球肾炎由于水、钠潴留，血浆容量增加而出现循环充血。

16. A 链球菌感染后急性肾小球肾炎的病理类型为毛细血管内增生性肾小球肾炎。

17. B 小儿急性肾小球肾炎是由多种病因诱发的。90% 病例有链球菌的前驱感染，主要是 β 溶血性链球菌。其他还有葡萄球菌、肺炎支原体、乙型肝炎病毒等也可导致肾炎。

18. A 急性肾小球肾炎主要是由感染诱发的免疫反应引起，链球菌的致病抗原导致免疫反应后可通过循环免疫复合物沉积于肾小球致病，或抗原种植于肾小球后再结合循环中的特异性抗体形成原位免疫复合物而致病。

19. D 急性链球菌感染后肾小球肾炎由于肾小球滤过率下降，导致水肿、少尿，机体呈循环充血状态，故不应选用渗透性利尿剂。

20. C 急性肾炎患儿抗链球菌溶血素“O”（ASO）增高率达 70% 左右，ASO 不升高不能排除链球菌感染后急性肾炎，呼吸道感染后 ASO 增高率高于皮肤感染。

21. E 链球菌感染后急性肾小球肾炎与 IgA 肾病的根本不同是肾脏组织病变，前者病理类型是毛细血管内增生性肾小球肾炎，而 IgA 肾病主要为系膜增生性肾小球肾炎。

22. D 急性链球菌感染后肾小球肾炎多为毛细血管内增生性肾小球肾炎，其特征性镜下表现为电子致密物呈驼峰样在上皮下沉积。

23. C 小儿急性肾小球肾炎最常见的病原体是 A 组 β 溶血性链球菌。

24. C 急性肾小球肾炎患儿使用青霉素治疗的目的主要是抗菌消炎。青霉素对链球菌等革兰阳性菌具有很好的杀菌作用，能够及时清除体内可能存在的感染灶，避免抗原抗体复合物在肾小球基底膜沉积，从而造成肾小球基底膜的进一步损害。

25. A 急性肾炎前驱感染为咽炎的病例，ASO 往往增高，但是 ASO 的滴度与肾炎的严重程度无相关性。

26. C 产生血尿的主要机制为肾小球基底膜断裂，红细胞通过该裂缝时受到血管内压力的挤压而受损，受损的红细胞之后通过肾小管各段，又受到不同渗透压和 pH 的作用，呈现变形的红细胞尿（血尿）。

27. A 急性肾小球肾炎伴循环充血是因水、钠潴留，血容量扩大而致，治疗应卧床休息，严格限制水、钠摄入，尽快利尿降压。

28. D 急性肾小球肾炎严重病例包括高血压脑病、严重循环充血、急性肾衰竭，尿量增多表现一般不会出现。

29. D 急性肾小球肾炎时肾小球滤过率下降，导致球管失衡，发生水、钠潴留，引起水肿。

30. A 小儿急性肾小球肾炎，临床上一般无特异性治疗，主要是对症治疗、清除体内残余病原。治疗原则是纠正病理生理及生化异常，同时防治急性期并发症，保护肾功能，以利其恢复。

31. D 急性链球菌感染后肾小球肾炎病程早期血清总补体和 C3 均明显下降，6 ~ 8 周恢复正常。此规律变化为本病的典型表现。

32. C 泌尿系感染抗生素最好选用青霉素类、头孢菌素类、磺胺类、呋喃妥因等。不选择大环内酯类抗生素，其无法覆盖革兰阴性抗菌谱。

33. B　清洁中段尿培养菌落计数 $>10^5$/ml 可确诊泌尿系感染。膀胱穿刺细菌阳性可确诊。

34. B　新生儿临床症状轻重不等，以全身症状为主，如发热、吃奶差、苍白、呕吐、腹泻、腹胀等非特异性表现。多数小儿可有生长发育停滞、体重增长缓慢。部分病儿可有烦躁、嗜睡，有时可见黄疸。小儿泌尿系感染难以准确定位，主要为上行性感染。

35. C　小儿泌尿系感染最常见致病菌 80% ~90% 为肠道杆菌。在首发的原发性尿感病例中，最常见的是大肠埃希菌，其次为副大肠埃希菌、变形杆菌、克雷伯杆菌及铜绿假单胞菌等。少数为粪链球菌和金黄色葡萄球菌等，偶由病毒、支原体或真菌引起。

36. B　泌尿系感染临床症状多不典型，年龄越小全身症状越明显。婴幼儿期仍以全身症状为主，可有排尿时哭闹及尿频等。年长儿下尿路感染多表现为尿路刺激症状，可以有终末血尿及遗尿。部分泌尿系感染患儿常伴有尿路解剖或尿动力异常等泌尿系感染诱发因素，对反复泌尿系感染的患儿及男性患儿应注意合并泌尿系畸形，反复泌尿系感染可以影响生长发育。

37. E　尿路感染，分上尿路感染和下尿路感染。上尿路感染的治疗，患儿如果年龄小于 3 个月，应全程静脉敏感抗生素治疗 10 ~14 天。

38. C　大于 3 个月的患儿，若存在中毒、脱水等症状，或不能耐受口服抗生素治疗，可先进行静脉注射抗生素（头孢噻肟、头孢曲松），2 ~4 天后改为口服敏感抗生素，也可直接口服抗生素（如头孢菌素、阿莫西林/克拉维酸钾），治疗总疗程 10 ~14 天。

39. B　下尿路感染：口服抗生素治疗 7 ~14 天（标准疗程）；或者口服抗生素 2 ~4 天（短疗程）。总之要根据患儿感染的程度和对药物的敏感程度来进行治疗。磺胺类及呋喃妥因均可应用。

40. C　排泄性膀胱尿路造影是判断膀胱输尿管反流有无以及分级的标准方法。

41. B　预防性抗生素治疗：即选择敏感抗生素全天治疗剂量的 1/3 量睡前顿服，首选呋喃妥因或磺胺甲噁唑。但何种情况下需要预防性抗生素治疗存在一定争议，多数观点认为对于泌尿系感染反复发作或Ⅲ级以上的膀胱输尿管反流患儿可考虑予预防性抗生素治疗。

42. A　儿童泌尿系感染临床症状多不典型，年龄越小全身症状越明显，新生儿期多表现为发热、吃奶差、呕吐、腹泻、腹胀、生长发育停滞、黄疸等，而尿路刺激症状不明显。

43. D　肾小球性血尿为全程性血尿，可行尿三杯试验。如第一杯出现血尿多为前尿道病变引起；如第三杯出现血尿多指膀胱基底部、前列腺、后尿道或精囊出血所致，只有全程均匀一致性血尿为肾性来源。

44. D　激素有 T 细胞抑制作用，因此治疗期间或刚停药不能进行预防接种（尤其不能接种活疫苗），以避免发生疫苗诱导的感染，应在停药 6 个月 ~1 年后进行。

45. B　小儿尿路感染容易再感染或复发，因此在急性期停药后至少应随访 3 个月。

46. D　据病史、临床表现和实验室检查可以诊断小儿泌尿系感染，符合以下两个条件者即可以确诊：①清洁中段尿培养，菌落计数大于 10^5/ml。②离心尿沉渣，白细胞大于 5 个/HP，或有尿路感染症状者。对菌落计数 10^4 ~10^5/ml 者复查。

47. D 儿童泌尿系感染临床症状多不典型，年龄越小全身症状越明显，严重泌尿系感染可引起全身感染，引发菌血症或败血症而危及生命；儿童泌尿系感染发病年龄早，常伴有泌尿系统解剖或功能异常。新生儿期多表现为发热、吃奶差、腹泻、腹胀、生长发育停滞、黄疸等，而尿路刺激症状不明显。婴幼儿期仍以全身症状为主，可有排尿时哭闹及尿频等。年长儿下尿路感染多表现为尿路刺激症状。

48. B 小儿输尿管管壁肌肉弹力纤维发育不全，长而弯曲，易于扩张，蠕动力弱，尿流不畅。输尿管－膀胱连接处斜埋于膀胱黏膜下的一段输尿管，较短且直，当膀胱内压升高时，易出现膀胱输尿管反流，诱发尿路感染。另外新生女婴尿道长仅 1cm（性成熟期 3～5cm），且外口暴露又接近肛门，易受细菌污染发生上行性感染。男婴尿道虽较长，但常有包茎和包皮过长，尿垢积聚时也易引起上行性感染。

49. E 根据不同部位及药敏结果选择敏感的抗生素，应遵循儿科用药的特点。最好能在应用抗菌药物之前留取尿标本送细菌学检查。若没有药敏试验结果，对上尿路感染或急性肾盂肾炎推荐使用二代以上头孢菌素、氨苄西林/棒酸盐复合物、阿莫西林/克拉维酸钾等。上尿路感染应选择血浓度高的药物；下尿路感染应选择尿浓度高的药物。最好选用杀菌剂，抗生素治疗 48 小时后评估疗效。

50. E 排泄性膀胱尿路造影有可能加重感染，需控制感染后进行。

51. B 感染是原发性肾病综合征最常见的并发症，由于机体排出大量蛋白质，包含大量的免疫球蛋白，使机体的抵抗力下降，容易发生炎症性疾病。

52. E 泼尼松治疗原发性肾病综合征的原则和方案一般是：①起始足量；②缓慢减药；③长期维持，以最小有效剂量作为维持量服用半年至一年或更长。水肿严重、有肝功能损害或泼尼松疗效不佳时可更换为泼尼松龙，长期应用激素时易出现感染，但无需使用抗生素预防。

53. A 治疗原发性单纯型肾病综合征，首选激素治疗，泼尼松为首选药物。

54. E 难治性肾病综合征是指足量糖皮质激素治疗 8～12 周以上，病情仍未缓解的肾病综合征，其治疗可采用：①更换等剂量甲泼尼龙口服或静脉滴注（A 对）；②加用细胞毒药物，如环磷酰胺（C 对）、苯丁酸氮芥、硫唑嘌呤（D 对），三者可选其一，首选环磷酰胺；③若糖皮质激素和细胞毒药物均无效，则可选用免疫抑制剂环孢素（B 对）。氟尿嘧啶（E 错，为本题正确答案）为抗癌药，主要用于消化道肿瘤的治疗，不能用于肾病综合征的治疗。

55. B 肾病综合征患儿的大量蛋白尿是由于肾小球毛细血管基底膜的滤过作用受损所致。由于滤过膜的分子屏障特别是电荷屏障受损，通透性显著增加而引起大量蛋白尿（B 对）。肾小球滤过膜内皮窗孔径异常过大（A 错）、肾小球上皮细胞足突裂隙增大（C 错）也可见于肾病综合征，但不是出现大量蛋白尿的主要机制。肾病综合征时肾脏血流量一般无变化（D 错）。肾静脉接受肾上腺静脉和睾丸（卵巢）静脉的回流，若肾静脉回流障碍（E 错），可引起睾丸（卵巢）静脉曲张等疾病。

56. E 肾病综合症的肾小球基底膜通透性增加，大量的血浆蛋白从尿中丢失，导致低蛋白血症。在低蛋白血症的基础上，血浆蛋白的降低促进了肝脏合成脂蛋白，其中的大分子脂蛋白难以从肾脏排出而蓄积在体内，形成高脂血症。当血浆蛋白下降到一定的区间时，液体将在机体较疏松的组织（如眼睑）蓄积而出现水肿症状。且由于血容量降低刺激机体水、钠重吸收增加，使得水肿进一步加重。由此可见大量蛋白尿和低白蛋白血症（E 对）是形成明显水肿和高脂血症的基础，也是诊断小儿肾病综合征的必备条件。

57. D　当发生高血压脑病时，首选硝普钠可直接扩张血管达到快速降压作用。

58. C　肾病综合征最主要的病理生理改变就是肾小球的基底膜通透性发生改变，也就是孔径屏障增大，电荷屏障也发生改变，从而导致血浆中大量白蛋白从尿液排出，引起大量蛋白尿。

59. C　正常儿童新鲜尿沉渣镜检：红细胞 < 3 个/HP，白细胞 < 5 个/HP，管型不出现。

60. E　急性肾小球肾炎多见于儿童和青少年，以 5 ~ 14 岁多见，小于 2 岁少见（A 错）。急性肾炎临床表现轻重悬殊，轻者全无临床症状，仅见镜下血尿，重者可呈急进性过程，短期内出现肾功能不全（B 错）。30% ~ 80% 的病例有血压增高（C 错）。70% 的病例有水肿，一般仅累及眼睑及颜面部，重者 2 ~ 3 天遍及全身，呈非凹陷性（D 错）。急性链球菌感染后肾炎的严重病例常发生在起病 1 ~ 2 周内（E 对）。

61. C　肾小球毛细血管的免疫性炎症使毛细血管管腔变窄、甚至闭塞，并使肾小球滤过率下降，发生水、钠潴留，继而引起细胞外液容量增加，血液稀释，出现轻度贫血。

62. C　急性肾小球肾炎出现循环充血状态甚至肺水肿，主要是水、钠潴留，血容量扩大而致，与经典的因心肌泵功能减退的充血性心力衰竭不同。故一般不需强心治疗。

63. D　新生儿尿量每小时 < 1. 0ml/kg 为少尿，每小时 < 0. 5ml/kg 为无尿。学龄儿童每日排尿量少于 400ml，学龄前儿童少于 300ml，婴幼儿少于 200ml 时为少尿；每日尿量少于 50ml 为无尿。

64. D　毛细血管壁增厚呈车轨状或分层状见于膜性增生性肾小球肾炎（D 对），其组织学特点是肾小球基底膜增厚、系膜细胞增生和系膜基质增多，增生的系膜细胞突起插入毛细血管袢中，形成车轨状。毛细血管内增生性肾小球肾炎（急性肾炎）（A 错）的组织学特点为内皮细胞和系膜细胞增生。系膜增生性肾小球肾炎（B 错）的组织学特点为系膜细胞和系膜基质增多。新月体性肾小球肾炎（C 错）的组织学特点为新月体形成。微小病变性肾小球肾炎（E 错）的组织学特点为脏层上皮细胞足突消失。

65. E

66. C　膜性肾病的基底膜可形成钉状突起。

67. B　膜性肾病为成人肾病综合征常见的病理类型，在儿童期膜性肾病患儿常见于乙肝病毒感染继发。

68. A　先天性肾病综合征多为基因改变，对激素治疗耐药，不同于原发性肾病综合征。

69. C　肾病综合征关键性的改变是毛细血管壁的损伤，它主要包括微小病变性肾小球肾炎、膜性肾病、局灶性节段性肾小球硬化、系膜增生性肾小球肾炎、膜增生性肾小球肾炎。毛细血管内增生性肾炎发生在毛细血管内，即急性肾小球肾炎。

70. B　肾病综合征免疫抑制剂治疗适应证为肾病综合征频繁复发、激素耐药、激素依赖等，多次复发时，在激素治疗基础上加用免疫抑制剂。

71. C 肾病综合征是一组由多种原因引起的肾小球基底膜通透性增加，导致血浆内大量蛋白质从尿中丢失的临床综合征。

72. C 临床根据血尿、高血压、氮质血症、低补体血症的有无将原发性肾病综合征分为单纯型和肾炎型。

73. C 原发性肾病综合征分为单纯型和肾炎型两型，临床上根据血尿、高血压、肾功能不全、低补体血症来鉴别。

74. C 大量蛋白尿是单纯型肾病综合征最根本的病理生理改变，是导致其他三大特征的根本原因。

75. E 微小病变性为最常见类型，但 A、C、D 各型均可以为单纯型肾病的病理改变。

76. B 单纯型肾病综合征初治，以激素中、长程疗法为首选。

77. B 先天性肾病综合征包括典型的芬兰型肾病综合征。

78. E 肾病综合征关键性的改变是毛细血管壁的损伤，它主要包括微小病变性肾小球肾炎、膜性肾小球病、局灶节段性肾小球硬化、系膜增生性肾小球肾炎、膜增生性肾小球肾炎。急性肾小管坏死（ATN）为急性肾损伤的病理类型。

79. B 肾炎型肾病与单纯型肾病的主要区别是临床表现不同。单纯型肾病主要是大量蛋白尿、全身性水肿症状，一般全身状况可，无高血压，肾功能一般正常；而肾炎型肾病除了蛋白尿和水肿之外，往往还会伴随发作性高血压和血尿，有不同程度的氮质血症及低补体血症。

80. A 难治性肾病综合征的病理改变包括局灶节段性肾小球硬化、膜性肾病、系膜毛细血管性肾小球肾炎，大部分对激素治疗抵抗。

81. B 诱导缓解阶段：给予足量泼尼松（泼尼松龙）60mg/（m^2 · d）或 2mg/（kg · d）（按身高的标准体重计算），最大剂量 80mg/d。

82. A 饮食：显著水肿和严重高血压时应短期限制水、钠摄入，病情缓解后不必继续限盐。活动期病例供盐 1 ~ 2g/d。蛋白质摄入 1. 5 ~ 2. 0g/（kg · d），以高生物效价的动物蛋白为宜。

83. E 免疫抑制剂主要用于肾病综合征频繁复发，糖皮质激素依赖、耐药或出现严重副作用者。主要是环磷酰胺，可根据患儿需要选用苯丁酸氮芥、环孢素、硫唑嘌呤、麦考酚吗乙酯（霉酚酸酯）等。

84. C 肾病综合征的预后转归，与其病理变化和对糖皮质激素治疗的反应关系密切。微小病变性预后最好，局灶节段性肾小球硬化预后最差。

85. D 急性肾小球肾炎合并循环充血时，X 线肺纹理增强。急性肾小球肾炎严重循环充血常发生在起病 1 周内，可出现呼吸困难、端坐呼吸、颈静脉怒张、频咳、咳粉红色泡沫样痰、两肺满布湿啰音、心脏扩大甚至出现奔马律、肝大而硬、水肿加剧。少数可突然发生，病情急剧恶化。

86. B 小儿肾病综合征治疗的首选药物是糖皮质激素，激素治疗无效时才考虑应用免疫抑制剂。

二、A2 型题

87. B 患儿尿中无蛋白，排除肾病综合征。患儿血压正常，无水肿，可排除肾小球肾炎。无尿频、尿急、尿痛表现，可排除尿路感染。患儿2年来反复发生肉眼血尿，此次上呼吸道感染后血尿加重，尿中无蛋白，血压正常，无水肿，尿中可见大量红细胞，故诊断为单纯性血尿。

88. A　患儿具有急性肾炎的典型表现和类似心衰的表现，应诊断为急性肾炎、严重循环充血，故应及时给予呋塞米，先利尿，减少循环血量，以减轻严重循环充血。

89. D　学龄儿童，急性起病，水肿、少尿、高血压，结合尿检结果，应考虑急性肾炎，同时出现气促、心率加快，肺底啰音等循环负荷加重、肺水肿的表现，故应考虑为循环充血。患儿无发热、咳嗽、明显感染的征象，故不应考虑肺炎。

90. B　该患儿应考虑为轻型下尿路感染，一般选用口服治疗。复方磺胺甲噁唑通过肾脏排泄，在尿中浓度较高，是较理想的治疗尿路感染的药物。庆大霉素在肠道中不吸收，主要作用于局部肠道，对尿路感染无作用。

91. B　患儿的情况可诊断为急性链球菌感染后肾炎，而链球菌感染后肾炎的典型病理类型是毛细血管内增生性肾小球肾炎。

92. B　患儿有水肿、高血压、血尿、轻度蛋白尿，系肾炎表现。无低蛋白血症及高脂血症，故不考虑为肾病综合征。肾炎不需使用激素，而肾病综合征需要使用激素治疗。

93. D　该患儿诊断尿路感染，由于病程反复，应该做静脉肾盂造影，除外泌尿道畸形、结石等基础疾病合并存在。

94. E　该患儿考虑诊断为急性肾炎，没有使用糖皮质激素和免疫抑制剂的指征。

95. B　急性肾小球肾炎多在8周内痊愈（A错）；急进性肾小球肾炎早期即有少尿、无尿等（C错）；无症状性蛋白尿和（或）血尿肾功能大多正常，本例肾功能轻度损害（D错）；肾病综合征尿红细胞大多很少，白蛋白应更低（E错）。病程超过3个月不能恢复者，诊断慢性肾小球肾炎。

96. A　该病例属于肾炎导致的严重循环充血，故紧急处理为扩血管（硝普钠）、利尿（呋塞米）。

97. A　凡是急性起病，尿检有蛋白、红细胞和管型，有或无高血压均可诊断为急性肾炎。若近期有链球菌感染性疾病病史，ASO升高和血清补体C3降低，即可诊断为急性链球菌感染后肾炎。故为明确诊断，应进行ASO和血补体C3检查。

98. B　该患儿短期肾功能急剧下降，符合急进性肾小球肾炎的临床特点（B对）。急性肾小球肾炎虽也有类似感冒的前驱症状，也会出现急性肾炎综合症表现，但是尿量多于1～2周后渐增，肾功能于利尿后数日可逐渐恢复正常，与题中2周后肾功能急剧恶化不符（A错）。慢性肾小球肾炎病程长（须达3个月以上），发展慢，早期多表现为轻度尿异常，无明显的临床表现（C错）。肾病综合征诊断标准是：①尿蛋白大于3.5g/d；②血浆白蛋白低于25g/L；③水肿；④血脂升高。其中①②两项为诊断所必须（D错）。高血压肾病须有多年的高血压病史，且高血压肾病因损害肾小管的浓缩功能而常以夜尿增多为临床表现，一般不会出现血尿（E错）。

99. C　根据水肿、高血压、血尿、蛋白尿，考虑为急性肾小球肾炎。

100. A

101. A　该患儿水肿、蛋白尿、血尿、高血压为急性肾小球肾炎的典型表现，目前患儿少尿且水肿明显，应先利尿消肿。

102. D 患儿 15 岁，有明显的前驱感染史，血尿、水肿、高血压，故最可能的原因为急性链球菌感染后引起的肾小球肾炎。

103. A

104. D 根据水肿、血尿（尿红细胞 > 100 个/HP）、高血压考虑为急性肾炎；血压明显升高（170/120mmHg）伴头痛、头昏、呕吐、抽搐，为高血压脑病表现。

105. B 该患儿无链球菌前驱感染史，出现水肿、少尿、蛋白尿等症状，且尿蛋白与血尿的程度不平行，可基本排除急性肾炎。病程 2 天，无贫血、肾功能异常、低比重尿等，排除慢性肾炎。起病急，进行性肾功能减退是急进性肾炎的临床表现，该患儿临床表现与之不符，排除 C 项。肾病综合征患儿出现血尿、高血压、肾功能不全或持续低补体血症四项中一项或多项者为肾炎型肾病，排除 A 项。

106. E 早产儿泌尿系真菌感染病原多为念珠菌，在培养结果出来之前，可经验性应用氟康唑。念珠菌感染可以出现梗阻，小婴儿可以行经膀胱镜逆行插管引流缓解梗阻。

107. B 题中患儿为急性起病，尿检有蛋白、红细胞，可初步判断为急性肾小球肾炎。同时伴有头痛、眼花、恶心的症状和血压升高，符合高血压脑病。两者结合，应为急性肾小球肾炎合并高血压脑病。

108. A 早产儿长期应用抗生素，易继发泌尿系真菌感染，尤其是念珠菌感染。

109. B 该患儿考虑泌尿系感染，尽量在选用抗生素前完善尿培养。

110. C 泌尿系感染可以表现为终末血尿。患儿无前驱感染病史，临床表现和尿常规结合也不能支持泌尿系结核、泌尿系结石的诊断。

111. C 影像学检查是早期发现、诊断泌尿系畸形的重要手段，泌尿系超声简单、方便，应在诊断后尽快进行，尤其是反复泌尿系感染的患儿。

112. B 患儿排尿时哭闹，抗生素应用好转，应考虑泌尿系感染。婴儿反复泌尿系感染常因为泌尿系畸形如膀胱输尿管反流，排泄性膀胱尿道造影是诊断膀胱输尿管反流的金标准。

113. A 尿路感染使用抗生素，疗程必须在 10 天以上，过早停药会导致尿路感染反复或复发。应调整抗生素，同时应用肠道益生菌调整患儿肠道菌群。

114. C 婴儿及 2 岁以内儿童不明原因发热，尤其是化验检查提示细菌感染时，应及时（24h 内）进行尿常规检查。

115. C 患儿哭闹、尿少 24 小时，提示肾功能不全可能，红细胞畸形率 < 30% 提示非肾小球源性血尿，最可能的病因为双侧输尿管结石堵塞造成的肾后性肾功能不全，应行肾功能及泌尿系超声检查。

116. A 该患儿血白蛋白 20g/L（< 25g/L），且有大量尿蛋白，可判断为肾病综合征。肾病综合征可以分为单纯型肾病和肾炎型肾病，由于该患儿并没有血尿以及高血压的症状，应诊断为单纯型肾病（A 对，D 错），而不是肾炎型肾病（单纯型肾病没有血尿、高血压等表现）。急进性肾炎很少见于儿童，一般表现为短时间内肾功能急剧下降，因此急进性肾炎不符合题意（B 错）。IgA 肾病一般仅有血尿的症状（C 错）。急性肾小球肾炎的血白蛋白正常，而该患儿白蛋白 20g/L（低于正常），因此不能诊断为急性肾小球肾炎（E 错）。

117. E 该病例为单纯型肾病初发，初次治疗，可单选用泼尼松中、长程疗法，为 6 ~

9个月。

118. E　肾病综合征的低蛋白和高脂促进躯体高凝状态，易导致各种动静脉血栓形成，以肾静脉血栓形成最常见。表现为突发腰痛，出现血尿或血尿加重、少尿甚至肾衰竭。

119. C　肾病综合征的并发症有感染、低血容量休克和电解质紊乱、血栓形成、肾小管功能障碍和急性肾衰竭。肾病综合征应短期限制水、钠摄入，病情缓解后不必继续限盐，以免出现低钠血症。本例患儿反复呕吐3天，突发抽搐1次，食欲差，精神萎靡，肾病综合征病史半年余，长期低盐饮食，考虑钠摄入不足，其最可能合并低钠血症（C对）。低钙血症可有抽搐表现，但本病例提示长期低盐饮食，所以合并低钠血症可能性大（A错）。肾静脉血栓有腰痛及尿颜色改变（B错）。颅内感染有脑膜刺激征表现（D错）。脑血栓形成多见于老年人（E错）。

120. E　患儿眼睑水肿2周，贫血（Hb正常值120～150g/L），低蛋白血症（正常值35～55g/L），蛋白尿，胆固醇升高（正常值3.12～5.20mmol/L），尿比重升高（正常值1.015～1.025），提示肾病综合征。肾病综合征＋血尿＋C3降低（正常值987.9～1455.9mg/L）提示肾炎型肾病（E对）。急进性肾炎多在短期内出现肾功能恶化，少尿甚至无尿，并有血肌酐值、尿素氮值升高等，与本病例不符（A错）。慢性肾炎急性发作除有肾炎症状、贫血等表现外，常有低比重尿或固定低比重尿，尿改变以蛋白增多为主等，与本病例不符（B错）。急性肾盂肾炎为化脓性感染，多有寒战、高热、腰痛等表现，多无肾炎、肾病综合征表现（C错）。单纯型肾病无C3下降、血尿等肾炎表现（D错）。

121. E　肾病综合征的诊断依据：①尿蛋白（＋＋＋＋）；②血浆白蛋白12g/L，小于25g/L；③水肿，腹水；④高脂血症。

122. E　肾病综合征患儿常有凝血、抗凝和纤溶系统失衡，呈现高凝状态。应用利尿剂和糖皮质激素治疗过程中会进一步加重高凝状态，因而易发生血栓栓塞并发症，其中以肾静脉血栓最为常见。该患儿的表现支持肾静脉血栓形成。

123. D　长期应用激素须严密观察有无不良反应和并发症，并及时给予处理。本例患儿为激素敏感型，但出现激素的消化道不良反应，此时不可停用泼尼松或换药，应予以对症处理，即加用雷尼替丁。

124. E　该患儿首次治疗，每日用泼尼松60mg，3周后检测尿蛋白仍为（＋＋＋＋），未达到治疗目标时间8周，所以应用原量继续观察。

125. C　半年复发≥2次，一年内复发≥3次，患儿为频复发性肾病综合征，应加用环磷酰胺治疗。

126. B　小儿肾病综合征临床特点：①大量蛋白尿；②血浆白蛋白＜25g/L；③高脂血症；④明显水肿。以大量蛋白尿及低蛋白血症为诊断的必备条件。单纯型和肾炎型肾病，临床上根据血尿、高血压、肾功能不全、低补体血症来鉴别：凡有肾病综合征表现并具有以上四项之一或多项者诊断为肾炎型肾病，不具备以上条件者为单纯型肾病。

127. B　患儿病后长期忌盐，钠摄入少，在感染及应用利尿剂时出现食欲缺乏，恶心、呕吐的症状，且血压偏低，符合低钠血症的表现。患儿无乏力、四肢软弱无力等低钾表现，无肌肉痉挛、肢体抽动等低钙表现。

128. D　激素抵抗性肾病综合征是指肾病综

合征患儿使用常规剂量［泼尼松 1mg/(kg·d)］的激素治疗 8～12 周无效，或初始激素治疗有效，复发后再次使用无效的情况。在 4 周内转阴为激素敏感型。

129. B 该患儿可能的诊断应为单纯型肾病。题中患儿有明显的低蛋白血症（血浆白蛋白 25g/L）和水肿（下肢凹陷性水肿），应考虑肾病综合症征所以排除急进性肾炎、急性肾炎、慢性肾炎。而肾病综合征依据临床表现可分为单纯型肾病和肾炎型肾病。前者临床表现仅以大量蛋白尿，低蛋白血症，高脂血症，明显水肿为主，而后者则需要在前者的基础上加：①离心尿检查红细胞≥10 个/HP；②学龄儿童血压≥130/90mmHg，学龄前儿童血压＞120/80mmHg；③肾功能不全，并排除由于血容量不足等所致；④持续低补体血症。可见本题中患儿应为单纯型肾病，而非肾炎型肾病。

130. B 患儿水肿、少尿、蛋白尿，首先考虑肾病综合征。伴发热，尿白细胞增多，考虑泌尿系感染。患儿无上呼吸道感染的症状，可排除肾病综合征合并上呼吸道感染（A 错）。感染所致尿改变（C 错）、急性肾盂肾炎（D 错）多先有较重的全身症状（如发热、寒战等）及泌尿系统症状（尿频、尿急、尿痛等），后再出现检查发现尿液异常。急性肾炎合并泌尿系感染多会有血尿、高血压（E 错）。

131. D 患儿既往体健，不支持慢性肾炎。病程 10 天，以大量蛋白尿为主要表现，且血压偏低提示有效循环血量不足，需考虑肾病综合征。多次查尿常规伴有血尿，需考虑肾炎型肾病。卧床休息，限制入量无好转，不支持急性肾小球肾炎。

132. B 该患儿诊断为肾病综合征，其水肿的原因为低蛋白血症。

133. B 肾病综合征患儿易出现感染、电解质紊乱、血栓形成等并发症。该患儿出现腹胀、乏力，膝反射减弱，心音低钝，心电图出现 U 波，考虑患儿为低钾血症，需补充钾盐。

134. C 患儿肾病复发，明显水肿，已存在血容量不足，在应用利尿剂时应注意先扩容，防止发生低血容量休克。低分子右旋糖酐和人血白蛋白具有提高血管内渗透压的作用以达到利尿消肿的目的。口服利尿剂较缓和，不易发生低血容量休克，可适当应用。静脉注射呋塞米快速利尿，可加重血容量不足，造成低血容量休克，故不宜单独使用。

135. A 该患儿考虑肾病综合征可能，肾病综合征患儿 24 小时尿蛋白定量超过 3.5g 是诊断的必备条件。血浆蛋白、胆固醇测定也有助于诊断肾病综合征。肾炎型肾病患儿补体水平可下降，因此血清补体测定也有助于诊断。

136. E 肾病综合征患儿水肿的发生与下列因素有关：①低蛋白血症降低血浆胶体渗透压，当血浆白蛋白低于 25g/L 时，液体将在间质区滞留；低于 15g/L 则可有腹腔积液或胸腔积液形成。②血浆胶体渗透压降低，使血容量减少，刺激了渗透压和容量感受器，促使抗利尿激素和肾素－血管紧张素－醛固酮分泌增加、心钠素减少，最终使远端肾小管水、钠吸收增加，导致水、钠潴留。③低血容量使交感神经兴奋性增高，近端肾小管 Na^+ 吸收增加。④某些肾内因子改变了肾小管管周体液平衡机制，使近曲小管 Na^+ 吸收增加。

137. D 长期低盐饮食、应用强效利尿剂同时伴感染，可致血钠减低。

138. D 根据患儿水肿、大量蛋白尿、低蛋白血症、肾功能损害等表现考虑肾炎型肾病。

三、A3/A4 型题

139. B　患儿为学龄期儿童，有前期链球菌感染史，急性起病，具备血尿、蛋白尿、水肿等特点，考虑诊断为急性肾小球肾炎。

140. C　患儿出现氮质血症、少尿、高钾及代谢性酸中毒，可判断为急性肾衰竭。

141. D　高血钾、代谢性酸中毒、重度水肿、氮质血症等都是血液透析的指征。

142. D　该患儿前驱感染后出现血尿、蛋白尿、水肿、少尿及肾功能不全，考虑为急性肾小球肾炎。常见病理类型为毛细血管内增生性肾小球肾炎。

143. B　急性肾小球肾炎的实验室检查结果可能出现 ASO 升高，补体 C3 下降，氮质血症，稀释性贫血等。

144. D　急性链球菌感染后肾小球肾炎，由于肾小球滤过率下降，呈循环充血状态，补液、输注血浆和白蛋白会增加血管内渗透压，加重水肿。

145. A　根据题中患儿的前驱感染病史、临床表现及实验室检查，与急性链球菌感染后肾炎的表现较为符合，故最可能的诊断是急性链球菌感染后肾炎。

146. B　当病情迁延、临床诊断有困难时，肾炎患儿需要考虑进行肾活检以明确诊断，指导治疗。指征为：①少尿 1 周以上或进行性尿量减少伴肾功能恶化者；②病程超过 2 个月而无好转趋势者；③急性肾炎综合征伴肾病综合征者。本题中患儿的病情与指征②相符。

147. E　饮食应低盐，限制蛋白摄入，并以优质蛋白为主；对症治疗包括利尿、消肿、降血压，预防心脑并发症的发生。无需补充白蛋白。

148. C　学龄期儿童，皮肤感染 3 周后，出现水肿、少尿、高血压，提示急性肾小球肾炎。需完善尿常规，明确是否存在血尿、蛋白尿。

149. E　本例患儿考虑急性肾小球肾炎出现循环充血，主因水、钠潴留，血容量扩大而致。此与经典的因心肌功能减退所致的充血性心力衰竭不同，治疗上以限制水、钠摄入量，积极利尿，对伴发肺水肿者可应用硝普钠为主，上述保守治疗无效则可用透析或血滤纠正。

150. B　水肿、高血压、血尿、蛋白尿，无高脂血症，故诊断为肾炎而不是肾病；端坐呼吸，口唇发绀，心率 116 次/分，两肺底闻及少量细湿啰音，肝肋下 2.5cm 提示合并循环充血。

151. E　肾炎者应予以低盐、低蛋白、高热量饮食，并限制液体量。

152. D　肾炎合并循环充血的对症治疗以利尿、降血压为主。经休息，控制水、盐摄入，利尿后血压仍高者才考虑给予利血平。

153. B　当急性肾小球肾炎患儿出现呼吸急促和肺部湿啰音时，应警惕循环充血的可能性。该患儿考虑为急性肾小球肾炎可能，出现呼吸困难及心率快、双肺湿啰音，考虑合并循环充血。

154. D　循环充血时首先矫正水、钠潴留，恢复正常血容量。

155. E　该患儿考虑急性肾小球肾炎，若 ASO 阳性、补体 C3 下降，提示急性链球菌感染后肾小球肾炎。

156. C　急性肾盂肾炎发病急，伴高热、寒战，可有尿频、尿急、尿痛，腰部有明显压痛。尿内有多数脓细胞并可见白细胞管型。涂片及培养可查到致病菌。一般住院治疗，10～14 天为一疗程。

157. D 急性尿路感染经合理抗菌治疗，多数于数日内症状消失、治愈。一疗程后如果尿培养阴性，可停药；但有近 50% 的患儿可复发或者再感染，故定期复查尿常规，必要时随访尿细菌培养。

158. B 该病例单纯性血尿，不伴其他症状，首先需要完善红细胞形态检查，明确血尿来源，为肾小球性或非肾小球性。当尿异形红细胞 >30% 时，应考虑为肾小球来源的血尿。

159. B 患儿母亲有血尿病史，应考虑遗传性肾炎，Alport 综合征或薄基膜病。患儿已达青春期，肾功能正常，其母亦肾功能正常，故应考虑薄基膜病。Alport 综合征一般在青春期已有肾功能不全。

160. A 持续血尿 6 个月，感染后发作性肉眼血尿，母亲血尿病史，尿异常形态红细胞占 70%，提示肾小球来源血尿，需完善肾组织活检明确诊断。

161. E 目前仅单纯性血尿，无蛋白尿，肾功能正常，无特殊治疗方法，应向患儿解释病情，消除顾虑，加强随访。

162. D 肾病综合征临床具有以下四个特点：①大量蛋白尿（超过 3. 5g/24h）；②低蛋白血症（血浆白蛋白低于 25g/L）；③水肿；④高脂血症。其中①②两项为诊断必备条件，具备此两项及③④中的一项或两项，肾病综合征诊断即可成立。

163. E 该患儿无其他疾病既往史，无过敏性紫癜皮肤表现，无血尿，病程半个月，考虑原发性肾病综合征。

164. E 微小病变性肾病综合征多见于幼年，尿蛋白可多达每天数十克，且多为选择性蛋白尿。本病以自行缓解和反复发作为特点。应用皮质激素疗效好。

165. B 患儿激素减量到一定程度后复发，为“激素依赖型”，此时可加用细胞毒药物。细胞毒药物在激素治疗效果欠佳时加用，用以减少激素维持剂量，也用于协助撤除激素及撤除激素后的维持治疗，从而减轻激素不良反应和避免复发。常用制剂有环磷酰胺等。

166. E 该例肾病综合征患儿行肾穿刺活检，电镜下见有广泛的肾小球脏层上皮细胞足突消失，是微小病变性肾病的病理特点。

167. C 微小病变性肾病多见于儿童，表现为典型的肾病综合征。

168. E 治疗首选糖皮质激素。90% 的病例对单用糖皮质激素治疗敏感，最终可达到临床缓解。

169. D 水肿、大量蛋白尿、低蛋白血症，故最可能的诊断为肾病综合征。

170. C 蛋白定量：24 小时尿蛋白定量检查≥50mg/（kg · d），尿蛋白定性≥（+ + +）为肾病范围的蛋白尿。血浆白蛋白浓度 <25g/L 可诊断为肾病综合征的低白蛋白血症。

171. D 肾病综合征的主要治疗药物是激素。

172. B 患儿临床表现和尿常规等符合肾病综合征表现，治疗中突发肉眼血尿伴腰痛，首先考虑肾静脉血栓形成。

173. E 营养不良为肾病综合征的远期并发症，与本病例不符。

174. A 患儿存在血尿、水肿、大量蛋白尿、低蛋白血症，故考虑肾炎型肾病综合征。

175. B 足量激素服用 >4 周尿蛋白仍阳性，提示激素耐药，需要在应用激素的同时加用二线免疫抑制剂治疗。

176. A　该患儿考虑激素耐药，激素耐药为儿童肾病综合征行肾穿刺的指征。

177. A　局灶节段性肾小球硬化诊断明确后，应首选环孢素或他克莫司联合治疗。

四、B1 型题

178～180. B、E、C　小儿肾病综合征根据对糖皮质激素的反应是否有效分为：①激素敏感型：口服足量泼尼松治疗后，4 周内尿蛋白转阴。②激素耐药型：口服足量泼尼松治疗 4 周以上尿蛋白仍未转阴。③激素依赖型：对激素敏感，但是连续两次减量或停药 2 周内复发。

181～182. E、B　①肾病综合征复发：连续 3 天，尿蛋白由阴性转为 3＋或 4＋，或 24 小时尿蛋白定量≥50mg/kg，或尿蛋白/肌酐≥2.0。②肾病综合征频复发：是指在肾病病程中半年内复发≥2 次，或 1 年内复发≥3 次。

五、X 型题

183. ABCDE　严重循环充血常发生在起病 1 周内，由于水、钠潴留，血浆容量增加而出现循环充血。严重者可出现呼吸困难，端坐呼吸、颈静脉怒张、心脏增大和奔马律。

184. DE　急性肾炎患儿出现非凹陷性水肿是因为免疫反应激活补体产生过敏毒素，使全身毛细血管通透性增加，血浆蛋白渗出到间质组织中及肾小球毛细血管内增生，肾小球血流量减少，肾小球滤过率降低，体内水、钠潴留。A 项为甲减导致的水肿，B 项为肾病水肿的原因，C 项为心源性水肿的原因，均与肾炎水肿无关。

185. ABCD　急性肾小球肾炎严重病例表现为高血压脑病、严重循环充血、急性肾衰竭。急性肾小球肾炎的典型病例中，50%～70%患儿为肉眼血尿。

186. ABCE　经血源途径侵袭尿路的致病菌主要是金黄色葡萄球菌。

187. ABCD　小儿膀胱输尿管反流可导致反复泌尿系感染甚至肾功能异常，所以会影响小儿的生长发育。

188. ABCD　肾病综合征、慢性肾炎可见透明管型，肾盂肾炎、间质性肾炎多见白细胞管型，急性肾小球肾炎多见颗粒管型。

189. ABCE

190. ABCDE　肾病综合征的并发症有感染、低血容量休克和电解质紊乱、血栓形成、肾小管功能障碍和急性肾衰竭。

191. ABC　由于低蛋白血症、血浆胶体渗透压下降、显著水肿而常有血容量不足，尤其在各种诱因（大量放胸、腹腔积液，长期使用强力利尿剂，不恰当的长期低盐饮食等）引起低钠血症时易出现低血容量性休克。

192. ABDE　除水肿显著或并发感染，或严重高血压外，一般不需卧床休息。

193. ABCD　广泛新月体病变是肾脏的病理改变，并不是水肿发病的机制。

194. ABCD　甲状腺功能亢进症一般不会出现水肿。

第十二章　造血系统疾病

一、A1 型题

1. A　从5～7岁至18岁左右红骨髓仅存在于脊椎、胸骨、肋骨、颅骨、锁骨、肩胛骨、骨盆。

2. B　新生儿血红蛋白120～144g/L为轻度贫血，90～120g/L为中度贫血，60～90g/L为重度贫血，<60g/L为极重度贫血。

3. D　铁剂用于治疗缺铁性贫血，疗效甚佳。为使体内铁贮存恢复正常，待血红蛋白正常后，尚需减半量继续服药2～3个月。

4. C　为预防缺铁性贫血，早产儿应于出生后2个月给予铁剂，因为一般生理性贫血发生于生后2个月。

5. A　在胚胎期第3周开始出现卵黄囊造血，在胚胎期第6周之后，中胚叶造血开始减退。

6. C　胚胎第6～8周时，肝脏出现活动的造血组织，并成为胎儿中期的主要造血部位，胎儿期第4～5个月时达高峰，至6个月后，逐渐减退。

7. D　只有在缺铁状态时，才会出现血清铁蛋白水平降低，在铁负荷过度状态时出现血清铁蛋白水平升高。因此血清铁蛋白水平降低，表明缺铁，但是可产生假升高。

8. C　在胚胎期从母体获得的铁可维持6个月左右，2岁之后小儿饮食较多样化，不易缺铁。

9. A　缺铁性贫血患儿对感染的易感性高主要是因为细胞免疫功能降低。

10. B　巨幼细胞性贫血，中性粒细胞常呈分叶过多现象。

11. A　缺血性贫血是由于体内贮存铁减少，不能满足正常红细胞生成的需要，引起血红素合成障碍而导致的贫血。

12. B　缺铁性贫血表现为小细胞低色素性贫血。

13. B　血清铁蛋白降低可作为早期诊断缺铁性贫血的依据，其可较敏感地反映体内贮存铁的情况。

14. E　原发免疫性血小板减少症骨髓象检查：骨髓巨核细胞数增多或正常，急性型幼稚型巨核细胞比例增加，慢性型颗粒型巨核细胞比例增加。

15. B　缺铁性贫血用铁剂治疗后，最早出现的改变是网织红细胞上升。

16. B　缺铁性贫血的实验室检查结果：血清铁降低，总铁结合力升高，转铁蛋白饱和度降低。

17. A　早产儿、低出生体重儿给予铁剂预防缺铁性贫血的合适时机是出生后2个月。

18. C　缺铁性贫血消化系统症状：食欲缺乏，少数有异食癖（如嗜食泥土、墙皮、煤渣等）。营养性巨幼细胞性贫血可出现肢体震颤。

19. E　铁剂是缺铁性贫血的特效治疗药物。服用铁剂后，先是外周网织红细胞增多，高峰在开始服药后5～7天，2周后血红蛋白浓度上升。

20. D　缺铁性贫血时，血红蛋白降低、血清铁降低、转铁蛋白饱和度降低、红细胞游离原卟啉（FEP）升高、总铁结合力增高。FEP是指红细胞中未与铁结合的原卟啉。当发生缺铁性贫血时，由于体内铁含量减少，使得FEP相对增加。

21. E　异食癖为组织缺铁表现，其余为贫血表现。

22. E　早产儿补足维生素 B_{12} 是营养性巨幼细胞性贫血的预防手段。

23. D　缺铁性贫血外周血涂片可见红细胞大小不等，以小细胞为多，中央淡染区扩大。

24. E　营养性缺铁性贫血常用口服制剂硫酸亚铁治疗，最好两餐之间服用。同时服用维生素C能促进铁的吸收。

25. B　营养性巨幼细胞性贫血以6个月至2岁多见，可出现的临床表现有毛发稀疏及发黄、肝脾肿大、肢体震颤、舌炎。而头围增大一般见于脑水肿等，营养性巨幼细胞性贫血不会出现此表现。

26. E　营养性缺铁性贫血是一种小细胞低色素性贫血。用铁剂治疗，应口服铁剂，选用二价铁盐易吸收。常用制剂有硫酸亚铁（含元素铁20%），剂量按元素铁每日4～6mg/kg，分2～3次口服，最好两餐间服用。同时服用维生素C能促进铁的吸收。

27. D　缺铁性贫血，血红蛋白降低比红细胞减少明显，呈小细胞低色素性贫血。血涂片可见红细胞大小不等，以小细胞为多，中央淡染区扩大。平均红细胞容积（MCV）小于80fl，平均红细胞血红蛋白量（MCH）小于26pg，平均红细胞血红蛋白浓度（MCHC）小于310g/L。网织红细胞数正常或轻度减少。白细胞、血小板一般无特殊改变。

28. C　急性失血一般不引起缺铁性贫血。

29. E　胃大部切除术导致壁细胞数量大量减少，内因子分泌不足，引起维生素 B_{12} 缺乏，导致巨幼细胞性贫血。

30. B　服铁剂后2～3天网织红细胞数升高，5～7天达高峰。

31. C　营养性缺铁性贫血骨髓象：红细胞系增生活跃，以中、晚幼红细胞增生为主。各期红细胞均较小，胞浆少，边缘不整齐，核浆发育不平衡（浆幼核老）。粒系和巨核系无明显改变。

32. D　营养性缺铁性贫血主要发生在6个月～2岁，此期的儿童发生缺铁性贫血的男女比例基本一致。胎儿时期铁可以从母体获得，出生后6个月内较少发生缺铁，但若4～5个月后不补充铁剂，由于生长发育较快，铁需求量较大，易出现缺铁性贫血。而2岁之后，小儿饮食多样，缺铁发生率下降。

33. C　长期服用广谱抗生素对体内铁的吸收无影响。

34. C　网织红细胞于服药2～3天后开始上升，5～7天达高峰，2～3周后下降至正常。治疗1～2周后血红蛋白逐渐上升，通常于治疗3～4达到正常。血红蛋白恢复正常后继续服用铁剂6～8周，以增加铁贮存。缺铁性贫血的治疗包括以下方面：（1）口服铁剂：口服二价铁盐制剂；剂量为元素铁4～6mg/kg，分3次口服；同时服用维生素C可增加铁的吸收，同服牛奶、茶、咖啡以及抗酸药等均影响铁的吸收。（2）注射铁剂的适应证：①诊断明确，口服铁剂后无治疗反应者；②口服铁剂后胃肠反应严重，改变剂型、剂量、给药时间无效者；③胃肠手术后不能应用口服铁剂或口服铁剂吸收不良者。(3) 输红细胞的适应证：①贫血严重，尤其发生心力衰竭者；②合并感染者；③急需外科手术者。

35. B 有神经、精神症状的营养性巨幼细胞性贫血者，治疗应以维生素 B_{12} 为主，叶酸单独使用有加重神经、精神症状的可能。

36. A 营养性巨幼细胞性贫血是由于维生素 B_{12} 或（和）叶酸缺乏所致的一种大细胞性贫血。主要临床特点是贫血、神经与精神症状、红细胞的胞体变大、骨髓中出现巨幼红细胞、用维生素 B_{12} 或（和）叶酸治疗有效。

37. C 叶酸缺乏：红细胞叶酸测定 < 227nmol/L。对已经肯定的营养性巨幼细胞性贫血的患儿，最主要的是区别是叶酸缺乏还是维生素 B_{12} 缺乏。因为维生素 B_{12} 缺乏的患儿用叶酸治疗可以纠正贫血，但不能纠正神经病变，甚至加重神经病变。

38. C 叶酸在叶酸还原酶的还原作用和维生素 B_{12} 的催化作用下变成四氢叶酸，四氢叶酸是 DNA 合成过程中必需的辅酶。

39. E 营养性巨幼细胞性贫血的外周血象呈大细胞性贫血，MCV > 94fl，MCH > 32pg。血涂片可见红细胞大小不等，以大细胞为多，易见嗜多色性和嗜碱点彩红细胞，可见巨幼变的有核红细胞，中性粒细胞呈分叶过多现象。网织红细胞、白细胞、血小板计数常减少。

40. B 营养性巨幼细胞性贫血叶酸治疗的疗效评估：①口服叶酸 1 ~ 2 天：食欲好转，骨髓内巨幼红细胞转为正常；②2 ~ 4 天：网织红细胞增加；③4 ~ 7 天：网织红细胞达高峰；④2 ~ 6 周：红细胞、血红蛋白恢复正常。

41. A 免疫性血小板减少症（ITP），既往又称特发性血小板减少性紫癜，是小儿最常见的出血性疾病。维生素 K 依赖因子缺乏症是新生儿常见的出血症。

42. E 免疫性血小板减少症患儿如果发生危及生命的出血，外周血血小板计数一般小于 30×10^9/L 时，则需输注血小板制品。

43. D 患儿发生危及生命的颅内出血，需要立即输入血小板制品。

44. E 免疫性血小板减少症的直接病因是病毒感染后产生的抗体与血小板发生反应，导致血小板被清除。

45. E ITP 患儿发病前常有病毒感染，但目前认为病毒感染不是导致血小板减少的直接原因，而是由于病毒感染后机体的免疫紊乱导致血小板破坏增多。

46. E 静脉注射免疫球蛋白是正确的治疗 ITP 的方案。

47. E 大剂量静脉免疫球蛋白的主要作用是：①封闭巨噬细胞受体，抑制巨噬细胞对血小板的结合与吞噬，从而干扰单核 - 巨噬细胞系统吞噬血小板的作用；②在血小板上形成保护膜抑制血浆中的 IgG 或免疫复合物与血小板结合，从而使血小板免受吞噬细胞破坏；③抑制自身免疫反应，使抗血小板抗体减少。

48. B 免疫性血小板减少症见于各年龄时期小儿，以 1 ~ 5 岁小儿多见，男女发病数无差异，冬春季发病数较高。

49. E 免疫性血小板减少症病程超过 12 个月者为慢性型，多见于学龄前及学龄期儿童，约 10% 的患儿由急性型转化而来。

50. E 免疫性血小板减少症以皮肤和黏膜出血为突出表现，常伴鼻出血或齿龈出血，胃肠道大出血少见，颅内出血少见。

51. E 原发性免疫性血小板减少症的鉴

别诊断包括急性白血病、再生障碍性贫血、过敏性紫癜、继发性血小板减少症。

52. E 脾切除是治疗难治性或顽固性血小板减少症的治疗措施之一。脾切除适用于病程超过1年，血小板持续 $<50\times10^9/L$（尤其是 $<20\times10^9/L$），有较严重的出血症状，内科治疗效果不好者，手术宜在6岁以后进行。10岁以内发病的患儿，其5年自然缓解机会较大，尽可能不做脾切除。

53. E 血小板减少症除主要治疗手段外，仍应尽量减少活动，避免外伤，明显出血时宜休息，积极预防与控制感染，避免服用影响血小板功能的药物。

54. E 单纯的中枢神经系统复发，造血干细胞移植疗效不佳；增强全身化疗以防止全身复发，并通过增加鞘内注射和颅脑放疗进行疾病局部治疗。

55. A 血小板数目低于正常（均低于 $100\times10^9/L$）是免疫性血小板减少症的基本诊断条件。

56. B 颅内出血是免疫性血小板减少症明确的致死原因。血小板数量减少，发生颅内出血，如果不能紧急输注血小板制品，则存活可能性极小。

57. C 免疫性血小板减少症出血的原因是血小板数量减少，因此大出血急需输注血小板制品。

58. D 脾切除年龄太小，易影响免疫功能而导致严重感染。手术宜在6岁以后进行。10岁以内发病的患儿，其5年自然缓解机会较大，尽可能不做脾切除。

59. D 糖皮质激素的主要药理作用是：降低毛细血管通透性；抑制血小板抗体产生；抑制单核-巨噬细胞系统破坏有抗体吸附的血小板。使用激素可减少出血症状，但激素不能达到刺激骨髓产生血小板的作用。

60. B 白血病常见的首发症状包括：发热、进行性贫血、显著的出血倾向或骨关节疼痛等。

61. D 白血病是我国最常见的小儿恶性肿瘤，小儿白血病90%~95%为急性白血病。

62. A 柔红霉素可引起心肌及心脏传导损害，所以使用时需缓慢静滴，注意监测心率、心律，复查心电图。

63. A 急性早幼粒细胞白血病，常见的融合基因为 *PML-RARa*。

64. D 急性淋巴细胞白血病患儿5年总体生存率和无事件生存率分别为88.7%和67.3%；急性髓系白血病患儿5年总体生存率和无事件生存率分别为74.5%和46.1%，其中急性早幼粒细胞白血病患儿5年总体生存率和无事件生存率分别为93.4%和89.3%。

65. D 目前治疗慢性粒细胞白血病的首选药物是伊马替尼。

66. C 细胞形态学-免疫学-细胞遗传学-分子生物学（MICM）检测是急性白血病诊断分型的重要手段。其中C代表细胞遗传学。

67. A B系急性淋巴细胞白血病（B-ALL）最常出现的免疫分子标志是CD19、CD20、CD10、CD79a。CD2、CD7见于T系白血病。

68. C 急性非淋巴细胞白血病M3型即急性早幼粒细胞白血病，最常见的并发症是DIC。

69. E 骨髓检查是确立诊断和评定白血病疗效的重要依据。

70. C 幼年型粒－单核细胞白血病诊断，无 *BCR－ABL* 融合基因，存在 *Ras*、*PTPN*11、*NF*1 基因突变或 7 单体中的任何一种即可。

71. A 急性白血病时，白细胞升高者约占 50%，其余正常或减少，但是在整个病程中，白细胞数可有增减变化。

72. A 慢性粒细胞白血病特有的融合基因为 *BCR－ABL*。

73. C 霍奇金淋巴瘤最常见的症状就是浅表淋巴结无痛性进行性肿大，这种淋巴结肿大通常呈连续性。

74. E 前体 T 淋巴母细胞淋巴瘤化疗诱导期，容易发生肿瘤溶解综合征。别嘌醇可以抑制次黄嘌呤和黄嘌呤转化为尿酸，从而常用于容易发生肿瘤溶解综合征患儿预防高尿酸血症发生的治疗。

75. B 研究发现 EBV 参与鼻咽癌及淋巴瘤如霍奇金淋巴瘤、NK－T 细胞淋巴瘤、伯基特淋巴瘤、弥漫大 B 细胞淋巴瘤等多种肿瘤的发病和进展，被认为是人类肿瘤病毒之一。

76. A 前体 T 淋巴母细胞淋巴瘤、生殖细胞瘤、胸腺瘤、神经母细胞瘤、软组织肉瘤都可以发生于纵隔。发生于前纵隔的前体 T 淋巴母细胞淋巴瘤最多见，且容易发生上腔静脉压迫综合征或上纵隔压迫综合征。

77. D 淋巴瘤中枢神经系统受累可以表现为脑脊液中找到幼稚细胞、或脑神经麻痹症状或影像学检查（CT/MRI）显示脑或脑膜病变。中枢神经系统受累的危险因素是初诊时高白细胞、T 细胞表型，性别不是中枢神经系统受累的危险因素。

二、A2 型题

78. D 根据患儿脑脊液检查，考虑有中枢神经系统复发，此时需要做全身评估，了解是单纯的中枢神经系统复发，还是全身复发。

79. B 患儿平时有偏食习惯，精神难以集中，出现小细胞性贫血，首先考虑营养性缺铁性贫血。

80. D 患儿有贫血征象，故肝脾大的原因首先考虑髓外造血。

81. C 幼儿血红蛋白从正常下限至 90g/L 为轻度；60g/L～90g/L 为中度；30g/L～60g/L 为重度；<30g/L 为极重度。

82. D 根据题干可知患儿为中度贫血，题干中未提到患儿贫血表现严重，且 Hb 78g/L，所以一般不予输血治疗。

83. B 缺铁性贫血为小细胞低色素性贫血，易发生于 6 个月～2 岁儿童，主要原因为铁摄入量不足，与本患儿相符。

84. D 血管壁缺陷是全身血管病变，心脏检查应能发现动脉瘤；血小板计数减少、血小板功能异常时皮肤应有出血点和瘀斑；凝血功能障碍时会难以止血，而皮肤无出血点和瘀斑表现。缺铁性贫血不会出现拔牙后出血不止的情况。

85. D 根据该患儿面色苍白，且为早产儿，鲜牛奶喂养未添加辅食，肝脾大，血红蛋白和红细胞数均下降，血红蛋白降低比红细胞数减少明显，平均红细胞体积小，血清铁蛋白降低，最可能的诊断为缺铁性贫血，因此该患儿血象特点为小细胞低色素性贫血。

86. D 患儿面色苍黄，头部、肢体颤抖、不能独站且血红蛋白降低，红细胞降低，中性粒细胞分叶过多，应诊断为营养性巨幼细胞性贫血。重度低钙血症会出现手足的颤抖但不是头部、肢体颤抖，因此不符合各种疾病所伴发的低钙血症的判断。营养性缺铁性贫血面色一般是苍白的而不是苍黄，虽然有少部分营养性缺铁性贫血也会出现精神神经系统方面的症状，但很少会出现头部、肢体的颤抖。

87. C　巨细胞性贫血伴神经症状，考虑营养性巨幼细胞性贫血可能性大，其中维生素 B_{12} 缺乏所致贫血者有明显的神经系统症状。

88. C　根据临床表现该患儿可考虑诊断为营养性巨幼细胞性贫血，再结合患儿病史，考虑系维生素 B_{12} 缺乏引起，应肌内注射维生素 B_{12}。

89. C　羊乳叶酸含量低，单以羊乳喂养的患儿可致叶酸缺乏。营养性巨幼细胞性贫血的病因：①摄入不足：单纯母乳喂养未及时添加辅食、人工喂养不当及严重偏食，尤其饮食中缺乏肉类、动物内脏及蔬菜。羊乳叶酸含量低，单以羊乳喂养患儿可致叶酸缺乏。②需要量增加。③吸收或代谢障碍：维生素 B_{12} 与胃底部壁细胞分泌的糖蛋白结合成复合物于末端回肠黏膜吸收；慢性腹泻、先天性叶酸代谢障碍也可致叶酸缺乏。

90. E　口服铁剂有效的表现：先是外周血网织红细胞增多，高峰在开始服药后5～7天。1～2 周后血红蛋白浓度上升，一般 3～4 周左右恢复正常。铁剂治疗应在血红蛋白恢复正常后至少持续 6～8 周，待贮铁指标正常后停药。

91. E　营养不良Ⅱ度的诊断标准为：体重接低于正常 25%～40%；腹壁皮下脂肪接近于消失，在 0.4cm 以下，四肢、面部皮下脂肪减少，皮肤弹性差，肌肉明显松弛；身长较正常低；抑郁不安、不活泼。6 个月～5 岁小儿 Hb 低限值为 110g/L，红细胞约为3.0×10^{12}/L，该患儿血红蛋白降低比红细胞减少更为明显，符合小细胞低色素性贫血特点。

92. A　巨幼细胞性贫血外周血呈大细胞性，MCV＞94fl，MCH＞32pg。

93. D　患儿血常规示血小板数降低，结合感染史，考虑免疫性血小板减少症。

94. E　免疫性血小板减少症（急性型）特点为起病急，皮肤黏膜自发出血，青春期女孩表现为月经过多，出血重者有贫血表现。血小板常低于 20×10^9/L，骨髓检查呈现增生性骨髓象，成熟未释放的巨核细胞增多。

95. B　患儿 5 岁（免疫性血小板减少症以 1～5 岁小儿多见），伴发热和流涕、轻微咳嗽等急性感染表现（符合免疫性血小板减少症发病因素），且面部及双下肢皮肤有针尖样大小出血点，结合血小板计数＜100×10^9/L，最可能的诊断是免疫性血小板减少症。

96. D　骨髓检查是白血病确立诊断和评定疗效的重要依据。

97. D　根据患儿发热、鼻出血 3 天病史，骨髓原始细胞占 0.65，应考虑为急性白血病。结合全身浅表淋巴结肿大及肝、脾大，考虑淋巴细胞白血病的可能性最大。

98. B　患儿发热伴皮肤出血点 2 周，符合急性白血病表现，查体示贫血貌，肝、脾肿大符合白血病细胞浸润引起的症状和体征，结合外周血分类可见幼稚细胞，最可能的诊断是急性白血病。

99. D　慢性粒细胞白血病病史长，体征以脾大为主，血常规可有白细胞及血小板升高。该患儿病史、查体及血常规符合慢性粒细胞白血病诊断。

100. E　急性非淋巴细胞白血病可出现髓过氧化物酶阳性，常有骨痛、肝脾肿大、腹痛、牙龈出血。当出现眼眶肿瘤或皮肤浸润灶时，应高度怀疑急性非淋巴细胞白血病。

101. B　慢性粒细胞白血病以脾大为主要

阳性体征，实验室检查以白细胞及血小板升高、存在特异性融合基因 *BCR - ABL* 及染色体 t（9；22）为主要特点。

102. C 患儿的体征以及影像学检查提示前上纵隔的占位性病变，此部位的占位性病变在儿童中最常见的是淋巴瘤，胸腺瘤少见。神经母细胞瘤好发部位是腹膜后肾上腺区域、后纵隔，转移性肾母细胞瘤常见部位是肺部。

103. C 患儿发热、乏力伴骨痛（白血病临床表现），查体示贫血貌，有出血点，肝大（白血病临床表现），结合血常规、骨髓象可诊断为白血病。为进一步确定急性白血病 MICM 诊断分型，白血病患儿应行骨髓形态学、免疫学、分子生物学、细胞遗传学检查。

104. C 部分急性白血病患儿临床仅以骨痛为主要表现，血象有时并不出现异常，故常被误诊为类风湿关节炎。对于骨痛患儿在诊断自身免疫性疾病前需先除外白血病。

105. E 患儿发热、咽痛 5 天，咽部充血，扁桃体Ⅱ度肿大，应用抗生素治疗无效（白血病患儿正常骨髓造血受抑，易继发感染，以口腔炎、牙龈炎、咽峡炎最常见）。查体示颈部淋巴结肿大（白血病细胞增殖浸润可导致淋巴结、肝脾肿大），下肢少许出血点（出血表现）。血常规示血红蛋白 80g/L，提示贫血，血小板 $34 \times 10^9/L$（白血病患儿血小板常减少），故患儿最可能的诊断是急性白血病。

106. A 幼年型粒 - 单核细胞白血病可表现为：外周血单核细胞计数 $>1 \times 10^9/L$，外周血及骨髓原始细胞 <0.20，发热，肝脾大，皮肤可见牛奶咖啡斑，可有淋巴结肿大，融合基因阴性。

107. D

108. A 患儿鼻及牙龈出血，皮肤瘀斑，骨髓检查提示幼稚细胞占 80%，胞质可见棒状小体，髓过氧化物酶染色强阳性，胞质内含有较多粗大颗粒，是早幼粒细胞的特点，故应诊断为急性早幼粒细胞白血病。

109. A 慢性粒细胞白血病的诊断标准包括具有特异的 Ph 染色体或 *BCR - ABL* 融合基因阳性。

110. C 根据患儿病史 3 周，以发热为主要表现，查体可见牙龈出血、肝脾肿大，外周血白细胞高，血红蛋白低及血小板减低，骨髓检查可见幼稚细胞 74%，急性白血病确诊。患儿免疫组化过氧化物酶染色阳性以及免疫分型为 CD13、CD33、CD117 阳性，均支持非淋巴细胞分型，故急性非淋巴细胞白血病诊断成立。

111. C 急性早幼粒细胞白血病，以出血为主要表现，是最容易合并 DIC 的白血病类型。骨髓可见大量早幼粒细胞。

112. B 发热、皮肤损害、肝脾肿大，以脾大为主是幼年型粒 - 单核细胞白血病较常见的临床表现。骨髓可见幼稚单核细胞，结合查体 + 血常规 + 骨髓象，最可能的诊断是幼年型粒 - 单核细胞白血病。

113. D 慢性粒细胞白血病临床上主要表现为乏力、脾大。外周血白细胞计数明显增高，尤其为中性中、晚幼粒细胞增高，易见嗜酸、嗜碱性粒细胞。中性粒细胞碱性磷酸酶积分减低；骨髓增生表现为明显或极度活跃。该患儿临床表现、血常规、骨髓象、查体均符合慢性粒细胞白血病诊断。

114. B 霍奇金淋巴瘤肿瘤细胞来源于 B 淋巴细胞。

115. D　脾活检风险大，可通过 B 超、PET－CT 等影像学检查了解有无脾浸润；霍奇金淋巴瘤骨髓侵犯发生率虽低，但也需常规行骨髓检查；本病对化疗敏感，通过化疗可清除体内肿瘤病灶，不需要手术切除提高疗效；增强 CT 检查是目前最常用的疾病分期手段；本病预后与年龄关系不大。

116. D　前体 B 淋巴母细胞淋巴瘤采用类似急性淋巴细胞白血病的治疗方案。诱导治疗常用药物组合是 VDLP：V（长春新碱）、D（柔红霉素）、L（门冬酰胺酶）及 P（泼尼松），足叶乙苷不是诱导方案的药物。

三、A3/A4 型题

117. A　患儿母乳加米糕喂养，未添加其他辅食，铁摄入不足，Hb 80g/L，RBC $3.5 \times 10^{12}/L$，WBC 正常，符合营养性缺铁性贫血的特点。

118. A　维生素 C 可促进铁的吸收。

119. C　网织红细胞上升是早期有效指标。

120. E　患儿 4 个月，Hb 80g/L，应诊断为中度贫血。患儿红细胞平均体积（MCV）< 80fl，红细胞平均血红蛋白（MCH）< 26pg，红细胞平均血红蛋白浓度（MCHC）< 32%，支持小细胞低色素性贫血诊断。缺铁性贫血为缺铁引起的小细胞低色素性贫血。婴幼儿需铁量较多，若不补充蛋类、肉类等含铁量较高的辅食，易造成缺铁。

121. C　若治疗有效，首先出现细胞内含铁酶活性开始恢复，而后外周血网织红细胞增多。

122. E　应继续口服药物 6～8 周，以增加铁贮存。

123. D

124. B　血清铁蛋白（SF）可较敏感地反映体内贮存铁的情况，因而是诊断缺铁铁减少期的敏感指标。

125. A　口服铁剂是补充铁的主要方法，常用铁剂有硫酸亚铁、富马酸亚铁等，为了帮助铁剂吸收，同时应该加用维生素 C。

126. C　患儿 8 个月，胆红素值稍高，半个月来出现面色苍黄，智力及动作发育倒退，首先应进行血常规＋血细胞形态检查。

127. E　营养性巨幼细胞性贫血以 6 个月至 2 岁多见，起病缓慢。①一般表现：多呈虚胖或颜面轻度水肿，毛发纤细、稀疏、黄色，严重者皮肤有出血点或瘀斑。②贫血表现：皮肤常呈蜡黄色，睑结膜、口唇、指甲等处苍白，偶有轻度黄疸；疲乏无力，常伴肝脾大。③神经精神症状：可出现烦躁不安、易怒等症状。维生素 B_{12} 缺乏者表现为表情呆滞、目光发直、对周围反应迟钝、嗜睡、不认亲人、少哭不笑，智力、动作发育落后甚至退步。④消化系统症状：常出现较早，如厌食、恶心、呕吐、腹泻和舌炎等。结合患儿临床表现，考虑此诊断。

128. C　患儿应诊断为巨幼细胞性贫血，因出现神经系统症状，考虑为维生素 B_{12} 缺乏，因此应补充维生素 B_{12}。

129. D　营养性巨幼细胞性贫血应检查血清维生素 B_{12}、叶酸以确诊。

130. E　患儿有腹泻病史，神经系统症状，贫血貌，表情呆滞，中度贫血且红细胞数减少比血红蛋白减少明显，考虑为巨幼细胞性贫血。

131. D　题干中患儿呈大细胞性贫血，血清铁蛋白处于正常范围，故可以排除缺铁性贫血。该患儿神经系统的症状明显，但是可以与先天性甲状腺功能减退症鉴别，因为后者有明显的特殊面容，而且血清TSH 5mU/L处于正常范围，选项A不正确。该患儿未及时添加辅食，而且符合维生素B_{12}缺乏的临床表现，选项D正确。苯丙酮尿症有特殊鼠尿味，选项B不正确。婴儿肝炎综合征有肝脾大的症状，但其他症状与题目所述不符合，选项E不正确。

132. C 维生素B_{12}和叶酸的测定可以协助确诊营养性巨幼细胞性贫血。

133. E 有神经系统症状的，应以维生素B_{12}治疗为主，每次肌内注射100μg，每周2～3次，连用数周，直至临床症状好转。叶酸口服剂量为5mg，每日3次，连续数周直到症状好转。

134. B 根据患儿症状、体征、实验室检查（骨髓细胞学，组织化学染色，免疫分型）提示为B细胞来源的急性白血病。

135. B VDLP方案是目前急淋白血病常采用的化疗方案。VAD方案是骨髓瘤常用的联合治疗方案；ABVD方案是霍奇金淋巴瘤的首选化疗方案；DA方案是急性髓系白血病最常用的化疗方案；CHOP方案是侵袭性非霍奇金淋巴瘤的标准治疗方案。

136. E VDLD诱导期间，需要监测门冬酰胺酶相关胰腺损伤，蒽环类药物对心脏的毒性，糖皮质激素对血压、血糖的影响。而VDLD方案不含有大剂量甲氨蝶呤，所以不需要亚叶酸钙解救甲氨蝶呤的毒性。

137. C 门冬酰胺酶相关胰腺炎是急性淋巴细胞白血病诱导化疗阶段的危重并发症。

138. E 典型的急性早幼粒细胞白血病通常以各种出血为临床表现。骨髓细胞形态学可见异常的颗粒增多的早幼粒细胞增生，常见呈柴捆状的Auer小体。

139. E 患儿诊断为急性早幼粒细胞白血病，治疗应首选全反式维甲酸。因患儿出现DIC（血浆纤维蛋白原降低），需要抗凝治疗，应加用肝素，故治疗方案首选全反式维甲酸+肝素。小剂量阿糖胞苷可用于治疗成人急性粒细胞白血病或单核细胞白血病；柔红霉素+阿糖胞苷、DA方案+小剂量肝素、高三尖杉酯碱+阿糖胞苷均是AML（非早幼粒细胞白血病）的诱导治疗方案。

140. C 患儿发热、乏力，结合白细胞计数略升高、血红蛋白及血小板计数降低，应是急性白血病。其免疫组化过氧化物酶为阳性，最可能为急性髓系白血病。

141. C 儿童急性髓系白血病（非M3型）治疗常用药物包括：阿糖胞苷、蒽环类药物、高三尖杉酯碱、米托蒽醌等。

142. E 除外感染和心血管疾病，肿瘤是引起儿童上腔静脉压迫综合征、上纵隔压迫综合征的最常见病因，其中又以好发于前纵隔的非霍奇金淋巴瘤最常见。

143. B 对于肿瘤急症患儿，首选损伤最小的检查。平卧会加重纵隔压迫的症状，所以处理此类患儿尽可能采用坐位。

144. C 使用糖皮质激素可缓解患儿症状，虽然激素使用可能影响后续活检结果，但研究认为，糖皮质激素使用后12小时内实施手术，一般不会影响病理结果判定。

四、B1型题

145～149. E、A、D、C、B 根据世界卫生组织的资料，血红蛋白（Hb）的低限值在6～59个月者为110g/L，血细胞比容（HCT）为0.33；5～11岁Hb为115g/L，HCT为0.34；12～14岁Hb为120g/L，HCT为0.36，

海拔每升高1000m，血红蛋白上升4%；低于此值为贫血。6个月以下的婴儿由于生理性贫血等因素，血红蛋白值变化较大，目前尚无统一标准。我国小儿血液会议建议：血红蛋白在新生儿期 < 145g/L，1 ~ 4 个月时 < 90g/L，4 ~6个月时 < 100g/L为贫血。8岁小儿重度贫血时，Hb < 60g/L。

150 ~ 151. B、C　①该患儿考虑牛奶过敏引起肠道慢性失血及铁摄入不足导致的缺铁性贫血。②羊乳中缺乏叶酸，该患儿考虑叶酸缺乏所致的巨幼细胞性贫血。

152 ~ 153. B、C　①营养性缺铁性贫血是小儿贫血中最常见的一种类型，主要特点为小细胞低色素性贫血。②营养性巨幼细胞性贫血是缺乏维生素 B_{12}和（或）叶酸所致的一种大细胞性贫血。

154 ~ 155. B、C　①血清铁蛋白可较敏感地反映体内贮存铁的情况，在铁减少期已经降低。②红细胞游离原卟啉升高是红细胞内缺铁的指标。

五、X型题

156. ABCDE　继发性血小板减少症：严重细菌感染和病毒血症，均可引起血小板减少。化学药物、脾功能亢进、部分自身免疫性疾病（如系统性红斑狼疮等）、先天性免疫缺陷病、恶性肿瘤侵犯骨髓和某些溶血性贫血等均可导致血小板减少。

157. AB　小儿出生后2 ~3个月内出现生理性贫血，出生后造血场所主要是骨髓，但是在某些病理情况下可以出现髓外造血情况。婴儿期肝、脾造血为髓外造血，见于某些病理情况。

158. ABCDE　缺铁性贫血红细胞减少、血红蛋白明显减少。红细胞形态在贫血轻微时表现不明显，贫血严重时呈现典型的小细胞低色素性贫血，红细胞平均体积MCV、红细胞平均血红蛋白浓度MCHC、红细胞平均血红蛋白量MCH，3个指标均低于正常范围下限。血清铁蛋白（SF）< 12μg/L，提示缺铁。当FEP > 0.9μmol/L即提示细胞内缺铁。血清铁（SI）、总铁结合力（TIBC）和转铁蛋白饱和度（TS）：这3项检查反映血浆中的铁含量，SI正常值为12.8 ~ 31.3μmol/L（75 ~ 175μg/dl），< 9.0 ~ 10.7μmol/L有意义，TIBC > 62.7μmol/L有意义。

159. ABC　生理性贫血的原因为循环血量增加较快，红细胞被破坏，骨髓造血能力低下，红细胞生成素不足。

160. ABD　补充铁剂以口服为主，应选择二价铁盐，两餐之间口服，一般用药至血红蛋白正常后6 ~8周左右停药。

161. ABC　免疫性血小板减少症与感染有关，一般无肝脾肿大。

162. ABCE　对于化疗后中性粒细胞缺乏出现发热的患儿，只有约55%的患儿能够明确感染部位。因此对于预计中性粒细胞在7天内不能恢复的高危患儿，不需要等待病原菌结果，直接给予高级抗生素治疗。

163. ABCD　经典型霍奇金淋巴瘤可分为4种组织学类型：富于淋巴细胞型、结节硬化型、混合细胞型和淋巴细胞消减型。

164. ABCD　儿童非霍奇金淋巴瘤的病理类型主要包括：淋巴母细胞淋巴瘤、伯基特淋巴瘤、间变大细胞淋巴瘤和弥漫大B细胞淋巴瘤。

第十三章　神经肌肉系统疾病

一、A1 型题

1. B　皮肤瘀斑、瘀点主要见于流行性脑脊髓膜炎；病毒性脑炎因累及脑实质、锥体束可引起锥体束阳性；感觉障碍见于脊髓病变；弛缓性瘫痪主要见于下运动神经元性损害。

2. C　病毒性脑炎脑脊液无色透明，以淋巴细胞为主的白细胞增多，糖和氯化物正常。

3. D　病毒性脑炎的脑脊液改变为外观清亮，压力正常或增高，白细胞数正常或轻度增多，分类计数以淋巴细胞为主，蛋白大多正常或轻度增高，糖含量正常。涂片和培养无细菌发现。结核性脑膜炎脑脊液糖和氯化物降低。

4. A　病毒性脑炎是病毒对脑组织直接入侵和破坏所致的炎症病变，临床表现为弥漫性或局灶性脑实质损害。脑电图可呈不同程度的异常，但无特征性诊断意义；最常见致病病毒为肠道病毒；脑脊液检查糖和氯化物无异常。

5. E　阿昔洛韦对单纯疱疹病毒作用最强，单纯疱疹病毒性脑炎应积极给予阿昔洛韦治疗（每次 5 ~ 10mg/kg，每天 3 次，静脉滴注，连用 10 ~ 14 天）。对症治疗包括控制颅内高压，每日液体摄入量应控制在 800 ~ 1200ml/m^2；对脑水肿及颅高压严重者，可短程予以肾上腺皮质激素。

6. D　导致中枢神经系统病毒感染的病毒 80% 为肠道病毒，其次为虫媒病毒、腺病毒、单纯疱疹病毒、腮腺炎病毒等。

7. E　阿昔洛韦为抗病毒药物，对单纯疱疹病毒作用最强；单纯疱疹病毒脑炎常引起颞叶为主的脑部病变；脑脊液糖和氯化物无异常；恢复期血清学特异性抗体效价高于急性期 4 倍以上有诊断价值。

8. C　病毒性脑炎脑脊液外观清亮，压力正常或增高，白细胞数正常或轻度增多，分类计数以淋巴细胞为主，蛋白大多正常或轻度增高，糖含量正常，涂片和培养无细菌发现。细菌性脑膜炎脑脊液外观可呈米汤样改变。

9. C　病毒性脑炎无特异性治疗，阿昔洛韦对单纯疱疹病毒作用最强，常用每次 5 ~ 10mg/kg，每天 3 次，静脉滴注，10 ~ 14 天一疗程。

10. E　神经细胞内易见含病毒抗原颗粒的嗜酸性包涵体是单纯疱疹病毒脑炎最具特征性的病理改变，其常导致颞叶为主的出血、坏死性病变，脑脊液中出现红细胞增多，影像学出现局部脑区低密度影。

11. E　病毒性脑炎仅能在 1/4 ~ 1/3 中枢神经系统感染病例中确定致病病毒，其中 80% 为肠道病毒；恢复期血清学特异性抗体效价高于急性期 4 倍以上有诊断价值；腺病毒经呼吸道进入淋巴系统繁殖。

12. C　化脓性脑膜炎抗生素使用原则：尽早、敏感且高通透性、静脉、联合用药，足量、足疗程。治疗疗程取决于病原，而不与体温直接相关。

13. A　化脓性脑膜炎常见的入侵途径为菌血症、邻近组织感染及与颅腔存在直接通道，而菌血症为最常见入侵途径。

14. B　化脓性脑膜炎的病理表现为在细菌毒素和多种炎症相关细胞因子的作用下，形成以软脑膜、蛛网膜和表层脑组织为主的炎症反应，表现为广泛性血管充血、大量中性粒细胞浸润和纤维蛋白渗出，伴有弥漫性血管源性和细胞毒性脑水肿。故病变部位主要见于蛛网膜与软脑膜。

15. A　化脓性脑膜炎的发病与机体免疫状态相关，年龄越小机体的免疫功能和屏障功能越不成熟。75%化脓性脑膜炎发生于2岁以内儿童，1岁以内占到所有病例的50%。

16. A　脑脊液细菌培养阳性是确诊化脓性脑膜炎的金标准，但阳性率较低，且与其他培养一样耗时较长；而化脓性脑膜炎出现皮肤瘀点、瘀斑时，瘀点、瘀斑涂片不仅方法简便且快捷，发现细菌阳性率较高，是快速发现奈瑟脑膜炎双球菌重要而简便的方法。

17. A　新生儿化脓性脑膜炎时，由于感染中毒及急性神经系统功能障碍，婴幼儿可出现面色青灰发绀、拒食少动、黄疸。由于颅内压增高，不典型的患儿可表现为吐奶。苦笑面容为肌肉阵发性或强直性痉挛，由破伤风梭菌感染引起。

18. E　血常规、C－反应蛋白、降钙素原等检查可协助诊断有无细菌感染。脑脊液检查为诊断化脓性脑膜炎的最关键检查，有助于其诊断。

19. C　典型化脓性脑膜炎的脑脊液表现为脑压高、白细胞计数明显增高以中性粒细胞为主、蛋白含量明显增高、糖明显降低。病毒性脑炎的脑脊液改变为脑压正常或增高、白细胞正常或轻度增高以淋巴细胞为主、蛋白轻度增高、糖和氯化物正常。部分治疗后的化脓性脑膜炎，脑脊液常常不典型，但脑脊液糖含量（以及脑脊液糖与血糖比值）仍降低。因此，是鉴别两者最有意义的变化。

20. D　新生儿及小婴儿化脓性脑膜炎常常缺乏典型的症状、体征，常仅见颅内压增高所致的前囟膨隆、张力增高，很少出现典型的脑膜刺激征，极易误诊。

21. E　典型化脓性脑膜炎的脑脊液表现为脓性脑脊液，即外观浑浊似米汤样、脑压高、白细胞明显增高以中性粒细胞为主、蛋白明显增高、糖明显降低。

22. A

23. A　新生儿和婴儿肌腱反射较弱，提睾反射、腹壁反射也不易引出，至1岁时才稳定。出生后3～4个月前的婴儿肌张力较高，Kernig征可呈阳性，2岁以下小儿Babinski征阳性亦可为生理现象。觅食反射4～7个月消失，握持反射3～4个月消失。

24. B　吉兰－巴雷综合征典型脑脊液改变是蛋白－细胞分离，蛋白质含量增高，而细胞数正常。此现象在起病后第2周才出现。

25. A　空肠弯曲菌是吉兰－巴雷综合征最主要的前驱感染病原体，在我国和日本，42%～76%的吉兰－巴雷综合征患儿血清中有该菌特异性抗体滴度增高或有病前该菌腹泻史。

26. C　呼吸肌麻痹是吉兰－巴雷综合征死亡的主要原因。

27. A　化脓性脑膜炎致病菌大多由上呼吸道入侵血流，新生儿的皮肤、胃肠道黏膜或脐部也常是感染的侵入门户。

28. A　视神经脊髓炎急性期药物治疗以大剂量甲基强的松龙冲击为主，之后依据患儿情况逐渐减量，不推荐长期小剂量维持。皮质激素治疗效果差者，可考虑使用血浆置换或静脉用免疫球蛋白。有效防治感染、发热、疼痛、尿潴留、压力性损伤及坠积性肺炎。

29. E 急性期应卧床休息，瘫痪肢体需尽早进行按摩及被动运动。

30. E 吉兰－巴雷综合征和脊髓灰质炎二者均可存在肌张力减低，腱反射消失，无病理征，病程长者可出现肌肉萎缩。但吉兰－巴雷综合征存在感觉异常，如疼痛、麻木或其他异常感觉，体检时可发现手套、袜套样分布的感觉障碍。

31. D 吉兰－巴雷综合征的瘫痪特点是进行性、对称性、弛缓性瘫痪。弛缓性瘫痪表现为肌张力降低，腱反射消失或减弱，病理征阴性。该病可出现肢体麻木、瘙痒等感觉异常，严重者可有呼吸肌麻痹。巴氏征阳性为上运动神经元瘫痪特点。

32. C 早期（1～2 周内）给予静脉注射大剂量免疫球蛋白，能明显延缓本病的进展速度，减轻极期症状的严重程度，减少使用呼吸机的概率。出现矛盾呼吸，应行气管切开或插管；若伴有后组脑神经麻痹，应鼻饲，防止吸入性肺炎；本病急性期需卧床，但不是病程 4 周内严格卧床。

33. E 吉兰－巴雷综合征运动障碍的首发症状是对称性弛缓性肢体瘫痪。

34. E 吉兰－巴雷综合征脑脊液主要特点是蛋白－细胞分离现象。脑脊液中蛋白升高，但较少超过 1.0g/L，白细胞计数正常。脑脊液中糖和氯化物正常。

35. D 吉兰－巴雷综合征临床特征为感觉障碍症状相对轻微，很少有感觉缺失者，主要表现为神经根痛和皮肤感觉过敏。

36. C 吉兰－巴雷综合征多在 2 周左右达高峰。

37. E 吉兰－巴雷综合征是一种自身免疫介导的周围神经病，主要损害脊神经根和周围神经，也常累及脑神经。首发症状多为肢体对称性弛缓性瘫痪，严重病例可累及肋间肌和膈肌致呼吸肌麻痹，危及患儿生命。

38. B 急性感染性多发性神经根神经炎临床表现以运动障碍为主，可侵犯脑神经，脑脊液检查有蛋白升高而白细胞数正常的蛋白－细胞分离现象，严重时可出现呼吸肌麻痹而死亡。

39. D T_5 以下痛温觉障碍多提示脊髓病变。

40. D 吉兰－巴雷综合征是与感染有关的自身免疫介导的周围神经病。

41. A 吉兰－巴雷综合征约 2/3 的患儿发病前 6 周内有前驱感染史。通常见于病前 1～2 周，少数患儿有手术史或疫苗接种史。空肠弯曲菌感染最常见，常引起急性运动轴索型神经病。

42. C 本病多伴有脑神经麻痹，面神经最常受累。

43. B 急性炎症性脱髓鞘性多神经病（AIDP）为吉兰－巴雷综合征最常见的类型，其诊断标准如下：①常有前驱感染史，呈急性或亚急性起病，进行性加重，多在 2 周左右达高峰。②对称性肢体无力，重症者可有呼吸肌无力，四肢腱反射减低或消失；可伴轻度感觉异常和自主神经功能障碍。③脑脊液出现蛋白－细胞分离现象。④电生理检查：运动神经传导潜伏期延长，运动神经传导速度减慢，F 波异常，传导阻滞，异常波形离散等。

44. B 当第Ⅸ、Ⅹ、Ⅻ对颅神经受损时可出现吞咽障碍，易导致吸入性肺炎甚至窒息，危及患儿生命。

45. C 癫痫按病因分为特发性、症状性、隐源性。癫痫是慢性反复发作性短暂脑功能失调综合征，以脑神经元异常放电引起反复发作为特征。临床分型及表现：①全面强直－阵挛发作（大发作）；②单纯部分发作；③复杂部分发作；④失神发作（小发作）；⑤癫痫持续状态。癫痫具有发作性、刻板性、短暂性、重复性的特点。

46. D　简单部分性发作期中脑电图可见某一脑区的局灶性痫样放电，而非发作同侧皮层的痫样放电。

47. C　全导联 3Hz 棘－慢综合波为儿童失神发作的脑电图特征。

48. C　癫痫持续状态常引起脑水肿，因此，降颅压是必要的。

49. D　脑电图检查是癫痫患儿的最重要检查，对于癫痫的诊断以及发作类型、综合征分型都至关重要。

50. C　苯巴比妥用于止惊治疗的负荷剂量为 15～20mg/kg。

51. E　全面性发作表现为双侧对称发作。E 选项为不对称性发作，考虑局灶起源，为局灶性发作。

52. C　3Hz 棘－慢综合波是典型失神发作的脑电图特征图形，具有诊断意义。不典型失神发作脑电图常表现为 1.5～2.5Hz 棘－慢综合波。

53. B　突然停止抗癫痫药物治疗，可导致癫痫患儿病情加重，一般行脑电图检查时不需停用抗癫痫药物。

54. A　癫痫发作具有短暂性特征。

55. C　强直－阵挛发作常表现为肢体僵硬，伴节律性抽动，为儿童癫痫最常见类型。

56. B　地西泮止惊治疗的剂量为 0.3～0.5mg/kg，最大量不超过 10mg/次。

57. D　地西泮静推为癫痫持续状态首选处理，患儿无静脉通路时可选择咪达唑仑肌内注射。

58. C　癫痫持续状态是指癫痫连续发作之间意识未完全恢复又频繁再发，或发作持续 30 分钟以上不能自行停止。

59. E　局灶性发作的首选药物为卡马西平。

60. E　癫痫持续状态患儿可应用甘露醇减轻脑水肿。

61. E　癫痫患儿减药停药应当遵循缓慢和逐渐减量的原则。

62. C　抗癫痫药物首先以单药治疗为主，从小剂量开始缓慢逐渐增加剂量，直到能够控制患儿最大程度上不发作，而且没有临床不良反应或者很少的不良反应的最低剂量。若是单药控制欠佳，才可以考虑进行联合用药。

63. C　胚胎早期的发育异常是导致婴儿早产、低出生体重和易有围生期缺氧缺血等事件的重要原因。

64. E　脑性瘫痪是一组因发育中胎儿或婴幼儿脑部非进行性损伤，导致患儿持续存在的中枢性运动和姿势发育障碍、活动受限综合征。

65. D　痉挛型占发病数的 50%～60%，最为常见。

66. E　脑性瘫痪很多康复治疗措施可以在家庭里进行，不一定要在医师指导下。

67. E　脑性瘫痪的运动发育异常应为难以完成手指的精细动作。

68. C　脑性瘫痪的临床表现有肌张力异常和原始反射消失延迟等，尤其是痉挛型脑性瘫痪患儿。

69. E 痉挛型脑瘫患儿锥体系受累，会出现膝反射亢进，步行时足尖着地（尖足）。

70. A 痉挛型脑瘫是影响脑部的锥体系。

71. D 针灸疗法是脑瘫的治疗方法之一，但不属于功能训练方法。

72. C 小儿脑性瘫痪的常见病因是早产、窒息、胎盘早剥、颅内出血和胆红素脑病等。

73. D 手足徐动型脑瘫的锥体束征通常是阴性的，表现为锥体外系受累症状。

74. D 进行性的中枢运动障碍属于进展性疾病，属于脑性瘫痪的排除诊断范畴。

75. D 脑性瘫痪最常见的病因为围生期危险因素。

76. A 脑性瘫痪最常见的伴随症状和疾病为智力障碍。

77. E 按瘫痪累及部位分类：可分为四肢瘫（四肢和躯干均受累）、双瘫（也是四肢瘫，但双下肢相对较重）、截瘫（双下肢受累，上肢及躯干正常）、偏瘫、三肢瘫和单瘫等。

78. C 脑瘫时脑诱发电位可发现患儿的视听功能异常。

79. A 手术治疗主要用于痉挛型脑性瘫痪，目的是矫正畸形，恢复或改善肌力与肌张力的平衡。

80. A 影响脑性瘫痪预后的相关因素包括脑性瘫痪类型、运动发育延迟程度、病理反射是否存在，智力、感觉、情绪异常等相关伴随症状的程度等。偏瘫患儿如不伴有其他异常，一般都能获得行走能力，在患侧手辅助下，多数患儿能完成日常活动，智力正常的偏瘫患儿有望独立生活。躯干肌张力明显低下伴有病理反射阳性或持久性强直姿势的患儿则预后不良，多数伴智力障碍。

81. E 手术治疗方法是针对痉挛型脑性瘫痪的治疗方法，但不属于综合治疗的手段。

82. A 急性炎症性脱髓鞘性多神经病为吉兰－巴雷综合征最常见的类型，其临床特点为运动障碍常为首发症状，多是肢体对称性无力，即四肢对称性弛缓性瘫痪，同时还伴有腱反射减弱，病理反射阴性。

83. C 急性脊髓灰质炎的表现一般无感觉障碍，而急性横贯性脊髓炎则伴有传导束性感觉障碍，表现为：病变平面以下所有的感觉，包括痛温觉、触觉、深感觉均减弱或者缺失，平面上部可能有过敏带。因此，可作鉴别。

84. E 急性横贯性脊髓炎仅累及脊髓，不累及脑部。

85. A 急性播散性脑脊髓炎的治疗，主要方法为早期足量应用糖皮质激素。

86. A 急性脊髓炎的自主神经症状：急性期多有尿潴留和便秘，部分逐渐出现尿失禁。

87. C 急性脊髓炎病理改变为炎症和变性，主要表现为软脊膜和脊髓水肿、变性，炎症细胞浸润、渗出，神经细胞肿胀，严重者出现脊髓软化、坏死、出血。慢性期神经细胞萎缩，神经髓鞘脱失、轴突变性，神经胶质细胞增生。

88. A 病毒性脑炎不会出现脊髓症状，故不需鉴别本病。

89. A 急性脊髓炎的主要临床表现为脊髓损伤节段水平以下肢体瘫痪、传导束性感觉障碍、持续性自主神经功能障碍。

90. A 急性脊髓炎时胸髓最常受累，以病损水平以下肢体瘫痪、传导束性感觉障碍和持续性自主神经功能障碍为临床特征。

91. D 急性横贯性脊髓炎不出现脑病症状。

92. E 急性脊髓炎优先选择的检查为脊髓 MRI 和脑脊液检查。①脊髓 MRI，典型 MRI 显示病变部脊髓增粗，病变节段髓内多发片状或斑点状病灶，呈 T_1 低信号、T_2 高信号，强度不均，可有融合。但有的病例可始终无异常。②脑脊液检查，脑脊液压力正常，若脊髓严重肿胀造成梗阻则压颈试验异常。脑脊液外观无色透明，细胞数、蛋白含量正常或轻度增高，淋巴细胞为主，糖、氯化物正常。急性脊髓炎下肢体感诱发电位波幅可明显减低。

93. E 急性播散性脑脊髓炎病理改变为大脑、小脑、脑干和脊髓等处的白质中有散在的、中小静脉周围的脱髓鞘病灶和明显的袖套状淋巴细胞、浆细胞浸润。

94. C 急性播散性脑脊髓炎绝大多数患儿大脑弥漫性损害的症状突出，CT 和 MRI 发现脑和脊髓内多发散在病灶，有助于诊断。

95. A 脊髓病变出现 Horner 综合征，提示病变主要位于 $C_8 \sim T_1$。

96. D 急性横贯性脊髓炎的脑脊液呈现无菌性改变，细胞数和蛋白含量正常或轻度增高，糖、氯化物正常，部分患儿可出现脑脊液寡克隆区带阳性。

97. B 急性低钾血症容易使神经肌肉的活动性降低，从而出现肌无力的症状。

98. A 急性横贯性脊髓炎早期常表现为脊髓休克，表现类似下运动神经元瘫痪，但必伴有传导束性感觉障碍，是与周期性瘫痪的主要鉴别点。

99. E 急性横贯性脊髓炎的药物治疗首选糖皮质激素。

100. D 急性横贯性脊髓炎痉挛期出现经典的上运动神经元损害表现：肌张力增高，腱反射活跃，病理征阳性。

101. B 低频重复电刺激是重症肌无力的主要辅助检查之一，急性脊髓炎患儿不需要进行此项检查。

102. A 急性横贯性脊髓炎为免疫性炎症性疾病，抗生素非必须的治疗。

103. D 吉兰－巴雷综合征患儿以肢体对称性弛缓性瘫痪为主要临床表现，远端常见。其肌力减退、肌张力降低、腱反射减弱或消失。

104. A 小儿重症肌无力以眼肌型最多见，眼外肌最常受累，表现为晨轻暮重，其瞳孔对光反射正常。抗胆碱酯酶药物治疗有效。

105. A 小儿重症肌无力临床以眼肌型最多见。

106. E 重症肌无力胆碱能危象系新斯的明过量引起，主要表现为明显肌无力，可伴有面色苍白、腹泻、呕吐、高血压、心动过缓、瞳孔缩小及黏液分泌物增多等毒蕈碱样症状。

107. B 选项 A、C、D、E 均为进行性肌营养不良的临床特点，其有肌肉无力，但很少有肌肉疼痛。

108. A Becker 型肌营养不良最主要的临床特点是近端肢体无力，其可有腓肠肌假性肥大。该病主要为男性多发，起病年龄较晚，一般在 5～15 岁发病，而且病情进展速度慢。

109. C Becker 型肌营养不良最常见的遗传缺陷是缺失型突变。

二、A2 型题

110. B 根据患儿发热、呕吐，脑膜刺激征及病理征均阳性，考虑脑膜炎，脑脊液检查符合化脓性脑膜炎，故首先考虑化脓性脑膜炎。

111. A 假肥大型肌营养不良是进行性肌营养不良中最常见，也是小儿时期最常见、最严重的一型。Duchenne 和 Becker 肌营养不良（DMD/BMD）代表假肥大型肌营养不良的两种不同类型，主要发生在学龄前和学龄期，其临床表现相似。本病主要表现包括：①进行性肌无力和运动功能倒退：患儿出生时或婴儿早期运动发育基本正常，少数有轻度运动发育延迟，或独立行走后步态不稳，易跌倒。一般3岁后症状开始明显，行走摇摆如鸭步态，跌倒更频繁，不能上楼和跳跃。肩带和全身肌力随之进行性减退，大多数10岁后丧失独立行走能力，20岁前大多出现咽喉肌肉和呼吸肌无力，声音低微，吞咽和呼吸困难。②Gower征：由于骨盆带肌早期无力，一般在3岁后患儿即不能从仰卧位直接站起。③假性肌肥大和广泛肌萎缩。结合男性患儿幼儿期起病、腓肠肌假性肥大等典型临床表现，可考虑该病临床诊断。

112. D 结合患儿病史和临床表现考虑急性播散性脑脊髓炎。发生在病毒性疾病退热后可诊断为感染后脑脊髓炎，是一组由于感染－变态反应所致中枢神经系统脱髓鞘疾病。发生率最高的疾病为麻疹，其他依次为水痘、风疹、腮腺炎和流感。以病毒感染起病后7～14天或出疹后2～4天多见。急性期应静脉注射或滴注足量的类固醇激素类药物，后改为泼尼松口服。

113. C 患婴高热，脐部见少量脓性分泌物，提示体内有原发感染灶。患婴频繁呕吐、前囟膨隆，提示颅内压增高。患婴嗜睡、双眼凝视、反应差、脑膜刺激征阳性，应考虑化脓性脑膜炎，原发灶为脐部化脓性感染。

114. E 婴儿，高热，有颅高压症状（呕吐、两眼凝视、前囟隆起），面色青灰提示感染重，血常规提示细菌感染，故诊断为化脓性脑膜炎。

115. C 对于化脓性脑膜炎并发硬膜下积液者，其治疗首先采用硬膜下腔穿刺排液的方法。

116. B 患儿为学龄期儿童，急性起病，四肢肌无力伴呼吸困难，无大小便障碍，四肢肌力下降，腱反射消失，符合吉兰－巴雷综合征诊断。

117. B 患儿四肢进行性无力，大小便正常，四肢弛缓性瘫痪，腱反射消失，感觉正常，脑脊液检查可见蛋白－细胞分离现象，符合吉兰－巴雷综合征诊断。

118. C 患儿急性起病，肢体无力伴吞咽困难，排尿无障碍，四肢呈弛缓性瘫痪，腱反射消失，符合吉兰－巴雷综合征诊断。患儿病程较短，脑脊液检查无异常。

119. C 癫痫持续状态是指癫痫连续发作之间意识未完全恢复又频繁再发，或发作持续30分钟以上不能自行停止，该患儿已经连续抽搐达40分钟，属于癫痫持续状态。

120. A 患儿5个月时会抬头，周岁时会坐，3岁会独立行走，支持脑性瘫痪的诊断；双腿交叉呈剪刀样，两下肢肌张力增高，腱反射亢进，病理征（＋），支持痉挛型脑瘫。

121. B 取物上肢高举，摇头，全身用力，面部肌肉紧张，上述症状安静时好转，入睡后完全消失，这是手足徐动型脑瘫的表现，通常有胆红素脑病的病史。

122. B 患儿有脑室内出血的病史，4岁才开始走路，提示脑性瘫痪；四肢肌张力增高，交叉步态，行走姿势异常且有运动障碍，腱反射亢进，Babinski 征（+），提示痉挛型。

123. E　患儿，6 岁，仍不能行走，提示脑性瘫痪；四肢肢体松软，但腱反射存在，提示肌张力低下。

124. D　视神经脊髓炎是视神经和脊髓同时或相继受累的急性或亚急性脱髓鞘病变。急性或亚急性起病，单眼或双眼失明，其前或其后数周伴发横贯性或上升性脊髓炎。单纯性球后视神经炎多损害单眼，没有脊髓病损，也没有缓解 - 复发的病程；多发性硬化磁共振检查脊髓病变节段极少超过 1 个脊柱节段。

125. B　化脓性脑膜炎或流行性脑脊髓膜炎最有临床鉴别意义的是皮肤出现瘀点、瘀斑。流脑的败血症期 70% 的患儿可出现皮肤黏膜瘀点、瘀斑，考虑脑膜炎双球菌感染。

126. C　急性脊髓炎具有三大障碍，即运动障碍、感觉障碍和自主神经功能障碍。

127. E　重症肌无力的诊断主要通过药物诊断性试验（依酚氯铵或新斯的明）、肌电图检查、血清抗 Ach - R 抗体检查等进行。血清磷酸肌酸激酶升高是进行性肌营养不良的诊断要点。

128. B　进行性肌营养不良临床表现中有进行性肌无力和运动功能倒退及假性肌肥大，导致行走时步态摇摆、下蹲后起立困难，而假性肌肥大以腓肠肌肥大为主。

129. A　药物诊断性试验是重症肌无力的最具诊断价值的检查，包括依酚氯铵或新斯的明药物试验。

130. C　重症肌无力多发于女孩，眼肌型最多见，多数见一侧或双侧眼睑下垂，早晨轻，起床后逐渐加重，即晨轻暮重。反复用力做睁闭眼动作也使症状更明显。而药物诊断性试验是重症肌无力的最具诊断价值的检查，包括依酚氯铵或新斯的明药物试验。

三、A3/A4 型题

131. C　脑膜刺激征为化脓性脑膜炎的特异性体征，包括颈强直、Kernig 征和 Brudzinski征。

132. C　脑脊液常规检查和培养为明确诊断化脓性脑膜炎最重要的检查。

133. E　患儿临床特点符合吉兰 - 巴雷综合征的临床特征。脊髓炎具有运动障碍、感觉障碍和自主神经功能障碍；周期性瘫痪自幼有反复发作性肌无力；重症肌无力一般有眼睑下垂，晨轻暮重特征；多发性肌炎多亚急性起病，肌酶升高。

134. B　吉兰 - 巴雷综合征为免疫介导的周围神经病，大剂量免疫球蛋白静脉注射是首选治疗。

135. A　该病重症患儿常伴有呼吸肌麻痹，严重者可成为致死的原因，应正确识别呼吸肌麻痹及其分度。

136. B　患儿呼吸肌麻痹，应行气管切开或插管。

四、B1 型题

137 ~ 139. E、D、D　①既往引起新生儿化脓性脑膜炎最常见的病原菌为大肠埃希菌、葡萄球菌，而近年来，无论在发达国家还是发展中国家，B 族链球菌引起的新生儿化脓性脑膜炎呈逐年增加趋势。②奈瑟脑膜炎双球菌所致的化脓性脑膜炎可呈流行性，又称流行性脑脊髓膜炎，好发于冬春季节。③奈瑟脑膜炎双球菌所致的化脓性脑膜炎又称为流行性脑脊髓膜炎，简称流脑。暴发型流脑可以急骤起病，迅速出现进行性休克、皮肤紫癜或瘀斑、DIC 及中枢神经系统症状。因此，奈瑟脑膜炎双球菌所致的暴发型流脑最可能出现皮肤瘀点、瘀斑。

140～141. B、C ①化脓性脑膜炎常见并发症包括硬膜下积液、脑室管膜炎、脑积水、抗利尿激素异常分泌综合征等。其中，最常见的并发症为硬膜下积液。②脑室膜炎是由于化脓性脑膜炎诊治延误或抗生素治疗无效，或患儿免疫功能低下，导致病原菌上行至脑室所致的炎症，预后不佳。脑室管膜炎是化脓性脑膜炎最严重的并发症。

142～143. C、A ①对于生后1个月以上的患儿，推荐万古霉素加一种三代头孢菌素（头孢曲松或者头孢噻肟）为初始治疗方案。②目前奈瑟脑膜炎双球菌大多数对青霉素仍敏感，故奈瑟脑膜炎双球菌所致的流行性脑脊髓膜炎首先选用的抗生素为青霉素。耐药者选用三代头孢菌素。

144～145. C、B ①金黄色葡萄球菌、大肠埃希菌所致的化脓性脑膜炎，有效抗生素治疗疗程至少3周，若有并发症或经过不规则治疗者，疗程常常更长。需根据患儿临床、脑脊液等恢复情况个体化确定疗程。②流感嗜血杆菌或肺炎链球菌所致的化脓性脑膜炎，有效抗生素治疗疗程至少10～14天。

五、X型题

146. AC 年龄小于3个月的婴幼儿和新生儿化脓性脑膜炎的表现多不典型，主要差异在：①体温可高、可低或不发热，甚至体温不升；②颅内压增高表现不明显，可能仅有吐奶、尖叫或颅缝分离；③惊厥可不典型；④脑膜刺激征不明显。

147. ABE 对于脑脊液检查已经完成，而细菌尚未确定的临床诊断为细菌性脑膜炎的患儿，包括院外不规则治疗者。应该先采用覆盖最可能病原菌的经验性抗生素治疗。在生后2～3周的早期新生儿，推荐氨苄西林加头孢噻肟，对于晚期新生儿，推荐万古霉素加头孢噻肟或者头孢他啶；对于生后1个月以上的患儿，推荐万古霉素加一种三代头孢菌素（头孢曲松或者头孢噻肟）为初始治疗方案。

148. ABCE BECT患儿发作时多不伴有意识丧失。

149. AE 脑瘫的临床表现主要包括运动发育落后和瘫痪肢体运动障碍、肌张力异常、姿势异常、反射异常。

150. ABCD 脑性瘫痪属于上运动神经元性瘫痪，腱反射仍可引出。

151. ABCE Becker型肌营养不良属于假肥大型肌营养不良的一种，临床主要表现包括进行性肌无力和运动功能减退、Gower征、假性肌肥大和广泛性肌萎缩、其他如心肌病及智力损害等。此病的血清肌酸激酶升高。

152. ABCE 吉兰－巴雷综合征目前主要分为以下4种类型：急性炎症性脱髓鞘性多神经病（AIDP）；急性运动轴索型神经病（AMAN）；急性运动感觉轴索型神经病（AMSAN）；Miller－Fisher综合征（MFS）。

153. ABCD 脑脊液应为蛋白升高，白细胞计数正常的蛋白－细胞分离现象。

154. ABDE 急性脊髓炎主要临床症状的特点包括休克期及痉挛期的特点，脊髓病变休克期应表现为肌张力减低，腱反射消失，病理征阴性。

155. ABCD 急性脊髓炎相关自主神经紊乱，包括出汗异常、皮疹、尿潴留、心律失常、高血压等，感觉障碍不属于自主神经症状。

156. ABCE 需要与癫痫鉴别诊断的疾病有：晕厥、儿童癔症性发作、睡眠障碍（如夜惊、梦游）、偏头痛、抽动障碍、屏气发作等。

第十四章　内分泌与遗传代谢疾病

一、A1 型题

1. A　目前多采用出生后 2～3 天的新生儿足跟血干血滴纸片检测 TSH 浓度作为初筛，结果大于 15～20mU/L（须根据所筛查实验室阳性切割值决定）时，再检测血清 T_4、TSH 以确诊。

2. E　先天性甲状腺功能减退症应与下列疾病鉴别：①先天性巨结肠：患儿出生后即开始便秘、腹胀，并常有脐疝，但其面容、精神反应及哭声等均正常，钡灌肠可见结肠痉挛段与扩张段。②21－三体综合征：患儿智能及动作发育落后，但有特殊面容：眼距宽、外眼眦上斜、鼻梁低、舌伸出口外，皮肤及毛发正常，无黏液性水肿，且常伴有其他先天畸形。染色体核型分析可鉴别。③佝偻病：患儿有动作发育迟缓、生长落后等表现。但智能正常，皮肤正常，有佝偻病的体征，血生化和 X 线片可鉴别。④骨骼发育障碍的疾病：如骨软骨发育不良、黏多糖病等都有生长迟缓症状，骨骼 X 线片和尿中代谢物检查可资鉴别。

3. A　激素在血中浓度很低但是生理作用非常明显。

4. D　根据激素的数量、活性、代谢的情况，内分泌疾病可分为：①激素生成减少（功能减退）；②激素生成过多（功能亢进）；③激素生成异常（激素分子结构异常，常导致功能减退）；④激素受体异常（激素抵抗综合征）；⑤激素转运与代谢异常（功能减退或功能亢进）；⑥多激素异常（功能减退、功能亢进或功能减退－亢进综合征）；⑦激素分泌性肿瘤（功能亢进为主，可伴其他激素功能减退症）；⑧激素代偿性分泌导致的疾病；⑨激素正常的其他内分泌疾病；⑩医源性内分泌疾病。

5. E　本病应早期确诊，尽早治疗，以避免对脑发育的损害（A 对）。一旦诊断确立，应终生服用甲状腺制剂，不能中断（E 错）。饮食中应富含蛋白质、维生素及矿物质（B 对）。药物过量可出现烦躁、多汗、消瘦、腹痛、腹泻、发热等（D 对）。因此，在治疗过程中应注意随访，在随访过程中根据血清 T_4、TSH 水平，及时调整剂量，并注意监测智能和体格发育情况（C 对）。

6. B　欲检测骨龄，新生儿和小婴儿行膝部摄片，年长儿摄左手骨片。

7. B　先天性甲状腺功能减退症，最大的危害是影响婴幼儿的神经智力功能发育，容易造成智力低下，身材矮小，发育迟缓。

8. A　唐氏综合征又称 21－三体综合征，属常染色体畸变。

9. E　药物过量，则会引起机体代谢亢进，表现为烦躁、多汗、消瘦、腹泻、腹痛、发热等。

10. A　酮症酸中毒时的酸中毒主要是由于酮体和乳酸的堆积，补充水分和胰岛素可以矫正酸中毒。为了避免发生脑细胞酸中毒和高钠血症，对酮症酸中毒不宜常规使用碳酸氢钠溶液，仅在血 pH < 7.1，$HCO_3^- < 12$mmol/L 时，始可按 2mmol/kg 给予 1.4% 碳酸氢钠溶液静滴，先用半量，当血 pH$\geqslant 7.2$ 时即停用，

避免酸中毒纠正过快加重脑水肿。

11. D 98%的儿童糖尿病为1型糖尿病，治疗需要终身依赖胰岛素来获得血糖的良好控制。

12. D 目前多采用出生后2~3天的新生儿足跟血干血滴纸片检测TSH浓度作为初筛。

13. D 糖化血红蛋白（HbA1c）是葡萄糖在血液中与血红蛋白的非酶性结合产物，反映近期2~3个月内血糖的平均水平，是监测糖尿病患儿日常疾病控制情况的良好指标。HbA1c可作为糖尿病患儿在以往2~3个月期间血糖是否得到满意控制的指标。

14. D 对于先天性甲状腺功能减退者，应终生服用甲状腺素制剂，不能中断。

15. A 甲状腺功能减退症的X线表现为骨化中心出现延迟，骨龄落后，骨骼发育迟缓。

16. E 散发性先天性甲状腺功能减退症的临床表现为：新生儿最早出现的症状是生理性黄疸时间延长，6个月以下小儿突出表现为腹胀、顽固性便秘、腹膨大、常有脐疝、呼吸不畅、吸吮困难、打鼾、体温低、嗜睡、少动、哭声嘶哑、心率减慢等。随年龄的增长可呈现特殊外貌：头大颈短，颜面臃肿，鼻梁扁平、眼距宽，眼睑肿胀，眼裂小而有睡容，唇厚，口常张开，舌厚大常伸出口外，面容愚笨呆板。声音粗哑，语音不清晰，皮肤粗糙增厚（手、足皮肤尤为明显），轻度贫血，面容苍黄，发稀少而干燥。生长发育迟缓：身材矮小，四肢短而躯干相对较长。囟门大、关闭迟；出牙晚，牙质差。运动功能发育迟缓，走路不稳，智力发育差，性腺及第二性征发育落后。生理功能低下：安静少动，表情淡漠，反应迟钝，怕冷、体温低，脉搏慢，血压低，心音低钝，进食少，肠蠕动减慢，腹壁松弛、膨隆，常有便秘，易合并脐疝及腰椎前凸。

17. D 先天性甲状腺功能减退症患儿的骨龄较正常儿发育较落后。

18. D 先天性甲状腺功能减退症的患儿皮肤粗糙、面色苍黄。

19. E 甲状腺激素的合成与释放受多种物质的影响。双碘酪氨酸、甲状腺球蛋白参与甲状腺激素的合成过程。促甲状腺激素是垂体分泌的影响甲状腺激素合成的物质。丙硫氧嘧啶可阻断碘与酪氨酸结合，影响甲状腺激素的合成与分泌。

20. A 甲状腺不发育、发育不全或异位是先天性甲状腺功能减退症的最主要原因。

21. B 预防地方性先天性甲低的最佳措施是在甲状腺肿流行区广泛食用碘化食盐。

22. E 目前糖尿病分为：1型糖尿病，包括免疫介导性（1A型）和特发性（1B型）；2型糖尿病；妊娠糖尿病；其他特殊类型糖尿病。

23. E 先天愚型患儿主要的临床表现为智力低下，特殊面容，生长发育迟缓。

24. B 出生时即有明显的特征性面容，表情呆滞，是21-三体综合征新生儿期唯一具有诊断价值的临床表现。

25. E 导致染色体畸变的原因：①物理因素，如X射线、电离辐射等。②化学因素，化学药物如抗代谢、抗癫痫药物等，农药、毒物如苯、甲苯、砷等。③生物因素，一些微生物如弓形虫、风疹病毒、巨细胞病毒、麻疹病毒、腮腺炎病毒等的感染。④高龄孕妇。

26. C 先天性甲状腺功能减退症是由于甲状腺激素合成不足或其受体缺陷所致的一种疾病，由于其发病率较高，因此早期诊断、早期治疗至关重要。其中新生儿筛查是指目前多采用出生后2~3天的新生儿足跟血干血滴纸片检测TSH浓度作为初筛，结果大于15~20mU/L时，再检测血清T_4、TSH确诊。该法采集标本简便，故为患儿早期诊断、避免神经精神发育严重缺陷、减轻家庭和社会负担的重要防治措施。

27. C　21-三体综合征是人类最早被确定的染色体病，母亲怀孕时年龄越大，发生率越高。

28. A　苯丙酮尿症的患儿尿有特殊臭味，而21-三体综合征患儿不会出现。

29. C　糖尿病酮症酸中毒多表现为起病急，进食减少，恶心、呕吐，腹痛，关节或肌肉疼痛，皮肤黏膜干燥，呼吸深长，呼气中带有酮味，脉搏细速（C错），血压下降，体温不升，甚至嗜睡、淡漠、昏迷。

30. B　先天性甲状腺功能减退症患儿身材矮小，体型不匀称，躯干长而四肢短小，上部量/下部量>1.5。

31. D　本病应早期诊断，尽早治疗，以避免对脑发育的损害。一旦诊断确立，终生服药。一般在出生后3个月内开始治疗者，预后尚可，智能绝大多数可达到正常。起始剂量：0~6个月的起始剂量为每天8~10μg/kg；6~12个月的起始剂量为每天5~8μg/kg。

32. B　甲状腺素替代治疗参考剂量见下表。

年龄	μg/d	μg/（kg·d）
0~6个月	25~50	8~10
6~12个月	50~100	5~8
1~5岁	75~100	5~6
6~12岁	100~150	4~5
12岁到成人	100~200	2~3

33. D　TSH大于20mU/L时应再采血测血清T_4和TSH加以确诊。该方法采集标本简便，是早期确诊患儿、避免神经精神发育严重缺陷、减轻家庭和社会负担的重要防治措施。

34. C　多数先天性甲状腺功能减退症患儿常在出生半年后出现典型症状。

35. D　新生儿甲状腺功能减退症患儿常为过期产儿。

36. B　新生儿甲状腺功能减退症患儿肠蠕动慢，腹胀，便秘，而非腹泻。

37. B　甲状腺功能减退症的症状出现早晚轻重与残留甲状腺组织的多少及甲状腺功能低下的程度有关，先天性无甲状腺或先天性缺陷患儿在婴儿早期即可出现症状。

38. B　先天性甲状腺功能减退症，简称先天性甲低。按病变涉及的位置可分为：①原发性甲低，是由于甲状腺本身疾病所致；②继发性甲低，其病变位于垂体或下丘脑，又称为中枢性甲低，多数与其他下丘脑-垂体轴功能缺陷同时存在。根据病因可分为：①散发性：系先天性甲状腺发育不良、异位或甲状腺激素合成途径中酶缺陷所造成；②地方性：多见于甲状腺肿流行的山区，是由于该地区水、土和食物中缺乏碘所致。

39. E　糖尿病酮症酸中毒的诊断标准为血pH<7.3。

40. D　约40%糖尿病患儿在就诊时即处于酮症酸中毒状态，这类患儿常因急性感染、过食、诊断延误、突然中断胰岛素治疗等因素诱发。

41. B　酮症酸中毒是1型糖尿病中最常见的急性并发症，主要发生在急性感染、诊断延误、过度进食或中断胰岛素治疗情况下，年龄越小，酮症酸中毒的发生率越高。

42. C　脑水肿是一种严重的糖尿病酮症

酸中毒并发症，可能在糖尿病酮症酸中毒治疗期间随时发生，主要影响儿童，是儿童糖尿病酮症酸中毒死亡的主要原因。

43. B 糖尿病酮症酸中毒脱水程度分为：①轻度：脱水3%～5%，皮肤弹性稍差，黏膜干燥，心动过速；②中度：脱水5%～7.5%，眼窝凹陷，皮肤弹性差，毛细血管再充盈时间延长；③重度：脱水7.5%～10%，脉搏细弱，低血压，休克，少尿。

44. B 糖尿病酮症酸中毒按其程度可分为轻度、中度及重度3种情况。①轻度：pH＜7.3，HCO_3^-＜15mmol/L；②中度：pH＜7.2，HCO_3^-＜10mmol/L；③重度：pH＜7.1，HCO_3^-＜5mmol/L。

45. D 糖尿病酮症酸中毒脑水肿患儿心率下降。

46. C 糖尿病酮症酸中毒扩容后予短效胰岛素0.05～0.10U/（kg·h）持续静滴。

47. B 糖尿病酮症酸中毒中度脱水时，首步输生理盐水20ml/kg，30～60分钟扩容后再予短效胰岛素持续静滴。

48. C 糖尿病酮症酸中毒通常首先用生理盐水，在最初1小时内快速输入，最大量1000ml，以迅速补充血容量。当血糖降至14～17mmol/L时，改输葡萄糖液，并加入速效胰岛素，以小剂量持续静脉滴入。

49. A 发生糖尿病酮症酸中毒时，由于机体组织大量破坏，体内钾离子随大量尿液而丢失，造成总体缺钾。因此需要及时补钾治疗。静脉补氯化钾时，推荐起始浓度不应超过0.3%。

50. D 糖尿病酮症酸中毒补液总液体张力为1/2～2/3张。

51. A 糖尿病酮症酸中毒的校正钠计算公式：校正血钠（mmol/L）＝2×［（血糖mmol/L－5.6）/5.6］＋实测Na^+。

52. E 胰岛素、C肽是评价胰岛功能的指标，并不是糖尿病酮症酸中毒的治疗评估内容。应该每2～4小时监测血电解质、血气分析。

53. B 代谢性脑病患儿的血糖不一定升高，相反往往是低血糖者多见。

54. A 糖尿病症状性低血糖的诊断标准：血糖≤3.9mmol/L，且有明显的低血糖症状。

55. A 糖尿病无症状性低血糖的诊断标准：血糖≤3.9mmol/L，但无明显的低血糖症状。

56. C 出现低血糖症状，但没有检测血糖属于可疑症状性低血糖。

57. D 有低血糖症状，但血糖＞3.9mmol/L，属于相对性低血糖。

58. E 发生低血糖后，患儿不能自救，需要他人协助才能恢复神智，属于重度低血糖。

59. C 应用胰岛素治疗的1型糖尿病患儿血糖波动较大，自我血糖监测需每日4～7次，甚至更多。

60. B 糖尿病酮症酸中毒的治疗中，血糖下降速度一般为每小时2～5mmol/L。

61. B 血浆渗透压可用公式推算：渗透压＝2×（血钠＋血钾）＋血糖＋血尿素氮，计算单位均用mmol/L。

62. A 糖尿病患儿低血糖昏迷时如强行喂食，易导致窒息。

63. A 标准型约占患儿总数的95%左右，患儿体细胞染色体为47条，有一条额外的21号染色体，核型为47，XX（或XY），＋21。

64. A　21－三体综合征肌张力低下。

65. E　21－三体综合征人群免疫力低下或免疫紊乱，是自身免疫性疾病或肿瘤性疾病的高发人群。

66. E　21－三体综合征治疗，目前不能针对染色体病因治疗。要采用综合措施，包括医疗和社会服务，对患儿进行长期耐心地教育和培训，掌握一定的工作技能。对患儿宜注意预防感染，如伴有先天性心脏病、胃肠道或其他畸形，可考虑手术矫治。

67. A　21－三体综合征染色体核型中，标准型47，XX（或XY），+21约占95%。

68. A　产生21－三体综合征表型特征的21号染色体的关键部位是21q22.1～21q22.2。

69. E　21－三体综合征发生白血病的概率是普通人群的20倍，但一般不是生后就出现。

70. A　人类染色体核型畸变包括数目异常和结构异常。①染色体数目异常：是由于染色体在减数分裂或有丝分裂时不分离，而使46条染色体固有数目增多或减少。②染色体结构异常：发生的基础是断裂，断裂后未能在原位重接，导致染色体重排，引起各种类型的染色体结构畸变。临床上常见的结构畸变有：缺失、易位、倒位、插入、环状染色体和等臂染色体等。

71. B　21－三体综合征属常染色体畸变，是小儿染色体病中最常见的一种。

72. A　线粒体病为线粒体基因病；神经纤维瘤为常染色体显性遗传单基因病；肾上腺脑白质营养不良属于X连锁隐性遗传单基因病；糖尿病和遗传因素有关，可能由多基因决定。

73. D　先天性心脏病；急性淋巴细胞白血病；自身免疫性疾病，如桥本甲状腺炎；消化道畸形均为21－三体综合征常见合并症。21－三体综合征性腺发育通常是发育延迟而不是中枢性性早熟。

74. E　儿童糖尿病大部分为1型糖尿病，其发病与遗传、环境、免疫及病毒感染均有关，导致胰岛素的绝对缺乏。儿童2型糖尿病目前也越来越多，与遗传、环境均有关，其特点是胰岛素抵抗、胰岛素的相对缺乏。

75. E　4～6岁和10～14岁为1型糖尿病的高发年龄。

76. D　儿童1型糖尿病胰岛素绝对缺乏，胰岛素和C肽均降低，临床常见典型的“三多一少”症状，伴空腹血糖≥7.0mmol/L或随机血糖≥11.1mmol/L，尿糖常阳性。

77. A　1型糖尿病，胰岛β细胞被破坏，胰岛素分泌绝对不足引起一系列代谢紊乱。

78. C　新生儿糖尿病指出生后6个月内发生的糖尿病，为一组异质性的单基因遗传病。

79. D　1型糖尿病患儿起病较急骤，多有感染或饮食不当等诱因。其典型症状为多饮、多尿、多食和体重下降（即“三多一少”）。但婴儿多饮、多尿不易被发觉，很快即可发生脱水和酮症酸中毒。儿童因为夜尿增多可发生遗尿。年长儿还可出现消瘦、精神不振、倦怠乏力等体质显著下降症状。

80. E　儿童最多见的糖尿病类型为1型，患儿多为消瘦体型，往往起病急，有典型“三多一少”症状，起病容易出现酮症酸中毒，常伴乏力，发病前常有呼吸道或胃肠道感染史。

81. C　抗胰岛细胞抗体阳性提示1型糖尿病的可能性很大。抗胰岛细胞抗体是胰岛β

细胞破坏的免疫学标志，在 1 型糖尿病患儿中阳性率很高。1 型糖尿病儿童阳性率可达 90% 以上，而在 2 型糖尿病中阳性率很低，因此，在预测和诊断 1 型糖尿病方面有高度的敏感性和特异性。

82. C 1 型糖尿病以胰岛素缺乏为主，胰岛素分泌高峰曲线显示低平曲线，也就是空腹胰岛素很低，餐后 1 小时、2 小时的胰岛素水平都很低。2 型糖尿病的胰岛素分泌高峰曲线显示为胰岛素分泌有高峰，但高峰值减低，而且胰岛素分泌高峰可以在服糖后 2 小时出现，也就是胰岛素分泌高峰延迟。

83. D 早期糖尿病肾病的诊断依据主要是微量白蛋白尿。微量白蛋白尿是诊断糖尿病肾病的标志，不仅反映了肾脏的损伤，同时也反映了全身血管内皮的损害。

84. D 运动时肌肉对胰岛素的敏感性增高，从而增强葡萄糖的利用，有利于血糖的控制。运动的种类和剧烈程度应根据年龄和运动能力进行安排，有人主张 1 型糖尿病的学龄儿童每天都应参加 1 小时以上的适当运动。运动时必须做好胰岛素用量和饮食调节，运动前减少胰岛素用量或加餐，固定每天的运动时间，避免发生运动后低血糖。

85. E 糖尿病治疗强调综合治疗，主要包括五个方面：合理应用胰岛素；饮食管理；运动锻炼；自我血糖监测；糖尿病知识教育和心理支持。糖尿病治疗必须在自我监测的基础上选择合适的胰岛素治疗方案和饮食管理、运动治疗等才能达到满意的效果。

86. D 糖尿病饮食中能源的分配为蛋白质 15% ~20%，糖类 50% ~55%，脂肪 30%。

87. C 儿童糖尿病饮食：饮食中能源的分配为蛋白质 15% ~20%，糖类 50% ~55%，脂肪 30%。蛋白质成分在 3 岁以下儿童应稍多，其中一半以上应为动物蛋白，因其含有必需的氨基酸。禽类、鱼类、各种瘦肉类为较理想的动物蛋白质来源。糖类则以含纤维素高的，如糙米或玉米等粗粮为主，因为它们形成的血糖波动远较精制的白米、面粉或土豆等制品为小，蔗糖等精制糖应该避免。脂肪应以含多价不饱和脂肪酸的植物油为主。蔬菜选用含糖较少者。每日进食应定时，饮食量在一段时间内应固定不变。

88. E 晚上胰岛素应用过多后出现夜间低血糖，清晨高血糖现象叫 Somogyi 现象。治疗应该减少晚上的胰岛素用量。

89. A 黎明现象是指晚间胰岛素不足，在清晨 5 ~9 时呈现血糖和尿糖增高。可加大晚间注射剂量或将中效珠蛋白胰岛素（NPH）注射时间稍往后移即可。

90. E 运动时肌肉对胰岛素的敏感性增高，从而增强葡萄糖的利用，有利于血糖的控制。因此运动可以降低血糖，不会升高血糖。

91. D 胰岛素治疗儿童糖尿病最常见的不良反应是低血糖。一般都与剂量过大或者饮食不合理有关系。

92. E 继发性甲状腺功能减退症常和其他下丘脑 - 垂体轴功能缺陷同时存在。

93. C 甲状腺主要合成的激素是三碘甲腺原氨酸 T_3、甲状腺素 T_4。

94. B 血液循环中的无机碘被摄取到甲状腺滤泡上皮细胞内，经过甲状腺过氧化物酶的作用氧化为活性碘，再与酪氨酸结合成单碘酪氨酸（MIT）和双碘酪氨酸（DIT），两者再分别偶联生成 T_3 和 T_4。这些合成步骤均在甲状腺滤泡上皮细胞合成的甲状腺球蛋白（TG）分子上进行。

95. C 甲状腺激素的合成和释放受下丘

脑分泌的促甲状腺激素释放激素（TRH）和垂体分泌的促甲状腺激素（TSH）的调节。下丘脑产生 TRH，刺激腺垂体，产生 TSH，TSH 再刺激甲状腺分泌 T_3、T_4。

96. C　T_3、T_4 释放入血液循环后，约 70% 与甲状腺素结合蛋白（TBG）相结合，少量与前白蛋白和白蛋白结合，仅 0.03% 的 T_4 和 0.3% 的 T_3 为游离状态。

97. B　正常情况下，T_4 的分泌率较 T_3 高 8～10 倍，T_3 的代谢活性为 T_4 的 3～4 倍。

98. D　机体所需的 T_3 约 80% 在周围组织由 T_4 转化而成，TSH 亦促进这一过程。

99. D　甲状腺激素的主要作用：①产热：甲状腺激素能加速体内细胞氧化反应的速度，从而释放热能。②促进生长发育及组织分化：甲状腺激素促进细胞组织的生长发育和成熟；促进钙、磷在骨质中的合成代谢和骨、软骨的生长。③对代谢的影响：促进蛋白质合成，增加酶的活力；促进糖的吸收、糖原分解和组织对糖的利用；促进脂肪分解和利用（D 错）。④对中枢神经系统影响：甲状腺激素对神经系统的发育及功能调节十分重要，特别在胎儿期和婴儿期，甲状腺激素不足会严重影响脑的发育、分化和成熟，且不可逆转。⑤对维生素代谢的作用：甲状腺激素参与各种代谢，使维生素 B_1、B_2、B_3、C 的需要量增加。同对，促进胡萝卜素转变成维生素 A 及维生素 A 生成视黄醇。⑥对消化系统影响：甲状腺激素分泌过多时，食欲亢进，肠蠕动增加，排便次数多，但性状正常。分泌不足时，常有食欲缺乏，腹胀、便秘等。⑦对肌肉的影响：甲状腺激素过多时，常可出现肌肉神经应激性增高，出现震颤。⑧对血液循环系统影响：甲状腺激素能增强 β 肾上腺素能受体对儿茶酚胺的敏感性，故甲亢患儿出现心跳加速、心排出量增加等。

100. C　先天性甲状腺功能减退症患儿的心电图呈低电压、PR 间期延长、T 波平坦等改变。

101. C　为防止新生儿筛查假阴性，可在生后 2～4 周或体重超过 2500g 时，再次采血复查 T_4 和 TSH。

102. B　*L* – 甲状腺素钠每片 100μg 或 50μg，含 T_4（A 错），半衰期为 1 周（B 对），因 T_4 浓度每日仅有小量变动，血清浓度较稳定，故每日服一次即可，宜饭前服用（C、D 错）。甲状腺片是从动物甲状腺组织中提取的（E 错）。

103. A　新生儿甲低应尽早使 FT_4、TSH 恢复正常，FT_4 最好在治疗 2 周内，TSH 在治疗 4 周内达到正常。

二、A2 型题

104. E　先天性甲状腺功能减退症的临床表现：①生长缓慢甚至停滞，身材比例不匀称。②运动和智力发育落后。③特殊面容：表情淡漠、面部苍黄水肿、鼻梁低平、眼距宽、唇厚、舌体宽厚伸出口外。皮肤粗糙、头发稀疏干燥、腹大、脐疝。④代谢低下：体温低、四肢凉、怕冷、心脏增大、心率缓慢、心音低钝。喂养困难、腹胀、便秘。根据患儿症状、体征可诊断为先天性甲状腺功能减退症。

105. C　患儿诊断为先天性甲状腺功能减退症，对于该病，一旦确诊，需要终身服用甲状腺制剂，不能中断。

106. C　新生儿筛查 TSH 浓度结果大于 20mU/L 时，再检测血清 T_4、TSH 浓度。如 T_4 降低、TSH 明显升高即可确诊。

107. C　根据患儿的主要症状、体征可诊断为先天性甲状腺功能减退症，故还需测定

T_3、T_4、TSH。如T_4降低、TSH明显升高即可确诊。血清T_3浓度可降低或正常。

108. D 甲状腺激素替代治疗从小剂量开始，逐步加到足量，然后采用维持量治疗。该患儿目前剂量有效，可继续维持。

109. B 约40%糖尿病患儿在就诊时即处于酮症酸中毒状态，这类患儿常因急性感染、过食、诊断延误、突然中断胰岛素治疗等因素诱发。多表现为起病急，进食减少，恶心，呕吐，腹痛，关节或肌肉疼痛，皮肤黏膜干燥，呼吸深长，呼气中带有酮味（常形容为烂苹果味，为特征性临床症状），脉搏细速，血压下降，体温不升，甚至嗜睡、淡漠、昏迷。

110. D 患儿有糖尿病，且有发热。糖尿病患儿合并感染者考虑胰岛素治疗。

111. C 胸骨左缘闻及3/6～4/6级收缩期杂音，一般表示伴有心包炎。智力低下而又伴心包炎，最有可能的诊断是先天性甲状腺功能减退症。21－三体综合征一般伴有先天性心脏畸形，而不是心包炎；苯丙酮尿症一般不伴有心包炎；急性风湿热及先心病一般智力正常。

112. B 新生儿先天性甲减特点：患儿常为过期产，出生体重常大于第90百分位，身长和头围可正常，前、后囟大；胎便排出延迟，生后常有腹胀，便秘，脐疝，易被误诊为先天性巨结肠；生理性黄疸期延长；患儿常处于睡眠状态，对外界反应低下，肌张力低，吮奶差，呼吸慢，哭声低且少，体温低（常<35℃），四肢冷，末梢循环差，皮肤出现斑纹或有硬肿现象；心音低钝、心率减慢。

113. A 根据患儿症状、体征可诊断为先天性甲状腺功能减退症。

114. D 根据患儿生后母乳喂养困难，且黄疸消退时间延长，有腹胀、便秘等症状，可诊断为先天性甲状腺功能减退症。

115. B 先天性甲减一旦诊断确立，应终生服用甲状腺制剂，不能中断。

116. D 对于先天性甲状腺功能减退者，应服用甲状腺素治疗而不是碘剂。

117. A 该患儿根据特殊面容（双眼外眦上斜，鼻梁低平、常张口伸舌）、智能与生长发育落后（智力低下，手指粗短，小指尤短）、皮纹特点（双手通贯掌）等不难做出21－三体综合征临床诊断。

118. B

119. A

120. E 患儿考虑为地方性先天性甲低，为预防此病，孕妇需要补充碘，孕妇补碘可以预防新生儿甲低。

121. E 根据该患儿眼距宽，鼻梁平，舌厚肥大，面部臃肿，皮肤粗糙，头发干枯，智力低下和身高发育过缓，符合先天性甲状腺功能减退症症状特点，所以判定为先天性甲状腺功能减退症（E对）。苯丙酮尿症可表现为神经系统智力发育落后最为突出，智商低于正常，可有小癫痫发作，少数呈肌张力增高和腱反射亢进，出生数月后因黑色素合成不足，头发由黑变黄，皮肤白皙，皮肤湿疹，由于尿液和汗液中排出较多苯乙酸，可有明显鼠尿臭味（B错）。黏多糖贮积病临床表现根据其类型表现不一，主要表现为矮小、面容较丑陋、头大、鼻梁低平、鼻孔大、厚唇、前额和双颧突出、毛发多而发际低、颈短等。有的类型有角膜混沌。关节进行性畸变、胸廓畸形、脊柱后凸或侧凸、膝外翻、爪形手、早期出现肝脾肿大、耳聋、心脏增大等（C错）。21－三体综合征可有眼裂小，双眼外眦上斜，内眦赘皮等特殊面容，生长发育迟缓，可见通贯掌（D错）。

122. E　结合题干可考虑患儿为先天性甲低，应给予甲状腺制剂治疗，根据年龄调整剂量，注意剂量个体化，坚持终身治疗，可使患儿正常生长发育及智力发育大致正常。

123. A　药物过量可出现烦躁、多汗、消瘦、腹痛、腹泻、发热等。因此在治疗过程中，应注意随访，治疗开始时每周2周随访1次；血清TSH和T_4正常后，每3个月1次；服药1～2年后，每6个月1次。

124. A　甲状腺功能减退症患儿常为过期产，胎便排出延长，生后常有腹胀，便秘，可有典型的特殊面容。

125. B　疑诊先天性甲状腺功能减退症，确诊先检测血清T_4和TSH浓度。

126. E　根据题干眼距宽，鼻梁宽平，唇厚，舌大，反应差，皮肤粗糙，是儿童甲状腺功能低下的表现。为明确诊断，进一步查T_4、TSH。

127. E　酮症酸中毒时的酸中毒主要由于酮体和乳酸的堆积，补充水分和胰岛素可以纠正酸中毒。但是纠正酸中毒过快要注意合并症的问题，最常见为脑水肿，患儿表现为头痛、意识不清、嗜睡、痉挛、视盘水肿，甚至脑疝。治疗过程中一旦出现神经系统症状，一定注意是否合并脑水肿，给予对症处理。

128. D　患儿多饮、多尿、体重下降，血糖升高，考虑糖尿病。pH降低，HCO_3^-降低，BE－16mmol/L，尿酮体升高，考虑合并酮症酸中毒。患儿血糖36mmol/L（＞33.3mmol/L），渗透压330mOsm/L（＞320mOsm/L），尿糖升高，考虑合并高渗高血糖状态。

129. C　青年成熟期发病型糖尿病是一种罕见的遗传性β细胞功能缺陷症，属于常染色体显性遗传病。该病例家系中奶奶、父亲、儿子相继发生糖尿病，高度怀疑此病，需要进一步完善染色体检查以明确诊断。

130. A　本题主要考核糖尿病以及酮症酸中毒的临床表现。本患儿是以消化道症状起病的糖尿病酮症酸中毒，首先应检查血糖。

131. B　婴幼儿糖尿病临床表现不典型，以感染起病，易被误诊为肺炎。患儿有酸中毒且血糖升高，应为糖尿病合并酮症酸中毒。

132. A　糖尿病酮症酸中毒患儿血气pH＜7.1，HCO_3^-＜12mmol/L时再给予纠酸治疗。

133. D　糖尿病酮症酸中毒患儿可出现腹痛、恶心、呕吐、呼吸深大，呼气中有酮味等表现。

134. D　糖尿病治疗主要为补液和胰岛素治疗。

135. B　在糖尿病诊断基础上出现精神萎靡，血气分析示pH＜7.3，且BE－13mmol/L，提示酸中毒，考虑糖尿病酮症酸中毒。

136. C　由于胰岛素过量，在午夜至凌晨时易发生低血糖。

137. D　1型糖尿病由于胰岛素缺乏，血糖升高，渗透性利尿导致多尿、烦渴、多饮。由于血糖不能被利用，主动进食，机体能量仍不足，消耗蛋白质、脂肪，造成消瘦，即为“三多一少”症状。临床症状结合空腹血糖≥7mmol/L，或者随机血糖≥11.1mmol/L即可诊断糖尿病。

138. A　对于糖尿病的饮食管理是进行计划饮食而不是限制饮食，其目的是维持正常血糖和保持理想体重。全日热能分配为早餐1/5，中餐和晚餐分别为2/5，每餐中留出少量（5%）作为餐间点心。

139. C 患儿出现昏迷时无法经口补充，应立即静脉补充含糖液。

140. A 患儿尿糖阳性，为快速确诊应检查随机血糖。

141. B 易位型患儿的双亲应做染色体核型分析，以便发现平衡易位携带者：如母方为 D/G 易位，则每一胎都有 10% 的风险率，父方为 D/G 易位，风险率为 4%。

142. D 21－三体综合征的患儿免疫力低下，容易发生各种感染。在感染急性期，首要的任务是诊断感染，做相关检查。染色体核型分析对于抗感染没有帮助，所以不是首要做的。

143. E 患儿出现遗尿、乏力、体重下降、营养不良貌，符合 1 型糖尿病表现，为明确诊断，首先进行血糖的检测。

144. A 正常人糖化血红蛋白（HbA_1c）< 7%，治疗良好的糖尿病患儿应 < 7.5%，HbA_1c 7.5% ~9% 提示病情控制一般，如 > 9% 时则表示血糖控制不理想。

145. E 糖化血红蛋白 8% 提示病情控制一般。

146. A

三、A3/A4 型题

147. C 先天性甲状腺功能减退症主要临床表现为体格和智能发育障碍，是小儿最常见的内分泌疾病。典型病例出现特殊面容和体态，表现为头大，颈短，皮肤粗糙，面色苍黄，头发稀少而干枯，眼睑浮肿，眼距宽，鼻梁宽平，舌大而宽厚、常伸出口外，形成特殊面容。患儿身材矮小，四肢短而躯干长，囟门关闭迟，出牙迟。神经系统方面表现为动作发育迟缓，智能发育低下，表情呆板。生理功能低下表现为精神、食欲差，嗜睡、少哭、少动，低体温，脉搏与呼吸均缓慢，心音低钝，腹胀，便秘，第二性征出现迟等。该患儿典型临床表现符合该病诊断。

148. B 任何新生儿筛查结果可疑或临床有可疑症状的小儿都应检测血清 T_4 和 TSH 浓度，如 T_4 降低、TSH 明显升高时即可确诊。

149. C 先天性甲状腺功能减退症患儿常为过期产，出生体重常大于第 90 百分位数，身长和头围可正常，前、后囟大；胎便排出延迟，生后常有腹胀、便秘、脐疝，易被误诊为先天性巨结肠；生理性黄疸期延长；患儿常处于睡眠状态，对外界反应低下，肌张力低、吮奶差、呼吸慢、哭声低且少、体温低（常 < 35℃）、四肢冷、末梢循环差、皮肤出现斑纹或有硬肿现象等。根据患儿临床特点考虑先天性甲状腺功能减退症。

150. C 先天性甲状腺功能减退症确诊首选甲状腺功能检查。

151. C 先天性甲状腺功能减退症治疗应采用甲状腺制剂。

152. B 患儿 6 岁，身高仅有 80cm，表现为身材矮小且智能落后。体检发现皮肤粗糙、毛发干枯，且骨龄摄片仅有 4 枚骨化核提示骨生长发育不良。以上症状均为甲状腺功能低下的常见症状，初步诊断为先天性甲状腺功能减退症，应查血清 T_3、T_4、TSH 以明确诊断。

153. D 确诊后，应尽早治疗，常用甲状腺制剂，可选 *L*－甲状腺素钠。

154. B 糖尿病酮症酸中毒的诊断标准为在糖尿病的基础上，出现尿酮体和血中酮体升高，血气分析提示 pH < 7.3，HCO_3^- < 15mmol/L，诊断为酮症酸中毒。患儿脱水表现符合重度脱水。

155. D 糖尿病酮症酸中毒的主要治疗为：①液体治疗；②胰岛素治疗；③控制感

染。酮症酸中毒时多采用小剂量胰岛素治疗，故 D 错误。

156. C　患儿在重症感染合并发热、进食欠佳时，可导致脱水和血容量不足。如果患儿的意识状态改变和临床表现不能用原发病解释，就应该考虑有没有糖尿病酮症酸中毒的可能。呼吸深长，提示了代谢性酸中毒的可能。对于糖尿病患儿，含糖液的输注可以导致病情加重。所以选项 A、B、D、E 都应该询问，而预防接种与诊断无直接相关性。

157. D　该患儿除了嗜睡症状外，没有足够的证据支持中枢神经系统感染，所以不需要立即进行脑脊液检查。

158. A　该患儿临床表现提示脱水和血容量不足，需要快速补液扩容。不能除外糖尿病的时候，尽量不用含糖液。

159. B　婴幼儿糖尿病最常见类型为 1 型糖尿病，临床特点为多饮、多尿症状不易被发现，很快即可发生脱水和酮症酸中毒，常以此原因入院。结合该患儿的发病年龄、临床表现及实验室检查提示 1 型糖尿病合并酮症酸中毒。

160. C　酸中毒分度：轻度 pH < 7.3，HCO_3^- < 15mmol/L；中度 pH < 7.2，HCO_3^- < 10mmol/L；重度 pH < 7.1，HCO_3^- < 5mmol/L。

161. B　糖尿病导致酮症酸中毒纠酸需慎重，pH 值低于 7.1 才需要纠酸治疗。

162. A　酮症酸中毒短效胰岛素治疗的速度为每小时 0.1U/kg，短效胰岛素加入生理盐水中匀速输入。该患儿体重 10kg，则每小时胰岛素剂量 1U，A 正确。

163. C　当血糖降至 12 ~ 17mmol/L，可给予含糖液，使血糖维持在 8 ~ 12mmol/L。

164. B　pH 值低于 7.1 才需要纠正酸中毒，因此该患儿不需要纠酸治疗。

165. A　患儿由于吐泻、食欲减退，仍按原量注射胰岛素，故可致低血糖。低血糖主要表现为头痛、头晕、注意力分散、视物模糊或复视、色觉障碍、听觉障碍、言语不清、反应迟钝、记忆力下降、昏迷、惊厥。

166. C　患儿吐泻后未监测血糖，未及时调整胰岛素剂量，热能摄入不足，导致低血糖发生。

167. D　低血糖分度：①轻度（1 级）：血糖 < 3.9mmol/L，能感知，有低血糖症状。②中度（2 级）：自己不能对低血糖症状做出反应，且需要他人帮助，但是口服治疗即可缓解。③重度（3 级）：处于意识模糊、意识不清或昏迷状态，可并发惊厥，常需要静脉输注胰高血糖素或葡萄糖以缓解症状。

168. B　意识丧失和惊厥的低血糖患儿，没有自救能力，需要其他人帮助，而且无法口服补充碳水化合物升高血糖。胰高血糖素 0.5 ~ 1mg，皮下或肌内注射，可以帮助低血糖患儿迅速升高血糖。但是要复测血糖。在患儿意识恢复或惊厥停止后，血糖如再次下降，需要口服或静脉补充葡萄糖。

169. C　患儿于出生后 3 个月发现血糖明显升高，尿糖阳性，尿酮体阳性。因此诊断新生儿糖尿病。

170. B　新生儿糖尿病指出生后 6 个月内发生的糖尿病，为一组异质性的单基因遗传病。

171. A　新生儿糖尿病首选胰岛素治疗。

172. C　该患儿学龄前，体型消瘦，伴典型“三多一少”症状，随机血糖大于 11.1mmol/L，1 型糖尿病可能性最大。

173. A 1 型糖尿病患儿常常体型消瘦。

174. E 糖尿病酮症酸中毒时尿酮体是阳性的，题干未指出，患儿 pH 7.36，不符合酸中毒。

175. E 该患儿根据临床体重下降、多饮多尿、营养不良貌，考虑糖尿病可能性大，需要尿常规、血糖协助诊断。

176. E 糖尿病患儿需进行糖化血红蛋白、胰岛素自身抗体及胰岛素、C 肽检查，考虑存在代谢性酸中毒时需血气分析辅助诊断。

177. D 该患儿考虑 1 型糖尿病可能性大，因此选用胰岛素进行治疗。

178. D 糖尿病酮症酸中毒治疗过程中，随着酸中毒的纠正及胰岛素的使用，钾迅速转移至细胞内，血钾降低，出现无力症状，因此首先选择的检查项目是血电解质。

179. B 糖尿病酮症酸中毒治疗过程中，随着酸中毒的纠正及胰岛素的使用，钾迅速转移至细胞内，致使血钾下降出现无力症状，故最可能的原因是合并低血钾。

180. C 低钾血症需要补钾治疗。

181. D 多数先天性甲状腺功能减退症患儿具有特殊面容和体态。头大、颈短、皮肤粗糙、面色苍黄，毛发稀疏、无光泽，面部黏液性水肿、眼睑水肿、眼距宽、鼻梁低平、唇厚，舌大而宽厚、常伸出口外，身材矮小，躯干长而四肢短小，上部量/下部量 >1.5，腹部膨隆，常有脐疝。智能发育低下，表情呆板、淡漠，神经反射迟钝；运动发育障碍，如翻身、坐、立、走的时间都延迟等。该患儿眼距宽，唇厚舌大，身材矮小，四肢短粗，腹部膨隆，有脐疝的临床特点符合先天性甲状腺功能减退症。

182. C 先天性甲状腺功能减退症 X 线检查显示患儿骨龄常明显落后于实际年龄。

183. B 先天性甲状腺功能减退症诊断后要立即开始甲状腺素替代治疗，以免导致患儿智体能发育障碍。左甲状腺素片维持剂量需个体化。血 FT_4 应维持在平均值至正常上限范围之内，TSH 应维持在正常范围内。

四、B1 型题

184 ~ 186. A、D、C ①先天性甲状腺功能减退症的主要临床特征包括智能落后、生长发育迟缓和生理功能低下。②垂体性侏儒症表现为身体矮小，但躯干、四肢和头部比例匀称。③软骨发育不全又称胎儿型软骨营养障碍、软骨营养障碍性侏儒症等，是一种由于软骨内骨化缺陷所致的先天性发育异常，主要影响长骨，临床表现为特殊类型的侏儒即短肢型侏儒。智力及体力发育良好。

187 ~ 189. E、D、C ①地方性甲状腺功能减退症，因胎儿有碘缺乏而不能合成足量甲状腺激素，影响中枢神经系统发育。临床上表现为两种不同的综合征：“神经性”综合征和“黏液水肿性”综合征。②垂体性侏儒症表现为身体矮小，但躯干、四肢和头部比例匀称。③黏多糖贮积病尿中黏多糖的排泄增加，并有多种全身表现，主要是面部特征、骨骼发育不良、智力低下、角膜浑浊、肝脾肿大等。

五、X 型题

190. ACDE 21 - 三体综合征不会出现皮肤粗糙、发干。

191. BCD 内分泌系统由下丘脑 - 垂体 - 靶腺的反馈系统调节，各内分泌激素之间可互相协同或拮抗，在体内形成动态平衡。下丘脑的促垂体激素分为释放激素和抑制激素，目前已知的有生长激素释放激素（GHRH）、生长激素抑制激素（GHIH）、促甲状腺激素释放激素（TRH）等。

192. AE　21－三体综合征的产前诊断方法包括抽取羊水细胞进行染色体检查以及分离母血中胎儿血细胞进行染色体检查。

193. ABDE　眼角膜 K－F 环为肝豆状核变性的临床表现，其余均属于 21－三体综合征的临床表现。

194. ABCD　患儿症状出现的早晚及轻重程度与残留甲状腺组织的多少及甲状腺功能低下的程度有关（C 对）。先天性无甲状腺或酶缺陷患儿在婴儿早期即可出现症状（D 对），甲状腺发育不良者常在生后 3～6 个月时出现症状，亦偶有在数年之后开始出现症状者（E 错）。多数先天性甲状腺功能减退症患儿常在出生半年后出现典型症状（B 对）。未经治疗的患儿在生命早期即可有严重的神经系统损害（A 对）。

195. ABCDE　引起先天性甲状腺功能减退症的原因有：甲状腺不发育、发育不全或异位，甲状腺激素合成障碍，TSH、TRH 缺乏，甲状腺或靶器官反应低下，母亲因素（母亲服用抗甲状腺药物或患有自身免疫性疾病），缺碘等。

196. ABCD　21－三体综合征患儿常见表现为四肢短，由于韧带松弛，关节可过度弯曲，手指粗短，小指中节骨发育不良使小指向内弯曲，中间指骨短宽，手掌三叉点向远端移位，常见通贯掌纹、草鞋足，拇趾球部约半数患儿呈弓形皮纹。

197. ABCD　选项中除生长激素缺乏以外，均有特殊面容，可以有不同程度的智力低下，并多伴发多脏器功能改变，需要临床鉴别。而完全性生长激素缺乏症只有身材矮小，智力发育正常。

198. BCDE　21－三体综合征的患儿骨骼有明显的异常，常见骨盆小，X 线片髂翼伸展，髋臼扁平，坐骨削尖。小指中节及末节指骨发育不良，X 线可见脱钙。第一掌骨的远端和第二掌骨的近端常有不整齐的凹痕。胸骨柄可见 2 个骨化点，第 12 对肋骨缺如。额窦消失，额缝持续存在，骨龄稍延迟。

199. ABCD　糖尿病是终生的内分泌代谢性疾病。其治疗目的是：消除高血糖引起的临床症状；积极预防并及时纠正酮症酸中毒；纠正代谢紊乱，力求病情稳定；使患儿获得正常生长发育，保证其正常的生活活动；预防并早期治疗并发症。糖尿病治疗后血糖不能控制在正常人的水平，应该在比正常人血糖偏高的范围。

第十五章　儿科急危重症

一、A1 型题

1. A　MODS 的临床类型：一期速发型，指原发急性病因发病 24 小时后，即出现两个或更多的器官系统功能障碍，该类常常原发急症特别严重。对于发病 24 小时内因器官衰竭而死亡者，一般指归于复苏失败，而不作为 MODS。二期迟发型，指首先出现一个器官系统功能障碍（多为心血管或肾或肺的功能障碍），之后似有一个稳定阶段，过一段时间再出现其他或更多器官系统的功能衰竭。

2. E　临床上可见败血症与脓血症同时存在，并有大量毒素进入血液循环，称为脓毒血症。临床表现为：骤起寒战，起病急，病情重，发展迅速；头痛、头晕、恶心、呕吐、腹胀，面色苍白或潮红、出冷汗，神志淡漠或烦躁、谵妄和昏迷等。

3. B　脓毒症是宿主对感染的反应失控，导致危及生命的脏器功能损害。感染病原包括细菌、病毒、真菌和原虫等，其中以细菌感染致脓毒症最多见。脓毒症是感染诱发促炎和抗炎失衡所致的机体免疫炎症反应紊乱，脓毒症时还存在促凝和抗凝功能紊乱。脓毒症所致为低血容量性休克，但不是由于毛细血管通透性增加。

4. D　脓毒性休克时，为改善氧输送，需维持血红蛋白目标值为 100g/L。病情稳定、休克和缺氧纠正后，血红蛋白目标值 >70g/L 即可。

5. D　脓毒性休克儿童低血压标准：收缩压 < 该年龄组第 5 百分位，或收缩压 < 该年龄组正常值 2 个标准差以下。具体如下：1 ~ 12 个月收缩压 <70mmHg；1 ~ 10 岁收缩压 <[70mmHg +(2 × 岁)]；≥10 岁收缩压 <90mmHg。

6. E　液体复苏首选等渗晶体液（常用 0.9% 氯化钠）20ml/kg 静脉输注 5 ~ 10 分钟，若循环灌注有改善，但还存在容量不足，可继续给予第 2、3 次液体 10 ~ 20ml/kg；如果液体复苏后出现肝肿大和肺部啰音，应停止补液，给予利尿。每次液体复苏后需要评估循环灌注情况（意识、心率、脉搏、毛细血管再充盈时间、尿量、血压等），有条件者采用无创或有创血流动力学监测仪器进行容量反应性监测，以指导液体复苏。

7. B　儿童血流动力学反应与成人有别，儿童脓毒性休克早期可以是“高排低阻”（暖休克）或“低排高阻”（冷休克）的血流动力学状态；且儿童脓毒性休克多见于后者（占 50% 以上），因此休克早期血压可以正常，不一定具备低血压。

8. B　脓毒症治疗包括呼吸支持、液体复苏、血管活性药物应用、抗生素等。液体复苏首选等渗晶体液 20ml/kg 静脉输注 5 ~ 10 分钟，无效或低蛋白血症可给予白蛋白。经液体复苏后仍然存在低血压和低灌注，需考虑应用血管活性药物。暖休克时首先使用去甲肾上腺素。确诊严重脓毒症后 1 小时内给予经验性抗生素治疗。情况允许时，应在使用抗生素前获取血培养或其他感染源培养，但不应延迟抗生素治疗时间。对液体复苏无效、儿茶酚胺不敏感的休克给予糖皮质激素治疗。

9. A　儿童脓毒症诊断的炎性指标包括：

①白细胞计数增高（$>12\times10^9$/L）；或白细胞计数减少（$<4\times10^9$L）；或白细胞计数正常，但未成熟白细胞超过10%。②C－反应蛋白水平超过正常值的2个标准差。③血浆降钙素原水平超过正常值的2个标准差。

10. C　脓毒症所致的组织低灌注可有以下表现：外周动脉搏动细弱、心率和脉搏增快、皮肤苍白或苍灰或花纹、四肢湿冷、毛细血管再充盈时间延长（>3秒）、意识改变（早期烦躁不安或萎靡，表情淡漠；晚期意识模糊，甚至昏迷、惊厥）、液体复苏后尿量仍<0.5ml/(kg·h)（持续至少2小时）、动脉血乳酸>2mmol/L。

11. D　脓毒症并发DIC的发病机制包括：促凝物质上调、抗凝物质下调，血栓调节蛋白、组织因子途径抑制物和蛋白C，以及纤维蛋白溶解机制受损等，其中以促凝物质上调导致高凝状态最为重要。还与脓毒症本身的特征有关，激发了炎性介质的级联反应扩散。

12. A　脓毒性休克可诱发应激性高血糖，血糖控制目标值≤10mmol/L。

13. E　脓毒症诱导的凝血功能障碍是指国际标准化比值>1.5或活化部分凝血活酶时间>60秒。

14. E　急性呼吸窘迫综合征主要有3个病理阶段：渗出期、增生期和纤维化期。发病1～3周后，渗出期逐渐过渡到增生期和纤维化期，晚期肺泡的透明膜经吸收消散而形成纤维化。因此，肺泡纤维化不是早期病理变化。

15. E　应为24小时后出现器官衰竭。多器官功能障碍综合征（MODS）是同时或相继发生的两个或两个以上器官或系统功能障碍，甚至衰竭。其发病过程中表现出失控的全身炎症反应、高动力循环状态和持续高代谢等全身反应的综合征。

16. E　新生儿呼吸窘迫综合征的病因有早产、孕妇患糖尿病、产前出血、围生期窒息、遗传因素、剖宫产而分娩未发动。

17. E　休克早期心脏每搏量降低、心排血量减少，可通过代偿性心率增快和体循环阻力增加维持血压正常范围，而出现低血压是休克失代偿或晚期表现。

18. D　感染性休克内毒素与体内的补体、抗体或其他成分结合后，可刺激交感神经引起血管痉挛并损伤血管内皮细胞。

19. B　休克治疗的主要内容为扩容、纠正酸中毒和应用血管活性药物。其中扩容一般用晶体液或胶体液。甘露醇不属于扩容用液。

20. D　有效循环容量的维持需要充足的血容量、足够的心排血量和适宜的外周血管张力。任何要素异常，都可能导致有效循环容量减少，发生休克。但休克本质是组织低灌注导致氧和营养物质供给不足所引起的组织器官功能障碍。

21. D　头罩给氧时头罩内气体需不断更新，以排出罩内患儿呼出的二氧化碳。这一过程需供气口不断提供一定流量的新鲜气流来保证，一般以氧流量5～10L/min较为合适。气流过大可造成氧气的浪费。过小可致头罩内二氧化碳潴留。

22. D　中毒性细菌性痢疾（休克型）临床表现主要为皮肤内脏微循环障碍。

23. E　急性荨麻疹出现过敏性休克时，肾上腺素为一线治疗药物。1∶1000肾上腺素，大腿外侧肌内注射，剂量：6月龄～6岁（<30kg），0.15mg/次；6～12岁（≥30kg），0.3mg/次；>12岁，0.5mg/次。

24. D　万古霉素系窄谱抗生素，抗菌谱仅覆盖革兰阳性菌。对革兰阳性菌，包括耐甲氧西林金黄色葡萄球菌、表皮葡萄球菌和肠球菌有强大的抗菌作用，且不易产生耐药。所以对于耐甲氧西林金黄色葡萄球菌感染首选万古霉素类抗生素。

25. E 休克的病因分类：低血容量性休克、分布性休克、心源性休克、梗阻性休克。脓毒性、神经源性及过敏性休克是由于血流分布不当所致，均属于分布性休克。

26. D 休克治疗的目标是通过液体复苏达到最佳心脏前负荷、正性肌力药以增强心肌收缩力、某些情况下应用血管扩张剂以达到适宜的心脏后负荷；通过输注红细胞提高血红蛋白浓度、供氧提高动脉氧饱和度；从而尽早达到足够的心排血量和动脉氧含量以维持足够的氧输送。根据不同的病因及休克的类型，给予有针对性的、个体化的治疗。

27. A 可选择等渗晶体液（生理盐水或林格溶液）或胶体液（白蛋白）复苏（扩容），初期多选择晶体液，5~10 分钟内输注。

28. D 低血容量性休克为血管内容量不足，引起心室充盈不足和心排血量减少。病因：腹泻引起的重度脱水，快速大量失血，大面积烧伤、伴有血浆大量丢失，创伤也与失血有关。严重变态反应属于分布性休克。

29. C 休克时心排血量可以正常、增高或降低，但儿童休克多以低心排血量为特征。儿童休克处于代偿时血压正常，低血压性休克为失代偿表现。导致组织需氧量增加的任何因素（如发热、感染、创伤、呼吸窘迫、疼痛等）均可能加重休克。

30. E 梗阻性休克基本机制为血流的主要通道受阻，如心脏压塞、张力性气胸、肺栓塞、主动脉缩窄、主动脉夹层动脉瘤等。暴发性心肌炎引起的休克为心源性休克。

31. D 重度哮喘急性发作时，患儿休息状态下也存在呼吸困难，端坐呼吸，常有三凹征；说话受限，只能说字，不能成句。常有烦躁、焦虑，发绀、大汗淋漓。呼吸频率常 >30 次/分，辅助呼吸肌参与呼吸运动。双肺满布响亮的哮鸣音，脉率 >120 次/分。常有奇脉，但不会出现交替脉。

32. E 6 岁以上儿童哮喘急性重度发作时说话时单字。轻度出汗、走路时出现呼吸急促为轻度发作表现，喜坐位为中度发作表现，嗜睡为极重度发作表现。

33. E 心源性哮喘与支气管哮喘的不同点是前者咳粉红色泡沫痰，因为心源性哮喘有急性肺水肿，粉红泡沫痰是其典型特征。支气管哮喘可呈慢性、阵发性、季节性发作，两者均呈呼气性呼吸困难，肺部均闻及哮鸣音。

34. E 哮喘治疗包括解痉、平喘和气道抗炎。解痉、平喘药物主要有茶碱类、β 受体激动剂、抗胆碱能药。而气道抗炎药物包括抗过敏类、糖皮质激素，其中，糖皮质激素是目前最有效的治疗哮喘的药物，适用于哮喘重度急性发作给药，而抗过敏类主要应用于缓解期的预防复发给药。

35. C 茶碱类药物有抑制磷酸二酯酶的作用，可提高平滑肌细胞内 cAMP 的浓度。

36. C 重症支气管哮喘发作，立即给予支气管扩张剂，因为患儿呼吸困难，不能很好配合吸入支气管扩张剂，所以给予静脉注射支气管扩张剂。立即吸入色甘酸钠对急性发作没有作用，只能预防哮喘发作。

37. D 哮喘重度发作时通气功能障碍可出现 PaO_2 降低，同时合并 $PaCO_2$ 升高。

38. B 支气管哮喘的急性期易合并呼酸或代酸，酸中毒时支气管平滑肌对舒张支气管药物的反应并不敏感，为主要原因。

39. E　严重支气管哮喘发作患儿经气道丢失较多液体，支气管痉挛导致黏蛋白分泌增加，可有黏液栓形成，同时由于进食少，机体常处于脱水状态。此时补液是首要方法。

40. E　支气管哮喘患儿早期呼吸频率增快 $PaCO_2$ 可减低或正常，随着病情加重，通气功能障碍可出现 $PaCO_2$ 升高，提示病情加重。

41. C　颅内压增高时，延髓血管运动中枢代偿性加压反应使血压升高，同时心率减慢。

42. C　对颅内压增高患儿应保持大便通畅，但不宜高位灌肠，因高位灌肠可引起颅内压突然升高诱发脑疝。

43. A　降低颅内压，甘露醇常为首选，脑疝出现时可用较大剂量。

44. E　健康成人的颅内压正常值为 7～15mmHg，婴儿和儿童的颅内压正常值为 5～10mmHg。

45. B　急性颅内压增高，简称颅内高压，是多种疾病引起脑实质及其液体量增加所致的一种较为常见的综合征。重者可迅速发展成脑疝而危及生命。儿童最常见的原因是感染引起的脑水肿。

46. C　颅内高压的临床表现包括头痛、呕吐、前囟膨隆紧张、意识障碍、血压升高、肌张力增高和惊厥发作等。

47. B　颅内高压时甘露醇合适的输注时间为 15～30 分钟。

48. B　热性惊厥是小儿时期最常见的抽搐，大多由于各种感染性疾病引起，以上呼吸道感染最为多见。见于感冒等疾病初期，体温骤然上升时。

49. A　新生儿止惊治疗首选苯巴比妥，年长儿首选地西泮。

50. D　单纯性热性惊厥发病年龄多为 6 月龄～5 岁，通常发生于发热 24 小时内，表现为全身性发作，持续时间 < 15 分钟。一次热性病程中发作一次，无异常神经系统体征，发作后无神经系统异常。

51. A　惊厥是指由于中枢神经系统的器质性或功能性异常导致的全身任何骨骼肌的不自主单次或连续强烈收缩。患儿表现为意识突然丧失，双眼上翻，四肢及躯干肌肉呈强直性或阵挛性抽动，发作持续数秒至数分钟不等，严重者可反复发作，甚至呈持续状态。这种表现主要是大脑神经元的突然过度杂乱性放电，引起神经系统间歇性功能失调所致。

52. E　地西泮最需要临床关注的不良反应为呼吸抑制。

53. D　热性惊厥具有年龄依赖性，多见于 6 月龄～5 岁。

54. D　单纯性热性惊厥发作后无神经系统异常。

55. D　惊厥发生率随小儿年龄增长而降低；小儿时期易有频繁或严重惊厥发作；小儿惊厥持续状态的发生率高于成年人；引起小儿惊厥的病因多样、复杂。

56. E　1 次惊厥发作持续 30 分钟以上，或反复发作而间歇期意识无好转超过 30 分钟，称为惊厥性癫痫持续状态。

57. E　抗惊厥大发作药物首选地西泮，作用最强的是硫喷妥钠。

58. D　引起热性惊厥的常见病因包括急性上呼吸道感染、鼻炎、中耳炎、肺炎、急性胃肠炎、出疹性疾病、尿路感染及个别非感染性的发热疾病等，病毒感染是主要原因。

59. C 热性惊厥的发病机制系患儿脑发育未完全成熟、髓鞘形成不完善、遗传易感性及发热等多方面因素相互作用所致。本病具有明显的年龄依赖性及家族遗传倾向，常为多基因遗传或常染色体显性遗传伴不完全外显。

60. D 地西泮为小儿热性惊厥止惊首选药物。

61. B 急性肾炎的表现为水肿、血尿、高血压、蛋白尿，故发生惊厥，首先考虑高血压脑病所致。

62. A 应选择作用快、强有力的抗惊厥药物，及时控制发作，首选地西泮，地西泮安全有效，作用迅速，静脉注射后1～3分钟生效，有时在注射数秒后可控制惊厥。

63. B 热性惊厥复发的危险因素：①起始年龄小；②发作前发热时间短（<1小时）；③一级亲属中有热性惊厥史；④低热时出现发作。具有的危险因素越多，复发风险越高。

64. D 甘露醇可减轻惊厥发作所致的脑水肿，但其本身不是止惊药物。

65. B 呼吸衰竭应尽早肠内营养而不是肠外营养。

66. B 热性惊厥又称高热惊厥，是小儿最常见的惊厥之一，绝大多数预后良好。

67. D 单纯性热性惊厥少有惊厥持续状态发生，但仍可出现。复杂性热性惊厥常见惊厥持续状态。

68. C 良性家族性新生儿惊厥的发作形式以阵挛发作为主。

69. D 中枢性呼吸衰竭主要表现为呼吸节律不整。呼吸器官障碍性呼吸衰竭主要表现为辅助呼吸肌补偿活动增强，并出现三凹征，上气道梗阻时表现为吸气困难，下气道梗阻时表现为呼气困难为主。呼吸肌麻痹时呼吸幅度减少甚至消失。

70. C Ⅰ型呼吸衰竭常由于肺换气功能障碍所致。

71. A 动脉血气分析是诊断和评估急性呼吸衰竭的常规方法，Ⅰ型：PaO_2<60mmHg；Ⅱ型：PaO_2<60mmHg同时$PaCO_2$>50mmHg。

72. A 急性呼吸衰竭的诊断主要依靠血气分析。

73. D 通气量不足，通气/血流比例失调，弥散面积减少，弥散膜增厚等可导致缺氧，从而引起呼吸衰竭。

74. D 血钾浓度超过6.5mmol/L时应选择血液净化疗法。

75. E 儿童正常肾功能的指标是血Cr、BUN正常，CCr 80～120ml/（1.73m^2·min）；肾功能不全代偿期的指标是血Cr、BUN正常，CCr 50～80ml/（1.73m^2·min）；肾功能不全失代偿期的指标是血Cr、BUN升高，CCr 30～50ml/（1.73m^2·min）；肾衰竭期的指标是血Cr、BUN升高，CCr 10～30ml/（1.73m^2·min）；终末肾衰竭期的指标是血Cr、BUN升高，CCr 0～10ml/（1.73m^2·min）。

76. D ARDS（急性呼吸窘迫综合征）主要应用CPAP（持续气道正压给氧）/PEEP（呼气末正压通气），以纠正严重的低氧血症，防止呼气末肺泡萎陷。其他治疗方法为辅助治疗。ECMO为一种体外气体交换技术，在儿童ARDS治疗中仍不成熟。

77. D 临床上也常用PaO_2/FiO_2作为呼吸衰竭严重程度的评估指标，PaO_2/FiO_2≤300mmHg为诊断急性呼吸窘迫综合征（ARDS）的必要条件。

78. B　支原体肺炎是一种非典型肺炎，一般不易引起 MODS 的发生。

79. A　呼吸困难和缺氧是急性呼吸窘迫综合征的重要体征。应注意与急性心衰引起的心功能异常、肝脏增大和肺水肿的体征相鉴别。

80. B　胸部 X 线多显示双肺弥漫性浸润影。CT 表现为肺实质病变不均匀，肺损伤以重力依赖区最严重。

81. C　改善急性呼吸窘迫综合征患儿缺氧的最佳措施是呼气末正压通气（PEEP）。其可使呼气末的气道压和肺泡内压维持高于大气压的水平，使萎陷的肺泡张开，纠正通气/血流比例失调，同时使肺泡及间质内的水肿消退，纠正低氧血症。

82. A　急性呼吸窘迫综合征的动脉血气分析多为明显的低氧血症、低碳酸血症、呼吸性碱中毒。

83. B　急性呼吸窘迫综合征时肺容积减少，肺顺应性降低。

84. C　急性呼吸窘迫综合征的原因有损伤（肺内外损伤、手术、心肺复苏等）、感染、肺外其他器官系统的病变、休克、药物中毒等。

85. B　患儿除原发病的相应症状和体征外，最早出现的症状是呼吸加快，并呈进行性加重的呼吸困难、发绀，常伴有烦躁、焦虑、出汗等。

86. D　急性呼吸窘迫综合征时肺透明膜形成，可伴有肺间质纤维化，进而导致的病理生理改变以肺容积减少、肺顺应性降低和严重通气/血流比例失调为主。形成这种改变的基础是肺微血管通透性增高，肺泡渗出富含蛋白质的液体。临床主要表现为呼吸窘迫和顽固性低氧血症。

87. E　在一般呼吸衰竭患儿，高频通气不能也无必要代替常规呼吸机的应用，但它可作为常规呼吸机的补充，用于常规呼吸机治疗效果不好的患儿或不适合应用较高正压通气时。急性呼吸窘迫综合征时，用常规呼吸机难以维持肺部通气和氧合时可选择高频振荡通气。

88. A　DIC 不是一个独立的疾病，而是众多疾病复杂病理过程中的中间环节。

89. D　羊水栓塞时，除肺循环的机械性阻塞外，羊水中的胎儿代谢产物入血引起过敏性休克和反射性血管痉挛，同时羊水具有凝血活酶样的作用，可以引起 DIC。

90. E　诊断 DIC 首先应有原发病，如感染、创伤、恶性肿瘤、物理因素（如中暑或溺水）、医源性疾病（错误输血）以及蛇咬伤等。其中，感染最多见。

91. E　弥散性血管内凝血（DIC）是一种由多种原因引起的、发生于多种疾病过程中的获得性凝血亢进与继发性纤维蛋白溶解的病理生理现象。临床表现主要有出血、栓塞症状及休克或低血压、微血管病性溶血性贫血等。

92. B　抗凝治疗用于高凝期，目的是抑制微血栓的形成，以减少血小板和凝血因子的消耗，主要给予肝素疗法。

93. E　当循环凝血因子在暴露的血管外组织与组织因子相接触时，凝血酶会在组织上聚集。凝血酶通过激活血小板，催化纤维蛋白原转化为纤维蛋白，促进血块稳定而在血栓性疾病的引发和传播上有核心作用。

94. A　由于广泛的微血栓形成，脏器功能发生障碍，继发纤维蛋白溶解亢进，而使出血进一步加重。凝固性呈先增高然后降低的变化。

95. D 治疗的目的是尽快控制症状，防止病情发展。治疗原发病和诱发因素，为治疗本病的关键。

96. C DIC 是在许多疾病基础上，致病因素损伤微血管系统，导致凝血活化，全身血管血栓形成、凝血因子大量消耗并继发纤溶亢进，引起以出血及微循环衰竭为特征的临床综合征。在 DIC 发生发展过程中涉及凝血、抗凝、纤溶等多个系统，临床表现多样化。

97. A 原发病的治疗是终止 DIC 病理过程最为关键和根本的治疗措施。抗凝治疗的目的是阻止凝血过度活化、重建凝血 - 抗凝平衡、中断 DIC 病理过程，因此肝素的应用适宜于 DIC 早期（高凝）、微血管栓塞表现明显者、消耗性低凝期（在补充凝血因子情况下），以及除外原发病因素，顽固性休克不能纠正者。替代治疗以控制出血风险和临床活动性出血为目的，未出血者血小板计数 $<20\times10^9/L$，或活动性出血者血小板计数 $<50\times10^9/L$，可输注血小板。糖皮质激素不常规应用。

98. A 肝素具有抗凝作用，能延长凝血时间、凝血酶原时间和凝血酶时间，可以抑制微血栓进一步形成，但不能溶解已经形成的血栓。低分子右旋糖酐可以改善微循环。

99. A 抗凝治疗是 DIC 治疗的重要措施，临床上最常用的抗凝药物为普通肝素，应在 DIC 处于高凝状态时应用，即早期。当有活动性出血、DIC 晚期以及纤溶亢进时不宜使用。

100. D 腹腔内感染是引起多器官功能障碍综合征（MODS）的主要原因。

101. E DIC 有四大临床表现，即出血、休克、栓塞和溶血，可出现溶血性黄疸。

102. B 肺是多器官功能障碍综合征（MODS）中最先出现器官功能障碍的脏器，表现为急性肺损伤，其严重阶段为急性呼吸窘迫综合征，在 MODS 的发病过程中有决定性作用。

103. C 抢救患儿进行心脏按压的频率是该年龄阶段正常情况下的心率。年幼儿胸外心脏按压频率较成人快，婴儿正确的心脏按压频率为 100 ~ 120 次/分。

104. D 昏迷者催吐易导致误吸和窒息。

105. D 单人进行非婴儿心肺复苏时，呼吸与心脏按压的合适比例为 2∶30。

106. A 临床上现场心肺复苏的抢救程序要本着 C、A、B 的顺序原则，C 指胸外按压，A 指开放气道，B 指人工呼吸。

107. B 异丙肾上腺素主要兴奋 β 肾上腺素能受体，可增加心肌收缩力，使心率加快并加速房室传导，适用于心源性脑缺氧及房室传导阻滞。但因其可增加心肌耗氧，导致快速心律不齐及低血压，不利于冠状动脉灌注。

108. B 面罩加用人工呼吸的有效标志为胸廓随加压而起伏。

109. D 心音消失或心率 <60 次/分伴无循环征象（昏迷、不动、无脉搏、发绀），均需施行心脏按压。

二、A2 型题

110. D 补液后血压不升而中心静脉压升高，无心衰表现，则应加用血管扩张剂。

111. A 患儿有腹泻病史，眼眶凹陷，四肢凉，尿量极少，毛细血管再充盈时间大于 6 秒表明患儿已经出现休克征象，系因重度脱水导致的循环血容量减少所致。

112. C 患儿有发热、咳嗽等上呼吸道感染病史；出现心悸、胸闷、烦躁不安，心率160次/分，第一心音低钝等心功能受损的表现；并有面色苍白，皮肤发凉，大理石样花纹，血压80/50mmHg等休克表现。故患儿的休克系由感染导致心力衰竭，进而导致心源性休克可能性大。

113. E　肝素不属于抗休克治疗。

114. B　该患儿为小婴儿，发热、咳嗽1周，肺内可闻及细小水泡音，为典型幼儿支气管肺炎表现，曾惊厥1次，脑膜刺激征（-），且体温39℃，考虑合并高热惊厥可能性大。心率140次/分，不够婴儿合并心衰的诊断标准（>160次/分），如为毛细支气管炎应可闻到呼气性哮鸣音。腺病毒肺炎多有中毒症状，可有阵发性喘憋。

115. C　患儿有上呼吸道感染史，发热时出现抽搐症状，持续时间短，结束后精神反应好，神经系统查体未见阳性体征，且体温较高，可诊断为高热惊厥。

116. D　Ⅰ度咯血无需特殊处理，Ⅱ度以上咯血应做紧急处理，积极止血，保持呼吸道通畅，防止窒息。

117. A　哮喘急性发作合理应用支气管舒张剂和糖皮质激素等药物治疗后，仍有严重或进行性呼吸困难者，称为哮喘持续状态。当气道严重梗阻时，呼吸音减弱或消失，不能闻及哮鸣音，此为"闭锁肺（沉默肺）"，是哮喘最危险的状态。

118. D　患儿有方颅，并且血钙明显降低，故应考虑为低钙惊厥。10个月在高热惊厥发生年龄段，但发作前均有发热，发作多在发热初起体温上升时。小儿头围、前囟正常，发育正常，不支持脑积水、脑发育不良。低血糖常发生于新生儿。

119. C　患儿未添加辅食，认知发育正常，发作后精神如常，无感染中毒表现，面神经征可疑阳性，需优先考虑低钙惊厥。

120. B　本例患儿水肿、血尿、少尿、血压升高，即为肾小球肾炎的表现，目前患儿血压160/94mmHg，头痛、恶心、呕吐3天，忽然发生惊厥，随即昏迷，表明并发高血压脑病，应立刻降压处理，常选血管舒张剂如硝普钠、硝酸甘油静脉滴注。高血压脑病的治疗原则为选择降压效力强而迅速的药物，首选硝普钠，有惊厥者及时止惊。

121. E　单纯母乳喂养儿可出现晚发性维生素K缺乏症，在临床上表现为出血倾向，严重者可出现颅内出血，引起惊厥、颅内压增高、意识改变等脑病表现，头颅CT可确诊。

122. E　无论何种原因突然出现惊厥，均应立即将舌尖拉出口外，保持气道通畅，人工呼吸。

123. A　患儿血压高，头痛，呕吐，存在颅内高压。颅内高压、意识不清是腰穿的禁忌证，因此该患儿不适宜做腰椎穿刺，以免颅内压降低过快。

124. D　患儿有发热及惊厥史，前囟隆起，张力较高提示颅内压升高，为明确诊断首选脑脊液常规和生化。

125. C　头痛、呕吐、惊厥、嗜睡是颅内高压的临床表现；眼眶周围见针尖样瘀点系高血压致毛细血管充血破裂所致，解释该患儿临床表现最有意义的检查是血压。

126. D　pH 7.35，PaO_2 45mmHg，$PaCO_2$ 55mmHg，低氧血症合并高碳酸血症，符合Ⅱ型呼吸衰竭诊断标准。

127. B　患儿水肿、血尿、高血压、蛋白尿、少尿符合急性肾炎表现，血尿素氮

26.5mmol/L，肌酐 362μmol/L，考虑肾衰诊断，故考虑急性肾炎伴急性肾衰竭。

128. B 由于术前胃肠准备及术后禁饮食，现患儿出现肾功受损征象，应考虑系循环血量不足引起的急性肾衰竭，故最可能的诊断为肾前性急性肾衰竭。

129. C 患儿血压 165/115mmHg，烦躁、头痛，并有一过性失明，系高血压脑病的表现。

130. B 治疗 ARDS 的主要方法是机械通气，选用呼气末正压通气（PEEP）时，呼气末的气道压及肺泡内压维持高于大气压水平，使萎陷的肺泡张开，增加肺泡通气量，改善通气/血流比例，增加肺泡和肺间质的压力，促进肺泡和肺间质的水肿消退，从而改善 ARDS 患儿的呼吸功能，纠正低氧血症。

131. C 少尿、呼吸困难、颜面发绀、嗜睡、意识障碍、消化道出血等症状，表明肾、肺、消化道等多脏器功能受损，故诊断为 MODS。

132. A 黄疸、发绀、低血压等均是多器官功能障碍综合征（MODS）表现，题干中病史和临床表现不足以诊断肝功能衰竭、中毒性脑病、呼吸衰竭。

133. B 蛇毒中含有溶血的毒素和神经毒素，因此蛇咬伤后会引起凝血功能障碍。全身皮肤瘀斑、瘀点等临床表现也符合 DIC。

134. E 在有原发病因的前提下，DIC 实验室检查常有如下改变：①血小板计数 $<100\times10^9/L$ 或呈进行性下降。②血浆纤维蛋白原含量 <1.5g/L 或呈进行性下降或 >4g/L。③3P（血浆鱼精蛋白副凝）试验阳性。④凝血酶原时间较正常对照缩短或延长 3 秒以上，或呈动态变化；或活化部分凝血活酶时间（APTT）缩短或延长 10 秒以上。⑤优球蛋白溶解时间缩短，或纤溶酶原减低。⑥血浆 D－二聚体水平较正常增高 4 倍以上（阳性）。⑦抗凝血酶Ⅲ活性 <60%。⑧血涂片见异形或破碎红细胞 >3%。原发免疫性血小板减少症血小板降低，凝血功能正常。

135. C 有机磷农药中毒后，首先应该洗胃以清除未吸收的药物。

三、A3/A4 型题

136. B 消化道大出血，血压曾下降至 50/30mmHg，可能导致肾前性肾衰竭。若低血压时间较长，可因肾灌注不足，肾脏长时间缺血缺氧而导致急性肾小管坏死。肾前性肾衰竭经补液治疗后，尿量增加，肾功能恢复。而该患儿补液治疗后，尿量仍未增加，说明已经发展为急性肾小管坏死。

137. C 急性肾小管坏死，血尿素氮/血肌酐降低。

138. A 急性肾小管坏死常伴有高血钾，故不能静滴氯化钾，避免输血。患儿目前尚未达到透析指征。

139. B 弥散性血管内凝血（DIC）是一种由多种原因引起的、发生于多种疾病过程中的获得性凝血亢进与继发性纤维蛋白溶解的病理生理现象。临床表现主要有出血、栓塞症状及休克或低血压、微血管病性溶血性贫血。故该患儿诊断为 DIC。

140. B DIC 的出血系获得性凝血亢进与继发性纤维蛋白溶解所致。

141. C DIC 患儿突然出现惊厥、意识障碍，首先考虑颅内出血、脑栓塞。患儿血红蛋白 110g/L，故最可能的原因是脑栓塞。

142. A 重症肺炎的表现：重症肺炎由于严重的缺氧及毒血症，除呼吸系统改变外，可发生心血管系统、神经系统和消化系统等的功能障碍。可发生心肌炎、心力衰竭。肺炎合并心力衰竭的表现：①呼吸突然加快，>60次/分。②心率突然加快，>180次/分。③突然极度烦躁不安，明显发绀，面色苍白或发灰，指（趾）甲微血管再充盈时间延长。以上三项不能用发热、肺炎本身和其他并发症解释。④心音低钝、奔马律，颈静脉怒张。⑤肝脏迅速增大。⑥少尿或无尿，眼睑或双下肢水肿。具备前5项即可诊断为肺炎合并心力衰竭。此患儿表现不符合肺炎合并心衰，考虑重症肺炎。

143. D　患儿精神萎靡，三凹征，口唇轻度发绀，需要查血气分析判断是否有呼衰。胸部X线片可用于诊断肺炎。

144. C　急性呼吸窘迫综合征（ARDS）是由多种病因造成的肺损害，导致渗透性肺水肿，肺泡萎陷，肺顺应性减低和肺内分流，是以呼吸窘迫、重度低氧血症为主要临床表现的一种急性呼吸衰竭。儿科导致ARDS的原发病主要为严重肺部感染。

145. C　急性肺损伤和ARDS无论是在淡水还是海水淹溺时都可发生。患儿呼吸困难，口唇发绀，胸片可见大片状浸润阴影，应行血气分析判断是否存在呼吸衰竭。

146. E　患儿考虑发生了急性肺损伤或ARDS，应立即给予PEEP/CPAP。

147. B　肌肉震颤，瞳孔缩小，流涎，多汗，肺部较多湿啰音，呼出气有蒜臭味为有机磷农药中毒的特点。

148. E　有机磷农药系胆碱酯酶抑制剂，故血液胆碱酯酶活性测定是确诊有机磷农药中毒最有价值的辅助检查。

149. E　解磷定是有机磷农药中毒的解毒药物，必要时可于2~4小时后重复。

150. A　根据患儿临床症状和查体，其最可能为急性肾损伤，肾衰竭时利尿剂选择袢利尿剂，呋塞米剂量为每次1~2mg/kg。

151. E　急性肾衰竭的透析指征：①严重水潴留，有肺水肿、脑水肿倾向；②血钾>6.5mmol/L或心电图有高钾表现；③严重酸中毒，血浆HCO_3^-<12mmol/L，或动脉血pH<7.2；④严重氮质血症，血浆尿素氮>28.6mmol/L，或血浆肌酐>707.2μmol/L，特别是高分解代谢的患儿。

四、B1型题

152 ~ 155. C、A、B、D　呼吸改变：①中枢性呼吸衰竭主要表现为呼吸节律不整。②呼吸器官障碍性呼吸衰竭主要表现为辅助呼吸肌补偿活动增强，并出现三凹征。上气道有阻塞时表现为吸气困难，下气道阻塞时以呼气困难为主。③呼吸肌麻痹时表现为受累肌群活动减弱、呼吸幅度减小甚至消失。④急性呼吸窘迫综合征（ARDS）主要表现为进行性呼吸窘迫，即呼吸费力但呼吸频率增快，缺氧明显。

156 ~ 157. A、E　①静脉推注给药剂量为0.01mg/kg（1∶10000溶液），最大剂量为1mg；经气管通路给药剂量为0.1mg/kg，最大剂量为2.5mg；必要时间隔3~5分钟重复1次，注意不能与碱性液体同一管道输注。②气管内途径给肾上腺素剂量为静脉用药剂量的10倍。

五、X型题

158. ABCD　诊断脓毒性休克后的1小时内应静脉使用有效抗微生物制剂。需依据流行病学和地方病原流行特点选择覆盖所有疑似病原微生物的经验性药物治疗。尽可能在应用抗生素前获取血培养或其他感染源培养，但不能因获取感染源培养困难而延误抗生素治疗。降钙素原、C-反应蛋白动态监测有助于指导抗生素治疗。积极寻找感染源，尽快确定和去除感染灶。

159. ABDE 脓毒症的呼吸支持：确保气道通畅，给予高流量鼻导管供氧或面罩氧疗。如鼻导管或面罩氧疗无效，则予以无创正压通气或尽早气管插管机械通气。在插管前，如血流动力学不稳定，应先行适当的液体复苏或血管活性药物输注，以避免插管过程中加重休克。如患儿对液体复苏和外周正性肌力药物输注无反应，应尽早行机械通气治疗。

160. ABDE 急性呼吸窘迫综合征（ARDS）的临床表现为呼吸急促（频率加快、呼吸费力）、发绀，以及用氧疗方式不能缓解的呼吸窘迫，可伴有胸闷、咳嗽、心率加快、血痰等症状。阵发性呼吸困难多见于左心功能不全。

161. BCDE 除严重腹泻外其他选项都是导致心源性休克的常见原因，均可致心脏泵血功能受损，心输出量减少而导致心源性休克。严重腹泻最易导致脱水，循环血量减少，出现休克，而非心源性休克。

162. ACDE 心肌病、心肌炎、心律失常、先天性心脏病、中毒、全身炎症反应对心肌的抑制（脓毒血症、自身免疫性疾病）、心肌创伤等是心源性休克的常见病因；心脏压塞导致的是梗阻性休克。

163. ABCD “冷休克”时，外周脉搏减弱或消失、毛细血管再充盈时间延长（>2秒）、皮肤湿冷、肤色苍白或花纹或发绀、尿量减少、意识改变（烦躁、萎靡、嗜睡）。“暖休克”时外周脉搏有力或洪脉、脉压大、皮肤干燥、毛细血管再充盈时间正常或缩短。

164. BCDE 重症哮喘出现选项B、C、D、E的临床表现时应及时气管内插管行有创机械通气。而出现低氧血症时大都可通过吸氧或无创机械通气得到纠正。

165. BCDE 抗生素不是必须应用，需根据有无细菌感染指征选择。

166. CDE 单纯性热性惊厥一次热程中，惊厥发生1次。年龄小于6个月是复杂性热性惊厥的临床特点之一。单纯性热性惊厥患儿年龄一般为6个月~5岁。

167. BD MODS的诊断标准：①诱发因素（严重创伤、休克、感染、延迟复苏以及大量坏死组织存留或凝血机制障碍等）存在；②全身炎症反应综合征（SIRS）（脓毒症或免疫功能障碍的表现及相应的临床表现）；③多器官功能障碍（两个以上系统或器官功能障碍）。因此，B、D错误。

168. ACDE 发作性睡病是一种慢性睡眠障碍，以不可抗拒的短期睡眠发作为特点，常伴有猝倒发作、睡眠瘫痪、入睡前幻觉、自动症等症状，一般无惊厥发作。

169. ACD 新生儿呼吸窘迫综合征依据临床表现、血气分析、X线检查结果而诊断。

170. ABCE 引发急性呼吸窘迫综合征的危险因素可分为直接因素和间接因素，前者包括严重肺部感染、胃内容物吸入、肺挫伤、吸入有毒气体、淹溺和氧中毒等；后者包括脓毒症、严重的非胸部创伤、重症胰腺炎、大量输血、体外循环、弥散性血管内凝血等。

171. ABCD DIC的鉴别诊断包括原发免疫性血小板减少症、溶血性尿毒症综合征、原发性纤溶亢进症、严重肝病、原发性抗磷脂综合征。

模拟试卷

一、A1/A2 型题

1. 支气管哮喘与心源性哮喘不能鉴别时，宜用

   A. 沙丁胺醇　　B. 氨茶碱
   C. 毛花苷丙　　D. 地塞米松
   E. 哌替啶

2. 多器官功能障碍时，机体最早受累的器官是

   A. 肝脏　　B. 心脏
   C. 肾脏　　D. 肺脏
   E. 脾脏

3. 以下选项中属于复杂性热性惊厥特点的是

   A. 发病年龄多为 6 月龄 ~5 岁
   B. 表现为全身性发作
   C. 发作持续时间 >15 分钟
   D. 无异常神经系统体征
   E. 一次热性病程中发作一次

4. 以下选项不是热性惊厥继发癫痫的主要危险因素的是

   A. 复杂性热性惊厥
   B. 神经系统发育异常
   C. 热性惊厥发作次数多
   D. 一级亲属中有癫痫史
   E. 首次发作热性惊厥年龄小

5. 治疗急性呼吸窘迫综合征的重要方法是

   A. 治疗原发病
   B. 维持内环境稳定
   C. 营养支持
   D. 氧疗和呼吸支持
   E. 镇静、镇痛

6. 吉兰 - 巴雷综合征患儿的脑脊液蛋白 - 细胞分离现象是指

   A. 蛋白升高，白细胞升高
   B. 蛋白正常，白细胞正常
   C. 蛋白下降，白细胞升高
   D. 蛋白升高，白细胞下降
   E. 蛋白升高，白细胞正常

7. 吉兰 - 巴雷综合征的典型临床表现之一为四肢远端

   A. 感觉障碍比运动障碍明显
   B. 感觉和运动障碍均十分严重
   C. 仅有感觉障碍
   D. 疼痛明显
   E. 运动障碍比感觉障碍明显

8. 以下关于颅内压增高的临床表现，叙述不正确的是

   A. 头痛、呕吐、视神经乳头水肿是颅内压增高的典型表现，称之为颅内压增高“三主征”
   B. 颅内压增高的“三主征”各自出现的时间一致
   C. 颅内压增高的“三主征”各自出现的时间并不一致，可以其中一项为首发症状
   D. 颅内压增高可引起一侧展神经麻痹和复视
   E. 颅内压增高可引起双侧展神经麻痹和复视

9. 在新生儿化脓性脑膜炎患儿中，最不常见的临床表现是

   A. 低热或不发热
   B. 吐奶、尖叫

C. 微小惊厥发作

D. 颈项强直

E. 前囟膨隆、颅缝增宽

10. 以下选项中不属于化脓性脑膜炎脑脊液典型改变的是

A. 白细胞计数增高

B. 以单核细胞增高为主

C. 蛋白含量增高

D. 糖降低

E. 压力增高

11. 早期诊断缺铁性贫血，最灵敏的指标是

A. 血清铁增多

B. 血清铁蛋白减低

C. 红细胞游离原卟啉减低

D. 周围血中白细胞增多

E. 周围血中血小板增高

12. 缺铁性贫血最常见的病因是

A. 急性感染　　B. 慢性肝炎

C. 慢性溶血　　D. 慢性感染

E. 慢性失血

13. 预防小儿营养性缺铁性贫血，以下最重要的是

A. 母乳喂养

B. 牛乳喂养

C. 及时添加蔬菜、水果

D. 及时添加瘦肉、猪肝等食物

E. 口服铁剂

14. 小儿发生缺铁性贫血的主要原因是

A. 先天储铁不足　　B. 铁摄入量不足

C. 生长发育快　　D. 铁吸收障碍

E. 铁丢失过多

15. 缺铁性贫血期，以下指标变化正确的是

A. 血清铁、总铁结合力降低，转铁蛋白饱和度升高

B. 血清铁和转铁蛋白饱和度降低，总铁结合力升高

C. 血清铁、总铁结合力、转铁蛋白饱和度均降低

D. 血清铁和转铁蛋白饱和度降低，总铁结合力无明显改变

E. 以上均不对

16. 免疫性血小板减少症的发病机制是

A. 血小板受病毒侵袭

B. 血小板从血管中丢失

C. 血小板在血管中聚集

D. 血小板功能降低

E. 以上都不是

17. 急性链球菌感染后肾小球肾炎最主要的发病机制是

A. 免疫复合物致病

B. 自身抗体致病

C. 抗肾抗体致病

D. 细胞免疫异常

E. 细胞因子分泌异常

18. 小儿泌尿系感染的诊断标准为

A. 清洁中段尿培养细菌数 $>10^3$/ml

B. 清洁中段尿培养细菌数 $>10^4$/ml

C. 清洁中段尿培养细菌数 $>10^5$/ml

D. 二次尿培养中，有一次细菌数 $>10^4$/ml

E. 二次尿培养中，有二次细菌数 $>10^4$/ml

19. 以下选项不是小儿泌尿系感染的治疗原则的是

A. 鼓励患儿多饮水

B. 注意外阴的清洁

C. 合理应用抗生素

D. 小婴儿伴有全身症状时，及时静脉抗感染治疗

E. 采用大剂量抗生素治疗

20. 儿童肾病综合征的常见并发症不包括

A. 感染

B. 高凝状态所致血栓、栓塞

C. 电解质紊乱

D. 低血容量休克

E. 气道高反应

21. 维生素D缺乏性佝偻病最可靠的早期诊断指标是

A. 日光照射不足及维生素D摄入不足的病史

B. 烦躁不安、夜惊、多汗等神经精神症状

C. 血钙、血磷、碱性磷酸酶水平异常

D. 长骨X线检查异常及骨骼畸形

E. 血25-(OH)D_3水平下降

22. 45天健康男婴，其正常的胃容量应该为

A. 20~30ml　　B. 30~60ml

C. 70~80ml　　D. 90~100ml

E. 110~120ml

23. 婴儿腹泻的饮食治疗，错误的是

A. 腹泻伴呕吐者应禁食24小时

B. 母乳喂养者可继续哺乳，暂停辅食

C. 人工喂养者，可给米汤和水稀释的牛奶或脱脂奶

D. 病毒性肠炎应暂停乳类，改为淀粉类食品

E. 腹泻停止后继续给予营养丰富的饮食，每日加餐1次，共2周

24. 复苏初步成功后，患儿仍存在呼吸不规则和呼吸暂停时首选以下哪项治疗

A. 使用呼吸兴奋剂

B. 静滴甘露醇

C. 改头罩吸氧

D. 机械通气

E. 多巴胺静脉维持

25. 非同步直流电除颤适用于

A. 窦性静止

B. 心房颤动

C. 室上性心动过速

D. 房室传导阻滞

E. 心室颤动

26. 铁剂治疗营养性缺铁性贫血，血红蛋白达正常后继续用药的时间是

A. 1周　　B. 2周

C. 4周　　D. 3周

E. 6~8周

27. 胚胎形成四腔心的房室结构是在

A. 2周　　B. 4周

C. 6周　　D. 8周

E. 12周

28. 小儿可以自己吃饼干的年龄是

A. 6个月　　B. 4个月

C. 5个月　　D. 9个月

E. 11个月

29. 心脏磁共振成像检查，常用于诊断

A. 法洛四联症

B. 肺动脉瓣狭窄

C. 室间隔缺损

D. 主动脉弓等血管病变

E. 肥厚型心肌病

30. 婴儿的正常脉搏/心率是

A. 60~80次/分　　B. 80~100次/分

C. 110~130次/分　　D. 120~140次/分

E. 140~160次/分

31. 小儿病毒性心肌炎，应用糖皮质激素的指征是

A. 病前有呼吸道感染史

B. 心悸症状明显

C. CK-MB升高

D. 三度房室传导阻滞

E. 频发室性期前收缩

32. 以下选项不属于左向右分流型先天性心脏病共同特点的是
A. 生长发育差　B. 易患肺炎
C. 差异性发绀　D. 肺血增多
E. 活动后乏力、气短

33. 法洛四联症的表现及并发症不包括
A. 心力衰竭　B. 脑血栓
C. 脑脓肿　D. 缺氧发作
E. 感染性心内膜炎

34. 室间隔缺损的早期血流动力学改变常引起
A. 左心房、左心室扩大
B. 左心房、右心室扩大
C. 右心房、右心室扩大
D. 右心房、左心室扩大
E. 全心扩大

35. 关于胎儿血液循环出生后的改变，以下叙述不正确的是
A. 肺小动脉管壁肌层退化
B. 肺循环压力增高
C. 卵圆孔关闭
D. 体循环压力增高
E. 动脉导管闭合

36. 法洛四联症缺氧发作的处理措施，不正确的是
A. 吗啡　B. 碳酸氢钠
C. 普萘洛尔　D. 地高辛
E. 胸膝位

37. 以下选项不属于法洛四联症的主要临床表现的是
A. 青紫　B. 缺氧发作
C. 杵状指　D. 蹲踞症状
E. 肺炎

38. 以下疾病中属于上呼吸道感染引起的并发症的是
A. 麻疹　B. 颈淋巴结炎
C. 间质性肺疾病　D. 肠套叠
E. 阑尾炎

39. 关于儿童急性上呼吸道感染，以下叙述正确的是
A. 多由细菌感染引起
B. 婴幼儿局部症状重，年长儿局部症状轻
C. 应尽早抗感染治疗
D. 年长儿患A组β溶血性链球菌咽峡炎，2~3周后可能引起急性肾小球肾炎和风湿热
E. 疱疹性咽峡炎和川崎病是特殊类型的上呼吸道感染

40. 关于儿童胸腔积液的叙述，正确的是
A. 大部分患儿的胸腔积液均能吸收
B. 大部分患儿会遗留胸膜增厚
C. 肺炎支原体感染导致的胸腔积液常有胸膜增厚、粘连
D. 结核性胸腔积液不会引起支气管胸膜瘘
E. 儿童胸腔积液不会引起胸廓塌陷等后遗症

41. 以下关于毛细支气管炎的叙述，正确的是
A. 多由细菌感染引起
B. 常见于2岁以上的小儿
C. 病程一般1个月左右
D. 主要表现为下呼吸道梗阻症状
E. 全身感染中毒症状重

42. 与年长儿相比较，婴幼儿上呼吸道感染的临床表现是
A. 以全身症状为主
B. 局部症状重
C. 极少有发热及惊厥
D. 极少有消化道症状
E. 肺部听诊可有啰音

43. 毛细支气管炎病变主要侵犯
A. 肺泡
B. 肺泡与肺泡间壁
C. 直径 25～100μm 的毛细支气管
D. 直径 75～300μm 的毛细支气管
E. 直径 300～500μm 的毛细支气管

44. 胃肠型食物中毒的病原体最主要是
A. 沙门菌属、大肠埃希菌、金黄色葡萄球菌、卡他莫拉菌
B. 沙门菌属、金黄色葡萄球菌、大肠埃希菌、副溶血性弧菌
C. 大肠埃希菌、肺炎链球菌、沙门菌属、金黄色葡萄球菌
D. 金黄色葡萄球菌、大肠埃希菌、流感嗜血杆菌、痢疾杆菌
E. 痢疾杆菌、变形杆菌、大肠埃希菌、凝固酶阴性葡萄球菌

45. 以下选项符合金黄色葡萄球菌肺炎临床表现的是
A. 低热、盗汗，病程长，易反复
B. 胸痛、呼吸困难、咳粉红色泡沫样痰
C. 高热、咳嗽、伴黏稠黄脓痰或脓血痰，可有呼吸困难
D. 高热、咳嗽、胸痛、咳铁锈色痰
E. 刺激性干咳、热型不定、全身不适

46. 关于连续性肾脏替代治疗在脓毒症中的应用，推荐意见为
A. 连续性肾脏替代治疗是脓毒症治疗中必不可少的手段
B. 在脓毒症治疗中，连续性肾脏替代治疗越早开始越好
C. 连续性肾脏替代治疗需要持续抗凝，对脓毒症是不利的
D. 液体正平衡，超负荷达 10%，可以考虑应用
E. 血小板 $<50\times10^9/L$ 是使用连续性肾脏替代治疗的禁忌证

47. 确诊流行性脑脊髓膜炎的简便、快速的实验室检查是
A. 血常规
B. 脑脊液常规、生化
C. 血培养
D. 瘀点涂片镜检
E. 脑脊液培养

48. 新生儿生理性体重下降的范围一般为原出生体重的
A. 9%～12%
B. 5%～10%
C. 3%～9%
D. 3%～5%
E. 4%～6%

49. 呼吸衰竭的定义指
A. $PaO_2<50mmHg$ 和 $PaCO_2>50mmHg$
B. $PaO_2<50mmHg$ 或 $PaCO_2>50mmHg$
C. $PaO_2<60mmHg$ 伴或不伴 $PaCO_2>50mmHg$
D. $PaO_2<60mmHg$ 和 $PaCO_2>60mmHg$
E. $PaO_2<60mmHg$ 或 $PaCO_2>50mmHg$

50. 百日咳痉咳期的临床特点是
A. 咳嗽为日重夜轻
B. 持续性痉挛性咳嗽
C. 咳嗽长达 100 天以上
D. 阵发性痉挛性咳嗽，典型病例伴"鸡鸣"样吸气性吼声，咳嗽日轻夜重
E. 咳嗽日轻夜重，常伴有窒息

51. 流行性腮腺炎的病原体是
A. 金黄色葡萄球菌
B. 脑膜炎双球菌
C. 腮腺炎病毒
D. 腺病毒
E. β溶血性链球菌

52. 关于先天性甲状腺功能减退症智力低下，表述正确的是

A. 可逆的，可恢复正常
B. 不可预防的
C. 少数可预防，多数不能预防
D. 患儿的典型症状出现后，替代治疗可逆转智力低下
E. 新生儿筛查和早期替代治疗可预防智力低下的发生

53. 病毒性脑炎脑脊液检查结果为
A. 外观浑浊
B. 糖和氯化物正常
C. 可见蛋白-细胞分离
D. 有核细胞分类以中性粒细胞为主
E. 涂片可发现细菌

54. 按贫血的发病机制，以下组合正确的是
A. 红细胞破坏过多—再生障碍性贫血
B. 造血原料缺乏—巨幼细胞性贫血
C. 红细胞生成减少—溶血性贫血
D. 红细胞慢性丢失—慢性感染性贫血
E. 造血原料缺乏—免疫性血小板减少症

55. 蛲虫病的病原学特征是
A. 成虫寄生在空肠
B. 雌虫在肠道产卵
C. 蛲虫不会引起肠道溃疡
D. 成虫大多寄居在大肠
E. 成虫于清晨爬出肛门

56. 目前认为对心肌炎有诊断价值的血清酶是
A. 乳酸脱氢酶（LDH）增高
B. 肌酸激酶（CK）增高
C. 天门冬氨酸氨基转移酶（AST）增高
D. 乳酸脱氢酶同工酶（LDHI）增高
E. 肌酸激酶同工酶（CK-MB）增高

57. 关于手足口病的临床分期，以下正确的是
A. 急性期、恢复期
B. 出疹期、神经系统受累期、恢复期
C. 出疹期、脑炎期、多脏器功能衰竭期、恢复期
D. 出疹期、神经系统受累期、心肺功能衰竭前期、心肺功能衰竭期、恢复期
E. 急性期、出疹期、脑炎期、多脏器功能衰竭期、恢复期

58. 小于18个月的婴幼儿HIV确诊的指标为
A. HIV特异性IgG抗体
B. HIV抗原检测
C. HIV病毒分离
D. HIV核酸检测
E. 以上都是

59. 蛔虫病常见的并发症不包括
A. 胆囊炎
B. 胰腺炎
C. 肠梗阻
D. 肠出血
E. 胆道蛔虫症

60. 新生儿坏死性小肠结肠炎不易受累的部位为
A. 空肠
B. 回肠末端
C. 结肠
D. 十二指肠
E. 盲肠

61. 细胞免疫测定是指
A. 皮肤迟发型超敏反应
B. 血清丙氨酸氨基转移酶测定
C. 血清免疫球蛋白测定
D. 血清 β_2-微球蛋白测定
E. 硝基四氮唑蓝还原试验

62. 房间隔缺损最常见的类型为
A. 卵圆孔未闭
B. 原发孔型缺损
C. 继发孔型缺损
D. 原发孔型缺损伴二尖瓣裂缺
E. 继发孔型缺损伴部分肺静脉异位引流

63. 关于营养性缺铁性贫血的实验室检查，以下不正确的是
A. 血清铁蛋白 $<12\mu g/L$

B. 红细胞游离原卟啉 > 500μg/dl

C. 血清铁 < 50 ~ 60μg/dl

D. 血清总铁结合力 < 350μg/dl

E. 转铁蛋白饱和度 < 15%

64. 6个月以后婴儿容易发生营养性缺铁性贫血的主要原因是

A. 先天储铁不足　B. 铁摄入量不足

C. 生长发育快　D. 铁吸收障碍

E. 铁的丢失过多

65. 重症营养不良的患儿，体液改变倾向于

A. 细胞外液容量增加，细胞外液呈低渗性

B. 总液体量相对减少，细胞外液多呈高渗性

C. 总液体量不变，细胞外液多呈等渗性

D. 总液体量相对增多，细胞外液多呈等渗性

E. 总液体量相对减少，细胞外液多呈低渗性

66. 不易造成肠黏膜损伤的腹泻致病菌是

A. 空肠弯曲菌

B. 耶尔森菌

C. 金黄色葡萄球菌

D. 产毒性大肠埃希菌

E. 侵袭性大肠埃希菌

67. 先天性甲状腺功能减退症常见于

A. 早产儿　B. 足月儿

C. 小于胎龄儿　D. 过期产儿

E. 低出生体重儿

68. 麻疹前驱期的主要诊断依据是

A. 发热 3 ~ 5 天

B. 出现呼吸道卡他症状

C. 有明确麻疹接触史

D. 口腔颊黏膜出现柯氏斑

E. 球结膜充血

69. 幼儿急疹的好发年龄是

A. 3个月以内　B. 4 ~ 6个月

C. 6 ~ 24个月　D. 2 ~ 3岁

E. 3岁以上

70. 母乳中蛋白质、脂肪、碳水化合物含量（g/L）的比例是

A. 1.5 : 3.7 : 6.9

B. 1.5 : 3.5 : 8.0

C. 1.5 : 4.0 : 6.0

D. 2.0 : 4.0 : 6.0

E. 3.3 : 4.0 : 5.0

71. 长期单纯以羊乳喂养的婴儿易出现

A. 维生素D缺乏性佝偻病

B. 维生素K缺乏，引起出血

C. 维生素A缺乏，引起夜盲症

D. 叶酸缺乏，引起巨幼细胞性贫血

E. 缺铁性贫血

72. 地方性先天性甲低的主要原因是

A. 甲状腺发育异常

B. 垂体分泌促甲状腺激素减少

C. 甲状腺激素合成障碍

D. 母亲孕期饮食中缺碘

E. 母亲在妊娠期应用抗甲状腺药物

73. 重症肌无力禁用的药物不包括

A. 氨基糖苷类抗生素

B. 普鲁卡因胺

C. 普萘洛尔

D. 奎宁

E. 头孢菌素

74. 确诊病毒性脑炎的依据是

A. 发热、头痛、呕吐、意识障碍、惊厥

B. 脑脊液白细胞总数轻度升高

C. 脑电图呈弥漫性慢波

D. 脑脊液分离出病毒

E. 恢复期抗体效价较急性期高出2倍以上

75. 胎儿期血氧供应量最低的是
A. 心　　B. 肝
C. 脑　　D. 上肢
E. 下肢

76. 女婴，10个月，体重10kg，方颅，头围44cm，前囟1.0cm×1.5cm，平坦，有肋串珠。突然惊厥1次，历时1~2分钟。血白细胞数7×10^9/L，中性粒细胞0.40，淋巴细胞0.60，血糖4.4mmol/L，血钙1.6mmol/L，血磷1.3mmol/L，碱性磷酸酶120U/L。其发生惊厥的主要原因是
A. 血钙迅速转移到骨骼
B. 甲状旁腺反应迟钝
C. 血钙排出过多
D. 血糖偏低
E. 血磷偏高

77. 患儿，男，12岁，因阑尾炎术后15小时出现少尿（10ml/h），血尿素氮26mmol/L，肌酐178μmol/L，尿比重1.030，尿钠13mmol/L，尿量减少。最可能的原因是
A. 肾后性急性肾衰竭
B. 肾前性急性肾衰竭
C. 急性肾小管坏死
D. 慢性肾衰竭
E. 急性间质性肾炎

78. 患儿，男，1岁，高热、频繁咳嗽、阵发性喘憋5天。查体：精神差，鼻翼扇动，三凹征（+），两肺下野叩诊稍浊，双肺呼吸音减低，可闻及少量细湿啰音。血白细胞数9.0×10^9/L。胸部X线片示双肺片状密度较淡阴影。最可能的诊断为
A. 腺病毒肺炎
B. 支原体肺炎
C. 肺炎链球菌肺炎
D. 金黄色葡萄球菌肺炎
E. 呼吸道合胞病毒肺炎

79. 患儿，女，13岁，乏力，头晕伴月经过多半年。化验：Hb 60g/L，RBC 3.1×10^{12}/L，WBC 7.3×10^9/L，PLT 315×10^9/L，红细胞中心淡染区扩大。该患儿最可能的实验室检查结果是
A. 血清铁降低，总铁结合力降低，红细胞游离原卟啉降低
B. 血清铁降低，总铁结合力降低，红细胞游离原卟啉增高
C. 血清铁降低，总铁结合力增高，红细胞游离原卟啉增高
D. 血清铁增高，总铁结合力增高，红细胞游离原卟啉降低
E. 血清铁降低，总铁结合力增高，红细胞游离原卟啉降低

80. 患儿，男，6个月，发热、排尿哭闹2天。体格检查：精神弱，反应好，心、肺、腹未见明显异常。尿常规：白细胞20个/HP，红细胞1个/HP，蛋白（+）；血常规示白细胞计数12.5×10^9/L，中性粒细胞百分比0.75，淋巴细胞百分比0.25。最可能的诊断为
A. 急性肾炎　　B. 泌尿系结核
C. 龟头炎症　　D. 泌尿系感染
E. 泌尿系结石

81. 患儿，男，5个月，发热、排尿哭闹1天。体格检查：精神弱，反应好，心、肺、腹未见明显异常，包茎。平素排尿无明显费力。尿常规：白细胞80个/HP，红细胞1个/HP；泌尿系超声提示左侧肾盂轻度积水，输尿管正常。目前最应注意的泌尿系感染的可能诱因为
A. 尿道口粪便污染
B. 包茎问题
C. 免疫功能异常
D. 膀胱输尿管反流

E. 肾肿瘤

82. 患儿，男，10 岁，体重 35kg，确诊肾病综合征。尿蛋白转阴后泼尼松减量至 30mg/d，隔天一次口服。近期因感冒肾病综合征复发，上级医生拟调整泼尼松剂量，全日总量最多不超过

A. 30mg　　B. 40mg

C. 50mg　　D. 60mg

E. 70mg

83. 患儿，5 岁，确诊肾病综合征 8 个月。近半年复发 2 次，每次将激素加至足量后缓解，今日患儿无明显诱因复查尿常规示蛋白（+++）。患儿家长拒绝肾穿刺检查，可优先考虑采取的治疗方案为

A. 将激素加至足量口服

B. 调整激素同时环磷酰胺冲击治疗

C. 头孢菌素静滴抗感染

D. 改用利妥昔单抗

E. 白蛋白输注

84. 患儿，男，8 个月，母乳少，长期以米汤、稀饭喂养，添加辅食无规律。食欲差，精神差，皮下脂肪厚度为 0.5cm，诊断为 I 度营养不良。下列临床表现最先出现的是

A. 身高低于正常

B. 体重不增或减轻

C. 皮肤干燥

D. 肌张力低下，肌肉松弛

E. 皮下脂肪减少

85. 患儿，10 个月，发热、咳嗽、气急 6 天，近 2 天病情加重。半小时前突然气急，烦躁不安，发绀。体温 40℃，心率 140 次/分，右上肺叩诊鼓音，右肺呼吸音降低，肝肋下 2cm。应立即采取的措施为

A. 改用更有效的抗生素

B. 呼吸机间歇正压给氧

C. 立即快速给予洋地黄制剂

D. 给予镇静剂和地塞米松

E. 胸腔穿刺抽气

86. 急性肾炎伴高血压脑病时，降压药物应选择

A. 硝普钠　　B. 卡托普利

C. 硝苯地平　　D. 利血平

E. 普萘洛尔

87. 患儿，男，2 岁，反复发热、尿液浑浊 6 个月，加重 1 天。尿常规：白细胞 25 个/HP，红细胞 1 个/HP，蛋白（++）；血常规：血红蛋白 110g/L，白细胞计数 16.5×10^9/L，中性粒细胞百分比 0.85，淋巴细胞百分比 0.15。以下选项中无需急查的是

A. 血培养

B. 尿培养

C. 泌尿系超声

D. 排泄性膀胱尿路造影

E. 肾功能

88. 患儿，女，8 岁，学校体检发现镜下血尿。无水肿、少尿，血压正常。首先需完善的检查是

A. 泌尿系 B 超

B. 肾功能检查

C. 尿常规及尿红细胞形态检查

D. 放射性核素肾图

E. 静脉肾盂造影

89. 患儿，男，1 岁，胸骨左缘第 3、4 肋间可闻及 3～4 级收缩期杂音，应首先考虑

A. 功能性杂音

B. 先天性心脏病

C. 风湿热

D. 心内膜弹力纤维增生症

E. 病毒性心肌炎

90. 患儿，男，3岁，近1年多哭闹时出现青紫。查体：心前区隆起，胸骨左缘第3、4肋间可闻及4/6级收缩期反流性杂音，可触及震颤。为明确诊断首选的辅助检查是
A. 胸部X线片　　B. 心电图
C. 超声心动图　　D. 右心导管造影
E. 血生化+心肌酶谱

91. 患儿，男，6岁，因发热、畏寒1周来急诊。查体：精神、面色差，皮肤有少量瘀点，无黄染及发绀，胸骨左缘第3～4肋间有全收缩期杂音伴震颤，肝肋下2cm，脾肋下1cm，血红蛋白100g/L，白细胞计数18×10^9/L，中性粒细胞百分比0.8，淋巴细胞百分比0.2。最可能的诊断为
A. 房间隔缺损伴伤寒
B. 室间隔缺损伴败血症
C. 动脉导管未闭伴感染性心内膜炎
D. 房间隔缺损伴充血性心力衰竭
E. 室间隔缺损伴感染性心内膜炎及充血性心力衰竭

92. 患儿，男，4个月，因“咳嗽、喘憋2天”入院，精神、食欲可。既往无喘息病史。入院体格检查：体温37℃，脉搏135次/分，呼吸62次/分；神清反应好，前囟平软，张力不高，唇周发绀，可见吸气性三凹征，呼气相延长，双肺弥漫性哮鸣音；心音有力、律齐，心前区未闻及杂音；腹软、肝肋下约2cm，质软、边锐；肢端暖。该患儿最可能的诊断是
A. 毛细支气管炎
B. 腺病毒肺炎
C. 金黄色葡萄球菌肺炎
D. 支气管肺炎
E. 支气管哮喘

93. 患儿，女，1岁，夜间突发声嘶、犬吠样咳嗽，吸气性呼吸困难3小时。该患儿最可能出现的体征是
A. 双肺细湿啰音
B. 吸气性三凹征
C. 吸呼双相哮鸣音
D. 双肺大湿啰音
E. 呼气相哮鸣音

94. 患儿，男，3岁，咳嗽5天，无发热。初为干咳，现有痰，来门诊就诊。查体：体温37.5℃（肛温），无气促，两肺呼吸音粗糙，可闻及散在中湿啰音，胸片示双肺纹理增粗。该患儿最可能诊断为
A. 上呼吸道感染　　B. 急性支气管炎
C. 毛细支气管炎　　D. 支气管肺炎
E. 肺结核

95. 患儿，3岁，发热、咳嗽5天，呼吸困难2天。查体：左侧呼吸音偏低，叩诊浊音，胸部X线提示左侧中等量胸腔积液。胸腔积液检查：比重1.02，蛋白30g/L，李凡他试验阳性，红细胞计数1×10^9/L，白细胞计数610×10^6/L，细菌涂片阴性。积液的性质首先考虑为
A. 漏出性　　B. 血胸
C. 渗出性　　D. 乳糜胸
E. 脓胸

96. 患儿，男，3岁，因“高热、咳嗽3天”入院，诊断肺炎链球菌肺炎。入院后病情逐渐加重，患儿出现嗜睡、呕吐，抽搐2次。可能出现的并发症为
A. 胸膜炎　　B. 心包炎
C. 气胸　　D. 脑膜炎
E. 肺脓肿

97. 4个月女婴，因“发热3天，咳嗽、喘憋伴拒乳2天”入院。痰细菌培养及血细菌培养均提示金黄色葡萄球菌（+），痰液呈脓性。最可能的影像学表现为

A. 胸部 CT 提示右上肺大片实变影

B. 胸部 X 线提示线状渗出伴透过度不均

C. 胸部 X 线提示肺纹理增粗、模糊

D. 胸部 X 线提示双侧多发片状浸润影，合并小脓肿形成，脏、壁层胸膜增厚

E. 胸部 CT 提示双肺棉絮状阴影

98. 患儿，8 个月婴儿，高热、咳嗽 8 天，阵发性喘憋 2 天。查体：体温 40℃，精神弱，面色苍白，口唇发绀，双肺可闻及吸气相细湿啰音及呼气相哮鸣音，腹胀，肠鸣音减弱。血常规示白细胞总数及分类正常，胸部 X 线示两肺过度充气，右中肺及左下肺可见大片影。最可能的诊断是

A. 毛细支气管炎

B. 急性支气管炎

C. 肺炎链球菌肺炎

D. 腺病毒肺炎

E. 支原体肺炎

99. 患儿，男，10 岁，发热 10 天，咳嗽 7 天。体格检查：精神反应可，呼吸平稳，左下肺叩诊浊音，呼吸音减低，未闻及干湿啰音。血常规示白细胞计数 $6.42 \times 10^9/L$，中性粒细胞百分比 0.54，淋巴细胞百分比 0.41；胸片示左下肺可见斑片状阴影，左膈面、左膈角消失。最可能的诊断为

A. 肺炎链球菌肺炎合并化脓性胸膜炎

B. 金黄色葡萄球菌肺炎合并化脓性胸膜炎

C. 肺炎支原体肺炎合并胸腔积液

D. 腺病毒肺炎合并胸腔积液

E. 肺炎支原体肺炎合并气胸

100. 患儿，男，9 岁，发热 8 天，刺激性干咳 6 天，夜间为著，胸痛 2 天。查体：呼吸平稳，卡介苗瘢痕（+），双肺呼吸音粗，未闻及干湿啰音。血常规示白细胞计数 $7.4 \times 10^9/L$，中性粒细胞百分比 0.60，淋巴细胞百分比 0.37；胸片示右中肺野大片状阴影。为明确病原，首先应行的检查是

A. 流感病毒检测　B. 痰细菌培养

C. 痰结核菌培养　D. 胃液抗酸染色

E. 支原体抗体

101. 患儿，女，9 个月，因剧烈腹泻、蛋花汤样便入院。查体：烦躁不安，前囟、眼眶明显凹陷，四肢凉，脉细弱，查血钠为 175mmol/L，予 1/4 张液 20ml/（kg · h）扩容。补液过程中患儿出现昏迷、惊厥，最可能的原因是

A. 血钠下降太快致脑水肿

B. 血钠下降不满意致病情加重

C. 低钙

D. 低镁

E. 颅内出血

102. 患儿，男，2 岁半，不会独立行走，不会叫爸爸、妈妈。两眼距离增宽，两眼外眦上斜，鼻梁低，舌伸出口外，通贯手。其最可能的诊断是

A. 先天性甲状腺功能减退症

B. 佝偻病活动期

C. 苯丙酮尿症

D. 软骨营养不良

E. 21－三体综合征

103. 患儿，女，5 岁，主因“咳嗽、喘息 7 天，加重 1 天”就诊。夜间明显，无发热。查体：双肺呼吸音粗，双肺可闻及少许哮鸣音，曾用抗生素口服，无效。1 天前咳、喘加重，连续雾化治疗后明显缓解。曾有喘息病史，否认结核接触史，否认其他病史。该患儿最可能的诊断是

A. 上气道咳嗽综合征

B. 咳嗽变异性哮喘

C. 支气管哮喘
D. 感染后咳嗽
E. 肺结核

104. 患儿，女，8岁，反复咳嗽、喘息3年。每次发作与呼吸道感染、运动、大哭大笑有关，每次发作雾化有效，抗感染无效。查体：双肺可闻及哮鸣音，既往过敏性鼻炎4年。该患儿查肺功能，最可能的结果是
A. 限制性通气功能障碍
B. 阻塞性通气功能障碍
C. 混合性通气功能障碍
D. 小气道功能障碍
E. 弥散功能障碍

105. 患儿，男，5岁，受凉后发热半天，呼吸困难、喘憋1小时。吸气时喘憋明显，院外诊断“急性喉炎”，给予泼尼松后患儿仍有喘憋。查体：T 38℃，R 40次/分，HR 120次/分，Ⅲ度吸气性呼吸困难，张口呼吸，流涎拒吞咽，哭闹不安，其声音响亮，无明显犬吠样咳嗽，咽部轻度充血，无水肿，无异物，无伪膜，哮鸣音明显。心脏检查（-）。该患儿可能诊断为
A. 支气管哮喘重度发作
B. 气管异物
C. 支气管异物
D. 急性喉炎
E. 急性会厌炎

106. 患儿，男，10个月，因腹泻3天，于7月就诊。大便每日10余次，量中，蛋花汤样，有时呕吐。查体：精神稍萎，皮肤弹性差，哭时泪少，心肺未见异常，腹软。粪常规：少量白细胞。其病原体最可能为
A. 真菌　　B. 铜绿假单胞菌
C. 轮状病毒　　D. 痢疾杆菌
E. 致病性大肠埃希菌

107. 患儿，女，5岁，腹痛、发热48小时，血压80/60mmHg，意识清楚，面色苍白，四肢湿冷，全腹肌紧张，肠鸣音消失。根据患儿的临床表现考虑诊断为
A. 感染性休克　　B. 神经源性休克
C. 过敏性休克　　D. 心源性休克
E. 低血容量性休克

108. 患儿，男，7岁，多饮、多尿、伴体重下降2周，发热2天。体格检查生命体征平稳，皮肤稍干燥，血糖17mmol/L。治疗方案不合理的是
A. 小剂量胰岛素静脉输入
B. 补液扩容
C. 抗感染
D. 正常进食
E. 胰岛素皮下注射

109. 5个月健康婴儿，系母乳喂养。为了让婴儿正确进食，避免呕吐，以下喂养方法中，不正确的是
A. 先给婴儿换尿布，然后清洗母亲双手和乳头
B. 母子平卧位喂奶
C. 可让婴儿先吸空一侧乳房，再吸另一侧乳房
D. 一般喂哺时间不超过20分钟
E. 哺乳完毕后，将婴儿直抱并轻拍婴儿背部，让吸入空气排出

110. 患儿，男，8岁，因癫痫发作入院，经检查确诊为小儿良性癫痫伴中央颞区棘波。下列哪项不是其主要临床特点
A. 脑电图在中央区和颞区有棘波或棘-慢波
B. 常在睡眠中发生部分性发作或全身性大发作
C. 常有家族性癫痫史，且系常染色体显性遗传

D. 智力发育多正常，神经系统多无异常发现

E. 抗癫痫药物需终生治疗

111. 婴儿，8个月，发热、呕吐、腹泻3天，大便稀水样，每天7~8次。入院体检：T 38.5℃，轻度脱水貌，咽充血，心肺未见异常，肠鸣音稍亢进，大便镜检脂肪球（++）。最可能的诊断为

A. 上呼吸道感染

B. 生理性腹泻

C. 轮状病毒肠炎

D. 耶尔森菌小肠结肠炎

E. 侵袭性大肠埃希菌肠炎

112. 患儿，女，1岁半，咳嗽4天，发热2天，气急1天，初步诊断为支气管肺炎。确诊最主要的体征是

A. 呼吸急促

B. 肺部固定细湿啰音

C. 口唇、甲床发绀

D. 鼻翼扇动，张口呼吸

E. 两肺叩诊浊音，呼吸音减低

113. 患儿，4岁，21－三体综合征，以下说法正确的是

A. 硬腭窄小，通贯掌

B. 尿有鼠尿臭味

C. 嗜睡、腹胀、便秘

D. 智力正常

E. 四肢细长

114. 患儿，男，8岁，反复水肿8个月。尿常规：蛋白（+++）~（++++），红细胞15~20个/HP。血尿素氮10.8mmol/L，血浆总蛋白40g/L，白蛋白15g/L。该患儿首要诊断考虑为

A. 急性链球菌感染后肾炎

B. 单纯型肾病

C. 病毒性肾炎

D. 急进性肾炎

E. 肾炎型肾病

115. 患儿，男，3岁，支气管肺炎并心衰，同时患有维生素D缺乏性手足搐搦症。急诊处理不宜给予

A. 毛花苷丙　　B. 镇静剂

C. 维生素D　　D. 钙剂

E. 吸氧

116. 患儿，4岁，因“发热1天伴腹痛及黏液脓血便4次”就诊。发病前曾在露天海鲜排档就餐。体格检查：痛苦面容，左下腹压痛。初步诊断：感染性腹泻病。最佳的粪便采样时间是

A. 发生呕吐后　　B. 高热持续不退时

C. 使用抗生素前　　D. 腹泻不止时

E. 出现里急后重时

117. 患儿，女，12岁，2周来发热、四肢关节酸痛、无皮疹。胸部X线示胸腔（双侧）少量积液。体检：体温38.5℃，心率118次/分，两下肺叩诊浊音，呼吸音减弱，肝、脾均未触及，两手掌指关节及膝关节轻度肿胀。血红蛋白100g/L，白细胞3×10^9/L，血小板50×10^9/L，尿蛋白（++）。最可能的诊断是

A. 幼年类风湿关节炎

B. 系统性红斑狼疮

C. 结核性胸膜炎

D. 病毒感染

E. 细菌感染

118. 足月新生儿，出生时有窒息，生后1分钟、5分钟及10分钟Apgar评分分别为2、4、7分。生后12小时小儿肌张力增高，有吸吮、咂嘴等自主运动。最可能的诊断是

A. 低血糖
B. 缺氧缺血性脑病
C. 大脑中动脉梗死
D. 蛛网膜下腔出血
E. 先天性脑发育不全

119. 患儿，男，8岁，患隐球菌脑膜炎，给予两性霉素治疗2周。现患儿出现四肢软弱。体检：心律齐，第一心音较低，腱反射减弱，腹稍胀，肠鸣音减弱，考虑为低钾血症。下列有关低钾血症的描述，不正确的为
A. 血钾浓度低于3.5mmol/L
B. 可有肌肉软弱无力，重者出现呼吸肌麻痹
C. 可有腹胀、肠鸣音减弱，甚至肠麻痹
D. 可有心律失常、心肌损害表现
E. 低钾血症均有症状

120. 患儿，女，4个月，因咳、喘3天，诊断为支气管肺炎。体温持续39～40℃，近2小时来两眼上翻，惊厥多次，神志半昏迷，前囟门紧张。可能合并
A. 癫痫
B. 高热惊厥
C. 中毒性脑病
D. 婴儿手足搐搦症
E. 低血糖

121. 胸骨左缘第3、4肋间有收缩期杂音，肺动脉段突出，双下肺有散在小点状阴影。诊断肺炎并发心衰，其原发病可能是
A. 室间隔缺损继发艾森曼格综合征
B. 房间隔缺损
C. 法洛四联症
D. 室间隔缺损
E. 动脉导管未闭

122. 患儿，1岁，自出生后2个月开始出现发绀，逐渐加重。查体：胸骨左缘第3肋间有3/6级收缩期喷射性杂音，P_2减弱，有杵状指。今晨哭闹后突然出现发绀加重，晕厥。该患儿晕厥的原因最有可能是
A. 心力衰竭
B. 低钙惊厥
C. 脑血栓
D. 肺动脉梗阻，缺氧发作
E. 血管迷走性晕厥

123. 患儿，女，1岁半，虚胖，面色蜡黄数月，伴烦躁不安，反应迟钝，不认母亲，肢体、头部不规则震颤。查体：头发稀疏发黄，睑结膜、口唇、甲床苍白，肝肋下3cm，脾肋下2cm。血常规示：RBC 2.0×10^{12}/L，Hb 90g/L，MCV 104fl，MCH 38pg，血清铁12.8μg/L，血清维生素B_{12} 80ng/L，血清叶酸6nmol/L。该患儿首选的治疗药物是
A. 铁剂　　B. 铁剂+维生素C
C. 叶酸　　D. 叶酸+维生素C
E. 维生素B_{12}

124. 患儿，男，1.5岁，腹泻、呕吐3天。大便为黄色水样便，量多、少量黏液，10余次/天，进食有吐，尿少。体检：T 38.4℃，BP 60/30mmHg，精神萎靡、嗜睡状，呼吸促，前囟、眼眶明显凹陷，口唇樱红，皮肤干燥伴花纹，弹性差，腹稍胀。最重要的处理是
A. 纠正代谢性酸中毒、快速扩容
B. 纠正电解质紊乱
C. 纠正代谢性酸中毒
D. 控制感染
E. 降温

125. 患儿，1岁，21-三体综合征，临床诊断先天性心脏病。其中发生率最低的是

A. 房室联合通道　B. 室间隔缺损
C. 房间隔缺损　D. 动脉导管未闭
E. 法洛四联症

126. 目前我国卫生法多涉及的民事责任的主要承担方式是
A. 恢复原状　B. 赔偿损失
C. 停止侵害　D. 消除危险
E. 支付违约金

127. 卫生法律狭义是由
A. 国务院制定
B. 全国人大常委会制定
C. 国家卫生健康委员会提出草案，经国务院批准
D. 国家卫生健康委员会制定
E. 地方政府制定，经国务院批准

128.《中华人民共和国医师法》规定，在执业医师指导下，在医疗卫生机构中参加医学专业工作实践满一年，具有以下学历者可以参加执业医师资格考试
A. 高等学校相关医学专业本科以上学历
B. 高等学校相关医学专业专科学历
C. 取得执业助理医师执业证书后，具有高等学校医学专科学历
D. 中等专业学校医学专业学历
E. 取得执业助理医师执业证书后，具有中等专业学校医学专业学历

129. 在医疗活动中，医务人员应当如实向患者告知病情、医疗措施、医疗风险，这是
A. 医务人员的权利
B. 患者的权利
C. 医务人员的职业道德
D. 医务人员的义务
E. 患者的义务

130. 医师跨省调动工作，需申请办理变更执业注册手续时，应
A. 向原注册管理部门申请
B. 向拟执业地注册管理部门申请
C. 向原或拟执业地任何一个注册管理部门申请
D. 先向拟执业地注册管理部门申请，再向原注册管理部门申请
E. 先向原注册管理部门申请，再向拟执业地注册管理部门申请

131. 因抢救急危患者，未能及时书写病历的，有关医务人员应当在抢救结束后几小时内据实补记，并加以注明
A. 3 小时　B. 6 小时
C. 9 小时　D. 12 小时
E. 24 小时

132. 当事人对首次医疗事故技术鉴定结论有异议，申请再次鉴定的，卫生行政部门应当自收到申请之日起 7 日内，交由哪个机构再次鉴定
A. 地、市级地方医学会
B. 人民法院
C. 中华医学会
D. 县级以上人民政府卫生行政部门
E. 省、自治区、直辖市地方医学会

133. 对于住院的甲型肝炎病人使用过的卫生洁具，医疗机构应当采取的措施是
A. 销毁
B. 彻底清洗
C. 请防疫机构处理
D. 进行严格消毒处理
E. 请卫生行政机关处理

134. 不属于 21 – 三体综合征特殊面容的是
A. 眼距宽
B. 鼻梁低平
C. 眼外眦上斜

D. 面部黏液性水肿
E. 通贯掌

135. 室间隔缺损的常见并发症，除外的是
A. 充血性心力衰竭
B. 肺炎
C. 肺水肿
D. 脑脓肿
E. 感染性心内膜炎

136. 关于金黄色葡萄球菌肺炎的特点，以下选项不正确的是
A. 肺部体征出现较晚
B. 起病急剧，全身中毒症状重
C. 咳嗽，有呼吸困难
D. 易并发脓胸和脓气胸
E. 易合并神经、循环系统及胃肠功能障碍

137. 支气管哮喘发作期引起气流受限的气道病理特点不包括
A. 支气管痉挛
B. 局灶或融合性炎症坏死
C. 气管壁肿胀
D. 黏液栓形成
E. 气道重塑

138. 先天性甲状腺功能减退症用药有效的表现不包括
A. TSH 浓度正常
B. 大便次数及性状正常
C. 开始治疗 2～4 周内，FT_4、TSH 达到正常
D. 患儿出现烦躁、多汗、消瘦
E. 智能及体格发育改善

139. 支气管哮喘常见的肺功能检查项目，除外的是
A. 最大呼气流量－容积曲线测定
B. 脉冲振荡肺功能检查
C. 肺弥散功能检查
D. 支气管舒张试验
E. 支气管激发试验

140. 影响化脓性脑膜炎预后的主要因素，除外的是
A. 患儿年龄
B. 诊治早晚
C. 致病菌种类
D. 机体免疫力
E. 发热程度

141. 关于颅内高压征，以下叙述不正确的是
A. 颅内压增高时，血压可以增高
B. 颅内压增高时，可以出现呕吐
C. 发生枕骨大孔疝时，一定先发生小脑幕切迹疝
D. 人工呼吸机过度通气可以降颅压
E. 颅内压增高时，渗透性利尿剂是有效的

142. 以下选项属于小儿泌尿系感染的高危因素，除外的是
A. 婴儿期使用尿布
B. 机体抵抗力差
C. 分泌型 IgA 生成过多
D. 女婴尿道短
E. 男婴包茎

143. 支气管哮喘患儿出现气流受限的原因不包括
A. 腺体分泌亢进及黏液清除障碍
B. 气道壁炎性细胞浸润
C. 肺泡弹性回缩力下降及肺泡壁破坏
D. 气道平滑肌痉挛
E. 气道黏膜水肿

144. 淋巴母细胞淋巴瘤出现中枢神经系统白血病，以下叙述不正确的是
A. 即使原发灶处于完全缓解中，也可以出现中枢神经系统受累
B. 患者可以没有任何临床症状而仅是常

规鞘内注射时被发现

C. 中枢神经系统白血病的症状和体征包括头痛、呕吐和视盘水肿

D. 全身系统化疗对中枢神经系统白血病非常有效

E. 鞘内化疗药物注射既可以预防也可以治疗中枢神经系统白血病

145. 胃食管反流病的临床表现不包括

A. 呕吐　　B. 营养不良

C. 咽下疼痛　　D. 上腹部包块

E. 呼吸道感染

146. 先天性风疹综合征的诊断条件不包括

A. 妊娠早期母亲可能患风疹或有明确风疹接触史

B. 出生后婴儿血中抗风疹特异性 IgM 抗体阳性

C. 新生儿有一种或几种先天性畸形的表现

D. 新生儿体内可分离出风疹病毒

E. 出生后婴儿血中抗风疹特异性 IgG 抗体阳性

147. 肾炎型肾病综合征的诊断标准不包括

A. 尿检查红细胞≥10 个/HP（2 周内 3 次以上离心尿检查），并证实为肾小球源性血尿

B. 反复或持续出现高血压

C. 尿检查红细胞≥5 个/HP（2 周内 3 次以上离心尿检查），并证实为肾小球源性血尿

D. 血总补体或 C3 持续或反复降低者

E. 肾功能不全，并排除由于血容量不足等所致

148. 注意缺陷多动障碍患儿存在的异常，除外的是

A. 去甲肾上腺素、多巴胺、5－羟色胺递质系统失调

B. 脑结构与功能异常

C. 脑电图异常

D. 执行功能异常

E. 甲状腺功能异常

149. 关于流行性乙型脑炎的叙述，不正确的是

A. 乙脑病毒属黄病毒科

B. 猪是流行性乙型脑炎的主要宿主及传染源

C. 流行性乙型脑炎传播途径为蚊虫叮咬

D. 流行性乙型脑炎多发生于蚊虫叮咬季节

E. 流行性乙型脑炎不会引起呼吸衰竭

150. 3 岁儿童患乙型病毒性肝炎，抗病毒药物不包括

A. 普通干扰素 α

B. 恩替卡韦

C. 拉米夫定

D. 聚乙二醇干扰素 α－2b 注射剂

E. 替比夫定

151. 有关淋病的描述，以下不正确的是

A. 淋病的病原体是淋病奈瑟菌

B. 淋病是一种性传播疾病

C. 淋病奈瑟菌为革兰阳性双球菌

D. 淋病奈瑟菌对一般消毒剂敏感

E. 淋病奈瑟菌在完全干燥环境中 1～2 小时即死亡

152. 男婴淋病的常见并发症不包括

A. 附睾炎　　B. 直肠炎

C. 尿道炎　　D. 前列腺炎

E. 精囊炎

153. 肾病综合征的诊断标准不包括

A. 大量蛋白尿

B. 低白蛋白血症
C. 血浆胆固醇 >5.72mmol/L
D. 不同程度的水肿
E. 肾功能下降

154. 21 - 三体综合征患儿不会出现
A. 身材矮小
B. 韧带松弛
C. 可有隐睾
D. 双乳间距增宽
E. 智能落后

155. 下列选项不是新生儿泌尿系感染常见的临床表现的是
A. 尿频、尿急　B. 发热
C. 呕吐　D. 吃奶差
E. 腹泻

156. 婴儿期反复肺炎，最可能的疾病是
A. 房间隔缺损　B. 室间隔缺损
C. 主动脉缩窄　D. 法洛四联症
E. 肺动脉瓣狭窄

157. 儿童急性发作的腹痛首先要鉴别的是
A. 过敏性紫癜　B. 功能性腹痛
C. 肠痉挛　D. 肠穿孔
E. 腹泻病

158. 金黄色葡萄球菌肺炎患儿，突然出现呼吸困难，首先考虑的情况是
A. 脓气胸　B. 酸中毒
C. 心力衰竭　D. 高热
E. 喉梗阻

159. 发生溶血性贫血时，不会出现的情况是
A. 肝、脾大小正常
B. 网织红细胞升高
C. ^{51}Cr 红细胞寿命正常
D. 间接胆红素正常
E. 骨髓红系增生低下

160. 患有化脓性脑膜炎的新生儿及小婴儿，最容易出现的体征是
A. 颈强直
B. Kernig 征
C. Brudzinski 征
D. 前囟膨隆或张力增高
E. 皮肤瘀斑

二、A3/A4 型题

（161 ~ 162 题共用题干）

患儿，男，4 岁，生长落后，活动后气促。查体：胸骨左缘第 2 ~ 3 肋间可闻及 3/6 级收缩期杂音，P_2亢进。X 线片示右心房、右心室扩大。

161. 该患儿最可能的诊断是
A. 房间隔缺损　B. 动脉导管未闭
C. 室间隔缺损　D. 法洛四联症
E. 肺动脉瓣狭窄

162. 目前最佳的治疗方案是
A. 口服卡托普利　B. 随访观察
C. 防止感染　D. 手术修补
E. 口服吲哚美辛

（163 ~ 165 题共用题干）

患儿，男，8 岁，尿色红 1 天来诊，无发热。查体：无水肿、少尿，血压 108/70mmHg，辅助检查尿常规提示红细胞 50 个/HP，隐血（+++），蛋白（++），泌尿系统 B 超未提示异常。

163. 为进一步明确诊断，首先考虑的检查是
A. 肾功能　B. 左肾静脉 B 超
C. ASO 及补体　D. 静脉肾盂造影
E. 尿液相差显微镜检查

164. 若该患儿肉眼血尿反复发作，其父母尿常规正常，最可能的肾小球疾病是
A. 急性链球菌感染后肾小球肾炎
B. 肾炎型肾病

C. Alport 综合征

D. IgA 肾病

E. 乙肝病毒相关性肾炎

165. 若该患儿尿液 pH 呈碱性，则该患儿发生肉眼血尿的尿色最可能是

A. 洗肉水色　　B. 浓茶色

C. 酱油色　　D. 黄色

E. 烟灰水色

（166～168 题共用题干）

患儿，女，9 岁，发热、流涕 3 天，后出现胸闷、心悸。体格检查面色苍白，精神萎靡，心音低钝。心电图提示房室分离，短阵室速。

166. 首先考虑的诊断是

A. 风湿性心脏病

B. 病毒性心肌炎

C. 扩张型心肌病

D. 细菌性心内膜炎

E. 肥厚型心肌病

167. 如患儿突然出现烦躁不安、抽搐，首先考虑为

A. 心力衰竭

B. 病毒性脑炎

C. 中毒性心肌病

D. 阿－斯综合征发作

E. 中毒性脑病

168. 以下治疗措施中，该患儿不适宜的是

A. 糖皮质激素　　B. 强心药

C. 免疫球蛋白　　D. 血液透析

E. 安装临时起搏器

（169～171 题共用题干）

患儿，女，7 岁，因“水肿伴少尿 5 天”入院。病前 2 天有上感史。查体：血压 90/60mmHg，眼睑及颜面水肿，双下肢可凹性水肿，尿常规：RBC 10 个/HP，蛋白（＋＋＋）。实验室检查：血浆白蛋白 22g/L，胆固醇 7.2mmol/L，肾功能正常，血 C3 1.25g/L，PPD 试验（－）。

169. 若患儿确诊为肾病综合征，治疗首选

A. 头孢菌素　　B. 免疫球蛋白

C. 糖皮质激素　　D. 环孢素

E. 呋塞米

170. 若住院期间，患儿经限盐并给予大剂量呋塞米治疗后，尿量明显增加，水肿消退，但随后出现精神萎靡、头昏、乏力、恶心、呕吐、尿量明显减少。查体：BP 66/45mmHg，四肢凉。最可能的并发症是

A. 低血容量性休克

B. 急性肾衰竭

C. 肾上腺皮质功能不全

D. 电解质紊乱

E. 高血压脑病

171. 若患儿经治疗，尿蛋白转阴 9 个月，已停药。2 周前出现发热、咳嗽，随后出现尿蛋白（＋＋＋）、水肿，现已无感染表现。以下治疗措施中不正确的是

A. 使用免疫调节剂

B. 抗凝利尿治疗，不必限盐

C. 加用免疫抑制剂治疗

D. 本次治疗可不必使用抗生素

E. 按初次方案重新开始治疗

（172～174 题共用题干）

患儿，男，2 岁，因“发热 2 天”就诊，伴有流涕、喷嚏，无吐泻，无咳嗽、喘息，无抽搐及意识障碍，无皮疹，无尿频、尿急、尿痛。查体：体温 38℃，脉搏 122 次/分，呼吸 30 次/分，神清，反应好，唇周无发绀，咽部充血明显，未见疱疹溃疡及分泌物，双肺呼吸音清，未闻及明显干、湿啰音；心音有力、律齐，心前区未闻及杂音；腹软、肝肋下约

2cm，质软、边锐；肢端暖。

172. 该患儿最可能的诊断是

A. 毛细支气管炎　B. 支气管炎
C. 上呼吸道感染　D. 急性喉炎
E. 支气管肺炎

173. 患儿感染的病原体最可能是

A. 细菌　B. 病毒
C. 支原体　D. 沙眼衣原体
E. 肺炎链球菌

174. 最主要的治疗措施是

A. 对症支持
B. 尽早使用抗生素
C. 尽早使用利巴韦林、更昔洛韦抗病毒
D. 可输注免疫球蛋白支持
E. 静脉输注糖皮质激素

（175～177题共用题干）

患儿，男，1岁，发热伴咳嗽3天，食欲差，偶有呕吐，嗜睡，抽搐2次。双肺可闻及中细湿啰音，心率110次/分，呼吸56次/分，肝肋下1cm。白细胞4×10^9/L。

175. 目前的主要诊断为

A. 急性支气管肺炎
B. 急性左心衰
C. 支气管哮喘
D. 过敏性肺炎
E. 支气管异物

176. 病程中患儿出现烦躁不安，脑脊液压力增高，可能并发

A. 中毒性脑病　B. 脓胸
C. 心力衰竭　D. DIC
E. 癫痫

177. 患儿出现凹陷性水肿，查血钠120mmol/L，可能的诊断是

A. 肾病综合征
B. 肾小球肾炎
C. 水电解质失衡
D. 膜性肾病
E. 抗利尿激素异常分泌综合征

（178～179题共用题干）

患儿，女，2岁，发热、咳嗽2天，腹痛1天。查体：T 38.6℃，神志清，扁桃体Ⅱ度肿大，颈软，心、肺无异常，腹稍胀，右下腹轻压痛，无腹肌紧张及反跳痛。血常规：Hb 125g/L，WBC 10.2×10^9/L，N 43%，L 55%。

178. 最可能的诊断是

A. 急性阑尾炎
B. 上呼吸道感染伴肠套叠
C. 急性胰腺炎
D. 梅克尔憩室炎
E. 上呼吸道感染伴肠系膜淋巴结炎

179. 为明确诊断，需采取的检查是

A. 肛门指检　B. 腹部B超
C. 腹腔穿刺　D. 血、尿淀粉酶
E. 腹部X线片

（180～181题共用题干）

患儿，男，5个月，因“咳嗽3周，加重1周”入院。病初为轻咳，伴低热、流涕，2周前热退，流涕减轻，但咳嗽逐渐加重，近1周出现剧烈咳嗽，阵咳结束时有“鸡鸣”样吼声。

180. 该患儿最可能的诊断是

A. 支气管异物
B. 反复呼吸道感染
C. 支气管肺炎
D. 百日咳
E. 肺结核

181. 该患儿外周血常规可能表现为

A. 白细胞正常，中性粒细胞和淋巴细胞分类正常
B. 白细胞偏低，淋巴细胞分类增高

C. 白细胞增高，嗜酸性粒细胞分类增高

D. 白细胞增高，中性粒细胞分类增高

E. 白细胞增高，淋巴细胞分类增高

（182～183 题共用题干）

患儿，女，5 岁，双耳垂下肿痛 3 天，伴发热。查体：体温 38.3℃，神志清，双侧腮腺 3cm×4cm，有压痛，咽红，腮腺管口红肿，挤压后无分泌物。2 周前同学中有类似情况。入院后拟诊为流行性腮腺炎。

182. 为明确诊断最有价值的辅助检查是

A. 粪便常规及培养

B. 血常规及 C－反应蛋白

C. 脑脊液检查

D. 特异性 IgM 抗体

E. 腹部 B 超

183. 如果该患儿入院后出现高热、头痛、呕吐，高度提示患儿同时合并

A. 脑膜脑炎　　B. 心肌炎

C. 胰腺炎　　D. 睾丸炎

E. 中耳炎

（184～185 题共用题干）

患儿，女，7 岁，7 天前无诱因出现四肢麻木、无力，无力呈进行性加重。2 天前不能独立行走，伴有饮水呛咳及吞咽困难。半个月前感冒、发热。体格检查：神志清楚，语言流利，双眼闭合无力，软腭运动差，双上肢肌力 3 级，双下肢肌力 1 级，肌张力降低，膝腱反射消失，病理反射阴性。血清钾 4.0mmol/L，腰穿脑脊液：压力正常，外观无色透明，蛋白 1.4g/L，细胞数 4×10^6/L，糖、氯化物均正常。

184. 最可能的诊断是

A. 全身型重症肌无力

B. 急性脊髓炎

C. 吉兰－巴雷综合征

D. 周期性瘫痪

E. 脊髓灰质炎

185. 为进一步明确诊断，首先需要完善的检查项目是

A. 头颅 MRI

B. 肌电图

C. 脊髓磁共振

D. 病原微生物检查

E. 新斯的明试验

三、案例分析题：以下提供若干个案例，每个案例下设若干道考题。根据题目所提供的信息，在每道考题下面的备选答案中选出全部正确答案，其中正确答案有 1 个或几个。答题过程是不可逆的，即进入下一问后不能再返回修改所有前面的答案。

（186～187 题共用题干）

患儿，女，9 个月，入院前 30 天无明显诱因出现咳嗽，呈阵发性单声咳，伴喘息及痰鸣，伴发热，最高体温 38.3℃，可自行降至正常，易反复。就诊于当地诊所，考虑“感冒”，给予“口服头孢丙烯颗粒 1/2 袋、小儿肺热清颗粒 1/3 袋，氨溴索、苦木注射液雾化吸入”治疗，咳嗽、喘息未见明显好转。门诊行胸部正位 X 线平片示：左下肺炎、肺不张，心影不大，肺血未见增多。

186. 进一步的检查应是

A. 复查胸部正位 X 线平片

B. 心脏超声

C. 胸部 CT 检查

D. 胸部 MRI 检查

E. 胸部超声

187. 患儿行胸部 CT 平扫检查发现气管隆突水平及左右主支气管变窄，考虑可能的原因有

A. 气管软化

B. 气管异物

C. 血管环或迷走血管压迫

D. 肺动脉高压

E. 肿物压迫

（188～190题共用题干）

患儿，女，9岁，咳嗽伴发热8天，加重3天。体格检查：呼吸平稳，卡介苗瘢痕（+），右肺呼吸音减低，心、腹及神经系统查体未见异常。血常规：白细胞计数$7.4\times10^9/L$，中性粒细胞百分比0.80，淋巴细胞百分比0.20。

188. 目前首先考虑的诊断为

A. 上呼吸道感染

B. 腺病毒肺炎

C. 肺炎链球菌肺炎

D. 肺炎支原体肺炎

E. 肺不张

189. 进一步诊治，需要进行的检查为

A. 胸部X线片

B. 肺炎衣原体抗体

C. 沙眼衣原体抗体

D. 肺炎支原体抗体

E. 痰培养

190. 患儿胸部X线片提示右肺大片实变伴不张。该患儿的治疗包括

A. 监测体温，及时退热

B. 适当氧疗

C. 大环内酯类抗生素治疗

D. 头孢菌素抗感染治疗

E. 电子支气管镜灌洗治疗

F. 立即手术治疗

（191～194题共用题干）

患儿，男，4个月，烦躁、哭闹1个月余。1个月前患儿无明显诱因出现烦躁不安，爱哭闹，以睡前明显，睡眠时间少，轻刺激即惊醒，常出现易惊、多汗。无发热、咳嗽、呕吐、腹泻。为进一步检查前来就诊。患病以来精神、饮食如常，大小便正常。个人史：为第一胎，38周顺产，出生体重2700g，出生在冬季，母孕期身体健康，患儿母乳喂养，未添加辅食，未服用钙剂及维生素D制剂，否认患儿抽搐史。体格检查：体温37℃，脉搏110次/分，呼吸30次/分，血压85/55mmHg，体重7.0kg，睡眠状态差，触之即惊醒，可见下颌及手抖动，全身皮肤黏膜温暖，无出血点、黄染，皮下脂肪厚0.9cm，头部枕骨有压乒乓球样感受。头围40cm，前囟2.5cm×2.5cm，头发稀少、色黄，枕秃明显，未出牙，胸廓无畸形，未见鸡胸及肋骨串珠、肋缘外翻。呼吸平稳，双肺呼吸音清，心率110次/分，律齐，未闻及杂音。腹软，肝肋下1cm，质软，脾未触及。肌张力正常，神经系统未见异常。

191. 该患儿的初步临床诊断为

A. 蛋白质-能量营养不良

B. 缺铁性贫血

C. 维生素D缺乏性佝偻病

D. 病毒性脑炎

E. 低血糖

F. 软骨发育不良

G. 肾性佝偻病

192. 该患儿最可能出现的检查异常为

A. 血钙可稍降低

B. 血磷明显降低

C. 钙磷乘积低于30

D. 碱性磷酸酶增高

E. 25-(OH)D_3下降

F. X线表现长骨钙化带模糊或消失，干骺端呈毛刷样，并有杯口状改变

G. 甲状旁腺激素降低

193. 该患儿正确的治疗措施为

A. 增加户外活动时间，多晒太阳（避免直晒）

B. 合理添加辅食，补充钙剂

C. 口服维生素 D 400IU，隔日口服

D. 佝偻病激期，维生素 D 2000IU/d，口服 4～6 周，再以维持量治疗

E. 佝偻病激期，维生素 D_3 60 万 IU/次，肌注，每 4 周 1 次，用 2 次

F. 软骨营养不良，无特效治疗

G. 手术治疗

194. 下列哪些因素与该患儿发病有关

A. 日光照射不足

B. 维生素 D 摄入不足

C. 1－α 羟化酶缺乏

D. 人工喂养，未添加辅食

E. 生长发育速度快

（195～198 题共用题干）

患儿，女，胎龄 27^{+2} 周，出生 6 小时，出生体重 1050g。其母 G_2P_1，因胎盘前置顺产，否认脐带绕颈，羊水清，母亲否认感染史。患儿出生后气促、呻吟不安进行性加重 6 小时。Apgar 评分 1 分钟 4 分，5 分钟 8 分。体格检查：早产儿貌，呼吸促，77 次/分，三凹征（＋），两肺呼吸音粗，未闻及明显干、湿性啰音，心音有力，律齐，腹软，四肢活动少，肌张力低。X 线胸片提示两肺透亮度下降，可见细小颗粒和网状阴影，可见支气管充气征。血气分析示：pH 7.22，$PaCO_2$ 68mmHg，PaO_2 35mmHg，BE －4.3mmol/L，HCO_3^- 16.3mmol/L，乳酸 5.5mmol/L，Na^+ 133mmol/L，K^+ 4.0mmol/L。血常规示：白细胞计数 15.8×10^9/L，红细胞计数 3.6×10^{12}/L，血红蛋白 155g/L，红细胞比容 0.44，血小板计数 134×10^9/L，C－反应蛋白 <8mg/L。

195. 根据以上病史，可能的临床诊断有

A. 新生儿窒息

B. 新生儿吸入性肺炎

C. 极低出生体重儿

D. 湿肺

E. 新生儿呼吸窘迫综合征

F. 早产儿（适于胎龄儿）

196. 患儿出生后 6 小时即入院，鉴别 B 组链球菌（GBS）感染性肺炎，以下不一定是鉴别点的有

A. 母亲妊娠晚期无羊膜早破或羊水有异味史

B. X 线胸片提示两肺透亮度下降，可见细小颗粒和网状阴影，可见支气管充气征，不是 GBS 肺炎的表现

C. 患儿没有发热

D. 患儿血 C－反应蛋白及血常规基本正常

E. 患儿使用肺表面活性物质后观察病程转归

197. 肺表面活性物质的使用，以下正确的是

A. 早期给药，最好在生后 2 小时内

B. 拍胸片证实新生儿呼吸窘迫综合征后才能用药

C. 结合病情及呼吸机参数变化，必要时可重复 2～3 次给药，间隔 6～12 小时

D. 经气管插管缓慢注入

E. 按剂量范围计算每千克用量，宜小不宜大

198. 该患儿使用肺表面活性物质后，呼吸费力缓解，氧饱和度维持在 88%～95%，下一步治疗应为

A. 气管插管连接呼吸机机械通气

B. 拔除气管插管，上 NCPAP

C. 头罩给氧

D. 保证液体和营养供应，3 天内快速增加液体到 150ml/kg

E. 病情稳定后尽早开奶

F. 该患儿入院 pH 7.22，用 1.4% 碳酸氢钠纠正酸中毒

(199～201 题共用题干)

患儿，男，5 岁，咳嗽、发热 20 天，头痛、呕吐 5 天，曾用多种抗生素治疗无效。体格检查：体重 20kg，体温 38℃，神清，左侧鼻唇沟变浅，口角向右歪斜，颈抵抗（+），心、肺（-），克氏征（+），布氏征（+）。脑脊液：外观微浑，白细胞计数 560×10^6/L，中性粒细胞百分比 0.30，淋巴细胞百分比 0.70，蛋白质 800mg/L，氯化物 88mmol/L，糖 1.18mmol/L。

199. 有助于患儿疾病诊断的检查包括
   A. PPD 试验
   B. 胸部 X 线片
   C. 结核感染 T 细胞斑点试验
   D. 头颅 MRI
   E. 脑脊液结核分枝杆菌培养
   F. 脑脊液沉淀物涂片抗酸染色
   G. 尿液培养
   H. 父母胸部 X 线片
   I. 血真菌培养

200. 导致该疾病的病原体感染人体后可能引起的症状及受累部位包括
   A. 脑积水　　B. 脑神经损害
   C. 脊髓病变　　D. 脑血管病变
   E. 脑实质病变　　F. 皮肤病变
   G. 肺内病变　　H. 椎体病变
   I. 腹膜炎

201. 该患儿明确诊断后采用的药物治疗是
   A. 异烟肼　　B. 吡嗪酰胺
   C. 利福平　　D. 红霉素
   E. 青霉素　　F. 糖皮质激素
   G. 头孢曲松　　H. 阿奇霉素
   I. 乙胺丁醇

(202～204 题共用题干)

患儿，男，2 岁，因“发热、咳嗽 7 天，加重伴气促 2 天”入院。体格检查：体温 40.0℃，呼吸 50 次/分，脉搏 143 次/分，精神萎靡，气促，胸背部皮肤见猩红热样皮疹，双肺可闻及中小水泡音，心脏体格检查正常，肝肋下 1cm，脾肋下未触及。

202. 为明确诊断，入院后的检查项目包括
   A. 血糖　　B. 血常规
   C. C-反应蛋白　　D. 血培养
   E. 脑电图　　F. 血气分析
   G. 胸部 X 线　　H. 心电图
   I. 痰培养

203. 若患儿血常规示：白细胞计数 18×10^9/L，中性粒细胞百分比 0.80，C-反应蛋白 26.2mg/L。胸部 X 线可见小斑片状阴影。该患儿首先考虑的诊断为
   A. 金黄色葡萄球菌肺炎
   B. 肺炎支原体肺炎
   C. 革兰阴性杆菌肺炎
   D. 腺病毒肺炎
   E. 呼吸道合胞病毒肺炎
   F. 肺炎链球菌肺炎
   G. 肺结核

204. 若患儿 SaO_2 89%，血气分析示：pH 7.30，$PaCO_2$ 48mmHg，PaO_2 55mmHg，BE -6.0mmol/L。则对该患儿应尽快采取的治疗方案有
   A. 补充水分
   B. 保持水、电解质平衡
   C. 纠正酸中毒
   D. 吸氧
   E. 静滴阿奇霉素
   F. 静滴苯唑西林
   G. 静滴利巴韦林
   H. 吸痰
   I. 气管插管

(205～208 题共用题干)

患儿，男，7 个月，主因“腹泻 1 个半月

余”入院。1个半月前患儿出现腹泻，为黏液脓血便，量中等，4～7次/天，伴发热、咳嗽。外院诊断为“肠道感染、气管炎”，予静滴头孢类抗生素10余天，体温降至正常，咳嗽消失，腹泻症状好转，大便呈黄色稀便，每日2～5次。继续应用头孢类抗生素2周，仍有腹泻，便中出现乳块状物。该患儿混合喂养。体格检查：体温36.0℃，脉搏120次/分，呼吸24次/分，体重6.5kg，精神反应稍弱，面色较白，皮肤弹性正常，无皮疹。口腔黏膜光滑，上腭部可见数个白色凝乳状分泌物，不易拭去，拭去后见红色充血性黏膜。心、肺体征（-）。腹软，肠鸣音活跃，肝、脾肋下未及。肛门（-）。血常规示：白细胞计数 $13.68\times10^9/L$，中性粒细胞百分比0.59，淋巴细胞百分比0.31，单核细胞百分比0.10，血红蛋白101g/L，血小板计数 $298\times10^9/L$。C-反应蛋白5.8mg/L。尿常规（-）。便常规：白细胞3个/HP，红细胞0个/HP。

205. 本例初步考虑可能性较大的疾病有
    A. 感染性腹泻病
    B. 过敏性结直肠炎
    C. 炎症性肠病
    D. 免疫缺陷病
    E. 小肠淋巴管扩张症
    F. 抗生素相关性腹泻

206. 针对本患儿，可能感染的病原体有
    A. 侵袭性大肠埃希菌
    B. 空肠弯曲菌
    C. 沙门菌
    D. 巨细胞病毒
    E. 隐孢子虫
    F. 真菌

207. 首先要进行的检查是
    A. 血生化
    B. 血气分析
    C. 免疫球蛋白
    D. 粪便培养
    E. 便镜检找寄生虫
    F. 结肠镜

208. 若患儿检查结果粪便培养：白色念珠菌（+）。需采取的治疗措施是
    A. 微生态制剂
    B. 继续抗生素静滴
    C. 黏膜保护剂
    D. 低渗口服补液
    E. 制霉菌素灌肠
    F. 营养支持

（209～210题共用题干）

患儿，男，11个月。出生后发现心脏杂音，发热、咳嗽、气促2天。患儿平素喂养困难，体重增长缓慢，多汗。6个月时患肺炎住院治疗。体格检查：呼吸65次/分，无发绀，鼻翼扇动，三凹征（+），两肺可闻及细湿啰音，心率170次/分，心音有力，胸骨左缘第3肋间可闻及（3～4）/6级收缩期杂音，P_2 响亮，肝脏肋下4cm，剑突下4cm。X线胸片：心胸比率0.60，左心房、左心室、右心室增大，肺动脉段凸出，肺血增多，右下肺、左心后区见斑片状阴影。

209. 初步诊断为
    A. 室间隔缺损　　B. 房间隔缺损
    C. 肺动脉瓣狭窄　　D. 法洛四联症
    E. 支气管肺炎　　F. 心功能不全

210. 进一步的处理包括
    A. 抗感染
    B. 止咳喘、退热等对症处理
    C. 给予洋地黄类强心药
    D. 给予利尿剂
    E. 持续大流量吸氧
    F. 感染控制后尽早手术治疗
    G. 感染控制后继续随访至2岁后手术

模拟试卷答案与解析

一、A1/A2 型题

1. B 支气管哮喘与心源性哮喘鉴别有困难时可使用平喘药物氨茶碱缓解症状后进一步检查，禁用肾上腺素或吗啡。

2. D 肺是多器官功能障碍综合征（MODS）中最先出现器官功能障碍的器官。

3. C 复杂性热性惊厥发病年龄多 < 6 月龄或 > 5 岁，发病前有神经系统异常，表现为局灶性发作或全面性发作，发作持续时间 > 15 分钟或一次热程中发作≥2 次，发作后可有神经系统异常表现。

4. E 热性惊厥继发癫痫的主要危险因素包括：①神经系统发育异常；②一级亲属有特发性或遗传性癫痫病史；③复杂性热性惊厥。惊厥发作前发热时间短及热性惊厥发作次数多也与继发癫痫有关。

5. D 氧疗和呼吸支持是治疗急性呼吸窘迫综合征的重要方法，但同时强调治疗原发病，维持内环境稳定，镇静、镇痛及营养支持等综合治疗。

6. E 吉兰-巴雷综合征的脑脊液蛋白-细胞分离现象是蛋白增高，白细胞数正常。

7. E 吉兰-巴雷综合征运动障碍明显，感觉障碍多较轻微。

8. B 头痛、呕吐、视神经乳头水肿是颅内压增高的典型表现，称之为颅内压增高"三主征"。颅内压增高的"三主征"各自出现的时间并不一致，可以其中一项为首发症状。颅内压增高还可引起一侧或双侧展神经麻痹和复视。

9. D 新生儿及小于 3 个月的幼婴化脓性脑膜炎的临床特点常缺乏典型的症状和体征。可有发热或体温不升，呼吸心律不稳定、拒乳、吐奶、尖叫、微小（不典型）惊厥发作、前囟膨隆、颅缝增宽等，很少出现颈项强直等典型脑膜刺激征，这是因为小婴儿肌肉不发达，肌力弱和反应低下。

10. B 典型化脓性脑膜炎的脑脊液表现为脓性脑脊液，即外观浑浊、压力高、白细胞明显增高且以中性粒细胞为主、蛋白明显增高、糖降低。

11. B 血清铁蛋白可较敏感地反映体内贮存铁的情况，因而是诊断缺铁性贫血早期的敏感指标。

12. E 缺铁性贫血常见的病因有：①需铁量增加而铁摄入不足，多见于婴幼儿、青少年、妊娠和哺乳期妇女；②铁的吸收障碍，常见于胃大部切除术后或胃肠功能紊乱；③铁的丢失过多，如消化性溃疡、胃肠道肿瘤、月经过多等疾病引起的慢性失血。慢性胃炎、慢性肝炎及慢性感染无铁的需要量增加、铁的丢失过多，且不影响铁的吸收，一般不会造成缺铁性贫血，但可导致铁利用障碍引起慢性病性贫血；慢性溶血引起的贫血属于溶血性贫血。

13. D 预防小儿营养性缺铁性贫血可在饮食中添加含铁丰富的食品，例如动物内脏、瘦肉。

14. B 缺铁性贫血的病因：①先天储铁不足；②铁摄入量不足：此为缺铁性贫血的主

要原因；③生长发育因素；④铁吸收障碍；⑤铁丢失过多。

15. B 缺铁通常经过以下3个阶段才发生贫血：①铁减少期（ID）：此阶段体内贮存铁已减少，但供红细胞合成血红蛋白的铁尚未减少，血清铁蛋白（SF）可较敏感地反映体内贮存铁的情况，是诊断缺铁铁减少期的敏感指标。②红细胞生成缺铁期（IDE）：此期贮存铁进一步耗竭，红细胞生成所需铁亦不足，但循环中血红蛋白的量尚未减少。反映细胞内缺铁的指标是红细胞游离原卟啉（FEP），红细胞内缺铁时FEP不能完全与铁结合生成血红素，FEP增高提示细胞内缺铁。③缺铁性贫血期（IDA）：出现小细胞低色素性贫血，以及非造血系统症状。此期血浆中铁含量的三项指标：血清铁（SI）、总铁结合力（TIBC）和转铁蛋白饱和度（TS）才出现异常，SI和TS降低，TIBC升高。

16. E 免疫性血小板减少症是免疫因素造成血小板被破坏，数量减少。

17. A 急性肾小球肾炎主要是由感染诱发的免疫反应引起，链球菌的致病抗原导致免疫反应后可通过循环免疫复合物沉积于肾小球，从而激活补体，导致肾小球内皮细胞及系膜细胞增生致病，或种植于肾小球的抗原与循环中的特异性抗体形成原位免疫复合物而致病，以循环免疫复合物为主要。

18. C 中段尿培养，菌落计数大于10^5/ml是小儿泌尿系感染的诊断标准。

19. E 对于年龄较小的儿童使用抗生素类药品是比较危险的。家长也不应该因为儿童生病时病情严重而超量、过量使用抗生素，极易产生严重的不良反应，进而威胁儿童健康。

20. E 儿童肾病综合征常见的并发症：①感染，上呼吸道感染最多见，往往是由于肾病综合征的患儿存在免疫功能紊乱，而且肾病综合征的患儿应用激素，会有免疫抑制的情况，所以感染是最常见的。②电解质紊乱和低血容量，最常见的是低钾、低钠和低钙。③高凝状态，容易形成血栓，在下肢动脉血栓形成时表现为下肢疼痛、足背动脉搏动消失，还可出现腹水或皮肤紫斑等情况，更严重的时候会形成脑栓塞，患儿表现为偏瘫、失语和抽搐。

21. E 维生素D缺乏性佝偻病可造成维生素D缺乏，肠道吸收钙、磷减少和低钙血症，但这一变化的发展需要一个过程。维生素D在肝脏羟化成25-(OH)D_3，是维生素D在循环中的主要形式；25-(OH)D_3在肾脏进一步羟化成1，25-(OH)$_2D_3$，是维生素D的活化形式。体内维生素D缺乏初期，机体最先出现的变化是各种形式的维生素D浓度降低，由于25-(OH)D_3在循环中含量最高，因此为常用的临床检查指标。

22. D 胃容量在新生儿为30～60ml，1～3个月时为90～150ml，1岁时为250～300ml，5岁时为700～850ml，成人约为2000ml。

23. A 腹泻时进食和吸收减少，而肠黏膜损伤的恢复、发热时代谢旺盛、侵袭性肠炎丢失蛋白等因素使得营养需要量增加，如限制饮食过严或禁食过久常造成营养不良，并发酸中毒，以致病情迁延不愈影响生长发育。故应强调继续饮食，满足生理需要，补充疾病消耗，以缩短腹泻后的康复时间，应根据疾病的特殊病理生理状况、个体消化吸收功能和平时的饮食习惯进行合理调整。尽快恢复母乳及原来已经熟悉的饮食，由少到多，由稀到稠，喂食与患儿年龄相适应的易消化饮食。病毒性肠炎可能有继发性双糖酶（主要是乳糖酶）缺乏，对疑似病例可以改喂淀粉类食品，或去乳糖配方奶粉以减轻腹泻，缩短病程。腹泻停止后逐渐恢复营养丰富的饮食，并每日加餐1次，共2周。

24. D 复苏初步成功后，患儿仍存在呼吸不规则和呼吸暂停时，应首选机械通气治疗。

25. E 同步和非同步直流电除颤主要是依据心律失常时R波是否存在来确定：R波存在选用同步；R波消失选用非同步，如室颤、室扑。

26. E 血红蛋白恢复正常后应继续用药6～8周以补充铁的贮存量。

27. D 胚胎第8周时，房室间隔已完全形成，成为四腔心脏。

28. D 9～10个月小儿可用拇、示指取物，故可自己吃饼干。

29. D 心脏磁共振成像检查常用于诊断主动脉弓等血管病变，可很好地显示肺血管发育情况。

30. C 新生儿心率为120～140次/分，<1岁时为110～130次/分，1～3岁时为100～120次/分。

31. D 对病毒性心肌炎患儿通常不主张使用皮质激素。但对合并心源性休克、致死性心律失常（三度房室传导阻滞、室性心动过速）、心肌活检证实慢性自身免疫性心肌炎症反应者应足量、早期应用。

32. C 左向右分流型先天性心脏病的共同特点是易患肺炎，生长发育差，活动后乏力、气短，肺血增多。差异性发绀为动脉导管未闭的特点。

33. A 法洛四联症可出现缺氧发作，可并发脑血栓、脑脓肿、感染性心内膜炎。

34. A 早期左向右分流而左、右心室几乎同步收缩，导致左心容量负荷加重，形成左心房、左心室大。

35. B 胎儿生后呼吸建立、肺泡扩张，肺循环压力降低，体循环压力升高。

36. D 法洛四联症缺氧发作的处理十分重要：①发作轻者立即予以胸膝体位；②重者可给予普萘洛尔；③必要时可皮下注射吗啡；④可用碳酸氢钠纠正酸中毒。不应使用地高辛，因其增加心肌收缩力，可致缺氧加重。

37. E 法洛四联症为肺血减少类先心病，不易患肺炎。

38. B 儿童上呼吸道感染易引起并发症，病变若向邻近器官组织蔓延可引起中耳炎、鼻窦炎、咽后壁脓肿、扁桃体周围脓肿、颈淋巴结炎、喉炎、支气管炎、肺炎等。

39. D 儿童急性上呼吸道感染多由病毒感染引起，婴幼儿以全身症状为主，局部症状较轻，治疗多以对症为主。疱疹性咽峡炎和咽结膜热为特殊类型的上呼吸道感染。

40. A 大部分患儿的胸腔积液在肺部炎症控制后能基本吸收。少部分可能出现胸膜增厚、粘连，主要见于脓胸和结核性胸膜炎的患儿。若引起胸廓塌陷、肺脏受压，反复肺炎，则需行胸膜剥脱术。

41. D 毛细支气管炎主要由呼吸道合胞病毒引起，副流感病毒、腺病毒、鼻病毒、人类偏肺病毒、博卡病毒、肺炎支原体也可引起本病。常发生于2岁以下小儿，多数在6个月以内，常为首次发作。主要表现为下呼吸道梗阻症状，出现呼气性呼吸困难、呼气相延长伴喘息。全身中毒症状较轻，少见高热。高峰期在呼吸困难发生后的48～72小时，病程一般为1～2周。

42. A 婴幼儿上呼吸道感染的临床表现

以全身症状为主，局部症状较轻，常有消化道症状，起病1～2天内可因发热引起惊厥，肺部听诊一般正常。

43. D 病变主要侵犯直径75～300μm的毛细支气管。

44. B 引起胃肠型食物中毒的细菌很多，常见的有沙门菌属、副溶血性弧菌、变形杆菌、葡萄球菌（主要是能产生血浆凝固酶的金黄色葡萄球菌）、蜡样芽孢杆菌、大肠埃希菌。

45. C 金黄色葡萄球菌肺炎患儿可迅速出现寒战、发热、咳嗽，呈弛张型高热，咳嗽频繁、剧烈，咳黏稠黄色脓痰或脓血痰，全身中毒症状重，可伴有各型中毒性皮疹。

46. D 存在以下情况可考虑使用连续性肾脏替代治疗：急性肾损伤2期即损伤期；或休克纠正后存在液体负荷过多而利尿剂治疗无效，防止总液体负荷超过体重10%。

47. D 确诊流行性脑脊髓膜炎简便、快速的实验室检查是瘀点涂片镜检。

48. C 新生儿生理性体重下降范围为3%～9%，以后逐渐回升，至出生后第7～10天应恢复到出生时的体重。

49. C 呼吸衰竭时，动脉血氧分压（PaO_2）<60mmHg，伴或不伴动脉血二氧化碳分压（$PaCO_2$）>50mmHg。

50. D 此期主要表现为阵发性、痉挛性咳嗽，反复多次直至咳出大量黏稠痰液，典型病例伴吸气性吼声，常伴有呕吐，咳嗽日轻夜重。

51. C 流行性腮腺炎的病原体为腮腺炎病毒。

52. E 新生儿筛查可早期诊断先天性甲状腺功能减退症，确诊后应立即开始正规治疗，预后良好。如果出生后3个月内开始治疗，预后尚可，智能绝大多数可达到正常；如未能及早诊断而在6个月后才开始治疗，虽然给予甲状腺素可改善生长状况，但是智能仍会受到严重损害。

53. B 病毒性脑炎脑脊液检查外观清亮，压力正常或增加。白细胞数正常或轻度增多，分类计数早期可为中性粒细胞为主，之后逐渐转为淋巴细胞为主，蛋白含量大多正常或轻度增高，糖含量正常。涂片和培养无细菌发现。

54. B 巨幼细胞性贫血是造血原料缺乏引起，再障的机制为骨髓造血功能衰竭，慢性感染性贫血是由感染导致出血、红细胞生成减少和破坏增加引起。

55. D 成虫主要寄生在盲肠、结肠及回肠下段；雌虫偶尔穿入肠壁深层寄生，造成出血、溃疡，甚至小脓肿，易误诊为肠壁脓肿。雌雄交配后，雄虫很快死亡而被排出体外；雌虫子宫内充满虫卵，在肠内温度和低氧环境中，一般不排卵或仅产很少虫卵。当宿主睡眠，肛门括约肌松弛时，雌虫向下移行至肛门外，产卵于肛门周围和会阴皮肤皱褶处。

56. E 肌酸激酶有CK－MB、CK－MM、CK－BB三种同工酶，其中CK－MB对心肌炎有诊断价值。心肌炎时乳酸脱氢酶（LDH）可升高，但肝功能受损时，LDH也可升高，故特异性不高；天门冬氨酸氨基转移酶（AST）增高是肝功能受损的表现。

57. D 手足口病按病情发展，病程分为五期：出疹期、神经系统受累期、心肺功能衰竭前期、心肺功能衰竭期、恢复期。

58. D 小于18个月的婴幼儿HIV感染诊断可采用核酸检测方法，以2次阳性结果作为诊断参考依据。

59. D 蛔虫病并发肠出血极少见。

60. D 新生儿坏死性小肠结肠炎可累及除十二指肠外的任何肠管。

61. A 细胞免疫测定包括外周血和淋巴细胞计数、皮肤迟发型超敏反应、T 细胞及其亚群数量的检测和 T 细胞功能检测。

62. C 根据房间隔缺损发生的部位，一般分为原发孔型房间隔缺损、继发孔型房间隔缺损、静脉窦型房间隔缺损及冠状静脉窦型房间隔缺损，以继发孔型房间隔缺损最为多见，约占 75%。

63. D 营养性缺铁性贫血的实验室检查：血清铁蛋白降低，<12μg/L；红细胞游离原卟啉增高，>500μg/dl；血清铁降低，<50～60μg/dl；总铁结合力升高，>350μg/dl；转铁蛋白饱和度降低，<15%。

64. B 营养性缺铁性贫血是由于体内铁缺乏导致血红蛋白合成减少，引起的小细胞低色素性贫血。主要发生于 6 个月～2 岁的婴幼儿。缺铁的原因主要是铁摄入量不足，6 个月以后婴儿主食人乳和牛乳的铁含量均低，不能满足生长发育的需要。

65. A 重症营养不良患儿：由于脂肪大量消耗，故细胞外液容量增加，低蛋白血症可进一步加重而出现水肿。ATP 合成减少可影响细胞膜上钠，钾－ATP 酶的转运，钠在细胞内潴留，细胞外液一般为低渗状态。

66. D 产毒性大肠埃希菌：当细菌进入小肠上部后，并不侵入肠黏膜组织，仅接触肠道表面，一般不造成肠黏膜组织的损伤，故病理形态改变较少。其致腹泻的机制系通过产生的肠毒素而引起。

67. D 先天性甲状腺功能减退症患儿常为过期产儿，胎便排出延长，生后常有腹胀，便秘，脐疝，可有典型的特殊面容。

68. D 麻疹前驱期的临床表现为发热、咳嗽、流泪等上呼吸道感染的症状，有诊断价值的体征是在口腔颊黏膜发现麻疹黏膜斑，也称为柯氏斑。

69. C 幼儿急疹多见于 6 月龄以上 24 月龄以内的婴幼儿。

70. A 人乳中蛋白质：脂肪：碳水化合物为 1.5：3.7：6.9；牛乳中蛋白质：脂肪：碳水化合物为 3.3：4.0：5.0。

71. D 羊乳含叶酸量很低，单纯以羊奶喂养者可致叶酸缺乏，引起巨幼细胞性贫血。

72. D 地方性先天性甲低多出现在严重的地方性甲状腺肿流行区。主要病因是孕妇饮食缺碘，致使胎儿在胚胎期即因碘缺乏而导致甲状腺功能低下。

73. E 氨基糖苷类及大环内酯类抗生素、普鲁卡因胺等麻醉药品、普萘洛尔、奎宁、β 受体拮抗剂、青霉胺等药物有加重神经肌肉接头传递障碍的作用，甚至引起呼吸肌麻痹，故应避免。

74. D 病毒性脑炎脑脊液分离出病毒为确诊依据，恢复期血及脑脊液抗体效价较急性期高出 4 倍以上有诊断意义。脑电图可呈不同程度的异常，但无特征性诊断意义；各种颅内感染性疾病均可有发热、头痛、呕吐、意识障碍、惊厥等非特异性表现。

75. E 胎儿期脑、心、肝及上肢的血氧供应量远远比下肢高。

76. B 患儿血糖 4.4mmol/L，排除血糖偏低；血钙 1.6mmol/L，血磷 1.3mmol/L，排除血磷偏高，血钙低于 1.75mmol/L，出现惊厥，考虑甲状旁腺反应迟钝引起维生素 D 缺乏性手足搐搦症。

77. B 由于术前胃肠准备及术后禁饮食，现患儿出现肾功能受损征象，应考虑系循环血量不足引起的急性肾衰竭，故最可能的诊断为肾前性急性肾衰竭。

78. A 腺病毒肺炎的特点为高热持续时间长，阵发性喘憋，X线改变较肺部体征出现早，故该患儿最可能的诊断为腺病毒肺炎。

79. C。解析：该患儿考虑缺铁性贫血，血清铁降低，总铁结合力升高，转铁蛋白饱和度降低，红细胞游离原卟啉升高。

80. D 小婴儿泌尿系感染的临床表现多不典型，可表现为发热及精神弱等全身表现。尿路刺激症状可仅表现为排尿哭闹，容易漏诊、误诊。该患儿符合此特点且尿常规可见白细胞，血常规示白细胞增多，以中性粒细胞为主。

81. D 婴儿泌尿系感染的高危因素包括泌尿系生理解剖特点、尿道口局部因素、泌尿系结构或功能异常以及免疫功能低下等。男婴最常见的为泌尿系结构或功能异常。此患儿超声提示肾盂积水，应注意轻度膀胱输尿管反流可能。

82. D 糖皮质激素治疗后或在减量过程中复发者，原则上再次恢复到初始剂量。激素的初始治疗量为每日 2mg/kg，最大量不超过 60mg。

83. B 患儿为频复发，在病理类型未知的情况下首选环磷酰胺治疗。

84. B 营养不良的早期表现是活动减少、精神较差、体重生长速度不增，随营养不良加重，体重逐渐下降，主要表现为消瘦，所以最先出现的是体重不增或减轻。

85. E 患儿有咳嗽病史，现出现烦躁不安、发绀，查体右上肺叩诊鼓音，右肺呼吸音降低，肝肋下 2cm，考虑诊断为右侧气胸，故首先应胸腔穿刺抽气。

86. A 急性肾炎当出现高血压脑病时，应选择降血压效力强而迅速的药物，首选硝普钠。

87. D 排泄性膀胱尿路造影需在泌尿系感染控制以后完成。

88. C 无症状性镜下血尿，首先要完善尿常规及红细胞形态检查，确定是否为肾小球源性血尿。

89. B 婴幼儿胸骨左缘第 3、4 肋间可闻及 3～4 级收缩期杂音，多见于室间隔缺损。室间隔缺损是最常见的先天性心脏病之一。先天性心脏病心脏体格检查最重要的体征是心脏杂音，杂音对鉴别先天性心脏病的类型有重要意义。

90. C 杂音伴震颤高度提示先天性心脏病。心电图和胸部 X 线片均可以做，但超声心动图是明确诊断首选的检查。

91. E 根据病例所示杂音特点提示为室间隔缺损，因畸形引起血流改变冲击心内膜，病原菌易在该处停留，而引发感染性心内膜炎。结合该病例有发热及皮肤瘀点，可得出诊断。患儿肝脾肿大，考虑合并充血性心力衰竭。

92. A 毛细支气管炎常见于 2 岁以下儿童，常为首次发作，主要表现为下呼吸道梗阻症状。喘息和肺部哮鸣音为其突出表现。

93. B 急性感染性喉炎可有发热、犬吠样咳嗽、声嘶、吸气性喉鸣和三凹征。

94. B 急性支气管炎一般不发热或低热，全身状况好，以咳嗽为主要症状，开始为干咳，以后有痰，双肺呼吸音粗糙，肺部可闻及干湿啰音，多不固定，随咳嗽而改变。X 线示肺纹理增多，无实变影。

95. C 胸腔积液如为渗出性比重 > 1.018，白细胞数 > 500×10^6/L，李凡他试验阳性。

96. D 肺炎链球菌肺炎未经适当治疗，可并发脑膜炎。

97. D 金黄色葡萄球菌肺炎X线检查可有小片状影，可出现小脓肿、肺大疱，合并胸膜病变可示胸膜增厚。

98. D 腺病毒肺炎起病急，起病即高热，阵发性喘憋，病情严重，X线可见大片状影。

99. C 支原体肺炎好发于年长儿，表现为发热、咳嗽，肺部体征少，血常规可大致正常，影像学表现可以出现斑片状阴影。本患儿伴有左下肺叩诊浊音，呼吸音减低，胸片示左侧膈面、膈角消失，符合胸腔积液诊断。

100. E 支原体肺炎学龄儿童好发，刺激性咳嗽为突出表现，年长儿可诉胸闷、胸痛等症状，肺部体征常不明显，胸部X线片改变多样，检测血清支原体抗体有诊断意义。

101. A 该患儿高渗性脱水伴休克，应该首先用2∶1等张液体20ml/kg，总量少于300ml，于30~60分钟输入，然后用1/3张液体纠正脱水。该患儿纠正脱水的液体张力过低，导致血钠下降过快，引起脑水肿，故出现昏迷、惊厥。

102. E 根据患儿特殊面容、智能与生长发育落后、皮纹特点等考虑诊断21－三体综合征。

103. C 患儿5岁，有喘息病史，此次咳嗽伴喘息，夜间明显，抗生素无效但雾化治疗有效，符合支气管哮喘特点。

104. B 该患儿考虑为支气管哮喘，肺功能检查特点为阻塞性通气功能障碍。

105. E 急性会厌炎又称急性声门上喉炎，多见于3~7岁，婴儿较少见，一旦患病病情发展极快，可危及生命，常可因喉阻塞而窒息死亡，增大、红肿、呈樱桃样的会厌，是本病的特征。患儿可出现吞咽困难及吸气性呼吸困难。

106. E 患儿发病于夏天，大便每日10余次，量中，蛋花汤样，体检示中度脱水，粪常规有少量白细胞，故其病原体以致病性大肠埃希菌可能性最大。

107. A 患儿血压低，面色苍白，四肢湿冷，考虑为休克，并有全腹肌紧张、肠鸣音消失等腹膜炎体征，考虑为感染性休克。

108. D 患儿临床考虑为1型糖尿病，目前血糖17mmol/L较高，正常进食后会使血糖进一步升高，因此应该先给予胰岛素皮下注射再行糖尿病饮食。

109. B 母子平卧位喂奶，易导致小儿呛奶、呕吐。

110. E 小儿良性癫痫伴中央颞区棘波系特发性部分性癫痫，于特定年龄（2~14岁）起病，男多于女。常有家族史，预后良好，多于青春期发作停止，不必终生服用抗癫痫药物。

111. C 轮状病毒肠炎多发生于秋冬两季，起病急，常伴有发热和上呼吸道感染症状，一般无明显中毒症状。大便次数多，水分多，呈水样或蛋花汤样，无腥臭味，易出现脱水和酸中毒。

112. B 支气管肺炎确诊最主要的体征是肺部固定细湿啰音。

113. A 选项B见于苯丙酮尿症，选项C见于先天性甲状腺功能减退症，选项E见于马方综合征。

114. E 患儿大量蛋白尿、水肿、低蛋白血症，首先考虑肾病综合征，但因合并血尿，故非单纯型肾病，而系肾炎型肾病。肾病综合征分为单纯型和肾炎型，凡具有以下四项之一或多项者属于肾炎型肾病：①2 周内分别 3 次以上离心尿检查 RBC≥10 个/HP，并证实为肾小球源性。②反复或持续性高血压，并除外糖皮质激素等原因所致。学龄儿童≥130/90mmHg，学龄前儿童>120/80mmHg。③肾功能不全，并排除由于血容量不足等所致。④持续性低补体血症。

115. D 支气管肺炎并心衰患儿，同时患有维生素 D 缺乏性手足搐搦症时，应用钙剂可能掩盖真实病情，故临床中治疗此类疾病禁用。

116. C 该患儿考虑感染性腹泻病，应尽可能在使用抗菌药物前进行采样，采样后在 2 小时内送检并避免干燥，如果不能及时送检，可以使用运送培养基，并且低温下尽早送检。

117. B 系统性红斑狼疮（SLE）诊断标准为：①颊部蝶形红斑；②盘状红斑；③光过敏；④口腔溃疡；⑤非侵蚀性关节炎；⑥浆膜炎（胸膜炎或心包炎）；⑦肾脏病变（蛋白尿或管型尿）；⑧神经系统损害（癫痫发作或精神症状）；⑨血液学异常（溶血性贫血，或白细胞减少，或淋巴细胞减少，或血小板减少）；⑩免疫学异常，抗双链 DNA 抗体阳性或抗 Sm 抗体阳性或抗磷脂抗体阳性；⑪抗核抗体阳性。11 项中≥4 项阳性则可诊断为 SLE。

118. B 患儿足月出生，生后即出现窒息缺氧，伴肌张力增高，有吸吮、咂嘴等自主运动，首先考虑缺氧缺血性脑病。

119. E 当血清钾浓度低于 3. 5mmol/L 时称为低钾血症。低钾血症的临床表现不仅决定于血钾的浓度，而更重要的是缺钾发生的速度。当血清钾下降 1mmol/L 时，体内总钾减少已达 10% ~30%，此时大多数患儿能耐受。起病缓慢者，体内缺钾虽达到严重的程度，而临床症状不一定很重。一般当血清钾低于 3mmol/L 时即可出现症状，包括：①神经、肌肉：神经、肌肉兴奋性降低，表现为骨骼肌、平滑肌及心肌功能的改变，如肌肉软弱无力，重者出现呼吸肌麻痹或麻痹性肠梗阻、胃扩张；膝反射、腹壁反射减弱或消失。②心血管：出现心律失常、心肌收缩力降低、血压降低、甚至发生心力衰竭。③肾损害：低钾使肾脏浓缩功能下降，出现多尿，重者有碱中毒症状；长期低钾可致肾单位硬化、间质纤维化。此外，慢性低钾可使生长激素分泌减少。

120. C 重症肺炎除呼吸系统症状外，缺氧、二氧化碳潴留及病原体毒素作用可引起脑水肿，出现一系列神经系统症状。该患儿持续高热，出现两眼上翻、惊厥、半昏迷及前囟门紧张，考虑合并中毒性脑病。

121. D 室间隔缺损由于左向右分流，不仅导致肺血增多还易并发肺部感染，同时加重左心负荷，左室增大。本症典型的杂音为胸骨左缘第 3、4 肋间 3 ~4 级全收缩期响亮杂音，并有震颤。当肺动脉高压晚期，临床出现发绀并逐渐加重，发展为艾森曼格综合征。本例患儿应为室间隔缺损并发肺炎、心衰。

122. D 该患儿考虑为法洛四联症，法洛四联症缺氧发作多见于婴儿，发生的诱因为吃奶、哭闹、贫血、感染等。表现为阵发性呼吸困难，严重者可引起晕厥、抽搐。其原因是在肺动脉漏斗部狭窄的基础上突然发生该处肌部痉挛，引起一时性肺动脉梗阻，使脑缺氧加重。

123. E 巨幼细胞性贫血的典型表现是面

色蜡黄，疲乏无力，表情呆滞，对周围反应迟钝，肢体、头、舌甚至全身震颤。该患儿除临床表现，血常规也提示此诊断。出现神经精神症状则需要服用维生素 B_{12}。

124. A 患儿大便次数增多、量多，尿少，血压低，精神萎靡，前囟、眼眶明显凹陷，口唇樱红，皮肤干燥伴花纹，腹胀，属重型腹泻、重度脱水、酸中毒、电解质紊乱，并有低血容量性休克存在，故最重要的处理是扩容，纠正酸中毒，纠正水、电解质紊乱。

125. E 21－三体综合征易合并先天性心脏病。发生率从高到低依次为房室联合通道、室间隔缺损、房间隔缺损、动脉导管未闭、法洛四联症等。

126. B 民事责任的承担方式有停止侵害、排除障碍、消除危险、返还财产、恢复原状、修理、重做、更换、赔偿损失、支付违约金、消除影响、恢复名誉、赔礼道歉，其中最主要的是赔偿损失。

127. B 卫生法律狭义是由全国人民代表大会及其常务委员会制定、颁发的卫生法律，其包括卫生基本法律和基本法以外的卫生法律。广义，除了狭义外，还包括其他国家机关依照法定程序制定、颁布的卫生法规和卫生规章等，也包括宪法和其他部门法中有关卫生内容的规定。

128. A 《中华人民共和国医师法》第九条规定，具有下列条件之一的，可以参加执业医师资格考试：①具有高等学校相关医学专业本科以上学历，在执业医师指导下，在医疗卫生机构中参加医学专业工作实践满一年；②具有高等学校相关医学专业专科学历，取得执业助理医师执业证书后，在医疗卫生机构中执业满二年。

129. D 根据《中华人民共和国医师法》第二十五条规定，医师在诊疗活动中应当向患者说明病情、医疗措施和其他需要告知的事项。需要实施手术、特殊检查、特殊治疗的，医师应当及时向患者具体说明医疗风险、替代医疗方案等情况，并取得其明确同意；不能或者不宜向患者说明的，应当向患者的近亲属说明，并取得其明确同意。这属于医务人员应当切实履行的一些告知义务。

130. B 根据《中华人民共和国医师法》第十八条规定，医师变更执业地点、执业类别、执业范围等注册事项的，应当依照本法规定到准予注册的卫生健康主管部门办理变更注册手续。故应向拟执业地注册管理部门申请。

131. B 根据《医疗事故处理条例》第八条规定，医疗机构应当按照国务院卫生行政部门规定的要求，书写并妥善保管病历资料。因抢救急危患者，未能及时书写病历的，有关医务人员应当在抢救结束后 6 小时内据实补记，并加以注明。

132. E 《医疗事故处理条例》第三十九条规定，当事人对首次医疗事故技术鉴定结论有异议，申请再次鉴定的，卫生行政部门应当自收到申请之日起 7 日内交由省、自治区、直辖市地方医学会组织再次鉴定。

133. D 根据《中华人民共和国传染病防治法》第二十七条规定，对被传染病病原体污染的污水、污物、场所和物品，有关单位和个人必须在疾病预防控制机构的指导下或者按照其提出的卫生要求，进行严格消毒处理；拒绝消毒处理的，由当地卫生行政部门或者疾病预防控制机构进行强制消毒处理。

134. D 面部黏液性水肿是先天性甲状腺功能减退症的特征表现。

135. D 由于室间隔存在缺损，左右心室压差大，造成左向右分流可引起右心室容量增大，可造成充血性心力衰竭。右心室血容量增多，导致肺血增多，容易引起肺炎及肺水肿，有心脏结构缺损的部位容易形成感染性心内膜炎。

136. A 金黄色葡萄球菌肺炎肺部体征出现早，早期肺部听诊呼吸音减低，有散在湿啰音，症状与体征平行。

137. B 局灶或融合性炎症坏死不是支气管哮喘的常规病理表现。

138. D 用药有效的表现：①TSH 浓度正常，血 T_4正常或偏高，以备部分 T_4转变成 T_3。新生儿甲低应尽早使 FT_4、TSH 恢复正常，FT_4最好在治疗 2 周内，TSH 在治疗 4 周内达到正常。②临床表现：大便次数及性状正常，食欲好转，腹胀消失，心率正常，智能及体格发育改善。

139. C 肺弥散功能检查主要用于肺间质病的诊断与鉴别。

140. E 患儿发病年龄越小、诊治时间越晚、致病菌毒力越强、机体免疫力越低下，预后相对越差。但发热程度与化脓性脑膜炎预后无明确相关性。

141. C 发生枕骨大孔疝时，不一定先发生小脑幕切迹疝。

142. C 泌尿系感染的高危因素包括：①婴儿使用尿布、女婴尿道短、男婴包皮；②分泌型 IgA 能妨碍细菌黏附在尿道上皮表面，如其浓度降低，会增加患儿发生泌尿系感染的机会；③先天性尿路梗阻；④机体抵抗力差等。

143. C 肺泡弹性回缩力下降及肺泡壁破坏为慢性阻塞性肺疾病的气流受限原因。

144. D 鞘内化疗药物注射和放疗是中枢神经系统白血病有效的治疗手段。

145. D 胃食管反流病的临床表现包括呕吐、胃灼热、咽下疼痛、呕血和便血、呼吸道感染、哮喘、窒息和呼吸暂停、营养不良、声音嘶哑等，但不会出现上腹部包块。

146. E 对于先天性风疹综合征的诊断，主要有以下几种途径：①流行病学资料，孕妇于妊娠初期有风疹接触史或发病史。实验室检查证实母体已受风疹感染。②出生后小儿有一种或几种先天缺陷的表现。③婴儿早期在血清标本中存在特异性抗风疹 IgM 抗体。④小儿在出生后抗风疹特异性 IgG 抗体滴度逐渐升高，8～12 个月被动获得的母体抗体已不存在时，连续血清标本中仍持续出现相当水平的抗风疹抗体。

147. C 肾病综合征具有以下四项之一或多项者为肾炎型肾病综合征：①2 周内分别 3 次以上离心尿检查 RBC≥10 个/HP，并证实为肾小球源性血尿者。②反复或持续高血压（学龄儿童≥130/90mmHg，学龄前儿童＞120/80mmHg），并排除使用糖皮质激素等原因所致。③肾功能不全，并排除由于血容量不足等原因所致。④血总补体或 C3 持续或反复降低者。

148. E 注意缺陷多动障碍是由多种生物学因素、心理因素以及社会因素单独或协同作用所造成。注意缺陷多动障碍患儿中可存在去甲肾上腺素、多巴胺、5－羟色胺递质系统失调，脑结构与功能异常，脑电图异常，执行功能异常，但一般不会存在甲状腺功能异常。

149. E 乙脑极期可以引起呼吸衰竭。

150. E 目前已经被相关指南推荐应用于 3 岁儿童乙型病毒性肝炎的抗病毒药物包括普通干扰素 α、聚乙二醇干扰素 α－2b 注射剂、拉米夫定、恩替卡韦等。

151. C 淋病奈瑟菌为革兰阴性双球菌。

152. C 男婴淋病的常见并发症有附睾炎、直肠炎、前列腺炎、精囊炎及引流淋巴管炎和淋巴结炎。尿道炎罕见。

153. E 肾病综合征的诊断标准包括大量蛋白尿、低白蛋白血症、高胆固醇血症、水肿，其中大量蛋白尿和低白蛋白血症是诊断的必要条件。

154. D 双乳间距增宽见于 Turner 综合征及 Noonan 综合征。

155. A 儿童泌尿系感染临床症状多不典型，年龄越小全身症状越明显，新生儿期多表现为发热或体温不升、吃奶差、呕吐、腹泻、生长发育停滞、黄疸等，而尿路刺激症状不明显。

156. B 房间隔缺损和室间隔缺损均属于左向右分流型，但室间隔缺损分流量更大，更容易在婴儿期反复发生肺炎。

157. D 肠痉挛、过敏性紫癜、腹泻病均可能出现腹部绞痛，呈阵发性加重，但不符合急性腹痛发作，仅有肠穿孔属于急腹症，可出现急性腹痛发作，需要鉴别。

158. A 金黄色葡萄球菌肺炎患儿可迅速出现散在性肺部小脓肿，并发脓胸或脓气胸。此时常有呼吸困难加重，听诊呼吸音减弱或消失，叩诊呈浊音。

159. C 急性血管内溶血早期，髓外造血尚未启动时，肝、脾大小可正常；血管内溶血发生时，网织红细胞升高，间接胆红素可正常；溶血性贫血合并再生障碍性贫血危象时，骨髓红系增生低下；^{51}Cr 红细胞寿命应缩短而非正常。

160. D 新生儿及小婴儿化脓性脑膜炎常常缺乏典型的症状、体征，常仅见颅内压增高所致的前囟膨隆、张力增高，很少出现典型的脑膜刺激征，极易误诊。

二、A3/A4 型题

161. A 患儿于胸骨左缘第 2～3 肋间可闻及 3/6 级收缩期杂音，P_2亢进，且 X 线片示右心房、右心室扩大，符合房间隔缺损的特征，考虑诊断为房间隔缺损。

162. D 针对类似房间隔缺损的解剖结构性改变，动脉导管未闭是先心病中唯一可以用药物吲哚美辛治愈的，其余的最佳治疗方案是手术。卡托普利是高血压用药。患儿症状不严重时可以采取随访观察的方案，但此患儿已有生长落后和活动后气促的表现，且年龄已 4 岁，应尽快手术，而不是随访观察。防止感染并不是关键的治疗，只是一般治疗。

163. E 患儿尿色红，怀疑肉眼血尿，尿常规可见红细胞增多且隐血阳性，则首先要完善尿液相差显微镜检查，明确是否为肾小球源性血尿。

164. D IgA 肾病是最常见的原发性肾小球疾病，其表现为发作性肉眼血尿，伴或不伴蛋白尿，无明显水肿、少尿，血压多正常。

165. A 当尿 pH 偏碱性时，尿呈洗肉水色或鲜红色；当尿 pH 偏酸性时，尿可呈浓茶色或烟灰色。

166. B 患儿急性起病，发热、流涕、胸闷、心悸，心电图提示恶性心律失常，考虑诊断为病毒性心肌炎。

167. D 暴发性心肌炎常有恶性心律失常，可出现阿－斯综合征发作。

168. D 病毒性心肌炎治疗措施包括镇静，吸氧，强心，重症患儿使用激素，免疫球蛋白，必要时可置入临时起搏器。

169. C 肾病综合征主要治疗方式是糖皮质激素治疗，初治病例诊断确定后应尽早选用泼尼松治疗。环孢素是免疫抑制剂，主要用于治疗肾病综合征频繁复发，糖皮质激素依赖、耐药或出现严重副作用者，不是首选的治疗药物。

170. A 低血容量性休克是肾病综合征的并发症之一，可以由大量使用利尿剂，使血容量明显减少而导致。患儿在限盐并给予大剂量呋塞米治疗后，尿量明显增加，后出现精神萎靡、头昏、乏力、恶心、呕吐、尿量减少，提示由于大量利尿而出现低血容量性休克。

171. B 肾病综合征经过治疗后 9 个月又出现大量蛋白尿和水肿，提示复发。抗凝利尿治疗，不必限盐不能用于该患儿的治疗，因为在有显著水肿时应短期限盐，病情缓解后不必继续限盐。免疫调节剂适用于常伴感染、频复发或糖皮质激素依赖者，因此可以用于该患儿的治疗。加用免疫抑制剂治疗可以用于频繁复发，糖皮质激素依赖、耐药或出现严重副作用者，可以用于该患儿的治疗。本次治疗可不必使用抗生素，因为该患儿现在已无感染表现。按初次方案重新开始治疗原则上可以用于肾病综合征复发者。

172. C 急性上呼吸道感染的局部症状包括鼻塞、流涕、喷嚏、干咳、咽部不适、咽痛等；全身症状可有发热、头痛、全身不适、乏力等。查体可见咽部充血、扁桃体肿大。该患儿符合上述特点，且无下呼吸道感染及喉炎表现，故诊断上呼吸道感染。

173. B 上呼吸道感染绝大多数由病毒感染引起，约占 90% 以上。

174. A 上呼吸道感染的治疗主要为对症治疗，病毒感染多属自限性。

175. A 患儿发热、咳嗽、双肺闻及中细湿啰音、呼吸频率增快，考虑诊断为急性支气管肺炎。

176. A 患儿嗜睡、抽搐，应考虑为重症支气管肺炎。重症肺炎患儿若出现烦躁不安、脑脊液压力增高，应考虑并发中毒性脑病。

177. E 重症肺炎缺氧时常有抗利尿激素（ADH）分泌增加，使水钠潴留，导致凹陷性水肿。缺氧可使钠泵功能失调，使 Na^+ 进入细胞内，造成低钠血症（血钠 ≤130mmol/L）。故本例应该诊断为重症肺炎合并抗利尿激素异常分泌综合征。

178. E 小儿肠系膜淋巴结炎多是由于上呼吸道的细菌或病毒感染，包括扁桃体炎等诱发，临床表现为阵发性腹痛、消化不良。腹部 B 超在右侧腹及右下腹可探及淋巴结。

179. B 小儿肠系膜淋巴结炎的诊断依据腹部 B 超。

180. D 百日咳好发于 2 岁以下婴幼儿，前驱期主要表现为非特异性的类感冒症状，包括咳嗽、喷嚏、流涕、发热等症状，以后咳嗽日渐加重；痉咳期出现明显的阵发性、痉挛性咳嗽，“鸡鸣”样吸气性吼声，反复多次直至咳出大量黏稠痰液，常伴有呕吐。结合患儿病初为轻咳，伴低热、流涕，近 1 周出现剧烈咳嗽，阵咳结束时有“鸡鸣”样吼声，故考虑百日咳可能性最大。

181. E 血常规：在发病早期白细胞计数升高，痉咳期最为明显，以淋巴细胞增多为主，一般大于 60%，亦有高达 90% 者。

182. D 采用 ELISA 法检测患儿血清中腮腺炎病毒特异性 IgM 抗体可以早期快速诊断。

183. A 脑膜脑炎是流行性腮腺炎儿童期最常见的并发症，大多在腮腺肿后 1 周内出现，表现为发热、头痛、呕吐、颈项强直。

184. C 患儿四肢麻木、无力且无力呈进行性加重，查体四肢肌力及肌张力降低，但血钾正常，腰穿脑脊液检查呈蛋白-细胞分离现象。结合患儿临床表现、查体和腰穿结果最可能的诊断是吉兰-巴雷综合征。

185. B 本病为免疫介导性周围神经病，是下运动神经元损害，故为明确诊断应首选肌电图检查。

三、案例分析题

186. CD 该患儿咳嗽、发热伴喘息及痰鸣，且病情反复，需进一步行胸部CT或MRI检查帮助诊断是否有气道或血管病变。

187. ACDE 气管狭窄可分为先天性气管狭窄和继发性气管狭窄，继发性者多见于食管-气管瘘、气管外伤、气管插管，也可由于外源性压迫直接导致气道狭窄，或由于长期压迫导致气管软化使气道变窄。如纵隔肿物、血管环、肺动脉高压、左心房扩大、无名动脉压迫综合征等，CT重建及MRI冠状位扫描可帮助诊断。

188. D 肺炎支原体肺炎的临床特点是：学龄儿童多见，呼吸道症状明显，可伴有发热，肺部体征相对较轻。实验室检查白细胞正常或略增高，以中性粒细胞为主。

189. AD 根据患儿临床表现考虑诊断为肺炎支原体肺炎，需完善胸部X线影像学检查以了解病变的严重程度，行病原学检查如肺炎支原体抗体以进一步明确诊断。

190. ABCE 肺炎支原体肺炎患儿应采取对症治疗，高热时应监测体温，及时退热；病情严重有缺氧表现时应及时给氧。患儿右肺大片实变伴不张可能是支原体侵入呼吸道，紧贴在支气管表皮细胞表面，释放有毒代谢产物损伤细胞导致的，需要在支气管镜下做肺泡灌洗术。抗感染治疗首选大环内酯类抗生素。

191. C 根据患儿病史及查体：患儿未服用钙剂及维生素D制剂，未添加辅食，有易惊、爱哭闹、多汗等神经兴奋性增高表现，体格检查可见枕秃、头颅有压乒乓球样感觉，考虑诊断为维生素D缺乏性佝偻病。

192. ABCDEF 维生素D缺乏性佝偻病激期可有血清25-（OH）D_3下降，甲状旁腺激素升高，血钙稍降低，血磷明显降低，钙磷乘积下降，碱性磷酸酶增高。X线可见长骨钙化带消失，干骺端呈毛刷样、杯口状改变，骨骺软骨盘增宽，骨质稀疏，骨皮质变薄，可有骨干弯曲畸形或青枝骨折。

193. ABD 佝偻病治疗包括一般治疗和药物治疗。一般治疗需加强护理，合理饮食，坚持经常晒太阳（6个月以下避免直晒）。药物治疗以口服为主，不主张采用大剂量维生素D治疗，一般剂量为2000～4000IU/d，连续服一个月后，改为400～800IU/d。

194. ABDE 维生素D缺乏性佝偻病发生的病因包括围生期维生素D不足，母亲妊娠期，特别是妊娠后期维生素D营养不足，可造成新生儿出生低维生素D水平。因紫外线不能通过玻璃，婴儿长期室内活动等可影响维生素D生成。婴儿早期生长速度较快，也易发生佝偻病。天然食物中含维生素D少，缺乏辅食喂养可导致维生素D缺乏。肝、肾疾病可致维生素D羟化障碍，导致1，25-$(OH)_2D_3$生成不足而引起佝偻病，在此过程中需要1-α羟化酶的作用，该患儿无肝、肾疾病。

195. ACEF 患儿出生体重1050g（<1500g），胎龄27^{+2}周，体重在同胎龄平均出生体重的第10～90百分位之间，为早产儿、

极低出生体重儿、适于胎龄儿。患儿出生后气促、呻吟不安进行性加重6小时，体检示呼吸促，三凹征（+），X线胸片提示两肺透亮度下降，可见细小颗粒和网状阴影、支气管充气征，血气分析提示pH降低、氧分压降低、二氧化碳分压升高，碳酸氢根减少，乳酸增高，血常规基本正常，考虑诊断新生儿呼吸窘迫综合征。患儿出生Apgar评分1分钟4分，5分钟8分，考虑新生儿窒息。

196. ABCD 新生儿呼吸窘迫综合征早期诊断与GBS肺炎较难明确排除：母亲不一定有感染表现，早期胸片也与新生儿呼吸窘迫综合征相似，但数小时后可能变化，早期血C-反应蛋白及血常规也不是都有升高，需待患儿使用肺表面活性物质后观察病程转归以及病原学培养协助诊断。

197. ACD 肺表面活性物质治疗应注意：①时机，早期给药，最好在生后2小时内，不用等到出现典型X线改变。②剂量，推荐每次100~200mg/kg，宜大剂量。③给药次数，结合病情及呼吸机参数变化，必要时可重复2~3次给药，间隔6~12小时。④给药方法，经气管插管缓慢注入肺内。

198. BE NCPAP（经鼻连续气道正压通气）可增加呼气末气体存留，防止呼气时肺泡萎陷，提高氧合及减少肺内分流，有助于萎陷的肺泡重新张开，多适用于轻、中度新生儿呼吸窘迫综合征患儿。若SaO_2或PaO_2已符合上呼吸机指征者，尽早给予机械通气治疗。新生儿呼吸窘迫综合征早期需控制液体摄入，以防肺水肿和动脉导管开放。患儿现氧饱和度维持在88%~95%，可拔除气管插管，上NCPAP，病情稳定后尽早开奶。

199. ABCDEFH 根据患儿临床表现及脑脊液改变（白细胞计数升高，以淋巴细胞为主，蛋白质增加，糖和氯化物降低），考虑诊断为结核性脑膜炎，A、B、C、D、E、F、H均为需完善的检查，以进一步确诊。H项是为了检查患儿的结核病接触史。

200. ABCDEFGHI 患儿考虑诊断为结核性脑膜炎，选项A~I均符合结核分枝杆菌感染后引起的症状及受累部位。

201. ABCFI 结核性脑膜炎强化治疗阶段需联合应用异烟肼、吡嗪酰胺、利福平、链霉素，巩固治疗阶段可应用乙胺丁醇。糖皮质激素为辅助治疗，能抑制炎症渗出，从而降低颅内压。

202. BCDFGI 患儿发热、咳嗽7天，精神萎靡，气促，胸背部皮肤见猩红热样皮疹，双肺可闻及中小水泡音，首先考虑肺炎。肺炎的辅助检查包括：血常规、C-反应蛋白、血培养、血气分析、胸部X线片、痰培养。

203. A 根据患儿全身毒血症状，胸背部皮肤见猩红热样皮疹，白细胞计数增高、中性粒细胞比例增加，C-反应蛋白升高及X线可见小斑片状阴影，考虑诊断为金黄色葡萄球菌肺炎。

204. BCDFH 患儿血气分析提示Ⅰ型呼吸衰竭伴酸中毒，应该吸氧，纠正酸中毒，保持水、电解质平衡，若患儿痰液较多则应吸痰，金黄色葡萄球菌肺炎抗生素治疗应选苯唑西林。

205. AF 患儿腹泻1个半月余，大便呈黏液脓血便，使用头孢类抗生素后有好转，血常规示白细胞偏高，感染性病因不除外；患儿病程中应用抗生素时间较长，便中出现乳块状物，提示抗生素相关性腹泻可能。

206. ABCDF 除隐孢子虫外，其他病原体导致的感染性腹泻病的粪便特点均可表现为黏液脓血便。

207. D 患儿腹泻病因考虑感染的可能性较大，因此，首先要进行粪便培养。

208. ACDEF 根据患儿检查结果考虑为白色念珠菌肠炎，应进行抗真菌感染治疗及其他对症支持治疗，但不应继续使用抗生素。

209. AEF 患儿发热、咳嗽、气促、鼻翼扇动、三凹征（+）、肺部可闻及细湿啰音，胸片可见右下肺、左心后区斑片状阴影，支持支气管肺炎诊断。患儿平素喂养困难，体重增长缓慢，心率、呼吸增快，肝脏增大，支持心功能不全的诊断。患儿曾患肺炎，胸骨左缘第3肋间可闻及（3～4）/6 级收缩期杂音，P_2响亮，胸片示左心房、左心室、右心室增大，肺动脉段凸出，肺血增多，符合室间隔缺损诊断。

210. ABCDF 患儿支气管肺炎应给予抗感染、止咳喘、退热等对症处理。心功能不全给予洋地黄类强心药、利尿剂治疗。长时间大流量吸氧会加大左向右分流量，加重心衰，应避免。患儿已有明显心功能不全，影响生长发育，需在感染控制后尽早手术治疗。